免疫性疾病沈氏中医治疗学

沈不安 编著

上海交通大学出版社
SHANGHAI JIAO TONG UNIVERSITY PRESS

内容提要

免疫性疾病是一类临床常见病和多发病，包括了免疫性风湿病、免疫性皮肤黏膜血管病、各系统免疫病、过敏性免疫性皮肤病以及其他类型的免疫性疾病等。

沈丕安教授是上海市名中医、国内中医界治疗免疫性疾病的权威专家。本书综合了沈丕安教授60年来运用中医方法治疗免疫性疾病的经验。全书系统介绍了70多种免疫性疾病的病名、分类、诊断、临床用药和治疗方法。本书不同于一般的临床学术专著，它从临床实践中总结而来，既有传统理论，又有医者经验；既有中医治疗方法，又有现代医学治疗方法；既有对成功案例的总结，又有对不成功案例的反思。本书具有独特的学术价值和临床价值，可供从事免疫性疾病的临床、科研以及教学人员阅读参考。

图书在版编目(CIP)数据

免疫性疾病沈氏中医治疗学/沈丕安编著. —上海：上海交通大学出版社，2023.6

ISBN 978-7-313-28817-2

Ⅰ.①免… Ⅱ.①沈… Ⅲ.①自身免疫病—中医治疗法 Ⅳ.①R259.932

中国国家版本馆CIP数据核字(2023)第100811号

免疫性疾病沈氏中医治疗学
MIANYIXING JIBING SHENSHI ZHONGYI ZHILIAOXUE

编　　著：沈丕安

出版发行：上海交通大学出版社　　地　　址：上海市番禺路951号

邮政编码：200030　　电　　话：021-64071208

印　　制：上海文浩包装科技有限公司　　经　　销：全国新华书店

开　　本：710mm×1000mm　1/16　　印　　张：29.25

字　　数：476千字

版　　次：2023年6月第1版　　印　　次：2023年6月第1次印刷

书　　号：ISBN 978-7-313-28817-2

定　　价：198.00元

Foreword

自序

有关风湿病、免疫病著作，笔者已经出版了《风湿病免疫病学术思想与临床》上下二册。上册内容是中医传统理论，下册为100种疾病的中医理论与治疗，既有风湿病又有免疫病，以及免疫性风湿病。2006年，笔者应人民卫生出版社所约，出版了《现代中医免疫病学》，阐述了30多种免疫性疾病的中医治疗。出版后被英国人马辛(Mazin)翻译为英文，于2012年在伦敦出版。笔者几年中曾被邀请在上海、北京、江苏、广东、湖北、四川、云南、吉林、辽宁、河南、山西、陕西、香港、台北等国内各地区讲学，并应邀赴美国、英国、德国、奥地利、新加坡等国讲学，主讲中医卫气理论与免疫，红斑狼疮、类风湿关节炎、干燥综合征等疾病的中医认识及中医治疗方法和经验。同时，参加全国性会议及学术报告会数不胜数。笔者在风湿病、免疫病方面的成就和创新得到国内外同行的认可和肯定。

本书主要内容是免疫性疾病，包含了风湿性免疫病与各种非风湿类免疫病。风湿病有两大类，一类主要为退行性风湿病，这是中医传统就有的；另一类为免疫性风湿病。这两类都笼统地称为风湿病。至于免疫性风湿病之中医认识，其中仅有个别的病证有一些相关的记载，而大多数病种是没有记载的。

在《黄帝内经》《伤寒论》《金匮要略》和《温病条辨》中医四大经典著作中早已有风湿病与痹证、历节、关节痛的记载，历代各家著作中阐述风湿病痹证的记载也有很多。笔者已出版的著作中，都已讲述风湿病痹证之理论及其中医药治疗，因而本书就不予赘述。

免疫的概念和理论中医传统上是没有的。中医除有少数免疫性风湿病和部分免疫性皮肤病作为传统病证有记载之外，许多免疫性疾病中医古籍中并没有记载。老一代中医中也没有这方面的专家。临床上这类疾病是客观存在的，早就有许多患者由老一代中医进行了诊治，但临床上都是分散于中医各科内诊治，有人留下了医案，有人留下了医话。医案医话属于经验之说、点滴之谈、片面之谈。虽有一些经验方药传承，但均为传统认识，虽珍贵，但与现时代有差距。且未系统性地提出免疫性疾病的中医理论观点和治疗方法。

上海非常重视中医流派的传承。笔者的中医根基在年轻起步时，传承了上海地区多名老中医，包括本院和上海市的内科名家和针灸名家，并受到他们的学术思想影响。免疫理论和免疫性疾病是现代科学内容，有系统的西医理论与西医治疗方法。笔者则从上海的西医讲座和我国的西医书中将其引入中医。

文化、科技是没有国界的，国内、国外是互相传授、互相影响、共同提高、共同发展的。中医和西医虽然是两门不同的医学，但都是医学，那就应该有共同点，这个共同点就是治病，将病治好。有了共同点就能够结合。因而笔者一直在寻找中医和西医的结合点，并贯彻在医疗实践中，再著书立说。至于结合得如何，可能是尚处于初级阶段。医学水平总是由低到高逐渐发展、逐渐提高的。

免疫性疾病有四大类：风湿性免疫病、各系统免疫病、过敏性疾病和免疫缺陷病。本书主要讲述前三类疾病，且以第一类风湿性免疫病的中医药治疗为重点。第二类与第三类疾病也涉及一些，目前这两类疾病国内都已有专著出版。第四类免疫缺陷病，如肿瘤和艾滋病则属于相关学科的疾病，不在本书编写范畴之内。

免疫病的西医理论和疾病名称概念，以及西药和各种治疗方法都是我国的西医专家从国外引进的。笔者又将此引入中医。中医治疗方法则是笔者的创新，也是本次编写的重点。编写依据是什么？笔者是在长期的临床实践中逐渐认识、逐渐积累，并参考了大量古代的中医中药文献而形成的。本次笔者将已经出版的著作，如红斑狼疮、类风湿关节炎、风湿病、免疫病等并在此基础上进行了增删与重新编写，增补新的内容、新的疾病，删减退行性风湿病，只编写免疫病，包含免疫性风湿病。但本书与已出版的相关书籍有部分重复在所难免。

中医临床自古以来之辨证论治思想是系统性的，都出自《黄帝内经》。《黄帝内经》提出了君臣佐使的组方原则，其治疗方法主要是针灸；仅有 14 首由

1～4 味中药组成的单方和小复方。汉末张仲景著《伤寒论》，书中提出伤寒六经辨证理论，说明外邪入侵于六条经脉之中的病理演变规律。《伤寒论》记载了 113 首方剂，用以论治急性感染性疾病及其并发症。《伤寒论》为感染性疾病的中医药治疗奠定了基础。张仲景因此而成为中医药治疗感染性疾病的奠基人，并且是感染性疾病采用六经辨证的奠基人，也是使用中药复方治病的奠基人。明代张景岳采用《黄帝内经》提出之阴阳表里寒热虚实的理论，将此称之为八纲辨证理论，用以论治内外妇儿各科之病证及其并发症，因而张景岳成为传承中医临床应用八纲辨证论治的奠基人。清初叶天士提出温病卫气营血辨证理论，用以论治急性传染性疾病及其并发症，因而叶天士成为中医治疗传染性疾病的奠基人。这些辨证论治理论都是传承了《黄帝内经》中的学说观点。张仲景、张景岳、叶天士他们都是结合临床，总结临床，提出一系列创新的治疗方法，从而发展成为一门新的理论。

张仲景、葛洪、孙思邈、刘完素、李东垣、朱丹溪、王纶、张景岳、叶天士、吴鞠通，成为成就最大的划时代的中医创新之十大中医学家。神农氏、苏敬、李时珍、赵学敏等，为成就最大的中药学家。孙思邈《千金方・食治》是最早的食疗论述。唐代孟诜《食疗本草》、宋代陈直《寿亲养老新书》、明代《食物本草》、清代王孟英《随息居饮食谱》，这是食疗学四大著作，但其中两本著作从属于本草学，是将食物作为药物用以治病的。宋代《寿亲养老新书》和清代《随息居饮食谱》才是独立的饮食学著作。此外尚有元代忽思慧的《饮膳正要》，为蒙古族人的饮食谱，也是我国最早的饮食学著作之一。

清代中后期尚有王旭高肝病辨证论治理论，石寿棠《医原・燥气论》为内科燥证的辨证论治理论；唐容川《血证论》为血病之辨证论治理论；王清任《医林改错》为瘀病之辨证论治理论；王孟英《随息居饮食谱》辨证施食理论。近代尚有痹病辨证论治理论、痿病辨证论治理论等。有传承有创新，并逐渐向专业化、专病化方向发展。这些也都还是属于中医传统性类型的著作。传统传承有余，现代创新不足。虽然有一些创新并有一些发展，但总感到这些都还属于代表过去时代的中医传统内容，与现代化的差距很大。现代的中医必须在传承传统的基础上有所发展、有所创新，跟上时代，与时代发展同步，为实现中医中药向现代化、科学化方向发展而努力。

对于风湿性免疫病，如系统性红斑狼疮、干燥综合征、类风湿关节炎、贝赫切特综合征、栓塞性血管炎以及多动脉炎、大动脉炎、雷诺综合征等一系列疾病及其并发症，如何辨证，如何治疗？这些疾病都是西医病名。中医仅有少量与临床相关的具体内容的记载，尚不能构成一大类疾病之系统性内容，即包含理论、观点、疾病、机制、治疗、方剂、药物等，成为学术性的一个大类之系统性疾病。如风湿病系统、免疫病系统等，说明我国古代中医对于这方面尚缺少认识。

笔者多年前曾对风湿性免疫性疾病提出“7＋1”辨证论治的创新观点，即风寒湿热痰瘀毒＋肾虚，用以治疗这一大类疾病。并研制出红斑汤、清肾汤、羌活地黄汤、生芦润燥汤、芩连土茯苓汤、金雀根苦参汤、牛角地黄汤等一系列创新的方剂。有理论，有观点，有治法，有方剂，有用药，有分析，有病例等，这是笔者对于中医理论和中药治疗的创新发展。

为什么是7＋1，而不是7＋2，脾肾两虚？痹证与肾虚相关的观点，这在中医经典中早已提出，《素问·至真要大论》：“跗肿骨痛阴痹……病本于肾。”《金匮要略·历节》：“寸口脉沉而弱，沉即主骨。弱即主筋。沉即为肾，弱即为肝。……故曰历节。”说明中医经典都提出痹病、历节与肾虚相关，与肝肾相关，而不是与脾虚相关。因而这一观点是经典的、传统的。

明清两代的中医药学家都提出痹证、风湿病与肾虚相关。明代王纶《明医杂著》提出痹证宜用地黄，而不是人参、黄芪。清代叶天士《临证指南医案·痹》也提出不可使用参芪，否则会留邪滞邪。他在痹证已经不痛的缓解期使用人参，徐灵胎评论说“错了”。患者不痛了也不能使用人参，因尚有余邪未净。笔者因而强调风湿病其本是肾虚，宜使用益肾药地黄等，而不是使用人参、黄芪，即使是康复期也不宜使用。

现今的临床上，受扶正祛邪观点的影响，滥用黄芪何其多也。扶正祛邪的观点是正确的，这是中医的重要理论。但有人理解错了，用错了病证，用错了治法，用错了中药。黄芪、地黄都是扶正药。黄芪是健脾益气药，地黄是补益肝肾药。风湿痹病其本是肾虚和肝肾虚损，这是《黄帝内经》和《金匮要略》提出来的观点。朱丹溪、张景岳、叶天士也都是这种观点。王纶《明医杂著》明确提出庸医治痹用参芪。叶天士也提出风湿是邪气，治疗风湿，不会祛邪，只会使用参芪治疗痹痛的是庸医。这些说明使用黄芪治疗风湿痹病不是现代才有的，明清时代已经存在了，并且引起了争论。即使是名医作出了否定，但仍然有人使用，这样的中医医生可能从不看书，他们并不知晓。临床上有人碰了钉子，患者的疼痛及病情加重了，可医者还是照样使用。这又被王纶讲到了，所谓积习难改，不用参芪就不会开方，直到患者离他而去。

伤寒热病六经辨证论治理论、温病疫病卫气营血辨证论治理论、内科杂病八纲辨证论治理论，这三大重要理论都是在中医发展史上属于划时代的创新理论。东汉末张仲景的伤寒理论到宋朝时期才得到传承发扬，要有七八百年之久。叶天士温病理论也要到他身后七八十年之后才被吴鞠通阐述发扬。一方面受传播条件的限制。宋代才发明了活字印刷术，古代印刷技术的推广要有一个相当长的过程。另一方面则是人们的认识也要有一个过程。

笔者提出的免疫病风湿病“7＋1”辨证论治理论要被中医界普遍认可，也需要有一个过程。虽然被国外认可了，国内也去了许多地方讲学，但还是局限在少数风湿界的中医同道而已。在国内、国外学术方面认可传播发扬还需要有一个较长的过程。至于笔者的观点在中医发展史上是属于传承创新和学术贡献，还是在攀附古人？是属于狗尾续貂、滥竽充数，还是可以与古人相提并论，这些就让后人去评说了。

疾病的名称是国际上统一命名，临床表现是国际上描述而记载的，诊断标准是国际上统一制订的，西医治疗方法也是国际上所确立的，这些都必须遵循。在西医的著作中都有详尽的记载，并都已得到公认。笔者只需要简略地摘录下来，呈现而已。笔者主要编写中医传统理论与中医中药治疗部分，这些才是编写创作的主要内容，既有传承又有创新，在传承的基础上创新。创立西医所没有的中医中药内容，并且是古代中医传统所没有阐述过、记载过的新观点、新内容，以及创新的治疗方剂和创新的用药，笔者希望可为促进中医的发展而作出自己的贡献。

书中涉及大量中草药和方剂、中药药理和经验方的现代解释，既参考了明代李时珍的《本草纲目》和现代的《方剂学》，也参考了笔者 2006 年出版的《中药药理与临床运用》。

个人的精力和时间是有限的，写作也是有限的。但写书必须是在传承前人的基础上有所创新、有所发展，提出自己独特的见解、独特的治疗方法，这样的书才是高水平的著作，才能传世。

在临床上，我们发现，大量的风湿病中尚有几个疾病，是各种医籍及文章中都没有记载的。笔者在本书中首次提出。按国际惯例，病名可冠以沈氏，故名为沈氏产后关节炎、沈氏 ANCA 血管炎综合征、沈氏风湿病性肾炎。中草药过敏和中药性肾炎的病名也是笔者最先明确提出来的。但引起中草药过敏的药物和病例，早已有人报道。甚至在《本草纲目》上已经有了青风藤引发皮疹的记载，只不过当时尚没有过敏性皮炎这个病名。西医已有药物性肾炎的病名，中草药也有很多肾损害的报道，但这些都是中毒性损害，为中药中毒性肾炎。中药还可能会引起过敏反应，这就有可能会引起变态反应性肾炎。因而中医也必须明确提出中药性肾炎这个疾病。中草药应包含植物类药、动物类药、酶类药、微生物类药、海洋类药、淡水类药、矿物类药等各类中药和草药，而并非仅仅指植物药。

几年前笔者的一部免疫病著作，被英国人翻译为英文在伦敦出版。出版后才知道，这部书被英国人冠以沈氏命名。

Shen Pi'an: Shen's Textbook on the Management of Autoimmune Diseases with Chinese Medicine. Donica Publishing (First Published), 2012。

沈丕安:《现代中医免疫病学》，或译为《沈氏自主免疫病中医治疗学》。伦敦:英国 DONICA 出版社，2012 年。

书名以人名冠名，这在国外是通行的。中国人编著的书籍，书名被冠以作者姓名 Shen Pi'an，虽然是英国人作出的，但终于有了冠名先例。这启发了笔者，对于病名既然是笔者最先提出，因而将疾病名称冠以沈氏，这也属于与国际接轨。至于国内同行如何看法，我相信大家的观念都在转变。有些人比较保守，这是奈何不了的事，只能听之任之了。后来考虑再三，就去掉了后面几个病名之沈氏，仅仅保留了一个沈氏产后关节炎。

在欧美国家，我国的针灸技术及经络学说早已被他们接受并得到普及。中医中药也在逐渐被他们所接受并在逐渐普及。这符合中医中药的发展历史，我国古代就是先有针灸，以后才有中医中药，以后才有中医药理论。但中医中药的书籍更多，知识范围更大更深，更难学，更难记。

笔者被邀请在美国旧金山讲演 SLE 中医药治疗后，继而被邀请去斯坦福大学医院会诊。国内同道说，请去斯坦福大学医院会诊的中国医生你可能是第一人。我说患者是华人，接待的是韩国进修医生，语言不通无法交流。历年来外国医生到上海时会请翻译，跟笔者抄方学习中医的就有美国、英国、德国、奥地利等国家的高年资医生，他们已经不满足于学习针灸，还希望学习中医中药知识。

我在英国讲演时说，西药是化学合成的无机物，并在小动物身上进行实验研究，其局限性是很大的。中药大多是树皮草根、枝叶花果，是植物，是有生命的。人们可以长期食用有生命的植物，以补充营养，以保健治病，这样人体才能健康长寿。而人们不可能长期服用没有生命的有毒有害的由无机物合成之西药。长期服用则会影响并损害人体的健康。英国人说他们这是第一次听到这样的观点，第一次听到如此精彩的讲演。接着就有媒体人说要相约采访报道，后来果然在媒体上做了报道。2018 年 6 月笔者被邀请赴德国讲学。德国人将媒体的报道也发给我了。虽然看不懂，但可以作为一个留念。

2018 年，有两位 50 多岁德国的高年资西医曼克尔和优斯福尔前来上海跟诊抄方学习中医，与他们的合影一直保存在我的手机里。他们说免疫病是新兴学科，西医的激素和免疫抑制剂虽然有效，但尚不能很好地控制这一类疾病，而且不良反应很多很大，他们希望学习中医中药后能够提高治病的疗效。这一方面说明德国人的勤勉好学，同时也说明笔者在免疫病治疗方面的成就在国内外都已经产生了一定的影响。因此笔者在晚年必须将一辈子的中医中药学术方面的体会观点编著出来，传之于世。

沈丕安

2022 年 5 月

Preface

前言

本书中所述免疫性疾病包含了免疫性风湿性疾病、免疫性皮肤黏膜血管性疾病、各系统免疫性疾病、免疫性过敏性皮肤病，以及笔者从临床中发现而新提出的一些免疫性疾病。这些疾病既有属于内科皮肤科的，也有属于其他各科的有关疾病，全书合计编写了71个病种。这些都是属于自身免疫性疾病范畴，但不包含属于免疫缺陷病范畴之严重感染、肿瘤和艾滋病，因为这些疾病都不属于自身免疫病。

本书中绝大多数疾病的西医知识，笔者是参考了已经出版的相关著作，有《风湿性疾病概要》《实用内科学》《皮肤病学》《实用中医风湿病学》，以及笔者编著的《现代中医免疫病学》《风湿病免疫病学术思想与临床》。中草药的传统知识参考了《本草纲目》。中草药的现代研究则参考了笔者编著的《中药药理与临床运用》等著作。

本书采用的都是西医的病名、西医的诊断和临床表现，并简要地介绍了西医的治疗方法。本书主要讲述免疫性疾病之中医病名、辨证和治疗方法，以及前人的论述。中医的治疗方药既需要符合中医的辨证，能改善症状，还要能够治疗疾病改善检查指标，并尽可能地减少和消除药物的不良反应。

丝绸和布匹在纺织上必须经纬结合才能织成。医学上中医和西医各有所长，各有所短，尽可能地取长补短，将两门医学结合在一起方为正途。本书以西医为经，中医为纬，编写成为一门较完善的新型医学著作。本书可能是笔者一生中的最后一部专业性著作，必须尽力而为，尽可能地编写得深透一些，详尽一些，明白一些，实用一些。

在与我院曾为我弟子的风湿科中医专家探讨本书内容时，他们提出要增补临床上遇到的一些新的免疫性风湿病。这些疾病由笔者最先提出来。这些疾病有产后关节炎、ANCA血管炎综合征等7个新的病种，放在最后之第五章，以供大家参考，如有不当，欢迎同道提出宝贵意见。本书的每一个疾病之后，大多数附上了临床医案。笔者近几年感到精力与思维能力日渐衰退，力不从心，因而后来补充的少数几个疾病没有附医案。

本书的病种增加了很多，均为笔者临床上曾经医治过的。本书是从临床中总结而来，有传统理论，有笔者自己的观点，有治则与治疗方法，有临床经验与案例，不是泛泛而谈。笔者要像古代之医家那样，在免疫病之中医药治疗领域内，成为创新之第一著作，并将力争其成为传世之作。

本书是笔者一个人编写的。这与主编、副主编、编委、编写之四级分工协作集体编写不同，每一个疾病都写出笔者自己的治疗观点和治疗方法，并且不是分型论治。因分型论治不是中医的传统，这是有的中医受西医分型影响，将分型方法引进至中医，而且对其所分类型及其用药却又大同小异。这不是从临床实践中上升总结而来，而是带领并促使中医走上了形式主义的道路，对中医临床的指导意义不大。

沈丕安

2022年5月

Contents

目录

第一章

免疫性风湿病

第一节　系统性红斑狼疮

系统性红斑狼疮(systemic lupus erythematosus，SLE)是一种自身免疫性炎症性结缔组织病。本病由体内体液免疫功能亢进，抗原抗体免疫复合物沉积，以及多种特异性抗体引起的弥漫性栓塞性微小血管炎，导致全身各部位多脏器发生系统性损害而成。临床表现多种多样，以狼疮性肾炎最为多见。又由于西医长期应用糖皮质激素和免疫抑制剂，产生许多不良反应及并发症；以及发生药物性肾上腺皮质功能减退甚至萎缩，免疫功能紊乱而容易反复感染。因而病情变得复杂难治，治疗上要解决诸多问题。

SLE的诊断依据是按照美国风湿病协会制订的11项内容，称为ARA诊断标准。其中抗核抗体(ANA)阳性提示结缔组织病，SLE之ANA为高滴度阳性，常为1∶3200。抗Sm抗体和抗双链DNA(ds-DNA)抗体为SLE标志性抗体。ANA阳性，同时抗Sm阳性和抗ds-DNA高滴度阳性，并有临床表现，符合4项以上者，才能确诊。

如果ANA阳性，抗ds-DNA低滴度阳性，可能为早期轻症SLE，还必须结合临床，并随访复查。如果抗Sm阴性或抗ds-DNA阴性者，尚不能诊断SLE。SLE活动期患者抗uRNP抗体、抗核小体抗体、抗组蛋白抗体、抗核糖体P蛋白抗体同时阳性者较多。

SLE与干燥综合征、皮肌炎，或与桥本甲状腺炎等免疫性疾病，二病或三病重叠者较多，称为重叠综合征。

一、病名、病机与治则

(1) 病名：本病提出的中医病名较多。《金匮要略》记载，面部出现红斑、紫斑、青斑、身体疼痛的一类疾病称为“阴阳毒病”，较为符合，虽然难以理解，但可以采用。并且也容易得到中医界的认同。

笔者在2006年9月全国中医风湿病会议上，提出“红斑痹”的病名。

(2) 病机：血络瘀滞，经脉痹阻，卫气内伐，真阴不足，肾阴亏损，标实本虚。标实为风寒湿热瘀痰毒，七邪为害，长期则以瘀热毒滞为主。本虚为肾阴不足，精血亏损。该病病程长，变化多，中医辨证为“7＋1”，风寒湿热瘀痰毒＋肾虚。

(3) 治则：清热化瘀，养阴凉血。

二、治疗思路与用药

由于SLE病情复杂，治疗也较复杂，并非是一药一方就能控制。宜使用清热化瘀、凉血活血类中药作为基本经验方药。

（一）治疗思路

(1) 使用清热化瘀、具有调节免疫、抑制抗体作用的中药，用以降低抗体滴度与抑制抗原抗体免疫复合物，如生地、玄参、麦冬、北沙参、苦参、忍冬藤、郁金、牡丹皮、徐长卿、金雀根、羊蹄根、土茯苓、莪术、生蒲黄等。其中以生地、莪术、金雀根、土茯苓、苦参的效果最好。

(2) 使用清热凉血、具有抗血管炎、抗栓塞作用的中药，用以抑制血管炎，消除栓塞，治疗瘀斑、紫斑，如生地、牡丹皮、赤芍、水牛角、郁金、莪术、羊蹄根、虎杖、徐长卿、鬼箭羽、生藕节等。其中以生地、水牛角、莪术、郁金、牡丹皮、赤芍的效果最好。这是在古方犀角地黄汤基础上演变而来的用药。

(3) 使用大清气分之热、具有降温退热作用的中药，用以治疗发热（含低热、内热），如生石膏、寒水石、生地、青蒿、黄芩、知母、金银花、牛黄、羚羊角、地骨皮等。其中以生石膏、青蒿、金银花、牛黄、羚羊角的效果最好。这是在古方三石汤基础上演变而来的用药。

(4) 使用清热凉血祛风、具有抗过敏、抗变态反应作用的中药，用以治疗红斑、皮疹，如水牛角、生地、黄芩、秦皮、忍冬藤、白鲜皮、牡丹皮、郁金、地肤子、桑叶等。其中以水牛角、黄芩、秦皮、牡丹皮、忍冬藤的效果最好。

(5) 使用蠲饮利水、具有抑制血管通透性、抑制渗出作用的中药，用以治疗肿胀积液。这是在古方葶苈大枣泻肺汤基础上演变而来的用药。

葶苈子、白芥子、炮姜炭、桂枝、桑白皮、鹿角片、鹿角霜、槐花等。其中以葶苈子、白芥子、桂枝的效果最好。槐花具有抑制血管通透性作用，剂量大才有弱的效果，但味太苦，患者常难以接受。

(6) 使用清热化瘀、化痰益肾的中药，用以治疗肾炎蛋白尿，如接骨木、积雪草、六月雪、石打穿、石龙芮、金雀根、莪术、天南星、半夏、山豆根、商陆、川续断、杜仲、牛膝等。其中以金雀根、接骨木、莪术、天南星、山豆根的效果最好。病情顽固者使用商陆。

(7) 使用益肾填精、具有促进造血功能作用的中药，用以治疗血细胞减少，如熟地、山萸肉、制首乌、鹿角片、鹿角胶、炙龟甲、龟甲胶等。其中以熟地、山萸肉、鹿角片、炙龟甲的效果最好。病情顽固者加用商陆。

(8) 使用祛风通络、具有抗炎镇痛作用的中药，用以治疗关节肿痛，如忍冬藤、海风藤、制川乌、白附子、岗稔根、菝葜、姜黄等。其中以白附子、姜黄、制川乌的效果最好。青风藤有血毒性和肝毒性，不宜使用。虫类药含异性蛋白，容易引起过敏反应。

(二) 经验方

常用经验方有红斑汤、紫斑汤、清肾汤、三黄苦参汤等系列方。

(1) 红斑汤：生地，生石膏，忍冬藤，秦皮，金雀根，黄芩，莪术，牡丹皮，赤芍，陈皮，甘草等。

本方为SLE的基本方药，适用于轻症SLE，以及SLE各种临床症状，都可在此方的基础上加减。

(2) 紫斑汤：生地，水牛角，生石膏，秦皮，黄芩，金雀根，羊蹄根，牡丹皮，赤芍，郁金，鬼箭羽，陈皮，甘草等。

本方适用于SLE微小血管炎、紫癜紫斑、雷诺现象。

(3) 清肾汤：生地，水牛角，生石膏，秦皮，黄芩，金雀根，接骨木，山豆根，陈皮，半夏，茯苓，白豆蔻，甘草等。

本方适用于狼疮性肾炎、蛋白尿。

(4) 生血汤：生地，熟地，山萸肉，鹿角片，炙龟甲，水牛角，金雀根，羊蹄根，陈皮，甘草等。

本方适用于狼疮性白细胞减少、血小板减少。

(5) 石膏退热汤：生地，生石膏，寒水石，青蒿，金银花，滑石，黄芩，知母，牛黄粉，或加羚羊角粉吞服。

本方适用于狼疮性发热。

(6) 制抗汤：生地，生石膏，秦皮，黄芩，金雀根，莪术，苦参，陈皮，甘草，大枣等。

本方适用于 SLE 抗 ds-DNA 高滴度阳性与抗 Sm 阳性的患者。

(7) 三黄苦参汤：生地，黄芩，黄连，苦参等。

本方主要针对抗 Sm、抗 ds-DNA、ANA 等各种抗体阳性、高滴度阳性，以及各种结缔组织病、免疫病相关的抗体阳性。

三、临床体会

(一) 关于疾病

系统性红斑狼疮(SLE)的诊断依据是美国风湿病协会制订的十一项内容，称为 ARA 标准。其中 ANA 阳性提示结缔组织病，抗 Sm 和抗 ds-DNA 为 SLE 标志性抗体。ANA 高滴度阳性，同时抗 Sm 阳性或抗 ds-DNA 高滴度阳性者，并有临床表现，符合四项以上才能确诊。如果 ANA 阳性，抗 ds-DNA 低滴度阳性者，只能是高度怀疑或早期 SLE，还必须随访复查。抗 ds-DNA 各家医院化验标准不同，带来的化验单难以判断滴度之高低，就诊时必须再次化验。化验阳性者，一般可以确诊。上海市中医医院抗 ds-DNA 报告有定性也有定量。

如果抗 Sm 阴性或抗 ds-DNA 阴性者，尚不能诊断 SLE。SLE 活动期患者抗 uRNP 抗体、抗核小体抗体、抗组蛋白抗体、抗核糖体 P 蛋白抗体同时阳性者较多。

如果仅有 ANA 阳性，而其他抗体阴性者，则诊断为未分化结缔组织病(uCTD)。

由于各医院检验科的检验方法不同，我院 SLE 之 ANA 抗体滴度为 1∶3 200 阳性，同时抗 Sm 阳性，或抗 ds-DNA>800 IU/ml，高滴度阳性者，才能诊断。

(二) 关于病证

1. SLE 属于风湿病

SLE 是一非常复杂而且治疗难度很大的疾病，以前西医属于皮肤科诊治，中医都是由中医外科诊治，后由中医皮肤科诊治，尚没有专病专科。红斑狼疮为一全身性系统性疾病，并非仅仅局限于皮肤。SLE 国际上属于风湿病大类，并由风湿科诊治，20 世纪 80 年代初开始，上海的西医院开始成立风湿科，笔者当时作为中医内科主任，就在内科中成立风湿病专科，后再建立独立的风湿科，与西医保持了一致。笔者也先由中医内科主任，兼任风湿科主任，后风湿科患者显著增多，病区扩大，就从内科中分了出来，专任风湿科主任，专心医治以红斑狼疮为主的各种风湿病。

自那时候起，SLE 等一大类疾病，大多数患者从中医外科、皮肤科转到了风湿科诊治。至于 SLE 的病名，以前大多由中医外科、皮肤科专家提出病证名称，现代则都是由中医风湿科专家提出。

2. 提出“红斑痹”的病名

SLE 病情复杂，急性期有发热、光敏、红斑、关节痛、白细胞减少、血小板减少、溶血性贫血、尿蛋白等不同表现。慢性期则以狼疮性肾炎和白细胞减少最为常见，由于中医没有红斑狼疮这一疾病的记载，因而近代中医提出了许多病名。而且大多由中医外科、皮肤科专家所提出，他们容易着眼于皮肤表现。

笔者依据 SLE 的临床表现有关节痛和红斑来进行分析，提出一个病名，并与西医属于风湿病相对应。中医则应属于痹证一类范畴，因而笔者提出了“红斑痹”的病名。

《金匮要略》之“阴阳毒”的病名，也是符合的，但尚不够贴切，而且不容易理解。

（三）关于治疗

由于 SLE 病情复杂，治疗也复杂，并非是一方一药就能控制。一方一药是有可能控制 SLE 的某一些病情，如发热、红斑、浆膜炎积液等，这些都属于早期轻症。对于血细胞减少、肾炎蛋白尿及其并发症，以及抗 ds - DNA 抗体、抗 Sm 抗体、抗中性粒细胞胞质抗体（ANCA）等抗体的滴度下降和转阴，激素的减量和停用则作用有限。

笔者根据自己的临床经验，介绍基本方药与主要临床表现的中医治疗。

1. 基本方药

基本治法为养阴清热，凉血化瘀，经验方为红斑汤、紫斑汤、三黄苦参汤等。

上述三方的主要中药有地黄、黄芩、黄连、苦参、生石膏、忍冬藤、金雀根、羊蹄根、水牛角、牡丹皮、赤芍、郁金、莪术、秦皮等。

活血化瘀中药有清化和温化两类，SLE以清化为主，如水牛角、牡丹皮、赤芍、郁金、羊蹄根等，一般不宜使用红花、西红花、桃仁，以免引起出血，但也并不禁用；虫类药含异性蛋白，容易发生过敏，多不用。尽量不要使用人参、黄芪、灵芝等益气药，这些药能够增强免疫，激活抗体，促使抗体由阴性转为阳性，抗体数值上升。

活血化瘀中药的机制主要是具有抗凝血、抗栓塞、抗血管内皮炎、调节免疫、抑制抗体、抑制抗原抗体免疫复合物的作用，尽量不要使用增强免疫、增强抗体的中草药。

2. 发热

慢性、顽固的狼疮性发热，以外感发热与内伤发热综合起来辨证，不必分是实热还是虚热。治疗法则为清热泻火，凉血化瘀，经验方有石膏退热汤与三石退热汤，重用生地、生石膏、青蒿、黄芩、金银花，或生石膏与寒水石、滑石同用，或加羚羊角粉吞服。天然的西牛黄退热有效，人工合成的牛黄退热无效。

生石膏等中药的退热机制主要是抑制体温中枢而使体温下降。生石膏应是实热虚热都可以使用。生石膏的剂量应是60～120 g，先煎。生石膏与生地、知母同用能增效。生石膏含SO_4^{2-}和Ca^{2+}。在煎药的过程中，SO_4^{2-}与生地、知母所含的多糖成分相结合，成为硫酸多糖，其退热的效果显著增强。

西医使用大剂量激素冲击疗法，当天即能将热度退下，但中医退热是一天一天逐渐降低。如果3天没有退下，家属很快会提出转院。当激素减量后，许多患者是先看西医的。当病情出现反复，这时才会寻找中医治疗。因此中医必须具有退热的拿手本领。必要时联合使用激素。

3. 浆膜炎

狼疮性心包炎、胸膜炎所引起的心包积液、胸腔积液，有些非常顽固，中医称痰饮、饮邪、积饮、悬饮。笔者曾提出心包饮的病名，辨证为瘀热内郁，痰饮聚积，治疗在清热化瘀的基础上，结合蠲饮利水，主要中药为葶苈子、白芥子、桑白皮、桂枝等。

中药葶苈子、白芥子、桑白皮、桂枝等蠲饮的机制为抑制血管通透性，抑制渗出，促进积液重吸收。其中以白芥子、桂枝的效果最为显著，中医称温化痰饮，温化蠲饮。许多活血化瘀药也有抑制血管通透性的作用，因此，化瘀也是蠲饮的重要方法。

经验方有蠲饮汤。

4. 血细胞减少

红细胞、白细胞、血小板，其中 1～3 系减少，绝大多数患者是由于自身抗体引起的破坏所导致的，白细胞减少为抗中性粒细胞胞质抗体阳性，血小板减少为 PA－Ig 阳性，红细胞减少为抗人球蛋白试验(Coombs)阳性。中医有气血两虚与精血两虚理论。补益气血和补益精血都能治疗血虚。补益气血以归脾汤、当归补血汤最为有名，补脾虚为主，是宋代的名方，多用于治疗营养性失血性贫血。明代则提出精血理论，以补益精血为主，有左归饮、右归饮及大补元煎。

除了血虚之外，热毒瘀滞也能够损耗精血。SLE 血细胞减少并非是气血精血亏损，而是热毒瘀滞损害，因而补益气血无效，单用补益精血亦不足，而是清热化瘀为主，辅以补益精血。

笔者对于非重症的慢性血细胞减少的辨证大多为瘀热内郁与精血亏损。因此，治疗上主要清热化瘀，补益精血，并使用具有抑制抗体作用的中药，如金雀根、羊蹄根、苦参、郁金、莪术等。补益精血的中药有熟地、山萸肉、制首乌、鹿角片、炙龟甲等。并且发现商陆升高血小板的效果最好，茜草升高白细胞的效果最好。中医自古以来就有单方一味，其效难测，有效但难以解释。

理论上紫河车、补骨脂等也有补益精血功效和生血的效果。古人对于这二药是另有所用，并不用于这方面，左归、右归等补益肾精的方剂中都没有这两味药。现代研究证实这两味药具有雌激素样作用，因而不宜使用于红斑狼疮等免疫病。

经验方有地黄生血汤。

5. 尿蛋白

治疗狼疮性肾炎除了抑制抗体、抗血管炎、提高皮质激素水平以外，还需针对肾脏病，促进肾小球血液循环，抗栓塞，抗纤维化，抑制肾小动脉通透性，抑制蛋白质渗出，发挥综合的作用。

抗 ds－DNA 抗体必须同时得到控制，否则蛋白尿就难以消除。

狼疮性肾炎蛋白尿，中医辨证为瘀热损肾，精华流失。治疗上需要清热化瘀，益肾补精。

狼疮性肾炎的治疗目前尚是个难题，笔者在长期实践中积累了三方面治疗经验。中药有生地、熟地、生石膏、黄芩、忍冬藤、杜仲、川续断、苦参、山豆根、金雀根、羊蹄根、落得打、接骨木、水牛角、牡丹皮、郁金、天南星、半夏、商陆等。

经验方有清肾汤、清肾化瘀汤。

笔者临床上有三代清肾汤，第一代使用金雀根、羊蹄根、落得打、接骨木、杜仲、川续断等。第二代使用山豆根、天南星、半夏、水牛角、苦参等。第三代使用山豆根、生天南星、生半夏、商陆等。临床发现，山豆根 9～30 g 的效果较好，山豆根剂量越大效果越好，但胃肠道反应越来越大，可出现食欲不振、胃痛、恶心、呕吐、腹泻，还需要使用许多和胃解痛止呕药以协助解除；天南星、半夏生用较制用效果好，商陆的反应没有山豆根大，效果也不及山豆根好，二药同用能增效，但并不增毒。

6. 肌酐、尿素氮

狼疮性肾炎病程较长，肌酐、尿素氮、尿酸可轻中度升高。尿量、电解质、酸碱平衡都已纠正在正常范围，在中西医综合治疗控制全身狼疮的情况下，用中药滋肾化瘀、通泄排毒的方法治疗，部分患者的肾功能还是有希望恢复的。

滋肾选用生熟地、炙龟甲、川续断、杜仲、制首乌等。清热化瘀选用生地、接骨木、落得打、金雀根、虎杖、羊蹄根、生大黄、山豆根、秦皮、牡丹皮、郁金、莪术、马齿苋、桑白皮、伸筋草、车前子、商陆等，要促使血脉、水气通畅，二便正常。

经验方有肾衰汤。

7. 红斑皮疹、光敏感

红斑狼疮的皮肤损害来自皮下微小血管炎，并且不痒或微痒。中医辨证为血热瘀滞为主，风邪是次要的，可以忽略不计。治疗上清热化瘀，使用具有抗血管炎作用、抑制抗体效果的药物，并结合保护皮肤。药用生地、熟地、生石膏、黄芩、水牛角、牡丹皮、郁金、制首乌、知母、秦皮、桑叶、僵蚕、珍珠粉等。

抗 Sm 阳性者，面部蝴蝶状红斑、光敏感，必须在抑制抗体的基础上同时抗光敏、抗变态反应才能有效。中草药虽然不及羟氯喹的效果快速，但羟氯喹停药后容易反复，中药虽然慢一些，长期服用后也会有很好的疗效，不但抗 Sm 能转阴，而且蝴蝶状红斑、光敏感也能消除。临床中可根据情况，中草药与羟氯喹同时服用，最后可将羟氯喹停用。

经验方有红斑汤、消斑散、牛角地黄汤。

8. 皮肤血管炎

弥漫性栓塞性微小血管炎是 SLE 的病理基础，既有免疫复合物的弥漫性栓塞，更有微小血管内皮的炎症，这种双重的瘀滞，能引起系统性损害。患者的皮肤微小血管炎是普遍的，尤其是肢端，有轻重不一的损害，具体表现有雷诺现象，甲周水肿性红斑，瘀斑瘀点，皮肤溃疡、溃烂，指甲软化起棱，抗核糖核蛋白(抗 RNP 抗体)阳性。中医辨证为血热瘀滞。治以清热凉血、化瘀通络，常用药有生地、生石膏、黄芩、水牛角、牡丹皮、郁金、赤芍、川芎、蒲黄、莪术、金雀根、羊蹄根、虎杖、鬼箭羽、徐长卿等。

经验方有红斑汤、紫斑汤、牛角地黄汤。

9. 心肌炎

狼疮性心肌炎表现为非重症的心肌损害，中医辨证为瘀热损心，这与冠心病的心肌损害，既相同又不同。相同的为瘀滞损心，不同的 SLE 为血管炎瘀热，冠心病为血管内血栓。SLE 治以清热化瘀，养心强心，主要药物为生地、玉竹、黄芩、黄连、鬼箭羽、牡丹皮、郁金、赤芍、白芍、石菖蒲、金雀根、羊蹄根等。

经验方有强心汤、红斑汤。

10. 肺动脉高压

SLE 合并肺动脉高压为一重症，是由于严重的弥漫性栓塞性微小血管炎所引起，有胸闷气短的症状。心脏超声波可提示，压力越高越难治。对于肺动脉高压 100 mmHg 以下的轻中度患者，可用中药观察，中医辨证为上焦瘀热，治疗以清热化瘀为主。

笔者经验为在红斑汤的基础上，重用化瘀药，以赤芍、郁金、莪术、葶苈子、鬼箭羽为最有效，其剂量都是 30 g，甚至更大。笔者曾将肺动脉高压 70～105 mmHg 的患者降了下来，但原发疾病 SLE 必须得到有效的控制。

经验方有宽胸降压汤。

11. 间质性肺炎

SLE 慢性轻中度的肺间质性改变是普遍的，一般没有症状，不需要治疗，也很难消除。间质性肺炎常由感染所诱发，咳嗽、痰多、气急症状明显的患者，中医辨证为瘀热损肺，痰热郁积。治疗以清热化瘀、润肺化痰为主，中药有炙麻黄、杏仁、川贝母、象贝母、筋骨草、黄芩、葶苈子、白芥子、南北沙参、炙紫菀、炙百部、合欢皮、碧桃干等。

在红斑汤的基础上，笔者的经验方有新咳汤和筋骨草汤。

12. 脑损害和神经损害

狼疮性脑损害为重症，为颅内中枢性血管炎引起。SLE 患者出现头晕头痛、癫痫样抽搐症状，需检查脑电图、脑超声波、脑 MRI 等。中医观察的对象为排除了颈椎病发作，脑电图有轻度的波形异常改变，并且 MRI 检查尚没有明显病变的轻症患者，以及轻症癫痫样抽搐，西药有所控制，但仍有抽搐症状的患者。

四肢肌肉酸痛，并有时伴轻的抽搐症状，肌电图提示有神经源性损害的患者，西药常常不能改善，必须加用中药。

在维持激素原使用量的基础上，加用中药清热化瘀，平肝化痰，能较快地改善症状，脑电图、肌电图有可能恢复正常，主要药物有天麻、白蒺藜、蔓荆子、钩藤、天南星、半夏、僵蚕等。若为重症需及时使用甲泼尼龙冲击疗法。

SLE 头晕头痛、发热低热患者，必须排除颅内感染，包括细菌、病毒、真菌、结核等的感染。

经验方有天麻蔓荆子汤。

13. 抗体滴度

与 SLE 有关的抗体较多。ANA 阳性提示结缔组织病，SLE 100%阳性，高滴度阳性，而且不会转阴，但滴度可以下降。抗 ds－DNA 阳性、抗 Sm 抗体阳性，此二抗体阳性都为 SLE 的标志性抗体，提示处于活动期。

抗 ds－DNA 抗体阳性提示可发生狼疮性肾炎。抗 ds－DNA 抗体与抗原结合为抗原抗体免疫复合物，形成肾小球栓塞性微小血管炎，引起狼疮性肾炎，出现蛋白尿、血尿。抗 ds－DNA 通过治疗是可以转阴的，蛋白尿、血尿也可以转阴而缓解。抗 Sm 抗体阳性提示可发生皮肤红斑和面部蝴蝶状红斑。抗 Sm 可以转阴，红斑也会逐渐消退。

因此，临床上抗 ds－DNA、抗 Sm 抗体，定性定量都应检验，抗 ds－DNA 滴度很高者，激素不宜随意减量，否则病情很容易反跳。在维持激素原使用量的基础上，加用养阴清热、凉血化瘀中药，至少使用半年，随着抗体滴度逐渐下降或转阴，然后才能将激素逐渐减撤。

抗 RNP 抗体阳性提示肢端为抗原抗体免疫复合物引起弥漫性栓塞性微小血管炎，有雷诺现象，甲周水肿性红斑，瘀斑瘀点，肢端皮肤斑点状凹陷、溃疡、溃烂等表现，抗 RNP 阳性可以转阴，肢端微小血管炎可以治愈。

抗 SSA 抗体阳性为继发性干燥综合征，抗 SSB 抗体阳性为原发性干燥综合征。SLE 患者抗 SSA 阳性者很多，因而口腔干燥者很多，但不一定有眼干。抗 SSB 抗体阳性者，说明 SLE 与干燥综合征二病重叠。

抗心磷脂抗体（ACA）可引起栓塞性血管炎，如肺栓塞、肾栓塞、脑栓塞、流产、死胎等，SLE 患者必须同时检验，高滴度阳性者必须同时治疗，可以转阴。

抗中性粒细胞胞质抗体（ANCA）有 5 项，是血管炎的自身抗体，ANCA 阳性主要是诊断血管炎的特异性指标，是与动脉炎有关，如结节性多动脉炎、自身免疫性肝炎等。抗中性粒细胞胞质抗体似乎与白细胞减少有关。但临床上白细胞减少者，很少有患者为阳性者；ANCA 阳性者很少有患者白细胞减少，实际上 ANCA 阳性与血管炎有关。ANCA 阳性可以转阴。

抗体治疗经验方有三黄苦参汤。

四、西医治疗

（一）糖皮质激素治疗

口服药主要使用泼尼松，泼尼松不敏感者使用甲泼尼龙（美卓乐）和地塞米松片。冲击疗法主要使用甲泼尼龙。皮质激素具有快速控制病情的显著效果，但皮质激素有许多不良反应，减量或停药后病情很快复发或反弹。中医临床的任务是研究使用中药，用以继续控制病情与协助皮质激素减量。

临床上有部分没有使用过激素或已停用激素的患者，要求用中医中药治疗。除了要掌握中药的适应证外，还需掌握激素的适应证，以免单用中药而控制不了病情。

1. 口服泼尼松的适应证

原则上红斑狼疮患者全部可以服用皮质激素，但有部分轻症患者是可以不服或少服激素的。临床上滥用激素的情况还是存在的，尤其是非风湿科的西医滥用更为严重。口服泼尼松的适应证如下：

（1）SLE 活动期，抗 ds－DNA 滴度明显升高，并有明显的临床表现者。

（2）发热病例，中药观察数日无效者；长期低热服用中药发热未下降者。

（3）大量心包积液，较重的心肌损害者。

（4）较重的血细胞下降，白细胞低于 $2.0\times10^{9}/L$；血小板低于 $30.0\times10^{9}/L$；抗中性粒细胞胞质抗体或抗血小板抗体阳性者。红细胞低于 $2.0\times10^{12}/L$、Coombs 试验阳性者。

（5）活动期患者，中药观察一段时间病情继续加重者。

（6）大量尿蛋白中药难以控制者。

（7）肺动脉高压，在 80 mmHg 以上，或有明显气急胸闷症状者。

（8）出现中枢神经系统相关症状，脑电图或 MRI 有异常改变者。

2. 甲泼尼龙冲击疗法适应证

（1）持续发热，使用泼尼松 60 mg/d，数天未退下者。

（2）活动期病情较重，有大量蛋白尿者。

（3）白细胞少于 1.0×10^9/L，或血小板少于 10×10^9/L，抗血小板抗体强阳性者；使用泼尼松 60 mg/d，数日未效者。严重的溶血性贫血，Coombs 强阳性者。

（4）出现中枢性神经系统损害可疑，头痛，有可疑病理反射，发生癫痫样抽搐，脑电图和 MRI 有异常改变者，可使用冲击疗法。有严重的中枢神经系统损害者，要及时使用冲击疗法。

3. 抗疟药、免疫抑制剂适应证

（1）氯喹（CQ）、羟氯喹（HCQ）：现一般都使用不良反应较小的羟氯喹，可普遍用于各期狼疮患者，但以治疗面部红斑效果较好。停药后有反跳情况，可与中药同用，红斑退净，疗效巩固后，可渐渐减量而停用。

（2）硫唑嘌呤（AZP、AZA）：普遍使用于活动期红斑狼疮，可与中药同时使用。待病情基本缓解后，逐渐减量至停用。

（3）环磷酰胺（CTX）：主要用于狼疮性肾炎见大量蛋白尿，可与皮质激素同用。蛋白尿严重或病程较长，对皮质激素已不敏感者，可使用环磷酰胺冲击疗法。每月 1 次，每次 0.8～1.0 g，10～12 次为一个疗程，以后 3 个月一次，巩固治疗，4 次后结束。总量为 8～10 g。可与中药同用，以增效减毒。由于不良反应较多较大，患者常坚持不了而不得不停用。为了减少不良反应，现临床许多医生减量使用，用量 0.4～0.6 g，4～8 次为一个疗程。本品口服无效。部分患者效果显著，有的能完全缓解。但一旦复发，第二次使用常常无效，而且其他有关药物也常常无效，甚至于连中草药也不敏感，疗程更长。

（4）吗替麦考酚酯（骁悉，MMF）：主要用于狼疮性肾炎蛋白尿，可与皮质激素同用，或环磷酰胺疗程结束后，继续治疗使用，对部分患者有效，不良反应较少。对于疗效不明显者，可与中药同用，以增效减毒。如有肝肾功能损害，白细胞减少，应立即停用。

（5）来弗米特（爱若华，Lef）：主要用于狼疮性肾炎蛋白尿和关节炎，可与

皮质激素同用，对部分患者有效，不良反应较少，可与中药同用。如有肝肾功能损害，应立即停用。

（6）雷公藤多苷片：为中草药雷公藤提取的总苷，具有免疫抑制作用，主要用于狼疮性肾炎，对降低尿蛋白有效，但毒性较大，主要为生殖毒性，如女性出现闭经、男性出现死精、肝肾功能损害、血细胞下降等。长期使用可引起慢性、隐性中毒，尤其是由于慢性免疫抑制，免疫功能减退，长期存在的慢性隐性感染及反复的急性发作，以及难以控制的真菌感染、混合感染，最后患者可因多器官功能衰竭而死亡。

五、医话与临床经验

（一）单用中医中药的适应证

1. 早期轻症狼疮

SLE患者只有皮肤红斑、皮疹、光敏感、口腔溃疡、关节痛等体表损害，没有内脏损害者。这种早期轻症患者，国内外的西医免疫病狼疮专家也主张不用激素，主张采用较弱的免疫抑制剂，如硫唑嘌呤、羟氯喹等，或使用中药治疗。

2. 初发病例

有较轻的或不重的血管炎和内脏损害，如雷诺现象，双手紫斑瘀点，少量胸腔或心包积液，血细胞轻中度减少，尿蛋白（＋＋）以下，24 h尿蛋白1.0 g以下，肾穿刺为Ⅱ型、Ⅲ型狼疮性肾炎等患者。

3. 发热病例

狼疮患病病程较短，不论高热低热，排除感染等其他因素，可以使用中药观察一段时间（3～7日），最长不宜超过半个月。

4. 有关抗体

抗核抗体阳性，抗双链DNA抗体阳性，或抗Sm抗体阳性，但临床表现较轻。抗ENA抗体系列，如抗SSA、抗SSB、抗RNP、抗核小体、抗组蛋白等，以及抗ACA抗体低滴度阳性，ANCA阳性，都不影响中医中药的使用。

5. 病情反复

病程虽长，没有用过皮质激素，或早已停用，病情有反复，轻中度内脏损害，但没有发热，可以长期使用中药治疗。

6. 慢性病例

病程已长的慢性病例，抗 Sm 和抗 ds - DNA 已经转阴，没有全身症状，只有内脏局部损害，如只有蛋白尿，或只有白细胞减少，或只有期前收缩（早搏）、T 波改变。说明这是以前活动期过后留下来的一些局部性损害问题，中药长期治疗可以完全缓解。

7. 激素减停病例

服用激素时间已长，出现了不良反应，必须激素减量者，中西药同时使用一段时期。激素必须停用者，只要短期内对生命没有影响，可单用中药慢慢治疗。2～3 个月后，病情开始略有好转，半年以后中药效果就会明显起来，2～3 年以后会越来越好。

以上数项，可以不用激素，单用中药进行观察。

（二）激素维持原量加用中药的适应证

原则上所有 SLE 患者在服用皮质激素的同时都可以服用中药。在激素冲击疗法时，中药可以暂停数天。

1. 低热病例

38℃左右或以下的发热病例，服用泼尼松 30 mg/d 左右低热不退，排除了感染，加用清热降温中药绝大多数患者能够退热。

2. 血细胞减少

白细胞减少、血小板减少，服用泼尼松 15～30 mg/d，白细胞、血小板长期没有上升，抗血小板抗体（PA - Ig），以及 ANCA 阳性或阴性患者，采用益肾补精、化瘀解毒中药治疗 3～6 个月以上有可能上升，抗体也有可能会转阴。

3. 心包积液

中量、大量心包积液在服用泼尼松 30 mg/d 以上，绝大多数患者能够完全吸收，但也有少数患者尚有少量积液长期存在，加用蠲饮化痰、利水消肿中药后有可能会完全吸收。

如果少量心包积液，未服用皮质激素的患者，单用中药就可以吸收。

4. 心肌损害

ST - T 波改变、室性早搏、心肌缺血等，不太重的心肌损害，在泼尼松维持原量的基础上，加用宽胸养心、温阳化瘀中药后，不但能改善胸闷胸痛症状，而且有可能恢复为正常心电图。

未服泼尼松的患者，单用中药治疗也能恢复为正常心电图。

5. 肺动脉高压

轻中度的肺动脉高压，泼尼松在维持原量的基础上，加用清热凉血、活血化瘀中药后，不但能改善胸闷气短症状，而且有可能使肺动脉压下降。

6. 肺间质炎

肺间质性改变，一般没有症状，可不予治疗。慢性轻中度的间质性肺炎，毛玻璃样改变的患者，抗生素、激素使用了一段时期，咳嗽、痰多、气急症状仍然严重，肺功能减退明显，必须继续治疗。在维持激素原量的基础上，加用清热化痰、润肺纳气中药后，能改善症状，而且有可能使肺功能进一步改善。

7. 血管炎

四肢及面部血管炎，出现瘀点、紫斑、指端溃疡，雷诺现象、网状青紫，甲周指背和面部水肿性红斑等，其轻症，单用中药凉血化瘀，清热通络，有可能逐渐好转，或减轻，1～3 年有可能完全消除。较重的患者，在维持激素原量的基础上，加用中药后，也能逐渐好转，激素逐渐减撤，直至完全缓解。

8. 慢性狼疮性肾炎

狼疮性肾炎Ⅱ型、Ⅲ型患者，服用皮质激素与免疫抑制剂后大多数患者的尿蛋白能下降或转阴。如果尿蛋白下降但没有转阴的患者，24 h 尿蛋白 1.0 g 左右，在维持激素原量的基础上，加用中药养阴清热、滋肾化瘀之清肾汤，蛋白尿有可能逐渐减少，或转阴。

狼疮性肾炎Ⅳ型、Ⅴ型患者，大量蛋白尿，已经使用皮质激素冲击疗法，并长期口服泼尼松 30 mg/d 以上，环磷酰胺(CTX)10 g 或环孢素的疗程已完成，骁悉、爱若华、雷公藤多苷片无效。这种情况，患者只有中医中药一条路。在使用甲泼尼龙原量的基础上，加用中药养阴清热、滋肾化瘀之清肾汤，蛋白尿有可能逐渐减少，或转阴，并将激素逐渐减撤，直至完全缓解。

9. 脑神经损害

狼疮性脑损害属重症，为脑内血管炎引起。SLE 患者出现头晕、头痛症状，需检查脑电图、脑超声波、脑 MRI 等。脑电图有轻度的波形异常改变，并排除了颈椎病，MRI 尚未有明显病变的患者，尚属轻症，可以使用中医中药治疗。在维持激素原量的基础上，加用中药清热化瘀，平肝化痰，天麻蔓荆子汤能较快改善症状，脑电图有可能恢复正常。癫痫样抽搐者，必须坚持长期服药，症状可慢慢减轻。

由于患者长期服用激素，因此，必须排除颅内的其他病变，尤其是颅内感染，如隐球菌感染、结核菌感染、细菌性感染、病毒性感染等。

肌电图提示有神经性损害，并有四肢肌肉疼痛、抽搐症状者，天麻蔓荆子汤有效。

10. 抗体滴度

ANA阳性不会转阴，但滴度可以下降。抗ds-DNA、抗Sm抗体为SLE的标志性抗体，如果滴度很高，提示疾病处于活动期。因此，抗ds-DNA、抗Sm抗体阳性，滴度很高者，激素不宜随意减量，否则病情很容易反跳。在维持激素原量的基础上，加用养阴清热、凉血化瘀中药，至少半年左右，抗体滴度能逐渐下降，或转阴，然后才能将激素逐渐减撤。

(三) 激素减撤需掌握三个方面的指标

激素减撤必须慎重。临床上因误减误停而出现反跳的情况屡见不鲜，笔者的经验需掌握三个方面的指标和条件。

(1) 临床病情稳定：没有发热；蛋白尿稳定在1.0g/24h以下；血小板稳定在6×10^9/L以上等。病情不稳定者不宜减量。

(2) 抗体稳定：抗ds-DNA、抗Sm抗体、抗血小板抗体、抗ACA抗体等滴度下降并稳定，或在正常范围或呈阴性。抗体滴度不稳定者不宜减量。

(3) 血浆皮质醇稳定：临床病情稳定，抗体转阴并稳定的患者，可是临床上还有部分患者病情复发反跳。这是由于患者长期使用糖皮质激素类药物，肾上腺皮质功能抑制、减退，甚至萎缩，体内皮质激素水平低下，不足以控制病情所引起。因此，必须测定血浆皮质醇，皮质醇分泌低下的患者可使用中药提高激素水平并使之稳定，这样才能继续将激素减量。

皮质激素药品有多种，减至维持量3片/日时，宜改用相当于等量的泼尼松。或按照体重来计算泼尼松的用量。

由于泼尼松加重了虚热阳亢的症状，治疗当以滋肾补精为主，将具有促进肾上腺皮质功能，提高体内激素水平作用的中药，加入主方中。并需使用3～6个月才有可能将血浆皮质醇水平提高。

滋肾补精的中药，包括熟地、龟甲、鹿角片、鹿茸、肉苁蓉、淫羊藿等。

经验方有促激素汤。

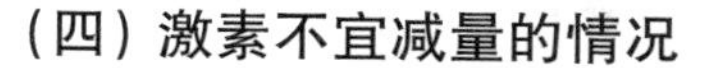

（四）激素不宜减量的情况

（1）临床病情在好转，但尚未稳定的患者，激素不宜减量。

（2）临床虽然已经好转，但抗体滴度没有下降的患者，激素不宜减量。

（3）血浆皮质醇较正常值低50%以上的患者，激素不宜减量。

（4）对中医中药将信将疑，激素减量未下决心的患者，不宜减量。

激素减量存在一定的风险，尤其是在泼尼松30 mg/d的最小治疗量，15 mg/d的最大维持量，5 mg/d的生理需要量，这三种剂量时，继续减量较容易出现病情的波动与反复。

西医将激素减量，当出现病情反复时会立即加大剂量，多数患者对此是可以理解并愿意接受的。中医将激素减量，当出现病情反复时，部分患者就会认为中医不懂西药，就会去看西医。因此，对于那些尚未下定决心的患者，不必急于减量。

许多患者都是在出现股骨头坏死，激素无法加量时才会考虑使用中医中药，而且还是半信半疑。要告诉患者加激素容易，减激素难。使用激素是大学里教科书中的内容，是青年医生的基本技能，都必须掌握。减停激素才是世界上的难题。

激素减量时患者必须态度坚定，积极配合。明确告诉患者，对于长期服用的激素已经产生依赖，服了不会进一步有效，减了会在短时期内使病情加重。在出现全身不适或者是病情反复时，只要不是严重的，可以坚持服用中药来控制病情。如果全身不适，病情波动的门槛主观上跨不过去，以后会更加难减。

（五）调节免疫

1. 关于免疫和抗体

《内经》有卫气理论，并提出疏通卫气、调节卫气的观点，而没有抑制卫气的理论。但中药药理是按照免疫理论进行研究的，因而就有免疫增强作用和免疫抑制作用的报道。笔者在本书中有时称为调节免疫，抑制抗体，有时就直接称为免疫增强作用和免疫抑制作用。

本病体液免疫亢进，免疫复合物增多，并有多种引起发病的特异性抗体。因此，需要选用具有调节免疫、抑制抗体、抑制免疫球蛋白，或具有抑制体液免疫作用的中药。

具有调节免疫、抑制抗体作用的中药大多分布在清热养阴、清热解毒、清热化瘀、清热祛风、清热化湿等祛邪排毒的大类中药中，而且大多是凉性的清热药，其中以地黄、麦冬、忍冬藤、苦参、金雀根、羊蹄根、虎杖、黄芩、黄连、土茯苓、莪术、郁金、牡丹皮、徐长卿、山豆根的效果较好。这些中药的药理作用均已证实具有调节免疫，抑制抗体作用或细胞毒作用或抗排异作用。因此，其治疗 SLE 的机制与西医是一致的。但不是所有的清热药都具有免疫调节抑制作用，有的反而还有肝肾等毒性。因此，必须选择性使用。

2. 雷公藤和昆明山海棠

雷公藤和昆明山海棠是民间的中草药，已开发为雷公藤多苷片，具有很强的免疫抑制作用，临床有一定的短期疗效，有一些风湿科医生喜用，但疗效有限，停药后会出现病情反跳，并且不良反应大。这样就会出现一些新的情况，既要治疗原发病的病情，又要治疗雷公藤的慢性毒性反应，增加了临床的复杂性。因此，笔者主张不使用。

3. 免疫增强的中药

红斑狼疮绝不可以使用免疫增强的方法来治疗。临床经常看到使用人参、黄芪、灵芝、鳖甲、阿胶一段时期后出现病情加重的情况。这些中药为什么不宜使用?

(1) 辨证不符：红斑狼疮阴虚内热、肾阴不足的患者较多，不是益气药的适应证；而且不符合“阴常不足，阳常有余”的传统观点。

(2) 与中医传统不符：中医传统是先祛邪后扶正，在特殊情况下才使用扶正托毒，人参、黄芪、灵芝、鳖甲、天花粉，是在严重感染时或感染后，正气虚弱，邪毒内陷，正不敌邪时才使用。大量的 SLE 患者，虽有阴虚，但不是外邪感染，不是邪毒内陷，因此，并不需要扶正托毒。这是将中医理论张冠李戴用错了地方。

(3) 临床观察到人参、黄芪、灵芝、鳖甲、阿胶、枫斗、天花粉，使用一段时期后激活抗体，滴度上升，病情加重。

(4) 部分中医在临床上使用大剂量黄芪治疗 SLE、RA，甚至是 SS 等免疫病仍是普遍的情况。他们错误地理解免疫病需要增强免疫，而黄芪是最佳的免疫增强药。说明他们对于免疫病、对西医的理解、对中医的理解都是一知半解。

4. 扶正药的使用范围

增强免疫功能的药物，要有选择、有条件地使用。

(1) 免疫功能低下，经常反复感染，可短期使用益气扶正药。

(2) 与免疫抑制剂配合使用，主要是指 CTX 冲击疗法。

(3) 两类免疫功能虽然都有增强作用的少数中药，但其主要功效和作用并不在免疫方面，而是另有他用。可以加在复方中，如女贞子、枸杞子、柴胡、当归等，一般影响不大。

中医处方用药是按照传统辨证，以及临床经验、临床效果来考虑，而不是按照药理作用的，药理报道只能作为参考，药理研究只能用以证实中药的疗效机制。

(六) SLE 发热和内热的治疗

SLE 患者常有发热、高热、低热、内热、阳亢等热象，因此，必须使用清热药。大剂量的生石膏与生地、青蒿、黄芩、金银花等同用，对于非重症 SLE 的高热、低热都能取效。对于没有发热，只有内热阳亢的患者，生地、生石膏、黄芩等同用，服用一段时间也能改善。

1. 中医发热理论

在中医漫长的发展过程中，对发热曾经有两大致病学说。

(1) 外感发热理论：有外感风寒、外感实火、外感温疫等致病理论。其中最主要的有伤寒理论、实火理论、温病理论，这些都是属于感染性发热与传染病发热的理论。

(2) 内伤发热理论：包括由某种慢性感染性疾病引起的发热；非感染，由于某些慢性病，功能失调引起的发热，以及免疫病发热。

2. 狼疮性发热的中医治疗

慢性、顽固性狼疮性发热，以外感发热与内伤发热综合起来辨证，分不清实热虚热。治疗法则为清热泻火、凉血化瘀，经验方有石膏退热汤与三石退热汤。

(1) 石膏退热汤：治疗 SLE 等免疫病发热、高热的基本方药。

(2) 三石退热汤：治疗 SLE 等免疫病慢性顽固性发热。

3. 中医内热理论

SLE 等免疫病患者普遍有内热情况，服用激素后阳亢和内热更加明显。内热是患者的主观感觉，体温表上尚不能显示异常。因此，西医没有这个概念，也没有治疗方法，但这是客观存在的。其本质需要中医去研究、去揭示。

阴虚生内热，阳虚生外寒，这是《内经》提出的理论。元明时期有更多的论述。滋阴清热的治法，滋阴药养阴有余，清热不足；清热药清热有余，养阴不足，但能加强滋阴药的清热力度。因此，这两方面的中药常同用。笔者的许多经验方大都是由这两方面的中药所组成，如红斑汤、紫斑汤、清肾汤等。

4. 生石膏的使用和剂量

生石膏为《伤寒论》白虎汤退热之君药，是中医清退发热力度最强的中药，称为清热泻火中药。现知生石膏具有很强的抑制体温中枢的作用，因而能够促使高热退下，知母同用能增强退热效果。

不要认为白虎汤和生石膏是治疗外感发热的，对于内伤发热和内热生石膏和知母同样可以使用，并且可以长期使用。例如，玉女煎就是熟地与生石膏、知母同用，以治疗长期慢性阴虚内热和低热。

生石膏的剂量临床体会是高热为 90～120 g，低热为 60 g，内热为 30 g，比《伤寒论》的剂量还是小很多。

笔者的经验，对于高热非得使用大剂量生石膏才能退下，加用青蒿、黄芩、知母、金银花、羚羊角粉能增效。发热而又畏冷者加用桂枝。

非地道产的生石膏含杂质较多，容易出现滑肠水泻，可用炮姜炭、灶心土以收水。生石膏没有毒性，至于个别地区、个别医生发生生石膏中毒，这一定是假冒伪劣药材所致，应由药材专家把关。

5. 退热药服用方法

发热顽固的患者可以一天服用 2 帖中药，分 4 次服用，以维持体内药物的有效浓度和作用。中药一天 1～3 帖，分 1～6 次服用，这在《伤寒论》上已有记载，不必严格按 Qd、Bid 和 Q6h 等西医创造的服药方法。

6. 清热与凉血清瘀

狼疮活动期的发热，如果清热，重用生石膏、青蒿、黄芩等没有效果，必须升级，同时服用羚羊角粉。如再无效，必须考虑瘀血发热、内伤发热的因素。

这种情况需要加重清热凉血、清瘀化瘀的力度。生地清热凉血，退热效果较弱，凉血效果较好，重用生地 60～90 g，能增强生石膏的效果，并且强于知母、玄参、麦冬。凉血清瘀还需重用水牛角、牡丹皮、赤芍、郁金。

清热泻火、凉血化瘀这个方法也可以用于其他免疫病发热。

7. 其他治疗

狼疮发热有继发感染者，病毒感染和细菌感染按外感发热来辨证。现在一般都用清热解毒的方法或使用抗生素治疗。

（七）浆膜炎的治疗

狼疮引起的心包积液、胸腔积液、腹水、盆腔积液，饮邪与热瘀之邪胶结，急性能很快吸收，慢性会变得非常顽固。辨证为瘀热内郁，痰饮聚积，治疗方面蠲饮利水是正确的，但远远不够，需在清热化瘀的基础上蠲饮利水。

1. 蠲饮

由于积液不能从二便中排泄，没有出路。蠲饮化饮的意思就是积液在无形中化掉消除了。

经验方蠲饮汤的主要中药为葶苈子、白芥子、桑白皮、桂枝。蠲饮化饮的机制，能抑制血管通透性，抑制渗出，使积液重吸收。

蠲饮汤不但对于狼疮性心包积液、胸腔积液有效，而且对于狼疮性盆腔炎、腹腔炎引起的盆腔积液、腹水，以及肺间质炎引起的泡沫痰，这些被中医称为痰饮、积饮者，都有治疗效果。

2. 利水

利水药泽泻、车前子等有利尿消肿的功效，是弱的利尿药，对于积液基本无效，使用后对于蠲饮是有帮助的。

3. 逐水

逐水药黑白丑，能消退腹水和浮肿，但消退不了心包积液。甘遂、芫花、大戟、商陆、了哥王、腹水草等，不良反应大而疗效差，一般都是从大便中排泄水液，有腹痛、恶心反应，有些还有肾毒性，不宜常规使用。

4. 痰饮的误区

对于痰饮、积饮，长期以来教学上存在一个误区，认为痰饮是寒邪，必须采用温法温药，这是教条地理解“温药和之”的意思。

在《金匮要略》痰饮病篇中，所用的 14 个主方，7 方是温化的，7 方是清化的，说明张仲景是主张温清并重，而不是温法为主。清初喻嘉言的《医门法律》上又有新的认识，认为水液原是凉的，但可为火邪所郁，而化为热饮。因此，治疗应以清化为主，这观点是正确的。

5. 主张温清并用

狼疮性积液蠲饮、化饮的方药，蠲饮汤是温清并用，而不是以温法为主。

6. “温药和之”的含义

是将温和的中药来调和祛痰逐水的猛药峻药，以减轻不良反应，如十枣汤、甘遂半夏汤、已椒苈黄丸等中的大枣、半夏、陈皮、茯苓、甘草等。笔者也是在治疗 SLE 等免疫病风湿病时经常使用二陈汤、藿香正气散、甘草、大枣等来减轻不良反应,保护胃肠功能。这就是"温药和之"的意思。

(八) 血细胞减少

中医对于血细胞减少,有宋代的气血两虚理论与明代的精血两虚理论两种认识。治疗方面就有补益气血和补益精血两大法则。

SLE 等免疫病之红细胞、白细胞、血小板,其中 1～3 系减少,绝大多数患者是由于自身抗体引起的破坏。骨髓穿刺显示大多为正常或增生活跃,极少有增生不良的患者。笔者对于慢性非重症的血细胞减少的 SLE 患者,提出瘀热化毒与精血亏损的观点。因此,治疗上主要使用清热化瘀,补益精血。

对于血液中存有抗血小板抗体(PA - IgG、IgA、IgM),抗白细胞抗体,不是骨髓造血造不出来,而是受到了抗体的破坏。血小板只有数千,甚至是 0;白细胞只有数百。这是血热瘀毒所引起的,因而不是促进骨髓功能,而是抑制抗体,减少破坏。必须使用清热解毒、凉血化瘀的治法,中药生地、黄芩、金雀根、羊蹄根、莪术、苦参等,用量都是 30 g;可加用商陆 9～30 g,观察到有一些 SLE 血小板减少、白细胞减少的患者,细胞数量可缓慢上升。应用商陆除了很容易解决的腹痛、腹泻不良反应外,没有发现有肝肾功能损害。

补益精血有熟地、山萸肉、制首乌、鹿角片、炙龟甲等,并可与清热解毒、凉血化瘀药同用。经验方地黄生血汤对于"三系"减少,尤其对于血小板减少的效果较为显著。

具有促进骨髓增生的养肝活血中药如女贞子、茜草、鸡血藤等也可以使用,但药力较弱,效果较差。

健脾益气中药,黄芪、党参有生血的一面,具有促进骨髓增生的作用,但这既不符合辨证,又有激活抗体的一面,SLE 不宜使用。阿胶生血效果较好,临床上发现服用 3 个月以上,面部可能会出现红斑,临床还发现激活了抗体,因而不用为宜。膏滋药也不宜服用。

(九) 尿蛋白

狼疮性肾炎分为 6 型,临床上前来中医就诊的患者,大多数西医已经作了肾穿刺,使用了大剂量激素,并且与免疫抑制剂同用;有的使用了 CTX,疗程已经结束,出现了反复;或者出现了毒性反应,只能中断使用;有的长期使用吗替麦考酚酯(骁悉),疗效并不显著,而且经济上不堪负担。

对于尿蛋白中医也有治脾还是治肾两种观点。狼疮性肾炎一般并无水肿,辨证不是脾虚不能制水。狼疮性肾炎泡沫尿、蛋白尿应为肾虚,中医辨证为瘀热损肾,精华流失。治疗上需要清热化瘀,益肾补精。

狼疮性肾炎目前尚是个难题,笔者在长期实践中逐渐积累了三四手治疗经验,经验方有清肾汤、清肾化瘀汤。

1. 第一手方药:常规方药

红斑汤合清肾汤加减:生地、熟地、生石膏、黄芩、忍冬藤、杜仲、川续断、苦参、金雀根、羊蹄根、落得打、接骨木、牡丹皮、郁金等。中药效果慢一些,使用6月～3年,许多轻症患者的蛋白尿会逐渐呈波浪形下降。

2. 第二手方药

对于24 h蛋白尿3 g以上的重症患者,辨证为瘀热损肾,痰浊交阻。笔者有第二手处方,使用红斑汤、清肾化瘀汤,大剂量的莪术、制天南星、制半夏,能增效。

3. 第三手方药

对于顽固的蛋白尿患者,辨证为瘀热损肾,痰毒交阻。在红斑汤、清肾化瘀汤基础上,使用生天南星、生半夏、山豆根,清热化瘀,以毒攻毒,能使Ⅳ型、Ⅴ型顽固的蛋白尿下降,甚至转阴。山豆根部分患者有恶心、呕吐、胃痛、腹泻反应,应加入调和胃肠药予以克服。山豆根上海中药房为蝙蝠葛科的北豆根,含生物碱北豆根碱,具有免疫抑制作用,笔者用于治疗肾炎蛋白尿有效果。

生天南星、生半夏后来被禁用,只能使用制天南星、制半夏各30 g,最大为各60 g,复方中水煎服,经炮制后的药力有所减弱,但还是有效的。上海医药工业研究院专家作了研究,认为天南星、半夏的有毒成分仅有微量溶解于水,基本上不溶解于水。就是这么一点点溶解于水的微量毒性成分发挥药理作用,而又不引起中毒,并且与炮制关系不大。

狼疮性肾炎患者大多没有水肿,可以不用利水药。出现了水肿和腹水是并发了低蛋白血症。血清白蛋白上升至正常后,水肿会自行消退。

4. 其他方药

对于顽固的蛋白尿患者,后来发现山豆根与商陆同用,山豆根与商陆、刀豆子同用,取得了效果。少数患者有吐泻反应,如果克服不了只能停用。后又发现紫杉对于顽固的蛋白尿有效。山豆根与紫杉同用能增效。

2014 年有一男性患者，24 h 尿蛋白 8～9 g，长期降不下来，加入商陆、刀豆子各 30 g，一个月后 24 h 尿蛋白开始下降，3 个月后逐渐降低至 0.5 g 左右。后来观察了许多病例，大多数都有效果。

2015 年有一例狼疮性肾炎，10 年前是笔者治疗后狼疮缓解蛋白尿转阴的，已结婚生子。近日复发，尿蛋白(+++)，24 h 尿蛋白 3～4 g。清肾化瘀汤加用了山豆根 30 g，患者嫌疗效太慢，问是否有更快的中草药。再加用了红豆杉 30 g，14 帖后尿蛋白为(++)，24 h 尿蛋白 1.5 g。她说药材上海贵了一些，家乡山区有种植的，回家取了很多树叶，每天放在复方中一起煎服，24 h 尿蛋白下降至 0.5 g 以下，冬天树叶没有了，回家取了很多树枝，同样有效，24 h 尿蛋白下降至 0.3 g 以下，再继续服用，没有什么不良反应，复查肝肾功能正常。抗 ds-DNA 阴性，在 100 以下。该女性患者现已正常工作，至今还在长期服用中药。

(十) 红斑皮疹和皮肤血管炎

弥漫性栓塞性微小血管炎是 SLE 的病理基础，能引起系统性损害。皮肤和皮下血管炎是普遍的，有轻有重。红斑、皮疹、紫斑、瘀斑、手红、网状青紫、雷诺现象、皮肤出现小点状凹陷、溃疡、溃烂等，不痒或微痒，抗 RNP 抗体阳性。这与皮肤过敏瘙痒，病变的部位层次较浅表不同。

本病的血管炎，病变的部位为微小血管、微小动脉、微小静脉，相当于中医微小血脉和血络。这种血管炎既有血液中的瘀血的栓塞，又有微小血管内皮炎症。中医辨证为血脉血络内之瘀结和脉络之损伤，是双重的瘀滞病变。在治疗上既要化瘀，又要治疗血络损伤。

本病是阴虚者多，瘀热者多，既要治疗血瘀，又要治疗阴虚内热。活血不能增热，化瘀不能伤阴，故既要清热化瘀，又要养阴益肾。所用的中药要能够抗血管炎，抗血管内栓塞。

皮肤瘙痒的过敏患者中医辨证为风血相搏。血管炎的皮肤损害是瘀滞血热，风邪是次要的，可以忽略不计。

血热瘀滞的治法为清热凉血，化瘀通络，常用中药有生地、生石膏、黄芩、水牛角、牡丹皮、郁金、赤芍、川芎、蒲黄、莪术、金雀根、羊蹄根、虎杖、徐长卿、秦皮等，经验方为红斑汤和紫斑汤。

对于雷诺现象、甲周指端水肿性红斑，皮肤小点状凹陷、溃疡、溃烂等肢端微小血管炎的治疗，坚持服用中药，需要 3～5 年的时间，能够一年比一年减轻，直至完全愈合恢复正常。

（十一）活血化瘀的深入探讨

活血化瘀药的药性可分为温性和凉性二类：凉性如水牛角、牡丹皮、赤芍、郁金、丹参等；温性如当归、川芎、红花、三棱、莪术等。

临床使用清热化瘀的治法时，化瘀药常温凉并用，以凉为主，再与生石膏、生地、金银花、黄芩等清热药同用，以加强清热之力度，使整方以凉性为主，达到清热化瘀的目的，而不是计较每味化瘀药的药性。

化瘀药为什么不用丹参、当归、红花、水蛭、蜈蚣、地龙等？

（1）丹参传统用于心脏病和月经病为好，很少用于治疗四肢血管炎。过去曾静脉滴注丹参 30～60 ml，治疗 SLE 血管炎 1～2 个疗程，临床基本无效。

（2）当归、红花与丹参的情况相似，都有注射液，经观察临床效果较差。

（3）SLE 血管炎是由于抗原抗体免疫复合物引起的微小血管内弥漫性栓塞与血管内皮炎症浸润。丹参、当归、红花具有扩张血管，加速血流的作用，促使血栓向着更微细的血管移动，但对于抑制抗体、抑制免疫复合物与抑制血管内皮炎症，临床观察提示基本没有效果。

（4）川芎、莪术、姜黄三药兼有行气与化瘀功效。川芎活血化瘀，通达四肢；姜黄通络化瘀，祛风镇痛；莪术破瘀散结，药力强劲，而且不良反应较轻。这些化瘀药虽然性温，可与性凉的牡丹皮、郁金、赤芍等同用，六药三温三凉，都具有抗血管炎、抗栓塞的作用，都是笔者治疗免疫病血管炎的常用药。三棱、莪术同用容易引起出血。

（5）水蛭、地龙的抗凝血作用是中药中最强的，对于脑梗死等单纯性血栓是有效的，但不能抑制免疫复合物之混合性血栓，虽可以使用，但效果不良。蜈蚣、地龙可能会引起过敏，须注意。

（6）其他：尚有一些破瘀药，如乳香、没药、血竭、苏木、地鳖虫、虻虫、蛴螬、干漆等，是伤科用药，除非特殊需要，一般病情不宜使用。

（十二）心肌炎的治疗用药

狼疮性心肌炎多辨为瘀热损心，治疗既要治疗狼疮损害，清热化瘀；又要治疗心肌损害，活血强心。经验方有强心汤与红斑汤同用。强心汤的中药与治疗冠心病的不同。

(1) 鬼箭羽:有活血化瘀功效,古方鬼箭羽散治疗心脏病是传统的方剂。现知鬼箭羽既能扩张冠状动脉和周围血管,而且还具有弱的强心苷的作用,每次用 30 g,无不良反应(按:《太平圣惠方》鬼箭羽散:鬼箭羽、赤芍、桃仁、大黄等,主治鬼疰心痛)。

(2) 玉竹:有养阴生津功效,传统只在温病中使用,文献记载较少。现知玉竹含少量铃兰强心苷,具有弱的强心的作用,并能减慢心率和滑肠稀便,每次 12～30 g。

(3) 葶苈子:有蠲饮泻痰功效,古方葶苈大枣泻肺汤,治疗痰饮病,包括肺心病和积液。现知葶苈子含少量葶苈强心苷,具有弱的强心作用,每次 30 g,无不良反应。

(4) 附子:有温阳救逆功效,古方参附汤,治疗心率减慢,慢性心力衰竭,血压降低。现知附子生物碱具有强心作用,并能增强增快心率,升高血压。

(5) 其他:生地、黄连、吴茱萸、五味子等,都是心病的传统用药,现都证实具有微弱的强心作用。

鬼箭羽、玉竹、葶苈子三药同用或与上述其他中药同用,能改善 ST - T 波改变、室性早搏、心肌缺血等。心动过速宜用玉竹,心动过缓宜用附子。

具有强心作用的尚有人参、西洋参、三七等参类药,但 SLE 不宜使用。

(十三) 肺动脉高压的治疗用药

SLE 合并肺动脉高压为重症,笔者临床中曾治疗了 20 多例,都是免疫病的并发症。最高一例为 200 mmHg 多,笔者治疗 50 多岁的女性 SLE 患者,病程已 10 年余,长期服用泼尼松,减量为 15 mg/d,已一年余。初诊时,有乏力,胸闷,稍有气急,患者前来看中医的要求是激素减量。一检查发现抗 ds - DNA 滴度＞800 IU/ml,肺动脉高压 70 mmHg,血常规、尿常规均无异常。

诊断为 SLE,活动期,肺动脉高压症。

由于患者患病已久,对自己的病情比较了解,心态较好,比较配合,不愿意增加激素剂量,但也不能减量。治疗上加用中药以观察,并说明这是重症。一旦病情变化,需要住院,使用激素冲击疗法。服用中药 14 帖后,胸闷、气急的症状略有改善。服用中药 3 个月时,复查心脏超声波,肺动脉压力下降为 48 mmHg,中药继续服用 6 个月时,复查肺动脉压力下降为 35 mmHg,患者精神、食欲良好，胸闷、气急症状均已消除。中药继续服用 12 个月时，复查肺动脉压力下降为 25 mmHg，已能上下楼梯。抗 ds－DNA 滴度为 320 IU/ml，明显下降。由于外出感冒等因素，停服了 2 月余中药，再次发生胸闷症状，复查心超，肺动脉压力为 51 mmHg，继续服用中药，3 个月后，复查心超，肺动脉压力下降为 30 mmHg。后病情稳定，继续治疗。

SLE 并发肺动脉高压是由于严重的微小血管炎所引起，有胸闷气短的症状。心脏超声波可提示，压力越高越难治。对于肺动脉高压 100 mmHg 以下的轻中度患者，可用中药观察，中医辨证为上焦瘀热，治疗以清热化瘀。

笔者的经验在红斑汤的基础上，重用化瘀药，以赤芍、郁金、莪术、葶苈子为最有效；其剂量都是 30 g，甚至更大。川芎、丹参、白芍也有效，并且对改善胸闷有效。

对于肺动脉高压 100 mmHg 以上的患者，只要尚没有危及生命，可以中药观察，或者使用中西医结合治疗。对于 100 mmHg 以上的患者，中医西医都非常棘手，必须坚持中西医结合治疗，才有可能有效。

2010 年 11 月笔者门诊观察到一例 SLE 合并肺动脉高压患者，经激素冲击治疗后下降了一些，但当泼尼松减量至 40 mg/d 时，患者气急，病情较重。当天心超检查肺动脉压为 158 mmHg，告知病情危重，家属说激素冲击前只有 140 mmHg，不要再冲击了，愿意配合在泼尼松原量的基础上，加用中药治疗。经 3 个月的服药，下降至 120 mmHg，仍有气急，家属说看到了希望。

有些肺动脉高压 70～100 mmHg 或以上的患者，降至 40～50 mmHg，很难继续下降，但只要症状改善，病情稳定，长期服用中药，已没有生命危险。有的患者不满足，非要达到正常范围，就到处求医，反而加重了病情，再要反悔，更加难了。

肺动脉高压使用丹参、当归、红花注射液的效果不明显。因此，有人问为什么不用这些常用药物，注射剂尚且没有效果，更何况口服的效果。这究竟是什么机制，只能由后人去研究。

门诊上肺动脉高压原发病除红斑狼疮外，尚有类风湿关节炎、皮肌炎、干燥综合征、硬皮病等，最高达 200 mmHg 以上。至于其他各种心脏病引起的肺动脉高压，不属于风湿病免疫病科范围。

（十四）间质性肺炎的治疗用药

结缔组织病，尤其是 SLE，慢性肺间质性改变是普遍的，轻中度的小结节和条索状改变,一般没有症状,在CT检查中发现。病程越长,尤其是继发感染后,肺纤维化和毛玻璃样改变,间质性肺炎会越来越严重。

间质性肺炎,可见咳嗽、痰多、气急,症状明显的患者,中医辨证为瘀热损肺,痰热郁积,肺部受损,既有外感,又有内伤。治以清热化瘀,润肺化痰,外感内伤都需要治疗,而且原有的SLE病情还必须同时用药。在红斑汤的基础上,笔者的经验方有新咳汤和筋骨草汤。

(1) 新咳汤:有麻黄、杏仁、象贝、黄芩、筋骨草等药,适用于继发上呼吸道感染,肺支气管炎,咳嗽、痰不畅,用以宣肺化痰,祛邪外出。

(2) 筋骨草汤:筋骨草、合欢皮、碧桃干、鱼腥草,适用于慢性咳嗽,气急。痰多者加用蠲饮汤。

肺CT显示外侧带毛玻璃样改变为急性或慢性炎症渗出所造成。抗生素、激素使用了一段时期,感染和炎症渗出控制后,毛玻璃样改变可以吸收。如果患者毛玻璃样改变仍然较为严重,肺功能减退明显,必须继续治疗,在维持激素原量的基础上,加用清热化痰、润肺纳气中药,能改善症状,而且有可能使肺功能进一步改善。

肺间质性改变初起急性炎症时期经过治疗,尤其是激素治疗,肺内小结节病灶有可能吸收消除,但时间一长,已成为慢性改变者,病灶几乎不可能消除。有一例SLE患者,使用中西医方法治疗已多年,基本上已经缓解稳定,但肺CT内有小结节病灶长期存在。由于笔者直截了当地告诉她症状可以改善,肺内的小结节不可能改变。她去对西医说了,西医就给她用甲泼尼龙大剂量冲击,一个疗程下来,体重增加了15 kg,心慌气急加重,一个月后肺CT复查,小结节病灶毫无改变。笔者再次给她激素减量,用了半年多时间才减至口服剂量15 mg/d,还是没有达成冲击疗法前10 mg/d的剂量,体重花了一年多时间才减至原来的水平。

这说明患者有一种普遍的心理状态,认为西医是治病的,科学的,重病要看西医;中医是调理的,传统的,保健去找中医。只有在西医无效的情况下,才抱着试试看的心理来找中医。这不能责怪患者,中医必须走上现代化、科学化的道路,以疗效来证明自己,以现代科研来阐明机制,让人信服,这需要有一个相当长的过程。在实际中,甚至中医治疗了多年,中药已经有效的患者,仍然还是相信西医。我只能对她说,要是西医能够将红斑狼疮彻底治愈,我这里就不会有这么多的患者了。

（十五）周围神经损害和脑损害的治疗用药

红斑狼疮周围神经损害有肌酸、肌无力、麻木的症状，肌电图和肌肉活检可证实，有神经损害或脱髓鞘表现。治用红斑汤加白蒺藜、天麻、天南星、半夏等。

如果肌电图只有肌性电波改变者，这是肌肉损害，一般只有肌酸、肌无力，没有神经损害者无麻木症状。

脑损害说明一是急性重症患者，或者是慢性病程已长，病情已经进入晚期。对于 SLE 出现头晕头痛症状的患者，需检查脑超声波、脑电图、脑 MRI，三者都必须检查，对于提示病情变化三者有互补的作用。脑内血管炎的轻症早期，在脑电图上会有波形异常改变；如果出现了癫痫样抽搐，病情已经较重，必须检查 MRI，能显示异常改变。如果脑电图、脑 MRI 检查都是正常的，脑超声波有改变可能是颈椎病影响到脑血管之血流，不能认为是脑损害。

中医中药的治则为清热化瘀，平肝化痰，经验方有天麻蔓荆子汤，白蒺藜大剂量 30～60 g、蔓荆子大剂量 30～60 g 同用，对头痛有效。天麻与大剂量白蒺藜同用，对头晕有效；天麻与大剂量白蒺藜，并加用钩藤、天南星、半夏，三药大剂量 30～60 g 对轻症抽搐有效。

对于轻症脑损害中医可以进行治疗。对于中度以上损害，必须中西医结合治疗。

颅内感染尤其是细菌、真菌感染，非中医所长，必须中西医结合治疗。西医以治疗感染为主，中医治疗则以针对临床表现为主，以改善头晕、头痛等症状为主。颅内病毒感染也必须中西医结合治疗。

（十六）脱发和指甲软化的治疗用药

1. 脱发属于髓液精血亏损

SLE 有脱发的表现。脱发可发生在 SLE 活动期，也可发生在恢复期，绝大多数患者能自行重新生长。中医理论肾主骨髓，其华在发，发为血之余，精为髓之液。脱发常与指甲软化同时发生，都属于肾虚髓液精血亏损的表现，而不是气血两亏。头发和指甲的基质都是角蛋白，SLE 脱发和指甲软化是由于指端末梢栓塞性微小血管炎造成供血不足所致。

许多 SLE 患者会认为是长期服用激素后引起了失眠和脱发。失眠与服用激素有关，脱发是否与服用激素有关？观察其他疾病的患者，长期服用激素后也可能会发生脱发。因而脱发可能与长期服用激素有关，但没有 SLE 患者脱发那样严重。

近年遇到3例女性SLE患者，头发全部脱落，伴有指甲软化。虽然可戴假发，并且以后能够重新生长，但患者都希望早日恢复。笔者的意见首先是SLE必须得到有效的控制，在SLE病情稳定的基础上，同时解决脱发的问题。

2. 治法为滋养精血

中医认为发为血之余，治法为滋养精血为主，而不是大补气血。古方有七宝美髯丹（首乌、牛膝、菟丝子、当归、补骨脂、枸杞子、茯苓），治疗老年性须发早白。制首乌有乌发的记载，美髯的意思是促使胡须和头发由白转黑。制首乌和七宝美髯丹可能还有促进须发生长的效果。七宝美髯丹以前曾用过，效果并不明显。这首方剂结构是合理的，可能是服用对象和剂型问题影响了疗效，但白而有光泽也是美髯，不一定是生发。

3. 气能耗血会加重脱发

补气生血的方法是错的，朱丹溪、王纶提出气有余便是火，气能耗血，使用了补气药黄芪、党参会加重脱发。临床上曾遇到一妇女，头发一把一把地脱落，看她之前的方子，每方必有黄芪，而且是30 g，长期服用，这就是气能耗血，气盛则脱发的后果。明代王纶《明医杂著》上早已明确提出滥用黄芪是庸医，清代也有类似的说法，三四百年过去了，临床上仍然有庸医滥用黄芪，可见积习难改。

4. 促进头发生长的中草药

笔者的经验促进头发生长的中草药有生地、熟地、制首乌、山萸肉、女贞子、旱莲草、骨碎补、菟丝子、牛膝、水牛角、桑椹子、桑叶、桑枝等，可以选用。

5. 关于指甲软化

指甲软化是指甲变薄，出现一棱一棱的凹陷，这是免疫病指端栓塞性微小血管炎所引起，正常人也有，有瘀有虚。指甲软化一般不受重视，SLE缓解后，绝大多数能自行康复，生发中药和化瘀药有助于重新生长，但也不可以使用黄芪。指甲软化与灰指甲不同，灰指甲是指甲表面软化并增生，凹凸不平，是真菌感染所致，是实证。

（十七）抗体滴度

1. 抗核抗体

抗核抗体（ANA）阳性理论上是不可能转为阴性的。笔者长期治疗的患

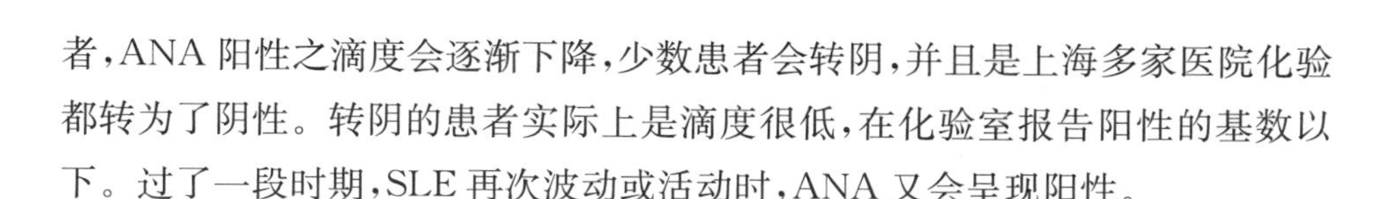

者，ANA 阳性之滴度会逐渐下降，少数患者会转阴，并且是上海多家医院化验都转为了阴性。转阴的患者实际上是滴度很低，在化验室报告阳性的基数以下。过了一段时期，SLE 再次波动或活动时，ANA 又会呈现阳性。

2. 抗 ds－DNA 抗体滴度高的治疗

抗 ds－DNA、抗 Sm 抗体理论上治疗后是能够转阴的。中医有没有方药能够促使抗 ds－DNA、抗 Sm 抗体滴度下降和转阴？笔者经长期的观察和实践，在维持激素原使用量，并且在临床病情稳定的基础上，发现经验方红斑汤是有效的，但还不够，还必须加重清热化瘀的力度。方中还需要加入黄连、苦参、金雀根、莪术等药，经验方还有三黄苦参汤。

笔者临床上使抗 ds－DNA＞200～800 IU/ml 的患者逐渐下降至正常范围，不服用任何西药，20 年中有 30 多例。服用中药的时间半年到 3 年。对于抗 ds－DNA、抗 Sm 抗体的研究，弟子刘毅主任医师已申报研究课题。

3. 抗 ENA 抗体

抗 ENA 包含了一系列抗体。抗 Sm 为 SLE 标志性抗体，是能够转阴的。抗 RNP 抗体、抗 Rib 抗体以及抗 ACA 抗体等许多 SLE 相关的抗体都可以转阴。抗体滴度下降的同时，各项球蛋白指标也会下降。

4. 关于抗 RNP 抗体

抗 RNP 抗体是引起双手雷诺现象的抗体，强阳性者双手双足都会发生雷诺现象。其轻者仅指端出现，其重者可向上扩大至双手双足至双腕双踝，指端趾端发生溃疡溃烂。

抗 RNP 抗体是混合性结缔组织病之标志性抗体。

5. 关于 ANCA

抗中性粒细胞胞质抗体（ANCA）检验开展较晚，是血管炎的特异性自身抗体，并与白细胞减少有关。ANCA 计有 5 项，其中有少量患者的 ANCA 有 1～3 项阳性，其中 P－ANCA 最为常见。SLE 和 SS 白细胞减少是普遍的，但临床检验与 ANCA 阳性并不一致，即白细胞减少者而 ANCA 常常是阴性，ANCA 阳性者而白细胞并不减少。这方面还需要进一步进行观察研究。

ANCA 阳性与血管炎有关。随着临床血管炎的病情控制好转，ANCA 阳性是能够转阴的。狼疮性肾炎的病理基础为肾小球弥漫性血管炎，ANCA 阳性提示肾小球栓塞性血管炎，肾小球血管为抗原抗体免疫复合物之栓塞。雷诺现象为指端弥漫性微小血管炎，与抗 RNP 抗体阳性有关，与 ANCA 阳性可能也有关。ANCA 相关血管炎在本书将作为一新的独立的疾病介绍，称为 ANCA 血管炎综合征。

（十八）用药小结

SLE 以弥漫性血管炎为病理基础，中医辨证以阴虚内热、瘀热化毒为多。因此，清热化瘀、养阴凉血为第一治疗大法。这类中草药很多，可选用那些具有调节免疫、抑制抗体、抗血管炎、抗过敏、抗变态反应、抑制炎症反应的中草药，并且还需考虑这些中草药不会激活抗体，没有肝肾功能损害的毒副反应。

（1）具有调节免疫、抑制抗体作用的中草药：生地、玄参、北沙参、山萸肉、金雀根、羊蹄根、虎杖、大黄、制首乌、决明子、生蒲黄、郁金、徐长卿、牡丹皮、川芎、赤芍、青蒿、山豆根、广豆根、土茯苓、穿心莲、蝉衣等。

（2）具有细胞毒的中草药：苦参、莪术、天南星、半夏、山慈菇、红豆杉等。

（3）具有抗血管炎、抗栓塞的中草药：莪术、郁金、牡丹皮、赤芍、川芎、生地、水牛角、生蒲黄等。

（4）具有抗过敏、抗变态反应的中草药：黄芩、黄连、黄柏、忍冬藤、秦皮、白鲜皮、地肤子、当归、细辛、乌头、防风、蝉衣。

（5）具有保护骨质作用的中草药：川续断、接骨木、骨碎补、生石膏、三七。

（6）具有提高肾上腺皮质功能的中草药：肉苁蓉、淫羊藿、杜仲、菟丝子、熟地、知母、龟甲、鹿角、水牛角、白僵蚕、牛膝、附子、肉桂等。

紫河车、脐带、巴戟天、补骨脂、蜂王浆等能提高雌激素水平，不宜长期使用。

（7）具有增强免疫作用的中草药：人参、西洋参、参三七、党参、黄芪、灵芝、鳖甲、阿胶、天花粉、枫斗、冬夏虫草。这些中药可治疗免疫功能低下缺陷的疾病，如感染、肿瘤等，以扶正祛邪、扶正托毒；但这些中药有可能会激活抗体，对 SLE 病情不利，宜慎用，如确需使用应加强观察。笔者临床上曾看到 SLE、RA、SS、BD 患者长期服用冬夏虫草，患者又不说，病情就是控制不住，而且越来越重。待冬夏虫草停止服用后，病情才慢慢好转。

（8）中草药成分复杂，有一些中草药既具有增强免疫作用，还具有其他作用。泻下药商陆与和胃药刀豆子就是这种情况，二药都具有增强免疫作用，药理专家将美洲商陆所含有丝分裂原（PWM）、刀豆子所含刀豆蛋白 A（ConA），都作为免疫增强剂在动物实验中所使用。商陆还具有促进肾上腺皮质功能，促进激素分泌作用，因而具有抗炎作用。

笔者对于严重的血小板减少患者，西医使用了免疫抑制剂没有效果，长期使用中西药物血小板都升不上来，在原来的方剂基础上加入商陆、刀豆子，血小板可升上来。后移用于治疗长期无效的狼疮性肾炎之尿蛋白，可减少尿蛋白。

这说明自身免疫病，尚有一些免疫问题没有研究清楚，并不是单纯使用免疫抑制剂就能够有效。至于商陆、刀豆子对于自身免疫病的治疗机制还需要进一步研究。

(9) 具有肝肾毒性的中草药：黄药子、铁脚威灵仙（黄药子根）、川楝子、铁树叶、椿根皮、五倍子、苍耳子、茺蔚子、千里光、木防己、汉防己、广防己、马兜铃、关木通、寻骨风、天仙藤、雷公藤、昆明山海棠、斑蝥等。这些中药的绝大多数应尽量不要使用。其他少数，如独活、秦艽、黄柏、山慈菇、补骨脂、紫草、青风藤等，如果临床需要，可以在常规剂量内短期使用，有效即停，并需加强观察，绝不可加大剂量长期使用。

(十九) 红斑狼疮不宜使用的中药

1. 能增强体液免疫或能增强两类免疫功能的中药

此类常用中药有：人参、西洋参、黄芪、党参、参三七、灵芝、鳖甲、天花粉、阿胶、冬虫夏草、枫斗等。虽然并不多，但也涉及好几个品类。每一类也不能一概而论。

其中大部分药我们在临床上曾经看到过狼疮患者服用了两三个月后，诱发或加重了病情。由于中草药药力较弱，起效较慢，产生不良反应也较慢。这些药用于免疫低下、免疫缺陷的病情是很适合的。对自身免疫病在使用免疫抑制剂如 CTX 冲击疗法时，这些具有免疫增强作用的中药，与之相配合，可以减轻 CTX 的不良反应。

能增强免疫功能的中药还有很多，有的药力较弱，有的以其他作用为主，有的与免疫抑制药一起在复方中使用，并不影响整个处方的疗效。

2. 能引起光敏感，能促进血管炎和抑制肾上腺皮质功能的中药

此类中药有：补骨脂、白芷、紫草、黄精、紫浮萍、白蒺藜、麻黄、独活、阿胶等。其中以紫草、阿胶光敏感作用最强，即使短期使用也有反应，早已退出笔者的临床。其他中药如果临床需要，笔者都是使用的，大都是短期使用，有效

即止。

由于中药药性较弱，起效缓慢，激活抗体与出现不良反应都比较缓慢，使用一段时期后才会慢慢发生问题，并且还与剂量的大小、患者的敏感性有关。对慢性病例一般需要2～3个月才会诱发或加重狼疮病情。如果为了对症治疗需要，1～2个星期内在复方中使用上述两类中药还是可以的。如咳嗽用麻黄、疗伤止血用三七，关节痛用独活等，常规剂量，有效即停，即使是头痛使用白蒺藜，大剂量30g，在临床上也都没有发现过不良反应。

对于有肝肾毒性的中草药，一概不可使用，其中黄药子、川楝子、铁树叶、千里光、木防己、汉防己、广防己、马兜铃、关木通、寻骨风等应该被淘汰。

近年临床发现青风藤也有肝毒性，也需加强观察。青风藤还可出现胃痛、白细胞减少、过敏性皮疹等不良反应，这个药也早已退出笔者的临床应用范围。

3. 可能误用的中药

(1) 黄芪：黄芪为治疗慢性肾炎的常用药，有降低蛋白尿的效果。因此，常被移用以治疗狼疮性肾炎。狼疮性肾炎与慢性肾炎的发病机制和中医辨证都是不同的。狼疮性肾炎的辨证为瘀热损肾，而不是气血两虚。从辨证上来说使用黄芪是不符合的，这也符合朱丹溪、王纶提出的气能耗血的观点。人参、黄芪既有气血双补的一面，又有助气耗血，助气耗精的另一面；并且还会增加免疫性脱发的反应。《内经》有气盛而脱发的观点。从现代机制来说黄芪具有全面性的增强免疫作用，尤其是增强体液免疫作用。因而黄芪不宜使用于自身免疫病。明代王纶《明医杂著》中早已提出只知道使用黄芪的医生是庸医。清初叶天士也提出黄芪、人参不可用于治疗痹证。

笔者在临床上看到部分SLE患者，由于使用黄芪30～60g，1～2个月后，尿蛋白增多了，抗ds-DNA抗体明显上升。最快的一例黄芪60g服用七天，24h尿蛋白从3g升至12g。

笔者在临床上还看到多肌炎(PM)、类风湿关节炎(RA)患者，使用黄芪30g，2～3个月后，肿胀疼痛等病情明显加重，红细胞沉降率大幅度增快，CK、RF、抗CCP抗体等均有明显的上升。

黄芪只有在CTX冲击疗法时，配合使用有助于增效和减毒。黄芪使用于免疫低下、免疫缺陷之感染性疾病、肿瘤类疾病具有扶正托毒、益气退热功效。古方有玉屏风散、补中益气汤等，都是有效的著名方剂。

有人说黄芪对于免疫具有双向调节作用，黄芪多糖是增强免疫的，还另有成分是抑制的。这一成分为F1(尚未翻译命名),在黄芪内含量极少。临床使用的是黄芪饮片整体,主要成分是黄芪多糖,而不是F1单体。因而黄芪饮片的免疫增强作用远远超过了免疫抑制作用。临床上也只能看到免疫增强的一面,看不到免疫抑制的另一面。黄芪双向调节免疫是部分中医医生对于中药药理一知半解,因而是个误区,既没有临床依据,也没有科学实验依据。

(2) 阿胶:30多年前,笔者曾诊治一SLE患者,出差去了西北地区,吃了一餐驴肉,回到上海,全身发出红斑、皮疹。后来又诊治一狼疮患者,去了山东,吃了3次阿胶,也发出了红斑、皮疹。当时笔者以为是过敏,是个体差异,没有重视。

20年前,笔者门诊上诊治二例SLE患者,长期月经过多,血色素逐渐下降为4g和5g。方中加入了阿胶12g,约3个月后,月经调和了,血色素上升至10g左右。但发现患者面部出现了蝴蝶状红斑和水肿性红斑,立即检查ANA、抗ds-DNA抗体,滴度明显上升,抗Sm抗体由阴性转为阳性。说明SLE发作加重了。

因此,笔者提出阿胶能够诱发SLE,并将阿胶列为SLE禁忌之药。如临床需要,可以短期使用,有效即停,不可久用。近年来江浙沪地区盛行冬令进补,服用膏滋药,发现SLE、RA等疾病的患者服用后出现病情加重复发的情况,因此,笔者对于这一类疾病是不主张服用阿胶和膏滋药的。笔者将阿胶改用为龟甲胶、鹿角胶,复发的情况轻一些,但还是不用为好。因龟甲胶、鹿角胶收膏时还是使用了少量阿胶,否则不能凝结,就成不了胶冻状和固体状。

(3) 冬虫夏草:由于冬虫夏草价格昂贵,以前很少有SLE患者服用,而金水宝(冬虫夏草制品)又常用于治疗慢性肾炎,因此,笔者仅观察而不作结论。2009年有一慢性狼疮性肾炎患者,西医用过皮质激素,用过CTX,短期好转过,平时服泼尼松30mg/d,MMF 4片/日,尿蛋白(+++)~(++++),24小时3~5g,抗ds-DNA>800IU/ml,反反复复,居高不下。笔者的中药也服用了一年余,就是不见效果。她家属仔细询问是什么原因造成中西药物都没有疗效。笔者问她是否在服用保健品,如人参、西洋参、阿胶、黄芪等,答都没有。他们问我,冬虫夏草可不可以服用?我问,服用几年了?答好几年了,而且剂量较大。我说答案找到了,冬虫夏草立即停用。中西药物继续服用,3个月后尿蛋白开始下降,半年后明显下降。在这个病例身上看到了,冬虫夏草是不适宜用于SLE患者的。

后来相继在类风湿关节炎、贝赫切特综合征患者身上也发现服用冬虫夏草后病情缓解不了或有加重的情况。因此笔者提出，将冬虫夏草列为免疫性风湿病的禁忌药物。金水宝笔者也主张不宜服用。

人参、党参也不宜使用。过去人参基本上无人使用。但现今常有患者问，人参能不能使用，笔者明确指出是不可以使用的。人参、党参都能激活抗体。

(4) 紫草：紫草清热凉血，既有降温退热作用，又有免疫抑制作用，对于免疫病应该是适合使用的。成人斯蒂尔病、白塞病等免疫病发热时，在复方中配合使用，效果是很好的。紫草具有促进紫外线吸收的作用，可用于治疗银屑病。

由于紫草有肾毒性与光毒性，必须谨慎使用，笔者将其作为SLE禁用之药。

临床上曾遇到一狼疮性肾炎患者，服用了紫草单方的中成药一个多月。来院初诊时患者诉说二个月前某三甲医院检查尿蛋白已经转阴，肝肾功能是正常的。笔者坚持立即检查血尿常规和肝肾功能，发现肌酐600 μmol/L，尿素氮超过30 mmol/L，已处于肾功能衰竭初起阶段。这显然是紫草造成了肾毒性。患者药方也不开，立即走了，说去找原来治疗的医院。自此以后上海再也没有一家医院使用该药了。

有弟子问老师为什么要坚持检查肝肾功能，这应向西医学习。西医对于初诊患者都是要常规检查的，中医没有这方面的习惯。按脉看舌苔是需要的，望闻问切四诊也是需要的，但中医不能停留在过去的水平，中医必须养成理化检查的习惯。一是为了明确诊断，二是为了了解病情，三是为了了解用药情况。前几年笔者门诊青风藤也有类似情况，外地来沪的类风湿关节炎患者，青藤碱片服用了一个多月，初诊时查肝肾功能，ALT竟高达1 000 U/L以上。如果不查就讲不清楚了，因为患者说没有服用过西药。这显然是由青藤碱片的肝毒性所致。

紫草绝不可用以治疗SLE。对于那些含有紫草成分的已有批号的中成药应补做肝肾功能测定，并且是中长期，而不仅仅是近期的。别出了事情，让人家说中医不科学。这些是中医药队伍里有些人的行为不科学，基础知识差，而且还不懂装懂。

紫草治疗SLE，从辨证和体质，到药性功效都是符合的。但辨证论治是宏观的、方向性的，单单依照辨证论治是远远不够的，还须重视病种差异、病情差异、中药特性、不良反应等各种具体的个体情况，如此紫草就不适合了。

（二十）方药的剂量和服法

笔者治疗 SLE 的主要药物，如生地、忍冬藤、黄芩、水牛角、金雀根、秦皮等的剂量为 30 g 或更大。苦参、土茯苓、鬼箭羽、牡丹皮、郁金、羊蹄根、徐长卿等的剂量在整方总的剂量平衡下，各用 12～30 g。

笔者的红斑汤有清热祛瘀、养阴凉血功效，同时辅以对症治疗药、保护脾胃药、调味药应用。对症药如退热，升高血细胞，消退肿胀积液，缓解关节痛等。保护脾胃药是指使用中药减少胃肠不适症状。调味药是指所用的中药太苦，使用甜味的中药来矫味。整个处方有 15～20 味中药。总重量为 200～400 g，煎煮一小时以上，每次饮服汤药 150～200 ml，一日 2 次，早中晚均可，餐后服，不可空腹服药。这些中药基本上都是根茎类，质重而体小，药汁汤水很浓。方中很少使用质轻而体大的叶类全草类。否则必须要用特大号锅子才能煎药，而且汤水很淡。

SLE 是重病、疑难病，是要治病，不是调理保健。西医使用的西药的剂量是很大的。中医仍然用保健调理的常规剂量，是不可能有效果的。即使是笔者将主要中药的剂量用到了 30 g，与西药相比，还是偏小的。

（二十一）弟子们的临床经验总结

笔者于 20 世纪 80 年代和 90 年代医治的 SLE 患者中，至今仍然存活的本市患者，在笔者和风湿科长期随访者有 50～60 例，有的已完全缓解，有的缓解了一段时期病情有所反复。完全不服激素、仅仅单用中药治疗的患者，约有 30 例以上，他们都尚健在。风湿科将 10 年、20 年生存率和生育率已立为市级课题进行总结。

1. 弟子苏晓主任医师的总结

苏晓于 1998 年总结了“沈丕安教授治疗系统性红斑狼疮的经验”和“红斑汤治疗系统性红斑狼疮 82 例”，先后发表在《新中医》和《中国中医药科技》上，证实了笔者红斑汤的疗效。

2. 弟子杨旭鸣主任医师的总结

杨旭鸣总结了运用复方生地合剂，当时名痹病一号合剂（红斑汤医院制剂）治疗轻、中度系统性红斑狼疮（SLE）患者 100 例，按中医辨证分为气营热盛、阴虚内热、瘀滞积饮、脾肾两虚四种证型。选择其中最常见的阴虚内热型的慢性病例，以同期皮质激素治疗的 100 例作为对照。其近期效果中药组不如皮质激素，而其远期效果显示，中药组患者的临床表现得到了显著改善，在消除红斑、关节炎、口腔溃疡、皮疹、低热、尿蛋白，改善血象、浆膜炎，减少激素用量，以及改善激素并发症等方面明显优于对照组。

复方生地合剂又经药理试验证实具有显著的抗炎和抗变态反应作用。毒理试验证实，本合剂的用量达正常人的70倍以上而无毒性，是安全的。

对于一个需终身治疗的疾病，复方生地合剂对于轻中度SLE，提供了一个有效、无毒、可以长期服用的中药制剂。

复方生地合剂为笔者的经验方，医院制剂，先为合剂，后为颗粒剂，从1983年应用至今，20多年中作了多次临床总结，杨旭鸣主任的临床总结作为市科委课题，将合剂改为颗粒剂，已于2008年通过验收。并于2009年和2013年由我院药剂科主任任世禾教授牵头，与上海中医药大学制药厂合作，将颗粒剂作为新药研究开发，已列入市科委课题，完成了临床研究，继续在做实验研究。

弟子陈薇薇博士，研制复方生地颗粒剂，于2016年获得了国家自然科学基金委员会课题立项。现已晋升为主任医师。

3. 弟子马志远的总结

弟子马志远等在《中医杂志》上发表了有关狼疮性肾炎的临床总结。顽固性蛋白尿30例，尿蛋白均在(＋＋＋)以上，24 h 2 g以上。全部病例接受过西医治疗，其中大中剂量使用甲泼尼龙冲击者18例，CTX冲击者21例，CTX＋吗替麦考酚酯(骁悉)者9例，或者无效，或者疗程结束后复发。治疗方法为在泼尼松原量基础上，加用中药复方清肾汤，连续服用半年至3年，其中4例完全缓解，蛋白尿转阴，24例部分缓解，蛋白尿减少，有效率达93.33%。有效的28例患者，其中蛋白尿下降超过50%的有13例，为43.3%；抗ds-DNA抗体15例下降至正常范围内，血清C3有22例上升为正常。在有效的基础上，泼尼松逐渐减量。

另外，弟子姚重华博士已将该方申请了上海市科委课题在做研究，并与美国一大学合作开展进一步研究。

第二节　未分化型结缔组织病

未分化型结缔组织病(undifferentiated connective tissue disease, uCTD)

又称为未定型结缔组织病。临床可见一两个结缔组织病的症状表现，最常见的是有轻的四肢关节肌肉酸痛，晨僵较轻或不明显，或者有不典型的雷诺现象，ANA 阳性，或 RF 阳性，或抗 SSA 阳性，或抗 Rib 阳性，尚不能确诊是哪一个结缔组织病。要通过一段时间的观察待病情演变后才能确诊。这是结缔组织病的早期轻症表现，是中医中药治疗的最佳时期，用中药来控制，可取得完全缓解。将病情抑杀在萌芽状态之中。

一、病名、病机与治则

病名：本病中医相当于“行痹”范畴。

病机：真阴不足，血脉瘀滞，风湿痹阻，本虚标实。

治则：养阴清热，凉血化瘀。

经验方：红斑汤、紫斑汤等。

二、治疗思路与用药

（1）使用清热化瘀、具有免疫抑制作用的中药，如生地、玄参、麦冬、生石膏、忍冬藤、广郁金、牡丹皮、徐长卿、金雀根、羊蹄根、土茯苓、莪术等。

（2）使用清热凉血、具有抗血管炎作用的中药，如生地、牡丹皮、赤芍、水牛角、郁金、羊蹄根、虎杖、徐长卿、川芎、莪术、姜黄等。

（3）使用清热凉血、祛风化湿、具有抗炎镇痛、抗变态反应作用的中药，如水牛角、黄芩、秦皮、忍冬藤、牡丹皮、广郁金、白附子、羌活、岗稔根等。

（4）使用消肿化饮、具有抑制滑膜血管通透性、消除手指肿胀的中药，如葶苈子、白芥子、海风藤等。

三、临床体会

（一）关于疾病

现对于小关节疼痛，稍有晨僵，血清检查 ANA 阳性的患者，诊断为 uCTD。如不进行治疗，年轻女性患者有向红斑狼疮演变的可能性，中年女性患者有向干燥综合征演变的可能性，还有部分患者有向类风湿关节炎演变的可能性。笔者诊治的有些患者只服用中药，不用西药，长期观察 5～10 年，临床可完全缓解，但 ANA 仍然是低滴度阳性。

在过去没有检查 ANA 等抗体的时代，如患者出现四肢关节游走性酸痛、红细胞沉降率增快，如没有其他损害，临床通常诊断为风湿性关节炎。如果类风湿因子阳性常诊断为类风湿关节炎。时至今日某些地区的临床医生仍有这样的诊断。

（二）关于治疗

对于 uCTD 的治疗，笔者的经验是参照红斑狼疮、类风湿关节炎的治疗方法，以养阴清热的红斑汤为主，结合临床表现加味。如关节痛加羌活、白附子、岗稔根等；口腔溃疡加土茯苓、川连、生蒲黄等；雷诺现象加牡丹皮、郁金、川芎、莪术、鬼箭羽等；口干加芦根、白茅根等。

部分患者长期服用笔者的医院制剂痹病一号合剂（复方地黄颗粒），病情一直处于稳定状态。

四、西医治疗

一般使用硫唑嘌呤、羟氯喹，以及非甾体类抗炎药，或者使用小剂量泼尼松。一般不要过早大量地使用皮质激素药物。

五、医案医话

（一）关于诊断

患者主诉四肢小关节痛，或手指近端关节痛，短时间晨僵，临床必须检查血尿常规、红细胞沉降率、ANA、抗 ENA、抗 ds－DNA、RF、CRP、抗 CCP 等，如果以下肢关节疼痛为主，还需检查 HLA－B27。把各种风湿病免疫病都排除了，这样才能诊断为 uCTD。

由于中医过去强调辨证论治，没有养成检查诊断的习惯，就随意地诊断为痹证或风湿性关节炎，把 uCTD 与早期的免疫性风湿病漏诊了。

（二）关于病情演变

uCTD 部分患者关节疼痛、口干、ANA 阳性、抗 SSA 阳性，有可能演变为干燥综合征；如果有不典型的雷诺现象，抗 RNP 阳性，有可能演变为混合性结缔组织病（MCTD）或 SLE。

临床上有这样一种情况，患者小关节疼痛，ANA 阳性，红细胞沉降率＞30 mm/h，抗 ds－DNA 120 IU/ml（正常值 100 IU/ml 以下）。这种情况诊断为 uCTD，为 SLE 可疑，但尚不能诊断为 SLE。必须随访，三个月后复查，看症状与抗 ds－DNA 的演变情况，有的患者关节痛缓解了，抗 ds－DNA 为 100 IU/ml 以下，ANA 阳性，诊断仍然为 uCTD。

有的患者抗 ds－DNA 明显上升，但只有三项，尚不符合 SLE 的诊断标准，为 SLE 高度可疑。诊断标准宽松一点就诊断为 SLE，紧一点就诊断为 uCTD。临床医生有可能就诊断为 SLE。如果抗 ds－DNA 持续呈高滴度阳性，临床随时会出现第四项表现，最常见为白细胞减少，最后可诊断为 SLE。

uCTD 也有可能演变为其他结缔组织病，如干燥综合征、类风湿关节炎、多肌炎等各种免疫病。

（三）不宜滥用激素

uCTD 是一早期的风湿病免疫病轻症，可以不用西药治疗，有的西医风湿病专家也是主张可以不服用西药，或者服用较弱的免疫抑制剂，如硫唑嘌呤、羟氯喹，而不主张使用皮质激素。

可是临床上滥用激素和免疫抑制剂的情况是屡见不鲜的，无论是西医医生还是中医医生都有。有的西医医生甚至采用大剂量激素冲击疗法。

（四）关于中医治疗

笔者临床上使用中药，以经验方红斑汤为主，长期治疗随访有 10 多例患者，3～10 年以上，病情稳定，没有不舒适症状，健康状况良好，也没有演变发展，红细胞沉降率、血尿检查没有异常，个别患者白细胞计数偏少，通常在 4×10^9/L 以下，升白之中药西药都用了，有的就是难以上升；但只要坚持服用中药，即使是白细胞升不上来，患者也很少感冒。

临床上有的中医医生滥用黄芪，而且是大剂量的，服用一段时期后，白细胞计数没有上升，但抗 ds－DNA 抗体却被激活了，最后发展成了 SLE。

（五）ANA 阳性不会转阴

ANA 阳性会长期存在，是不可能转阴的，即使复查阴性，也是暂时的或是假阴性，以后还会阳性。

长期服用中药，选药宜平和一些，必须保护好胃肠道功能，患者表现为食欲良好，大便通畅。也可以一天服药一次，而不是二次。中药不宜太苦，让患者不会看到中药就厌恶，因为临床上怕服苦药的患者是很多的。

六、病例介绍

王××，女，55岁。

1999年初诊，患者关节痛一年余，曾先后诊断为风湿性关节炎、uCTD，服用羟氯喹、扶他林等药，没有服过激素，关节痛一度缓解。后停服羟氯喹、扶他林。2000年前来门诊求治，患者双手指节痛，晨僵几分钟。查：血白细胞 $3.5\times10^9/L$，ESR 40 mm/h，ANA 1∶80，阳性，抗ENA阴性，抗ds-DNA阴性，RF阴性，CRP阴性。苔薄，舌偏红，脉细偏数。

【诊断】 未分化结缔组织病(uCTD)。

【中医辨证】 行痹。肾阴不足，瘀热痹阻。

【治则】 养阴清热，祛风化瘀。

【方药】 经验方红斑汤加减。

生地30 g，生石膏30 g，黄芩30 g，忍冬藤30 g，金雀根30 g，羊蹄根30 g，牡丹皮12 g，广郁金12 g，姜黄12 g，佛手6 g，陈皮6 g，甘草3 g。

【加药】 熟地30 g，山萸肉30 g。

【减药】 白细胞上升后，减去熟地、山萸肉；有时减去姜黄。

【治疗过程】 治疗3个月后，关节痛消除，复查血白细胞 $4.2\times10^9/L$，ESR 30 mm/h。继续服药，6个月后，复查血白细胞 $4.0\times10^9/L$，ESR 18 mm/h。ANA 1∶40，阳性，抗ENA阴性，抗ds-DNA阴性，RF阴性，CRP阴性。

患者坚持服药3年，病情稳定，白细胞逐渐上升至 $5.6\times10^9/L$，ESR 12 mm/h。第三年起，每帖中药煎3次，服用二天。每年复查一次，病情稳定。后改服医院制剂痹病一号合剂。服用10年，病情稳定。

第三节　混合性结缔组织病

混合性结缔组织病(mixed connective tissue disease，MCTD)有人认为是系统性红斑狼疮或系统性硬化症的亚型，也有人认为是独立疾病。本病临床具有系统性红斑狼疮、系统性硬化病、糖尿病的混合表现，但又不能确定其为哪一种疾病。ANA高滴度阳性，斑点型，抗nRNP(抗核糖核蛋白)抗体高滴度阳性；抗ds-DNA阴性，抗Sm阴性，Coombs阳性，RF阳性，红细胞沉降率增速、γ-球蛋白显著增高，CPK 和醛缩酶增高。有雷诺综合征、关节炎、手肿胀、炎性肌病、食管蠕动减弱、肺弥散功能降低、肺动脉高压等。

一、病名、病机与治则

病名：本病中医相当于“混合痹”范畴。

病机：真阴不足，肾阴亏损，血脉瘀滞，经脉痹阻。本病本虚标实，本虚为肾阴不足，标实为血热瘀毒。

治则：养阴清热，凉血化瘀。

二、治疗思路与用药

(1) 以清热养阴、具有免疫抑制作用的中药作为基本治疗用药，如生地、玄参、麦冬、南北沙参、生石膏、黄连、忍冬藤、金银花等。

(2) 使用清热化瘀、具有抗血管炎作用的中药以治疗雷诺现象，如生地、牡丹皮、赤芍、水牛角、郁金、金雀根、羊蹄根、虎杖、徐长卿、川芎、莪术等。

(3) 使用祛风化湿，具有抗炎镇痛、抗变态反应作用的中药以治疗关节痛，如羌活、白附子、黄芩、忍冬藤、姜黄、岗稔根、茅莓根、菝葜等。

(4) 使用消肿化饮、具有抑制滑膜血管通透性的中药以治疗手指肿胀，如葶苈子、白芥子、桂枝等。

(5) 使用清热解毒、凉血化瘀、具有降酶作用的中药以治疗肌炎、肌酸激酶(CK)增高，如水牛角、忍冬藤、鸡骨草、败酱草、虎杖、岗稔根、茅莓根、菝葜等。

经验方有红斑汤、紫斑汤等。

三、临床体会

(一) 关于疾病

混合性结缔组织病国际上虽然尚有争议，但美国《风湿性疾病概要》上有此病种，且临床上也存在此疾病。

(二) 关于病名

“混合痹”是笔者命名的。中医古籍上有“众痹”“周痹”“血痹”的名称，但似乎都不太符合。什么名称更为符合可以商榷。

（三）关于治疗

笔者对于MCTD的治疗经验，参照红斑狼疮、皮肌炎、类风湿关节炎的方法，以养阴清热的红斑汤、紫斑汤为主，结合临床表现加减。

四、西医治疗

泼尼松或美卓乐口服，其重症使用大剂量皮质激素冲击治疗；免疫抑制剂常用硫唑嘌呤、甲氨蝶呤、羟氯喹等，关节疼痛使用非甾体类抗炎药。

五、医案医话

（一）关于雷诺现象

雷诺现象是由于冷球蛋白的免疫复合物所引起的手足微小血管炎。雷诺现象的患者绝大多数为结缔组织病，常见的疾病有SLE、PSS、PM、MCTD等。

独立的雷诺综合征极为罕见。笔者在20多年的专科门诊病房中治疗的10 000多病例中，有雷诺现象的患者仅有300多例。其中遇到过3例，多家医院检测所有的免疫抗体全部阴性。观察了一段时间后，有一例ANA出现了阳性，而诊断为uCTD。始终阴性者只有2例，没有演变为结缔组织病，诊断为雷诺综合征。

理论上出现雷诺现象的气温为20℃以下，但临床上看到严重的患者30℃还有发生，并且累及到双腕以上，高温季节双手双足也是清冷不温。

雷诺现象是MCTD的重要临床表现。抗nRNP阳性的患者绝大多数有雷诺现象。临床上常见的关节痛早期患者，ANA阳性，抗nRNP阳性者，这时可诊断为uCTD，也有将此诊断为混合性结缔组织病（MCTD），如果出现抗ds-DNA阳性或抗Sm阳性，可诊断为SLE。

患者有不典型的雷诺现象，一两个手指或一两节手指，冬天清冷、发白或发紫，但尚没有达到白紫红三相，这可能是雷诺现象的早期表现，如不治疗，一两年以后会发病，演变为典型的雷诺现象。

（二）雷诺现象的辨证和治疗

MCTD雷诺现象肢冷的辨证是阴虚还是阳虚？手足清冷从局部来看是阳虚，但从全身来看患者内热很重。这是由于阴阳失调，阳气内郁，血脉瘀滞，不能达于四肢所引起，这是里热外寒。患者的体质是阴虚内热，并有瘀热内郁。

治疗上应清热化瘀。血脉通畅，气血流通，阳气才能达于肢端，手足才能温暖。

如果使用热药，温化阳气，其结果不但手足没有温暖，反而患者上火的情况将更为严重。

（三）关于消除肿胀

MCTD 的临床表现肿胀是突出的，有肿胀指、肿胀手、肿胀关节、肿胀脸，肿胀皮肤有绷紧感、僵硬感。肿胀与血管炎，血管通透性改变、水液渗出有关。肿胀没有凹陷，与低蛋白血症下肢凹陷性水肿不同。皮肤凹陷为水饮、水湿泛滥而肿胀，可用利尿的方法治疗。没有凹陷之非凹陷性水肿为瘀滞水湿积聚而肿胀，利尿常常无效。

非凹陷性肿胀中医辨证为瘀血凝滞，痰湿水气留积。消除肿胀的治疗方法是蠲饮，意为将水饮化去，实际上是将渗出之液由微小血管重吸收。蠲饮有四法，第一是化瘀蠲饮；第二是化水蠲饮；第三是温阳蠲饮；第四是化气蠲饮。

1. 化瘀蠲饮

中医有水血同源的理论，活血可以化饮消肿，主要用于消除瘀滞肿胀和非凹陷的血瘀肿胀。常用的活血化瘀药有牡丹皮、赤芍、郁金、川芎、莪术等。一般不用红花、西红花、桃仁。笔者常用的化瘀蠲饮药有金雀根、虎杖、羊蹄根、鬼箭羽等，主要用于治疗四肢关节肿胀疼痛。还有一些既活血化瘀又利水蠲饮的中药，有扦扦活、落得打、马鞭草、泽兰叶、益母草等，这些中药主要治疗蛋白血尿。

2. 化水蠲饮

滑囊积液、肿胀指，有水、有瘀、有气，水瘀气交杂一起，并且没有出路，流不出去。中医蠲饮化水的治法，就是将肢体组织内的水液蠲去化掉。实际上是抑制血管通透性，促使积液重吸收而消除水肿。至于理气药是可用可不用，用于保护胃肠功能。

葶苈子、白芥子、桂枝、桑白皮等这些中药主要用于消除肿胀指、肿胀关节、滑囊积液。其他如炮姜、鹿角片、白附子等温阳药与之同用有助于蠲饮消肿。

3. 温阳蠲饮

水是寒邪，温阳化水是著名的治疗方法。桂枝、附子、干姜、姜黄、细辛、麻黄是常用的温阳化水药，其中尤其是桂枝可消除肿胀指、肿胀关节，以及温阳利水，增强尿量，消除浮肿，是一味效果很好的药物。

炮姜、鹿角片、鹿角胶、白附子也属于温阳蠲饮类药物。

4. 化气蠲饮

气能行水蠲饮，有益气利水和行气利水二法。古方黄芪防己汤、五皮散等，使用黄芪、大腹皮、陈皮等即为此意。古人常用的利气药还有厚朴、乌药、木香、枳壳、石菖蒲等。

补气药人参、党参和理气药都消退不了肿胀积液，消除不了肿胀指、肿胀关节，是可用可不用的药物。黄芪有利水功效，对于水湿积滞的凹陷性水肿能增效。行气药如大腹皮、陈皮、枳壳等是用以消除腹水时腹部胀气的，没有直接的蠲饮消肿功效。四肢非凹陷性肿胀，是水瘀积滞，与气关系不大。

（四）关于食管蠕动减弱

MCTD 患者普遍有食管蠕动减弱，但较少有症状。可作 X 线或食管镜检查。如果没有症状可以不治疗，如有吞咽不舒、胸脘闷胀症状，可用和胃理气中药治疗，如白豆蔻、佛手、枳壳、苏子、旋覆花、石菖蒲、白芍、厚朴、丁香等，对改善症状有效。

其他，MCTD 的临床表现尚有 CK 和醛缩酶增高，肺弥散功能降低，肺动脉高压等。

六、病例介绍

李××，女，33 岁（MCTD 轻症，雷诺现象）。

患者冬天双手冷、发紫红色已 7 年余，近三年逐渐明显，至春天双手仍冷，发白发紫，夏天双手不温，肿胀，并出现指节疼痛，吞咽时咽喉不舒，有时胸闷。当地查 ANA 阳性，RF 阳性。患者前来上海，在某三甲医院风湿科检查，ANA 阳性，1∶640，抗 nRNP 阳性，抗 Sm 阴性，抗 ds－DNA 阴性，食管吞钡检查，食管蠕动减弱，肺 CT 有轻度间质性改变。诊断为 MCTD。服用美卓乐 3 片/日，另服用羟氯喹、美洛昔康（莫比可）。

2004 年 10 月前来笔者门诊，关节有时仍痛。双手至腕臂仍然清冷，双手肿胀，晨僵约半小时，双手双足发白发紫，指周有水肿性红斑，面胀绷紧，颧部暗褐色斑，口干。查：血白细胞 4.3×10^9/L，ESR 32 mm/h，ANA 1∶1000，阳性，抗 nRNP 阳性，抗 SSA 阳性，抗 ds－DNA 阴性，抗 ACA 阴性，RF 52 IU/

ml 阳性，CRP 阴性，抗 CCP 阴性，IgG 25.6 g/L，C_3 0.63 g/L。苔薄，舌偏红，脉细偏数。

【诊断】混合性结缔组织病(MCTD)。

【中医辨证】混合痹。肾阴不足，瘀热痹阻。

【治则】养阴清热，祛风化瘀。

【方药】经验方红斑汤加减。

生地 30 g，生石膏 30 g，黄芩 30 g，忍冬藤 30 g，金雀根 30 g，羊蹄根 30 g，牡丹皮 12 g，广郁金 12 g，莪术 30 g，鬼箭羽 30 g，白芥子 12 g，佛手 6 g，陈皮 6 g，白豆蔻 3 g(后下)，枳壳 6 g，丁香 2 g，石菖蒲 12 g，甘草 3 g。

【加药】便稀加姜黄 12 g，川连 9 g，炮姜炭 12 g，芡实 12 g。

关节疼痛加白附子 12 g，青风藤 30 g，海风藤 30 g。

【减药】有时去鬼箭羽 30 g，加川芎 15 g。

便稀时，改生熟地各 15 g，生石膏为 15 g。

【治疗过程】美卓乐 3 片/日，羟氯喹、莫比可都维持原量，同时服用中药，治疗 3 个月后，关节痛消除，停用莫比可。复查血白细胞 5.2×10^9/L，ESR 25 mm/h。继续服药，6 个月后，复查血白细胞 4.0×10^9/L，ESR 18 mm/h，ANA 1∶1 000，阳性，抗 nRNP 阳性，抗 SSA 阳性，抗 ds－DNA 阴性，RF 阴性，CRP 阴性。

第二年冬天雷诺现象仍然较重，至 4、5 月份时，双手发冷发白的情况较上年有所减轻，夏天双手清冷明显改善，面部渐清，指肿晨僵已不明显。问咽喉怎样？回答说咽喉、吞咽和胸闷不知在什么时候已经没有了不舒适感觉。由于出现目糊，羟氯喹已停用。

告诉患者每天服用中药 2 次，煎取第三汁温泡手足面部，约半小时。患者坚持服药 3 年余，病情稳定，诉说自从药汁温泡手足后，冷、白、紫的改善加快了，一年比一年轻，面部变得洁白而有光泽。

患者问激素可以减少吗？答：先改为泼尼松 3 片/日，减少半片/日，如病情没有波动，3～4 个月后可以再减少半片。第三年起，泼尼松已减为 1 片/日。

服药至第 4 年冬天，双手双足已恢复至正常状态，冷、白、紫的情况都已消除。复查白细胞为 5.4×10^9/L，ESR 12 mm/h。ANA 1∶100，阳性，抗 ENA 阴性，抗 nRNP 阴性，抗 SSA 弱阳性，抗 ds－DNA 阴性，RF 阴性，CRP 阴性。患者病情已缓解。改服医院制剂痹病一号合剂。

患者问:今后中药是否还是需要服用下去?

答:患者的病情虽然属疑难,但并不重。缓解以后必须坚持长期治疗以巩固疗效。但可以断断续续地服用中药或者用来泡手泡足。痹病一号制剂可以长期服用。

又问:最后泼尼松1片/日怎么办?答:建议1片/1~2日,可以长期服用,不需再减,不宜完全停用。如果要坚决减量停用,那必须非常谨慎。

该病是不会彻底治愈的,ANA不会转阴,抗nRNP抗体还会转为阳性,雷诺现象还会复发。因此,每年需要复查一次。中药和西药两者必须坚持一种服用终身,否则还会随时出现波动甚至复发,或转化为红斑狼疮等其他免疫性疾病。

附:重叠综合征

自身免疫性疾病重叠综合征(overlap syndrome)临床的特点是,既符合一个免疫病的诊断标准,又符合另一个免疫病的诊断标准,两个或两个以上免疫性疾病的诊断标准都符合,诊断为××病与××病重叠综合征。临床曾看到有四个结缔组织病、免疫病的重叠综合征。但重症的较少见。

在诊断上还需要检查特异性抗体,既有一个疾病的特异性抗体,又有另一个疾病的特异性抗体。如既有ANA阳性、抗ds-DNA阳性,又有抗CCP抗体阳性。既有ANA阳性,抗Sm阳性,又有AMA(抗线粒体)抗体阳性,又有TPO(抗甲状腺过氧化酶抗体)阳性等。有一些免疫病尚没有特异性抗体,但需要符合诊断标准。

临床曾看到的重叠综合征有以下一些。

系统性红斑狼疮与干燥综合征,或与类风湿关节炎、皮肌炎、桥本甲状腺炎、免疫性肝病、贝赫切特综合征(白塞病)、结节性脂膜炎、淀粉样变性等,2~3个结缔组织病或自身免疫病重叠。

类风湿关节炎与干燥综合征,或与皮肌炎、贝赫切特综合征、桥本甲状腺炎、克罗恩病、慢性肾炎等,2~3个疾病重叠。

干燥综合征与免疫性肝病,或与贝赫切特综合征、桥本甲状腺炎、牛皮癣关节炎等2~3个疾病重叠。

皮肌炎与溶血性贫血,或与免疫性血小板减少症、牛皮癣关节炎等2~3

个疾病重叠。

牛皮癣关节炎与未分化结缔组织病，或与桥本甲状腺炎等重叠。

中医称某某痹与某某病重叠痹。重叠痹是笔者自拟的，但难以找到一个更为恰当的名称。《伤寒论》中称为并病。

两个病重叠应治疗主病，先治疗重的、影响健康的，不能避重就轻，照顾到另一个免疫病进行用药，一般病情不重，但较复杂，可单用中药或中西医结合治疗。治疗方法参照系统性红斑狼疮、干燥综合征、类风湿关节炎、免疫性肝病、贝赫切特综合征、桥本甲状腺炎等各个疾病。

第四节　抗心磷脂抗体综合征

抗心磷脂抗体(anticaydiolipin antibody, ACA)综合征患者临床表现有多发性栓塞性血管炎，可并发脑梗死、蛛网膜下腔出血、流产和死胎等，伴有ACA－IgG 抗体阳性、ACA－IgM 抗体阳性。

独立的抗心磷脂抗体综合征比较少见，多为 SLE 常见的并发症，其他结缔组织病也有少量并发。

一、病名、病机与治则

病名：本病中医相当于“瘀痹”范畴。

病机：真阴不足，肾阴亏损，血脉瘀滞，经脉痹阻。该病本虚标实，本虚为肾阴不足，标实为血热瘀毒。

治则：养阴清热，凉血化瘀。

二、治疗思路与用药

(1) 使用清热化瘀、具有免疫抑制的中药以抑制抗体，如金雀根、忍冬藤、黄芩、黄连、苦参、虎杖、羊蹄根、大黄等。

(2) 使用活血化瘀，具有抗血管炎、抗栓塞作用的中药，如生地、牡丹皮、莪术、郁金、水牛角、赤芍、川芎、徐长卿、生蒲黄、羊蹄根、鬼箭羽等，以治疗血管炎、抗栓塞。

经验方有红斑汤、紫斑汤。

三、临床体会

(一) 关于疾病

临床有血管炎、流产和死胎表现的患者,在待查时,同时检测 ACA。如果 ACA-IgG、ACA-IgM 阳性者,ANA、抗 ENA、抗 ds-DNA,都是阴性,排除了各种结缔组织病后,才能诊断为抗心磷脂抗体综合征。

SLE,尤其是女患者,必须同时检测抗心磷脂抗体。待 SLE 多种临床表现控制后,在降低抗 ds-DNA 抗体的同时,治疗抗心磷脂抗体。

(二) 关于治疗

SLE 患者抗心磷脂抗体阳性,采用清热化瘀的治疗方法是一致的,方药使用红斑汤、紫斑汤。生地、忍冬藤、黄芩、生石膏、苦参、金雀根、羊蹄根、水牛角、牡丹皮、郁金、莪术等,大多数患者 SLE 临床缓解,抗 ds-DNA 抗体或抗 Sm 抗体转阴的同时,抗心磷脂抗体也随之而转阴。

抗心磷脂抗体高滴度阳性,为了预防并发症的出现,迅速地将抗心磷脂抗体降下来,宜重用莪术和苦参。

四、西医治疗

使用皮质激素、硫唑嘌呤、羟氯喹等。如并发腔隙性脑梗死或脑梗死时,用甲泼尼龙冲击疗法,并使用阿司匹林、丹参注射液等。

五、医案医话

(一) 关于抗心磷脂抗体

SLE 与结缔组织病患者关节痛,抗心磷脂抗体低滴度阳性很常见,一般并没有特殊的临床表现。这尚不能诊断为抗心磷脂抗体综合征。

ACA 高滴度阳性的患者,在治疗 SLE 的同时,必须予以重视,否则有可能并发颅内血管炎、脑梗死、蛛网膜下腔出血等严重的并发症。

(二) 关于流产和死胎

单独的抗心磷脂抗体综合征比较少见。有流产或死胎的妇女,必须检查 ACA,并同时检查 ANA、抗 ENA、抗 ds-DNA 等系列抗体,以排除结缔组织病。

ACA 阳性的女性患者，在怀孕 3～5 个月时，由于可发生脐带栓塞性坏死性血管炎，胎儿赖以存活的供血供氧通路被中断，因而会发生流产或死胎。因此，SLE 青年女性患者需要怀孕时，抗心磷脂抗体必须是阴性，否则有可能发生流产和死胎。临床曾见到 SLE 并发抗心磷脂抗体阳性的患者，死胎和流产多达 5 次之多；也曾见到个别抗心磷脂抗体弱阳性的患者怀孕顺产，但产妇满月后 SLE 复发，出现高热、蛋白尿，病情很重；也曾见到抗心磷脂抗体转阴后怀孕顺产的患者，满月后病情稳定。

（三）关于活血化瘀药

已经发生了抗心磷脂抗体综合征的临床表现，如并发颅内血管炎、腔隙性脑梗死、脑梗死时可用活血化瘀中药，以治疗血管炎，抗栓塞。

活血药川芎、赤芍、牡丹皮、郁金、莪术等都具有抗凝血、抗栓塞的作用，并且还具有免疫抑制作用。临床效果莪术＞郁金＞牡丹皮＞赤芍＞川芎。

莪术在《本草纲目》中记载："通月经，消瘀血。"现已证实具有抗着床、抗早孕作用。郁金在《神农本草经读》中记载："至于怀孕，最忌攻破，此药更不可以沾唇……此女科习用郁金之害人也。"说明莪术、郁金二药都能引起孕妇流产。对于习惯性流产的孕妇，在明确诊断抗心磷脂抗体综合征之前，还是不用为宜。

活血药当归、丹参、红花等也具有抗凝血、抗栓塞作用，但具有免疫增强作用，虽然可以使用，但其效果不及上述的活血药。

中西医结合治疗的患者，在使用中药活血化瘀的同时，如果再使用阿司匹林，必须注意是否存在过度的抗栓塞治疗问题，因为有可能会引起出血，使病情更为严重而复杂。

六、病例介绍

病例一　徐××，女，35 岁（SLE，并发抗心磷脂抗体综合征）。

1995 年尿蛋白（＋＋＋），24 小时尿蛋白总量 3.5 g，住院肾穿刺诊断为狼疮性肾炎，Ⅳ型。给予泼尼松 40 mg/d。1999 年尿蛋白已基本上转阴，泼尼松逐渐减量至 15 mg/d。2001 年 5 月突然发生剧烈头痛，随之摔倒在地并出现神志不清，急送附近地区的三甲医院，立即住院，当时查 ANA 1∶160，阳性，抗 ds－DNA＞100 IU/ml，阳性(放免法)，ACA＞100 U/ml。腰穿为血性脑积液。MRI 提示脑内无明显损害。诊断：SLE，抗心磷脂抗体综合征，蛛网蟆下腔出血。经甲泼尼龙冲击疗法与止血药同用，抢救后很快苏醒，肢体逐渐康复的出院。随即来本院行中医治疗。

2001 年 7 月初诊，软弱乏力，能行走，常有头痛头晕，腰酸，泡沫尿，已服用甲泼尼龙(美卓乐)40 mg/d，羟氯喹 300 mg/d，硫唑嘌呤 200 mg/d，环磷酰胺注射液 1.0 g，一次，因不良反应大而停用。

检查：血常规无异常，尿蛋白(＋＋＋)，24 小时尿蛋白总量 3.2 g，ANA 1∶1 280，阳性，抗 ds－DNA＞800 IU/ml，阳性(荧光法)，ACA－IgG 50.8 U/ml，阳性。ACA－IgM 35.6 U/ml，阳性。

【诊断】 SLE，狼疮性肾炎，抗心磷脂抗体综合征。

【中医辨证】 瘀痹。瘀热入脑，损肾伤精。

【治则】 清热化瘀，平肝益肾。

【方药】 经验方红斑汤合清肾汤加减。

生地 30 g，生石膏 30 g(先煎)，黄芩 30 g，忍冬藤 30 g，苦参 30 g，金雀根 30 g，羊蹄根 30 g，莪术 30 g，郁金 12 g，牡丹皮 12 g，黄连 9 g，天麻 9 g，白蒺藜 12 g，陈皮 6 g，佛手 6 g，甘草 3 g。

【加药】 水牛角 30 g(先煎)，接骨木 30 g，落得打 30 g，川续断 12 g，杜仲 12 g。

【减药】 忍冬藤，天麻，白蒺藜。

【治疗过程】 患者长期在本院坚持服用中药治疗，至今已有 15 年。蛋白尿早已转阴，美卓乐、羟氯喹、硫唑嘌呤在 2～5 年内逐渐减量至停用。每年检查一次，2009 年 4 月，血常规、尿常规均无异常；ESR 14 mm/h；ANA 1∶100，阳性，抗 ENA、抗 ds－DNA、抗心磷脂抗体均阴性。病情已完全缓解。患者还在继续服用中药以巩固疗效。

病例二　林××，女，26 岁(抗心磷脂抗体综合征)。

患者于 2007 年夏，怀孕 4 个半月时死胎流产一次。上海某三甲医院妇科就诊，行妇科检查以及常规检查，有关雌激素各项均无特殊情况。ANA、抗 ENA、抗 ds－DNA、抗 CCP、RF 等全部阴性；发现抗 ACA－IgG 45.5 U/ml，阳性。诊断：抗心磷脂抗体综合征，转免疫科，并建议中医治疗。

患者于 2007 年冬至笔者处就诊，无不适症状，苔薄，舌红，脉细，偏数。

复查 ANA、抗 ENA、抗 ds－DNA 等全部阴性；ACA－IgG 55.6 U/ml，阳性，ACA－IgM 阴性。

【诊断】抗心磷脂抗体综合征，死胎。

【中医辨证】瘀痹。肾阴不足，瘀热损精。

【治则】清热化瘀，益肾。

【方药】经验方红斑汤合紫斑汤加减。

生地 30 g，熟地 30 g，黄芩 30 g，忍冬藤 30 g，水牛角 30 g（先煎），金雀根 30 g，羊蹄根 30 g，莪术 30 g，郁金 12 g，牡丹皮 12 g，陈皮 6 g，佛手 6 g，甘草 3 g。

【加药】炙龟甲，黄连。

【减药】忍冬藤。

【治疗过程】连续服药 4 个多月，以后再断续 2 个多月，复查 ANA、抗 ENA、抗 ds－DNA 等全部阴性；ACA－IgM 阴性，ACA－IgG 阴性。

建议患者再断续服药 6 个月左右，再次复查抗体全部阴性，同意怀孕，于 2009 年初春生产一健康女婴。

第五节　类风湿关节炎

类风湿关节炎（rheumatoid arthritis，RA）简称类风关，是一种以关节滑膜炎为特征的自身免疫性疾病。广泛的血管炎可累及全身各个器官。初期以关节疼痛、僵硬、肿胀、积液为主，后期可导致关节内软骨和骨的损坏，发生关节变形，功能障碍。检查可发现抗环瓜氨酸肽抗体（抗 CCP）滴度增高，类风湿因子（RF）滴度增高，红细胞沉降率（ESR）增速，C 反应蛋白（CRP）增高，白蛋白降低，γ－球蛋白升高，IgG、IgA、IgM 增高等，这些都是内科治疗上所需解决的问题。活动期部分患者 ANA 呈阳性。

一、病名、病机与治则

病名：本病中医相当于“历节病”“痛痹”等范畴。

病因：为风、寒、湿、热等六淫与饮、痰、瘀、毒等诸多邪毒聚集一体，错杂为害，损伤全身经脉，侵蚀系统血脉，损肾、损骨、损关节。

治则：祛风除湿，清热散寒，化瘀蠲饮，益肾滋阴。

本病之轻症可单用中药治疗。重症可中西医结合治疗。

二、治疗思路与用药

(一) 清热化瘀

使用清热化瘀、具有抑制抗体作用的中药以治疗关节炎,如生地、忍冬藤、黄芩、黄连、苦参、金雀根、虎杖、羊蹄根、徐长卿、莪术、郁金、川芎、赤芍等。

(二) 祛风通络,散寒止痛

使用祛风通络、散寒止痛、具有抗变态反应、抗炎镇痛作用的中药以治疗炎症肿痛。这类中药按其药效可分三个层次。

(1) 抗炎镇痛效果较好的中药有制川乌、制草乌、制附子、关白附、羌活、青风藤、细辛、姜黄等。绝大多数是温性、热性的祛风散寒药。

(2) 效果其次的有岗稔根、菝葜、海风藤、防己、秦艽、五加皮、独活等。这些药有温性有凉性,要按照热者寒之、寒者热之的辨证规律来使用。

(3) 效果更弱的有豨莶草、威灵仙、桑枝、老鹳草、千年健、薏苡仁等,这些祛风湿药镇痛效果弱,但不良反应也很小,可选用。

上述具有抗炎镇痛作用的中药,也具有抑制血管通透性、消除肿胀的作用。

(三) 消肿化饮

使用消肿化饮、具有抑制滑膜血管通透性、使水液重吸收的中药以治疗肿胀积液,如葶苈子、白芥子、桂枝、炮姜、鹿角霜、鹿角胶。

(四) 益肝肾,壮筋骨

选用益肝肾、壮筋骨、具有调节钙磷代谢的中药以保护骨质,如接骨木、川续断、骨碎补、杜仲、炙龟甲、鹿角片以及生石膏等,这些中药有保骨补钙的效果。

(五) 益肾补精

选用益肾补精、具有促进肾上腺皮质功能的中药以提高体内激素水平,如炙龟甲、鹿角片、鹿茸、熟地、知母、淫羊藿、巴戟天、川牛膝等,这些中药具有提高体内激素水平的效果。

保护骨质与提高激素水平的中药不宜早用,宜放在病情被基本控制住的

康复阶段再行使用。

经验方有羌活地黄汤等。

三、临床体会

（一）关于疾病

关于类风湿关节炎的病名，在 100 多年前首先由英国人提出。欧洲曾命名为慢性进行性多关节炎、慢性传染性风湿病、慢性变形性风湿病等。说明对于疾病的认识有一个较长的过程。

1983 年国际上确定了类风湿关节炎统一的 ARA 7 项诊断标准。

（二）关于治疗

1. 久病虽虚，但仍以祛邪治疗为主

本病既以邪实为主，治疗必须祛邪，包括祛风湿、清热毒、散寒邪、化瘀滞、蠲积饮，并且需全面考虑。祛风湿和通络止痛的治疗方法虽然是正确的，但是远远不够。

患者长期患病，体质虚弱，但还是需要以祛邪治疗为主，只需保护好胃肠功能，不需要扶正治疗。

本病风邪游走，湿邪黏腻，饮邪聚积，瘀邪凝滞，都是需要花大力气进行祛除的。治疗上应及早地祛邪解毒与祛邪外出。邪毒祛除一分，则正气就会康复一分。待邪毒完全祛除了，患者也就基本康复了。最后在康复阶段时，才可以适当地予以调理。

治疗上温通法是正确的，但是片面的。临床更多的是温法与清法并重，化瘀和化饮同用。经方乌头汤和桂芍知母汤二方是有效的，张仲景是创造性治疗的先驱者。后世有更多的发展，并有许多效果更好的方剂。

2. 关于治则

本病的中医治疗法则宜采用综合性的，包括祛风除湿、清热散寒、化瘀蠲饮、益肾滋阴四大治法。看似矛盾，实为统一的。

（1）祛风除湿、化瘀蠲饮为本病通用的治法。

（2）滋肾保骨、清热化瘀为本病的重要治法。

（3）既需清热，又需散寒；既治阴，又治阳。治疗上不宜局限在温通一法。

（4）本病之轻症可单用中药治疗，重症可中西医结合治疗。

经验方羌活地黄汤是包含了四大治法的用药。

四、西医治疗

(1) 免疫抑制剂：常用的有甲氨蝶呤片剂，每周1次，每次7.5～15 mg，与叶酸片同用以减毒。常用的尚有来氟米特（爱若华）、羟氯喹、硫唑嘌呤、雷公藤多苷、青霉胺等。

(2) 激素：过去主张严格控制使用，现主张视病情可小剂量使用，以及早控制病情对于关节软骨的损害。常用的有泼尼松、美卓乐等。

(3) 非甾体类抗炎药：这类药物的品种很多，可供临床和患者选用。

(4) 生物制剂：益赛普（注射用重组人Ⅱ型肿瘤坏死因子受体-抗体融合蛋白），使用的时间不长，正逐渐普及。

(5) 其他：金制剂，曾在我国个别医院中试用过，现基本上退出临床。

五、医案医话

（一）关于病证名称

1. 历节病

《内经》只有“痹”“痛痹”，没有“历节”的记载。《神农本草经》中载天雄“治大风，寒湿痹，历节痛”，第一次有了历节痛的病名。

关节的概念和关节之病变最早由《内经》提出，《素问·刺禁论》：“刺关节中液出，不得屈伸。”关节风湿痹痛于《神农本草经》有载，通草“通利血脉关节”。茵芋“诸关节风湿痹痛”。历节与关节是有所区别的。关节是指一个个的关节，是正常的解剖名称。历节是遍历关节、许多关节的意思。历节痛为许多关节疼痛，为病证名称。书中尚有骨节疼痛，这包括骨与关节的疼痛。

《金匮要略》有历节病篇，第一次作为一个独立的内科疾病而被系统地记述。历节病后世又称为历节风、白虎历节风。白虎之意为如白虎撕咬那样剧烈疼痛。

《金匮要略》历节病的症状有“历节疼，不可屈伸”“诸肢节疼痛，身体尪羸，脚肿如脱”“身体羸瘦，独足肿大，黄汗出，胫冷，假令发热，便为历节也”。独字为语气词，不是单独之意。这些症状的描述与类风湿关节炎极为相似。经方乌头汤、桂枝芍药知母汤二方至今还是临床治疗类风湿关节炎的常用方剂。

历节病的病名是经典的、传统的，并且得到了历代的公认。因而没有必要别出心裁再编造一个新的病证名称。

2. 其他病名

后世有“鹤膝风”“鼓槌风”“鸡爪风”等病名。现民间仍在使用，这都符合类风湿关节炎晚期的关节变形的病情。

近人有提出“尪痹”作为病名。“尪”字来源于《金匮要略》历节病篇，“身体尪羸，脚肿如脱”。尪是羸瘦之意，不是跛行，不是跷脚。羸是羸弱瘦弱之意，不是肌肉萎缩。身体尪羸是身体羸瘦，将尪羸解释为跛行和肌肉萎缩是望文生义。

“痛痹”的病名是经典的，但其范畴比较广。许多风湿病都有关节疼痛的症状，有的疼痛也非常剧烈，如腰椎间盘突出症。因此，痛痹作为病名不够专一，也逐渐淡出了类风湿关节炎的名称中。

近代有人提出“顽痹”作为病名。“顽痹”的概念在虽然古代的著作中已有记载，如《千金方》诸风篇“主毒风顽痹，手足不遂”。顽固的痹证其概念的范畴比较宽广而含糊，并不是指疼痛剧烈的一类病证。类风湿关节炎的确很顽固，但顽固的痹证并不仅仅是类风湿关节炎一个病，绝大多数的结缔组织病都很顽固。提出顽痹的专家并没有进行阐述，没有提出具体来源，有些随意性，为一家之言。因此，绝大多数风湿病专家未予采纳。

（二）关于“7＋1”多种病邪的发病机制

类风湿关节炎的病因病机并不局限在风寒湿三气。风寒湿三气致痹是正确的，但对于本病是不够的，这是后人对传统理论片面性的理解。热邪也是很重要的致病因素。这在两千多年的中医文献中有丰富的记载。《内经》等著作中对于痹的病因已经提出六淫皆可致痹的观点。

本病为慢性病，病程时间长。风寒、湿热、瘀滞、积饮等邪毒，聚积一体，严重而顽固。关节疼痛，风寒湿热错杂；血脉瘀滞，寒瘀热瘀兼有；肿胀积液，寒饮热饮并存。因此，剧痛积液减轻后，隐痛与肿胀更为持久，并且常易反复。

本病损伤的部位在阴分和阴经，损伤的脏器为肾阴和筋骨，久病成虚，晚期累及阴阳气血，出血脏腑虚损，以肾虚骨损为重，虚瘀为主。长期患病，寒热虚实，错综复杂，反复发作，长期困扰，疼痛剧烈，肿胀严重，肌肉渐渐萎缩，关节渐渐变形，体质渐渐虚弱，为一个邪大实正大虚的顽症。

在总论中笔者提出的“7＋1”，即风、寒、湿、热、瘀、痰、毒＋肾虚，为风湿病的发病机制，类风湿关节炎最为符合。

（三）关于邪入阴分和邪入阳分

《内经》有“病在阳者命曰风，病在阴者命曰痹，阴阳俱病命曰风痹”“邪入于阴则痹”的记载。张景岳据此阐述：“此所以风病在阳，痹病在阴也”。历节属于邪入于阴，又入于阳，阴阳俱病之证。

类风湿关节炎既有伤阴而阴虚畏热，又有伤阳而阳虚畏寒，风寒湿热之邪损伤脉络，蕴积体内，阴阳俱伤，内外同病。治疗上，既要温阳祛寒，又要养阴清热；阴阳寒热，内外虚实同治。

风寒湿热瘀痰毒七邪为外邪、实邪，而其本为虚证，肾阴不足，久则真阴衰弱，精血亏损，筋骨损伤。张景岳提出“诸痹者皆在阴分，亦总由真阴衰弱，精血亏损，故三气得以乘之。经曰邪入于阴则痹，正谓此也”。

（四）关于邪入奇经八脉

历节外邪损伤脉络，是什么脉络？一般都认为损伤十二经脉，十二经脉确是受到损害，但叶天士又进一步提出损伤奇经八脉。

《临证指南医案》宋案提出，“夫下焦奇脉不流行，内踝重着，阴维受邪……先通营络，参之奇经为治”。痹证为风湿之邪入于奇经八脉，奇经阻滞，八脉空虚。奇经八脉一般不涉及五脏之虚损。

类风湿关节炎累及之四肢关节肌肉，其许多部位与十二经脉、奇经八脉都有关联。绝大多数早中期患者并不累及内脏，与奇经八脉更为密切。因此临床上不需要考虑内脏之虚损，将七邪消除了，疾病逐渐控制而缓解，正气会随之而逐渐充沛，然后是以益肾壮骨为主，而不是补益五脏，更不是大补气血。

类风湿关节炎中晚期可能会累及内脏，主要是肺间质性改变，但只是少数，发病了也必须治疗。

（五）关于中药镇痛和消肿

(1) 关于镇痛：长期以来，许多中医都在寻找镇痛的中药，包括笔者也寻找了数十年。曾临床使用筛选了大量的中药，甚至是毒药，如马钱子、川乌、草乌、全蝎、蜈蚣、麝香、羌活、关白附、姜黄、延胡索、乳香、没药等，都有镇痛效果。

笔者经过多年的临床实践，发现中药的镇痛效果都是弱的，即使同用能增效，也是不强的。笔者经过临床筛选观察后，效果最显著而且安全的是关白附9～30 g，与制川乌 3～9 g 同用能增效，大多数患者能够明显减轻并逐渐缓解。

对于疼痛剧烈的患者，这些中药与马钱子还是全都制止不了即时的疼痛。除非是风茄花、六轴子、罂粟壳这类与麻醉有关的中药，但这些药物仅仅只有数小时的止痛效果，而医疗风险却很大，临床基本上是不用的。

（2）对于类风关肿胀积液，穿刺抽液，可以明显减少积液，但过不了几天，积液再次形成。消除肿胀积液的中药有很多，必须坚持长期使用，慢慢地消除和重吸收。部分患者的积液即使是吸收不了，时间一长，包裹了，影响就明显减小了。只要滑膜炎控制了，疼痛就会随之而减轻或消除。

笔者治疗关节肿胀积液的主要药物为葶苈子、白芥子、桂枝、炮姜、鹿角、桑白皮等。部分化瘀药也具有抑制血管通透性从而发挥消肿的作用，与之同用能增效。近几年诊治的膝关节积液部分或完全吸收的类风关病例有 10 多例，均由 B 超和 CT 证实。膝关节积液消除了，酸胀僵硬和行走也随之好转。

（六）中医中药也需要综合性治疗

中药是慢性的，使用慢性药治疗慢性病，是相应的。西药是快速的，使用快速药治疗急性病，也是相应的。一个慢性的终身性疾病，要比的是远期疗效，二三年到十年以后谁的效果显著。但不论近期的、远期的都需要控制，因而就会有一个中药与西药同时使用的时期，待病情有所好转后，西药再逐渐减量。如果西药出现了不良反应，那就必须停用。

类风关需要综合性治疗，西医采用了免疫抑制剂，非甾体类抗炎药，生物制剂等，是综合性治疗。免疫抑制剂较非甾体类抗炎药物的减轻疼痛效果更好，说明抑制了抗体，疼痛会随之减轻。

中医除了寻找消炎镇痛药以外，寻找抑制抗体、消除肿胀积液的药物，可能更为重要。

中医有许多具有免疫抑制作用的中药，虽然比较弱，不及甲氨蝶呤（MTX），但没有不良反应，长期使用，日积月累，就能慢慢地取得疗效。

（七）经验方

笔者研制的经验方有羌活地黄汤、马钱子汤、风痛散以及类风药酒。

1．关于羌活地黄汤的设计

如果用具有免疫抑制作用的中药以及具有抗变态反应作用的中药代替西

药免疫抑制剂，虽然慢一些，但没有毒副反应，长期服用，可以提高远期疗效。药理研究证实，具有免疫抑制作用的中药，如金雀根、虎杖根、五加皮、徐长卿、生地黄、郁金、牡丹皮、莪术、川芎等；具有抗变态反应作用，如忍冬藤、黄芩、黄连、制乌头、白附子、细辛、当归、姜黄等。这些中草药的治疗机制，中医西医两方面都是符合的。

2. 关于三根汤、羌活三根汤、羌活地黄汤

三根汤（金雀根、虎杖根、岗稔根）为20世纪70年代的民间验方，用于治疗各种关节痛和坐骨神经痛，当时临床试用有一定效果。笔者结合了自己的临床经验，加了羌活、地黄、黄芩等药后，曾取名羌活三根汤。由于岗稔根效果不明显，故减去，改名为羌活地黄汤，用于治疗类风湿关节炎、脊柱关节炎、强直性脊柱炎等各种关节炎。

大剂量羌活具有类似于吲哚美辛（消炎痛）的作用，可发汗退热，抗炎镇痛。地黄、金雀根、虎杖根类似于硫唑嘌呤（AZP）与甲氨蝶呤，具有免疫抑制作用。

生地黄、熟地黄常同用，生地偏于养阴，熟地偏于补肾。

羌活、虎杖二药，一为祛风发汗，一为滑肠通便，符合中医传统祛邪外出的治疗方法所需。

弟子陈永强教授，将三根汤作为抗排异药进行研究，已被市科委课题立项，并取得了进展。

(1) 羌活地黄汤的临床总结：陈永强教授的博士研究生李玉梅医生曾在《上海中医药杂志》发表《沈丕安治疗类风湿关节炎用药经验》一文，将笔者风寒湿热痰瘀毒和肾阴虚的观点与羌活地黄汤的用药作了分析论述。

工作室助手陈朝蔚博士将羌活地黄汤治疗类风湿关节炎90例作了临床总结，与MTX作对照。治疗24周后沈氏羌活地黄汤组、甲氨蝶呤组的有效率分别为62.53%(24/41)、67.5%(28/40)，均超过50%。两者比较无统计学差异($\chi^2=5.56$, $P>0.05$)。试验组不良反应发生率9.75%(4/41)，明显低于对照组32.5%(13/40)($P<0.05$)。结论：沈氏羌活地黄汤治疗类风湿性关节炎的疗效确切，不良反应较甲氨蝶呤片剂为轻。

(2) 羌活地黄汤的实验研究：谢芳硕士等对羌活地黄汤作了对大鼠佐剂性关节炎软骨中基质金属蛋白酶-1、基质金属蛋白酶-13(MMP-1、MMP-13)及基质金属蛋白酶抑制剂-1(TIMP-1)影响的实验研究，论文已发表于

《现代生物医学进展》。

实验结论:羌活地黄汤可能是通过调控软骨细胞外基质中 MMP-1、MMP-13 及 TIMP-1 表达变化而维持软骨的动态平衡,从而延缓了骨骼的破坏。

实验研究证实了笔者 20 世纪 60～70 年代治疗的类风湿关节炎患者,长期服用中药后,10 多年没有发生关节变形的机制。

羌活地黄汤治疗类风湿关节炎滑膜血管翳的机制,已被列为上海中医药大学的研究课题。将就中药疗效的机制做进一步的研究。

(八) 关于类风药酒与浸泡手足

笔者以羌活地黄汤浸泡于 50～60 度的白酒,约半月后即成药酒,可放糖或蜜调味,每日服用 1～2 次,名为类风酒,其方药就是按照前述的机制进行配方。其疗效较煎剂为好,并可以长期服用。药酒的方药不宜过于温热。全草类叶类中草药不宜制作药酒。类风酒是笔者多年以前使用的,药物较多,不能进医保报销。不利于推广应用,现已不用。

内服有效的方药,服用汤剂二次后,再煎熬第三次,用汤液泡手足关节,通过皮肤与穴位吸收有效成分,能明显增加疗效。

(九) 关于马钱子

1960 年代,笔者曾研制使用单方马钱子,经炮制,先后制成散剂和片剂,名风痛散和风痛片,治疗类风关等多种关节痛,止痛的有效率达 70%以上。并查验 30 例患者的肝肾功能,全部在正常范围。作为自制制剂,全院使用了 30 余年之久,病患数万例,有很好的止痛效果,很受欢迎。虽有轻微的即刻反应,但无 1 例引起中毒。长期服用多年,也未发现慢性不良反应和蓄积中毒反应。后来由于没有药厂加工,该制剂品种就消失了。笔者就直接使用生马钱子 3 g,水煎服,也有一定的止痛效果。

现各地含有马钱子的复方中成药逐渐增多,但配方尚不尽合理,仅仅依靠马钱子镇痛来治疗类风湿关节炎是远远不够的,是治标不治本。即使是治标,与西药相比,镇痛还是不及西药。

(十) 关于补虚

1. 本病是否需要扶正?

回答是绝大多数不需要扶正。

中医既有邪毒伤正、久病成虚的观点，还有邪去而正安、邪不去则正不复的观点。治疗上既有扶正祛邪的治法，又有驱邪外出的治法；还有先祛邪后扶正的治法。

临床上扶正祛邪治法的影响广泛，但扶正祛邪治法是有适应证的。扶正的补药能使风湿病留邪滞邪，过早地使用补药，常能加重病情。因此，在绝大多数的情况下，本病是不需要使用补法的。这种观点笔者在总论中引证了《温疫论》的记载，反复进行了论述。为什么？因为现今临床上普遍在采用补法，时有发生使病情加重的情况。

历节病多使用奇经八脉来阐述，奇经八脉不涉及五脏，八脉痹阻，只需祛邪，不需扶正，就可以说明类风湿关节炎应以祛邪为主，在绝大多数情况下不需要扶正的道理。

2. 益肾补骨与健脾益气之争

类风湿关节炎患者病程长，体质较虚。脾虚肾虚和阴阳气血亏虚都是存在的。在康复期需要补虚时，益肾补骨还是益气健脾？临床上两种治法均有，并可能还会长期争论下去。

笔者认为本病肾虚为多，肾阴不足或肾阳不足者都有，软骨的损害，肌肉萎缩，是肾虚精血亏损的进一步表现。

张景岳提出“诸痹者皆在阴分，亦总由真阴衰弱，精血亏损”。叶天士提出痹证损害奇经八脉，奇经阻滞，八脉空虚的观点。治疗上只需疏通奇经，填补八脉。任督二脉与肾密切相关，与脾无关。

古代中医大家的观点非常明确，因而现今没有必要再去进行肾虚还是脾虚、精血亏损还是气血亏损、益肾还是健脾、补精还是补气的争论。这是医者对于传统中医理论的理解问题。但古代医家观点，由于种种原因，并不为大家所熟知了解。

3. 关于益肾的有利因素

益肾和补骨的有利因素有三：一是有利于保护骨质；二是有利于提高肾上腺皮质功能，并有利于消肿；三是有利于调节免疫功能，部分益肾中药还具有抑制免疫、下降抗体的作用。

类风湿关节炎久病体虚，肾虚骨损。在疾病的康复期治以益肾壮骨，以增强内分泌功能、体质，保护骨质，调节免疫功能。常用药有生地、熟地、川续断、杜仲、骨碎补、接骨木、淫羊藿、肉苁蓉、炙龟甲、鹿角片等。长期服用益肾壮骨中药的患者，不但抗体得以下降，而且平时很少感冒或感染病菌。

4. 关于益气

益气健脾药具有两面性，一方面能增强患者的免疫功能，增强体质，减少感染的概率而有利于控制病情；另一方面部分益气健脾药有可能激活抗体而不利于控制病情。笔者临床上曾看到患者重用黄芪 30 g，1～3 月后加重了疼痛肿胀，激活了抗体，ESR、RF、CRP、抗 CCP 等检查数据均显著上升，病情明显加重。MTX、非甾体类药物只能加量使用。笔者的经验，对于益气药辨证论治需要时只可短期、谨慎使用，不宜作为主药使用，更不宜作为常规药使用。

临床还曾看到长期服用人参、西洋参、灵芝孢子粉、枫斗精、阿胶、膏滋药等品后，病情加重的情况。对其他能增强体液免疫的中药，也不宜作常规使用，更不宜大剂量使用。

红斑狼疮等免疫病不能使用黄芪、人参、西洋参、灵芝等补药，这一观点笔者早就提出来了。当时有许多中医认为这是一家之言，言外之意是不可采信，仅作参考。后来笔者的弟子从美国打来电话告知，美国风湿病专家提出 SLE、RA 不可使用人参，并说这是中国沈医生第一个提出来的。老师的观点被美国专家了解、采纳，他非常高兴。

只有极少数体质非常虚弱经常感冒、感染的患者，可以短期使用黄芪、灵芝等益气药，可结合其他治疗药同用，但不要作主药大剂量使用或单独使用。在国内同意笔者此观点的中医风湿病专家已越来越多。

至于白术、山药、茯苓、薏苡仁等，也是健脾药，但其益气药力较弱，临床如需要可以常规剂量使用。

5. 关于膏滋药

江浙沪一带风行冬令进补，服用膏滋药，类风关患者服用后常有病情加重复发的情况。膏滋药的剂型无疑与病情无关，与病情有关的应是膏滋药的组方。这方面应更深入地进行观察研究，探讨其适应证以及用药宜忌。

笔者的经验是方中必须以祛毒除邪为主，按笔者的 7＋1 组方；不宜使用的中药有人参、西洋参、党参、黄芪、灵芝、枫斗、龟甲等。阿胶绝不可使用，膏滋药必须有胶，没有胶不能收膏。除了阿胶外，龟甲胶、鹿角胶也宜谨慎使用。笔者临床中有许多的教训，因而必须提请同道注意。

（十一）必须坚持长期治疗

中药起效比较缓慢，需持之以恒。对于一个终身性疾病而言，必须坚持长期治疗，效果才会越来越好。如果能坚持3～5年，甚至更长，可以使患者临床症状完全缓解。为了服用方便，笔者过去常让患者将中药自制成药酒，长期服用。

不要认为中药在短期内没有明显消肿止痛效果，就认为中药无效。中药见效有一个过程，通常2～3个月才能开始起效，6个月以后，才能明显有效。如果同时服用西药的患者，必须要有一个同时服药的过渡期，待中药取得明显疗效后，再将西药逐渐减量，直至停用，再单用中药治疗。这个过程有2～3年，甚至更长，而且在漫长的治疗过程中，病情还会受到各种因素的影响而出现反复。

患者常说西药起效快速，这是对的。西药的即刻效果和短期效果是比中药显著，但2～3年以后怎么样？中药的效果会越来越好，而西药由于毒性反应，病情也可能出现反复。

（十二）中医中药的研制方向

对于本病的治疗，中医积累了很多经验，但临床疗效还不尽如人意。对有些关节肿痛，虽然能使其缓解，但是并不能阻止骨质的损坏和变形。原因是多方面的。主要原因是我们的研究重点放在了抗炎镇痛方面，对免疫抑制、抗滑膜炎、抗血管炎以及提高体内激素水平等不够重视，有些医生还错误地认为要增强免疫功能。

只有抑制了抗体，抑制了免疫复合物，抑制了血管炎和滑膜炎，才能阻止骨质的破坏和变形。中医对类风关的研究方向应为重点开发中国自己特有的中成药免疫抑制剂。引进西医的观点，在祛风化湿、活血化瘀、温阳通络等治法中，选择具有抗炎镇痛、抑制抗CCP抗体、抗变态反应、抑制血管炎、抑制滑膜炎、保护骨质的中药组合成的处方为主体。药力要强，能大剂量使用，不良反应要小。这样才能提高疗效。笔者的经验方羌活地黄汤就是按照这一思路组方的。

（十三）关于辨证论治与药理相结合的体会

笔者首先阐述了类风关病因病机为风寒湿热瘀痰毒与肾虚、7+1的综合因素，并阐明了综合性的中医治疗方法，祛邪为主，益肾保骨为辅，既使用热药，又使用凉药，温凉并用。这就是辨证论治。

笔者又以西医的观点，抑制抗体，抗变态反应，抗炎镇痛，保护骨质，阐明中药药理机制来治疗。不要认为这是西医化，丢掉了辨证论治，这是将两者有机地结合起来。所选用的中药，是在辨证论治的基础上结合药理机制，不违反辨证论治的大方向。药理机制证实了辨证论治的正确性，从而达到增加临床疗效的目的。尤其是新型的实验室指标，依靠辨证论治是远远不够的。

中医有没有能使红细胞沉降率（ESR）、C 反应蛋白（CRP）、类风湿因子（RF）、铁蛋白（FeP）下降，以及抑制抗 CCP（抗环瓜氨酸肽抗体）的中草药？ESR、RF、CRP 是炎症反应，随着炎症的减轻，是能够下降的，生地、忍冬藤、黄芩、黄连、虎杖、制川乌、关白附、姜黄等均已证实具有抗炎作用，临床使用一段时期就能将 ESR、RF、CRP、FeP 降下来。

笔者曾观察了抑制抗 CCP 的中药，发现生地、熟地、金雀根、羊蹄根、虎杖、莪术、郁金、徐长卿、黄芩、黄连、苦参等，临床都有效果，单味药力弱，复方较单味药的效果显著。笔者曾将患者抗 CCP 抗体由 1 600 RU/ml 以上逐渐下降至正常范围，服药时间需半年以上。

（十四）关于选药

相关书籍中祛风湿药有数十味之多，在性味上有寒热温凉的区别，在功效、主治方面差异不大，且效果均可。在实际临床使用时，从剂量、效果，到不良反应，差别却很大。因此，在辨证论治确定以后还有个选药问题。本病需要长期服用中药，应选择临床效果好，能大剂量使用，不良反应小，不太苦的中药，如羌活、生地、金雀根、忍冬藤、黄芩、羊蹄根、徐长卿、岗稔根、海风藤等。

1. 关于制川乌、制草乌

制乌头是临床抗炎镇痛效果最为显著的中草药。乌头分川乌、草乌二药，经过了炮制，心脏毒性已明显减弱。乌头为毛茛科植物。川乌是种植的乌头，草乌是野生的乌头，生的剧毒，毒性成分为乌头碱，具有强烈的心脏毒性。曾有使用生草乌心脏中毒而停搏死亡的个别病例报道。现在都是经过严格炮制的制川乌、制草乌，乌头碱已被破坏。

《金匮要略》最早提出乌头汤治疗历节，现证实制乌头具有较强的抗炎镇痛作用。制川乌较制草乌更安全一些。临床使用制川乌治疗关节痛有效。笔者制川乌的常用剂量为 9 g，最大剂量为 12 g，水煎服。但患有心脏病的患者还是宜谨慎使用。如果剂量增大，心脏毒性也会随之增大。

草乌是野生的，其毒性较川乌更大。笔者制川乌 9 g 是常用量，制草乌过去也是常用的，但为了安全，现今基本不用。

2. 关于白附子

白附子有关白附、禹白附两个品种。关白附为毛茛科植物。《本草纲目》中类似乌头的品种应为关白附。禹白附是后来才有的，属于天南星科植物。

笔者临床使用的是关白附，都是炮制的。制关白附治疗各种关节痛都有效，性温，对于寒痛效果更好。临床上常有寒热错杂的病情，可与生地、忍冬藤等凉药同用。散寒与制川乌相似，临床使用镇痛效果虽不及乌头强，但较制乌头安全。笔者关白附的常用剂量为 9～18 g，最大的剂量为 27～30 g，水煎服。制川乌与制关白附同用，常有较好的镇痛效果，绝大多数患者疼痛能较快地缓解。对于阴虚内热者，可与清热药同用以温凉平衡。关白附没有不良反应。关白附已成为笔者治疗各种风湿病疼痛镇痛的主要中药。

关白附含生物碱——关白附素与次乌头碱，不含乌头碱，具有较强的抗变态反应、抗炎镇痛作用。制关白附有类似于制川乌的效果，但毒性较小。《本草纲目》记载有小毒。清代本草著作记载无毒。

3. 关于桂枝

桂枝性温散寒，温化有余，消肿有效，止痛较差，容易上火，用于肿胀积液为主。关节炎普遍有肿胀，肿胀指、肿胀关节、滑囊积液。消除肿胀积液的最佳中草药就是桂枝和肉桂，笔者临床使用桂枝 9～12 g，与白芥子、葶苈子同用，能增效。其机制是改变了关节滑膜血管通透性，促使滑膜将积液重吸收。中医称为温化蠲饮。

4. 细辛、独活

宜使用常规剂量，剂量稍大有胃不适、恶心反应。长期大剂量使用会有肝肾毒性反应。笔者使用得较少。

5. 青风藤

青风藤大剂量使用抗炎镇痛效果是比较好的，但可能会有胃痛与药疹反应。青风藤与海风藤等量同用可增效，一镇痛，一消肿，并可减少青风藤的皮肤过敏反应，但尚不能消除青风藤的过敏反应。临床发现青风藤有肝毒性，转氨酶可上升至 1 000 多，并出现黄疸，检验排除了各种肝病，说明是青风藤引起的中毒性肝炎。药厂开发的青藤碱片已有二三十年之久，不良反应较饮片水煎服更多，青风藤饮片及其制剂都已退出笔者的临床。中医不能只看到某药有效的一面，必须注意到其不良反应的另一面。

6. 虎杖

既有免疫抑制作用，又有抗炎镇痛作用，但剂量稍大会滑肠便稀，可通过配伍克服。

7. 广防己、寻骨风

含马兜铃酸，有肾毒性，木防己、汉防己也有肾毒性，都不宜大剂量或长期使用。木防己、广防己、汉防己使用 12 g 即有胃痛恶心反应。不良反应大于疗效，因而早已退出笔者的临床。

8. 蛇虫类药

乌梢蛇、白花蛇等蛇类药，没有镇痛效果，据研究具有抗肌腱炎症的作用。因属于野生动物保护范围，如作为中药使用，应以养殖品为宜。笔者年轻时曾使用过，效用不佳，现已不用。上海过去有一家医院曾使用蛇类药治疗类风关达 30 多年之久，实效如何，无明确统计。后受到野生动物保护组织的干涉，只能作罢，最后不了了之。

全蝎、蜈蚣、蜂房有弱的止痛效果。昆虫类药有虫毒性。蜈蚣、蜂房常有过敏反应，有的甚至引起严重的药疹，临床应谨慎使用；全蝎过敏反应要少一些。

民间使用蚂蚁治疗类风湿关节炎。蚂蚁品种极多，有毒，过敏反应较多，民间曾发生中毒事故，基本上已经淘汰。当年蚂蚁制品在江苏流行，他们向上海推广时，上海专家提问，蚂蚁有一二千个品种，请问应用的什么品种？他们说就是树上抓来的蚂蚁。上海专家说，必须要搞清楚蚂蚁的品种，许多品种有毒性，会中毒出事故的。就是上海地区不用。笔者曾查阅了《本草纲目》只有简单的记载，没有主治有关痹痛的记载。

叶天士曾指出蛇虫类药含秽浊之气，不堪使用，说明叶天士遇到了不良反应。因效果一般，笔者受此影响也已经很少使用了。

9. 其他祛风湿中药

祛风湿中药尚有很多，如威灵仙、桑枝、桑寄生、豨莶草、秦艽、千年健等，性能平和，镇痛消肿效果一般，结合各药其他功用，可常规剂量在复方中参酌使用。

（十五）关于西药与中西医结合

1. 非甾体类抗炎药(NSAID)

这类西药即刻镇痛效果较中药显著，抗炎效果不显著。非甾体类抗炎药镇痛效果是有时效性的。可以临时性服用，主要是夜间，镇痛有助于入睡。患者都说西药镇痛药物是治标不治本，待中药起效后，自己会将镇痛药逐渐减量并停用。

类风湿关节炎病情复杂，非甾体类抗炎药只有数小时的镇痛效果，远远解决不了类风湿关节炎的长期疼痛和肿胀问题。

2. 免疫抑制剂

西医更重视免疫抑制剂的运用，类风湿关节炎患者抗 CCP 抗体阳性，其滴度不下降，不转阴，滑膜炎和关节肿痛不会好转。甲氨蝶呤、来氟米特、青霉胺、雷公藤多苷等，以及小剂量皮质激素，使用较短的时间，部分患者即使不用非甾体类药物疼痛也会明显减轻，抗 CCP 抗体滴度也有可能会下降。

对于病情较重的患者，会感到中药缓不济急。笔者对于大多数较重的患者是主张使用免疫抑制剂，主要是用 MTX。这样可以较快地控制疼痛，同时服用一些非甾体类抗炎药。待中药服用一段时期取得疗效后，如 1～3 个月，西药再予以减量而停用。不宜一下子突然全部停用，否则会出现病情反跳，会更加严重。

3. 皮质激素

近几年有的西医主张及早使用小剂量皮质激素，以阻止滑膜炎，阻止软骨破坏，并减缓关节变形的速度。临床也看到长期使用泼尼松的患者，关节肿痛能很快地缓解，病情得到了控制。但关节还是慢慢地变形了，并且发生了骨坏死，患者机体对泼尼松已经产生依赖，很难减量。类风湿关节炎使用皮质激素是“得多”还是“失多”，可能还需长期观察评价。

对于皮质激素除了患者提出要求，笔者不会主动提出使用。

4. 益赛普

益赛普用于急性发作的重症类风湿关节炎病例，部分患者短期疗效较好。疗程结束后，也还需继续进行中医或中西医结合治疗。益赛普已普遍使用，但笔者观察到对于慢性病例的效果欠佳。

有的患者益赛普已使用 1～2 年，有的西医甚至提出需要长期使用下去。但如此存在费用昂贵，镇痛消肿时效短，需增加使用次数及产生耐药性等弊端。

有已使用抗肿瘤坏死因子一年余的类风湿关节炎患者前来就诊，患者诉说关节疼痛肿胀已明显减轻，但双腕双手双膝仍然明显肿胀疼痛僵硬。ESR、

RF、抗 CCP 仍然是阳性，病情尚没有达到缓解的程度，遂求治于中医。笔者门诊上每年有国外前来就诊的 RA 患者，已经作了正规的西医治疗，关节仍然肿痛，要求服用中药治疗。患者问，带来的西药如何处理，答：必须有一个中药与西药同时服用的时期，待中药产生效果后，才能将西药逐渐减量，最后西药是可以停用的，除非西药已经出现了中毒症状才必须立即停用。

5. 西药的减停

如果患者已经长期使用西药，就继续服用一段时期，逐渐减量再停用。羟氯喹、硫唑嘌呤、来氟米特、雷公藤多苷、青霉胺继续使用 1～3 个月，可基本上减完而停用。MTX 和皮质激素要慢一些，并且需要患者配合，不要勉强。

长期使用西药，只要不出现毒性反应，其近期和远期疗效都是好的。如果西药一旦出现毒性反应，必须减量或停用，病情会反复。此时中医治疗或中西医结合治疗与单用西药相比，其远期效果还是比较好的。

西药的严重毒副反应，以及减量和停药后的反跳，为中医治疗增加了复杂性和难度。

这些西药即使长期使用，还是不能阻止软骨的损坏和关节的变形。因此，其远期疗效与部分患者的长期疗效都尚不如人意。

(十六) 关于病例

对于下述较轻的病例，笔者是单纯使用中药治疗的，夜间疼痛时可临时服用非甾体类药物以止痛，但都没有使用免疫抑制剂、皮质激素类西药。

近 10 年中笔者曾治疗患者王某、梅某、林某、毛某等 30 余例早中期类风关，四肢多关节痛，手指、腕、肘、趾、踝、膝等关节粗肿僵硬，但骨质尚未破坏，没有变形。经用上法治疗 4 周左右，肿痛开始减轻，其中绝大部分患者在治疗 3～6 个月，有的 1～2 年后，全身关节和双手出现不痛不肿不僵，无变形，无萎缩。ESR、抗 CCP、RF、CRP、IgG 等指标全部下降至正常。临床已经完全缓解，但有时还有一些酸痛，间断服用中药，病情已稳定 3～10 年。

病程最长的是 1966 年治疗一例 16 岁的女患者，随访 20 年，先服煎药，后服药酒。一直是完全缓解的。1987 年前来复诊，全身关节不痛不肿不僵，也没有变形，原大腿萎缩的肌肉重新生长。后中断治疗 10 年，于 1996 年复发，病情很重，去看了西医一年，1998 年再次前来复诊，这时已出现了双手关节侧歪变形，肌肉再次萎缩。

另一例是 1976 年治疗的 18 岁的男患者，双手双足肿痛僵硬，双肘双膝关节肿胀积液。当时服用中药 3 年左右，并服药酒，疼痛肿胀积液完全消除，2008 年 9 月前来就诊。据说一直病情稳定，结婚生育，正常工作。今年夏天外出旅游，淋雨后感冒咳嗽咽喉痛了一段时间，未及时治疗，类风关就发作了。

这二例说明即使是完全缓解的患者，还需终身随访，终身治疗，否则随时有复发的可能。

六、病例介绍

病例一 毛××，男，42 岁(类风湿关节炎完全缓解病例)。

2006 年 7 月 19 日初诊。关节肿痛 3 年，曾服用中西药物治疗，现已停用半年多。当时双侧手指中节、掌指、腕肿胀，上午僵硬，双膝肿胀，B 超显示无积液。ESR 43 mm/h，RF 45 IU/ml，阳性，CRP 66 mg/L，阳性，抗 CCP 阳性，400 RU/ml。X 片示：掌指关节间隙稍窄。

全身健康情况较好，没有其他疾病。苔薄舌红，脉濡偏数。

【诊断】类风湿关节炎。

【中医辨证】历节病。瘀热风湿，痹阻入络。

【治则】清热化瘀，祛风化湿。

【方药】经验方羌活生地汤加减。

羌活 30 g，生地 30 g，忍冬藤 30 g，黄芩 30 g，青风藤 30 g，海风藤 30 g，葶苈子 30 g，白芥子 12 g，金雀根 30 g，羊蹄根 30 g，制川乌 9 g，姜黄 12 g，川芎 12 g，陈皮 6 g，佛手 6 g，甘草 3 g。

【加药】白附子 18 g，岗稔根 30 g，徐长卿 18 g，炮姜 12 g。

【减药】制川乌，羊蹄根，青风藤。

【治疗过程】患者因从事导游工作需要经常在外，大便不宜过多，故减羊蹄根，加炮姜，有时加石榴皮 12 g。

服药 2 个月后肿痛减轻，3 个月后明显减轻，6 个月后基本不肿不痛不僵，阴雨天有轻微胀僵。ESR 22 mm/h，RF 阴性，CRP 阴性，抗 CCP 阳性，218 RU/ml。至 2007 年冬完全不肿不痛不僵。ESR 16 mm/h，RF 阴性，CRP 阴性，抗 CCP 阴性。

2008 年春出国，停药 3 个月，复诊时右腕稍肿，屈伸无影响。服药后右腕肿消退，已完全缓解，现仍断续服药。

病例二　王××，女，55岁(类风湿关节炎较轻病例)。

1997年起双手肿痛，双膝、双足疼痛2年余，RF阳性，诊断RA，曾断续服用中西药物治疗。1999年6月本院初诊，四肢关节肿痛，晚上需服止痛片，但尚未服用免疫抑制剂与皮质激素。

双手晨僵，完全不能握拢约1小时，不能握紧一上午。第2、3、4掌指关节、右手第2、3、4手指中节粗肿，尚无侧歪变形。ESR 72 mm/h，RF阳性，24 IU/L(正常值<6 IU/ml)，CRP 24 mg/ml(正常值<10 mg/L)，ANA阴性、ENA阴性，抗ds-DNA阴性。双手X片示：骨质疏松，有小囊状改变，关节间隙未见狭窄，周围软组织肿胀。

苔薄白，舌偏红。脉濡数。

【诊断】类风湿关节炎(早中期)。

【中医辨证】历节病。风湿入络，肾虚瘀热。

【治则】祛风清热，化瘀蠲饮。

【方药】经验方羌活三根汤合蠲饮汤加减。

羌活30 g，生地30 g，黄芩30 g，金雀根30 g，虎杖根12 g，岗稔根30 g，香五加30 g，忍冬藤30 g，白附子18 g，川芎12 g，白芥子12 g，葶苈子30 g，鹿角霜15 g，陈皮6 g，甘草3 g。

【加减中草药】生地、郁金、徐长卿、菝葜、淫羊藿、威灵仙等。

【治疗过程】治疗3个月，疼痛有所减轻，半年左右，四肢肿痛明显减轻，一年后ESR逐渐下降，44 mm/h→17 mm/h→10 mm/h，RF转为阴性，CRP<6 mg/L，阴性。患者坚持服用中药4年余，四肢关节基本上不痛不肿不僵，无变形。至2004年停服半年左右，冬天受冷感冒后双手关节肿痛复发，再次前来服用中药，病情稳定，平时没有酸痛症状，仅在天气发生变化时双膝双手有时感到轻微酸痛。ESR 8 mm/h，RF阴性，CRP阴性。断续服用中药至今，全身健康状况良好。

下面病例病情较重，由于发生过西药中毒反应，患者再三考虑不用西药治疗，愿意长期坚持单用中药治疗，而且非常配合。

病例三　李××，男，58岁(类风湿关节炎较重病例)。

患者四肢关节肿痛8年余，近2年越来越重，疼痛难以入睡，每夜需服用止痛片，但还会痛醒。2005 年 7 月来本院初诊。双手 10 个手指肿胀，尤以第 2、3、4 掌指关节肿胀明显，中节粗肿、侧歪明显，双腕、双肘肿胀明显；双腕僵硬已完全不能屈伸；左肘能屈不能伸，皮下有一结节；双手整天僵硬，不能握物，晚上稍差，但半夜即僵。双膝双踝肿大，行走困难，两侧腋下撑着拐杖行走。双膝有波动感。RF 48 IU/ml，强阳性，CRP 24 mg/L，强阳性，ESR 146 mm/h。

曾服用泼尼松、甲氨蝶呤、雷公藤多苷片、来氟米特等药物数年，由于肝功能异常而全部停用 2 年余，以致病情迅速加重。

全身情况：消瘦，乏力，面色不华，心情烦躁，易激动。由于长期服用非甾体类药物，经常胃痛。

B 超：显示双膝积液，左 12 mm，右 16 mm。

X 摄片：显示双手双腕骨质疏松，有小囊状改变，关节间隙明显狭窄，软组织肿胀。

苔白，舌红。脉弦数。

【诊断】类风湿关节炎(后期)。

【中医辨证】历节病。风湿瘀热，痰饮入络。

【治则】祛风清热，化瘀蠲饮。

【方药】经验方羌活生地汤合蠲饮汤加减。

羌活 30 g，生地 30 g，黄芩 30 g，金雀根 30 g，虎杖 30 g，岗稔根 30 g，制川乌 9 g，白附子 18 g，五加皮 30 g，忍冬藤 30 g，徐长卿 15 g，白芥子 12 g，葶苈子 30 g，鹿角霜 15 g，黄连 9 g，吴茱萸 3 g，陈皮 6 g，甘草 3 g。

【治疗过程】服用中药第二天即全身大量出汗，滑肠，大便 5 次，第 3、4 天为水样便，但无腹痛。患者诉全身疼痛和僵硬似乎有轻松的感觉。考虑配好的中药尚有 3 帖，原药中加入石榴皮 12 g、炮姜炭 12 g、芡实 12 g，继续服完。大便一日 3 次，稍有稀薄。

患者提出了一系列问题：中医能治好吗？会有不良反应吗？需服多长时间的中药？是否需要服用西药？有什么忌口？服用什么补品为好？是否需要服用钙片？大量出汗是什么原因，要紧吗？腹泻是什么原因，会脱水吗？

当时由笔者一一作了回答，现总结如下。

(1) 类风关是一个终身性疾病，我们能治疗至不痛不肿，完全缓解的程度，但不能治愈。有起伏，还会复发。

(2) 最少需要 3 年时间才有缓解希望。

(3) 笔者所用的中药没有毒性，可以长期服用，不会损害肝肾功能；但有时会有胃肠不适反应，可以服用一些中西药物以保护胃肠。

(4) 晚上疼痛，难以入睡，可以服用止痛片，如双氯芬酸钠（扶他林）、美洛昔康（莫比可）、阿西美辛（优妥）等都可以。

(5) 是否需要服用甲氨蝶呤等西药？最好能每周服用 MTX 3～5 片，这样缓解疼痛会快一些。如果有肝损害，我们有方法保肝。如果你不愿意服用，但你必须要有决心，能坚持，这由你自己决定。你曾经出现了肝损害，雷公藤多苷片不宜服用。

(6) 笔者不主张服用保健品。一切补品全部停服，包括人参、西洋参、灵芝孢子粉、枫斗精、膏滋药、龟鳖丸等。为什么？因为这些补药有可能会激活抗体，从而加重病情。民间的药方以及药酒不能乱服。

(7) 笔者不主张忌口。可进食正常人的饮食，食物营养是必须的。忌口会引起营养不良。临床看到患者由于听信了个别中医的忌口言论，并非常严格地执行，出现了低蛋白血症、浮肿以及腹水。

能吃海鲜吗？海鲜一般不必忌口。民间说海鲜是发物，发什么？一是发生过敏，二是发生痛风。古代中医的痛风，包括痛风性关节炎和类风湿关节炎两个疾病。痛风和过敏的患者必须忌食海鲜。对于类风湿关节炎的患者，海鲜并不加重疼痛，也不引起发病。但这有个体差异，如果海鲜食之有过敏，或能加重疼痛，就不食。河鲜同样对待。

(8) 钙片既解决不了肿痛，也解决不了骨质疏松，更解决不了关节变形，因此可服可不服。即使服用，选用一般的即可。

(9) 出汗和便稀都是中药引起的，这是体内邪毒的出路，绝不可止汗。大便控制在 3～5 次/日，不超过 5 次，可加速消除肿胀。虽然出汗和便稀，你的精神、食欲反而好转了。这是中药滑肠作用所致，与肠炎腹泻不同。

二诊：原方减去五加皮、虎杖，加入石榴皮 12 g、炮姜炭 12 g、芡实 12 g、羊蹄根 30 g、青风藤 30 g。14 帖。

患者再三考虑后，除止痛片外，决心不服甲氨蝶呤等西药，信赖全由中医中药治疗。

三诊：无胃痛，大便一日 2 次，软，稍稀。腹部已舒。但关节肿痛仍存。

每两星期就诊一次，治疗半年左右，四肢肿痛减轻。一年后，2006 年 7 月，肿痛明显减轻，ESR 开始下降至 98 mm/h。RF、CRP 滴度下降，但仍为阳性。全身健康状况也在改善中，体重增加了 1.5 千克。

B 超：显示双膝积液，左 10 mm，右 12 mm。有所减少。

继续治疗，加减中药有：海风藤、郁金、姜黄、川芎、菝葜、川续断、杜仲、骨碎补等。

患者将中药煎服二汁后，再煎煮第三次，加水多一些，晚上浸泡手足，一周后，诉说效果非常显著，手肿、膝肿消得很快。

2007 年 8 月，关节已基本不痛不僵。晚上止痛片只在天气变化时偶尔服用。双手、双膝肿胀消退，能自己行走，丢掉了拐杖。ESR 35 mm/h。CRP＜6 mg/L，RF 弱阳性，抗 CCP 阳性。

B 超：显示双膝积液，左 4 mm，右 6 mm。明显减少。

患者对治疗成效非常满意。

2008 年 8 月，梅雨季节感到酸痛，天晴时基本不痛，双膝基本不肿。双手第 2、3、4 指节粗大，能握拳头，无侧歪。ESR 13 mm/h。CRP＜6 mg/L，RF 阴性，抗 CCP 阴性。B 超：显示左膝积液 4 mm，右膝无积液。

2009 年 1 月，B 超：显示双膝无积液。

建议患者长期服药，患者亦表示愿意一辈子服中药。

病例四　李××，男，51 岁（类风湿关节炎重症，先中西医结合后减撤西药病例）。

2005 年 9 月初诊。

四肢关节肿痛 1 年余，8 个手指、掌指、双腕、肘、膝、踝、足趾肿胀、疼痛。当时双侧手指中节、掌指、腕肿胀，上午僵硬，双膝肿胀，B 超示无积液。ESR 132 mm/H，RF 1 200 IU/ml，阳性；CRP 82 mg/L，阳性；抗 CCP ＞800 RU/ml，阳性。

CT 片示：腕关节间隙狭窄，软组织肿胀。B 超示双膝积液，8 mm 与 12 mm。精神较差。苔薄腻，脉弦细滑数。

【诊断】类风湿关节炎。

【中医辨证】历节病。瘀热风湿，痹阻入络。

【治则】清热化瘀，祛风化湿，蠲饮消肿。

【方药】经验方羌活地黄汤加减。

羌活 30 g，生地 30 g，忍冬藤 30 g，黄芩 30 g，制川乌 9 g，白附子 12 g，岗稔根 30 g，徐长卿 15 g，炮姜 12 g，青风藤 30 g，葶苈子 30 g，白芥子 12 g，金雀根 30 g，虎杖根 30 g，姜黄 12 g，川芎 12 g，陈皮 6 g，佛手 6 g，甘草 3 g。

【加药】海风藤 30 g，黄连 9 g，石榴皮 12 g。

【减药】制川乌、青风藤。

【治疗过程】初诊时 7 剂中药没有减轻效果，也没有不适反应。由于疼痛重而难以忍受，影响睡眠，食欲。复诊时给西药 MTX 7.5 mg/w，莫比可 15 mg，Bid，同时服用中药。告知暂时不用激素。

患者疼痛较快减轻，3 个月后肿胀明显减轻，莫比可自行减量，半年左右后莫比可停用。一年左右，ESR、RF、CRP、抗 CCP 都明显下降。开始 MTX 减量，服用 5 mg/w。半年后再减一片，两年全部停用。单服中药治疗。

2007 年 12 月 8 日复诊手指、掌指、双腕、肘、膝、踝、足趾肿胀完全消除。

复查，ESR、RF、CRP、抗 CCP 均在正常范围。B 超示双膝积液(一)。

患者尚感肩、肘酸痛，尤其在阴雨天时，右肘伸不直，右肩举不过头。目前一剂中药服用两天，以巩固疗效。

病例五　李××，女，48 岁(类风湿关节炎，单用中药，抗 CCP 下降病例)。

四肢关节肿痛 1 年余，指节、掌指、双腕、踝肿胀；双肘、双膝不肿，屈伸如常。西医院检查 RF 阳性，诊断为类风湿关节炎，曾服用了 MTX 7.5 mg/w，以及布洛芬(芬必得)、雷公藤多苷片，发生胃痛和肝功能异常，都已停用。

面色不华，乏力，纳便如常。苔薄白腻，脉濡细数。

【诊断】类风湿关节炎。

【中医辨证】历节病。风湿瘀热，痹阻入络。

【治则】祛风化湿，清热化瘀。

【方药】经验方羌活地黄汤加减。

羌活 30 g，生地 30 g，忍冬藤 30 g，黄芩 30 g，制川乌 9 g，白附子 12 g，金雀根 30 g，羊蹄根 30 g，姜黄 12 g，莪术 30 g，葶苈子 30 g，白芥子 12 g，黄连 9 g，吴茱萸 3 g，陈皮 6 g，佛手 6 g，甘草 3 g。

【治疗过程】中药服用 14 帖后，复诊时本院初诊时的化验报告为 ESR 55 mm/h，RF 132 IU/ml，阳性；CRP 20 mg/L，阳性；抗 CCP＞800 RU/ml，阳性。

服药没有胃肠反应,连续服用3个月,疼痛已基本缓解,腕、踝肿胀明显消退。复查ESR 35 mm/h, RF 72 IU/ml,阳性,CRP 8 mg/L阴性,抗CCP>800 RU/ml,阳性。

病情有所好转,但抗CCP下降尚不显著。原方加入苦参30 g,大枣12 g,减去忍冬藤、吴茱萸。又连续服用3个月左右,关节疼痛已缓解,指节、掌指、腕、踝肿胀经仔细观察尚有轻微肿胀,僵硬已消除,复查抗CCP为365 RU/ml,阳性,已显著下降。由于中药太苦,胃部不适,方中再加入吴茱萸、藿香、白豆蔻、半夏后,胃安。服用一年左右,ESR 18 mm/h, RF 15 IU/ml,阴性,CRP阴性,抗CCP<30 RU/ml,阴性。病情缓解,嘱咐患者尚需服药一年,可断续服用,但不可停止治疗,以防复发。

病例六　余××,女,59岁。(类风关,肺纤维化,慢性呼吸衰竭病例)

患类风湿关节炎5年,双手已侧歪变形,时有关节肿胀疼痛。近2年咳嗽、气喘明显增多。长期服用泼尼松10 mg/d,甲氨蝶呤10 mg/w。2005年3月,上呼吸道感染后发热不退,咳嗽、气喘加重而住院,X线胸片示肺纤维化,两下肺片状阴影,提示两下肺肺炎。痰培养,显示为铜绿假单胞菌与白假丝酵母菌感染。经抗菌和抗真菌治疗后,热退,咳嗽、气喘好转而出院。

出院不久,咳嗽、气喘、痰多加重,不能平卧,低热,2005年6月16日前来就诊,两肺满布干湿啰音。CT示:两肺满布条索状影,双侧肺泡广泛渗出性改变,提示:肺纤维化,间质性肺炎。白细胞21.5×10^9/L,心电图提示:室性期前收缩。

7月4日血气分析:pH 7.4,氧分压41 mmHg,血氧饱和度64%,二氧化碳分压39 mmHg。

【诊断】类风湿关节炎,肺纤维化,间质性肺炎,慢性呼吸衰竭。

【中医辨证】历节病,并发痰饮病。痰热损络,肺肾虚损,肺气不降,肾气不纳。

【治则】清热化痰,温肾纳气。

【方药】炙麻黄9 g,杏仁12 g,生石膏30 g,象贝12 g,黄芩30 g,鱼腥草30 g,白毛夏枯草30 g,熟附片9 g,坎炁半条,玉竹30 g,五味子9 g,葶苈子30 g,白芥子12 g,半夏12 g,陈皮6 g,干姜9 g,炙紫菀30 g,甘草3 g,大枣12 g。

【治疗过程】服药1个月后,低热退清,喘急、精神最先得到改善。继续服用 3 个月后咳嗽、咯痰基本缓解，能平卧，不动不喘。两肺干湿啰音明显减少。

在冬季加味的中药有熟地、南北沙参、炙龟甲、鹿角片、淫羊藿、碧桃干、鬼箭羽、炙款冬花等；减味的中药有生石膏、鱼腥草、炙紫菀、干姜。

至 2006 年 3 月 20 日，不咳，无痰，基本不喘，天暖时能在院子里散步。两肺未闻及湿啰音，有少量干啰音。3 月血气复查 pH7.38，氧分压 74 mmHg，二氧化碳分压 38 mmHg。血氧饱和度 84%。

4 月 18 日肺 CT 复查，肺内炎症有明显好转，条索状阴影改变与前片变化不大。

患者于 2008 年秋天曾有一次感冒咳嗽，来就诊，说病情一直比较稳定。

【按语】(1) 类风湿关节炎、肺损害、呼吸衰竭，为晚期重症病例，常由继发感染和混合感染诱发加重而难治。有的是长期使用激素和免疫抑制剂，免疫功能紊乱，细胞免疫功能低下，易感染，甚至发生混合感染。有的心肺功能明显减退，甚至发生心肺功能衰竭。对于其中少数尚未全身衰竭还有代偿功能的病例，通过恰当治疗，免疫功能、心肺功能以及呼吸衰竭心力衰竭有可能得到改善或部分缓解，甚至完全缓解，从而延长生命。

(2) 本病例的慢性继发感染，是在抗生素耐药而失效的情况下，才来寻求中医治疗，增加了中医治疗的难度。

中医诊断为历节病，痰饮病，支饮。治疗：①皮质激素增量不会有效，减量却会反跳，只有维持原剂量，暂时不做调整。②没有发生急性继发感染，尽量不加用抗生素。③继续给予持续小剂量吸氧，待病情好转后，在医生指导下，恰当处理。④类风湿关节炎已是次要问题，可以暂且放下，如果疼痛剧烈，可以服用抗炎镇痛药。⑤治疗的重点应该是咳、喘、痰，呼吸衰竭，中医中药如何处理？扶正祛邪。

(3) 扶正方面，中医传统有补脾和补肾两大流派。该病例用健脾之法参芪术苓为主，还是用补肾之法？可以探讨。有人说健脾之参芪术苓能补益肺气，提高免疫功能，但对于化痰平喘是间接起效；有人说气喘是肺气和肾气问题，应当治疗肺肾，用降气纳气之法，对于化痰平喘是直接作用。

笔者认为如果是慢性支气管炎导致的呼吸衰竭需健脾与补肾并重。即参芪与补肾药同用。但对于自身免疫病是只用补肾纳气，而不用健脾药参芪。

补肾纳气药常用的有熟地、坎炁、五味子、鹿角、龟甲、麦冬、附片、淫羊藿等。冬虫夏草也可使用，但不宜使用燕窝、蛤士蟆。

这些药都具有提高体内激素水平的作用，包括肾上腺皮质激素、性激素等。其中最佳的应是坎炁、五味子、熟地、鹿角、龟甲。坎炁还具有抗过敏作用。五味子还具有兴奋呼吸作用，五味子是经方治疗痰饮病五个方剂的重要药物。熟地、鹿角、龟甲还具有强壮作用，能使人的体质渐渐地康复。附片、五味子还具有强心作用，使慢性心力衰竭、心功能慢慢地恢复。这些药物还具有一个特点，能调节免疫功能，而且经长期临床观察，不会激活抗体诱发加重免疫病的病情。

(4) 黄芪为什么不用？黄芪对于自身免疫病有两面性。黄芪益气，对于肺脾肾心之气虚，黄芪确是好药。能改善肺气不足、心气虚弱之气急、心悸症状；能治疗肾病，减少尿蛋白；是脾胃病中气虚弱的常用药；黄芪与化疗、免疫抑制剂冲击疗法配合能增效减毒等。从现代药理机制来分析，人参、黄芪全面地增强了免疫功能，尤其是增强了体液免疫功能，使免疫球蛋白增多，抗体被激活而出现亢进。因此，除了配合 CTX 冲击疗法短期使用外，在大多数情况下，人参、黄芪以不用为宜。

(5) 降气平喘最好的药物应是麻黄，但麻黄平喘很快会因耐药而失效。在本方中既治疗类风关，又止咳平喘，以协助痰液咯出；只要血压正常，可以长期使用。

生石膏、黄芩、象贝母与麻黄同用，既能增效，又能减少麻黄的不良反应。

白毛夏枯草，又名筋骨草，是民间进补和治疗老年性慢性支气管炎的验方。有壮筋健骨、止咳平喘功效。现代研究表明，白毛夏枯草含有黄酮苷、木樨草素，具有扩张支气管与平喘止咳的作用，又含甾醇类，具有促进肾上腺皮质功能、提高体内激素水平的作用。长期服用没有不良反应。

病例七 李××，女，55 岁。(类风湿关节炎，间质性膀胱炎)

患者患有类风湿关节炎 10 余年，经中西医不断治疗，关节疼痛肿胀已经缓解，但双手侧歪，双臂不能伸直。近 5 年来，尿频、尿急越来越严重。泌尿科检查尿常规，行中段尿培养，肾脏膀胱彩超检查等均正常，否定了尿路感染与肾脏病变。经膀胱镜检查、活检病理诊断为间质性膀胱炎。不间断服用中药已 3～4 年，效不显，后停用。

2009 年 4 月就诊，夜尿频 8～9 次，甚至 10 次。关节变形，但不痛不肿。血常规、红细胞沉降率、尿常规、肝肾功能、RF、CRP、抗 CCP 等无异常。患者要求改善排尿功能。

免疫病间质性肺炎、间质性肾炎较常见，间质性膀胱炎笔者是第一次遇到，只能试着治疗。辨证为肾气虚损，膀胱约束无权。治则为补肾纳气，固涩膀胱。

生地 30 g，熟地 30 g，山萸肉 30 g，忍冬藤 30 g，黄芩 30 g，黄连 9 g，土茯苓 30 g，羊蹄根 30 g，金樱子 12 g，覆盆子 12 g，白蒺藜 30 g，沙苑子 30 g，煅龙骨 30 g，煅牡蛎 30 g，炮姜炭 12 g，乌药 9 g，枳壳 6 g，陈皮 6 g，甘草 3 g。

【减药】煅牡蛎、黄连、忍冬藤。

【加药】煨益智、鹿角片、炙龟甲。

【治疗过程】服用 14 帖后，夜尿略有减少，不超过 10 次，无不适。继续服用 28 帖，夜尿减少为 6～7 次，服用 3 个月后，夜尿减为 4～5 次。患者非常满意，问能不能减少到 3 次以下，回答有这种可能，但需要服用 2～3 年，其间病情还有可能反复。

【按语】类风湿关节炎已经控制并缓解，但实际上病变已影响到膀胱，引起了间质性膀胱炎，虽然不像关节炎那样疼痛难忍，但夜尿频繁，也是非常痛苦的。

中医理论肾与膀胱相表里，急性膀胱炎是湿热下注，慢性膀胱炎是肾气虚损，膀胱失于约束，补肾固尿才是正治。

笔者对于老年性夜尿频多，以及尿路感染后出现的尿路综合征、尿频尿急的患者，采用补肾固尿的方法治疗，改善症状的效果均较好。

第六节 变应性关节炎

变应性关节炎表现为四肢关节游走性疼痛、肿胀，抗链球菌溶血素 O（ASO）、红细胞沉降率（ESR）增高，类风湿因子（RF）阳性或阴性，或人白细胞抗原 B27（HLA－B27）阳性或阴性。ANA、ENA、抗 ds－DNA 均阴性。肿胀指和晨僵不明显，骶髂关节、脊柱无改变。尚不能诊断为类风湿关节炎和强直性脊柱炎。

一、病名、病机与治则

病名：本病中医相当于“行痹”“风痹”范畴。

病机:外感风寒、风湿或风热,血热瘀毒,痹阻经络关节。

治则:祛风通络、凉血化瘀。

二、治疗思路与用药

(1)使用祛风通络、具有抗炎镇痛、抗变态反应作用的中药治疗关节炎,如羌活、忍冬藤、青风藤、海风藤、岗稔根、五加皮、独活、秦艽、威灵仙、杨柳枝、防风等。

(2)使用清热解毒、具有抗炎降温作用的中药以治疗内火、低热和咽喉肿痛。如生石膏、知母、金银花、黄芩、黄连、玄参、麦冬、薏苡仁等。

(3)使用凉血化瘀、具有免疫抑制作用的中药以治疗关节炎和清除热象。如生地、羊蹄根、徐长卿、金雀根、虎杖、牡丹皮、川芎、赤芍、郁金等。

三、临床体会

(一)关于疾病

变应性关节炎又名变态反应性关节炎。表现为四肢关节游走性疼痛、肿胀,ASO、ESR增高,发病前可伴有上呼吸道感染、咽喉炎、扁桃体炎。初诊时应检查清楚,以明确诊断。

本病在诊断前,须检查RF、抗CCP、ANA、抗ENA、抗ds-DNA、HLA-B27,以排除SLE、RA、SS、AS等疾病。关节痛缓解后要复查随访,预防向结缔组织病演变。

HLA-B27阳性者还必须检查骶髂关节,以排除脊柱炎。

(二)关于治疗

1. 关节炎的治疗

祛风通络药很多,其中以羌活、忍冬藤、青风藤的效果最好,宜重用至30 g。羌活发汗后,患者会感到疼痛迅速减轻,全身有轻松的感觉。

可选用岗稔根、五加皮、独活、当归、秦艽、杨柳枝、威灵仙、淫羊藿等。

2. 咽喉炎、扁桃体炎的治疗

慢性咽喉、扁桃体肿痛,经抗生素治疗仍然反复发作的患者,可使用中药治疗。这方面的中药有生地、玄参、金银花、黄芩、野荞麦根、射干、挂金灯、山豆根、点地梅等。前四药养阴清热,应用范围较广。后五药清热解毒,主要用

于治疗呼吸道疾病，重点是咽喉炎、扁桃体炎。疗效后五药优于前四味药，但碍胃也更明显。

（1）野荞麦根：又名开金锁，有清热解毒、清利咽喉、祛风散瘀功效，主治咽喉肿痛、风湿痛等病症。常用剂量 15～30 g，药效较弱，无不良反应。

（2）射干：有清热解毒、清利咽喉功效，主治咽喉肿痛、风热痰盛等病症。常用剂量 12～30 g，药效较好，有滑肠便稀反应。

（3）挂金灯：有清热解毒、清利咽喉功效，主治咽喉肿痛、肺热咳嗽等病症。常用剂量 6～12 g，药效较好，很苦，剂量稍大有恶心反应。

（4）山豆根：又名北豆根，有清热解毒、清利咽喉功效，主治咽喉肿痛、肺热咳嗽等病症。常用剂量 6～12 g，药效较好，很苦，剂量稍大有胃痛、恶心反应。南方产之为广豆根，药效不及北豆根，无不良反应。笔者现临床使用山豆根作为治疗肾炎蛋白尿的重要中药。

（5）点地梅：又名白花珍珠草，有清热解毒、清咽消肿功效，主治慢性咽喉肿痛等病症。常用剂量 1～3 g，药效较好，苦涩，剂量稍大有胃痛、恶心反应。

其他尚有马勃、金果榄、板蓝根、蛇莓等，均为主治咽喉肿痛的常用中药，药效一般，无不良反应，可以配合使用。

四、西医治疗

咽喉炎、扁桃体炎、发热的患者，可以使用抗生素治疗。关节炎使用水杨酸类药物，或者用非甾体类抗炎药。一般不使用皮质激素治疗。

五、医案医话

（一）关于诊断

西医内科学或风湿病学的有关书籍中均未见风湿性关节炎这一单独的病种介绍。现统一称为变应性关节炎。

在风湿热这一疾病中关节肿痛者称为风湿性关节炎，为风湿热的一个重要的临床表现。

变应性关节炎为一常见病。过去中医没有进行实验室检查的习惯，因此在若干年前，有时会将早期的结缔组织病误诊为风湿性关节炎。现代中医随着诊疗水平的提升，这种误诊已越来越少。本病在风湿病领域是比较轻的疾病。

（二）关于风痹与阴阳俱病

“风寒湿三气杂至合而为痹，风胜者为行痹”的认识是经典的、正确的，但不够全面。《灵枢·寿夭刚柔》篇进一步说：“病在阳者，命曰风；病在阴者，命曰痹；阴阳俱病，命曰风痹。”综合二者，才能较完整地理解《内经》的意思。

临床确实如此，许多患者是外感风寒、风湿或风热，血热瘀滞，风寒湿热错杂。病邪的部位既在阴经，又在阳经，是个实证。患病日久，体质渐虚，既有阴虚，也有阳虚，也有阴阳俱虚。

（三）关于风寒湿热瘀痰毒七邪

变应性关节炎预后较好，部分患者使用抗生素后，扁桃体炎和关节炎一起治愈了。尚有部分患者扁桃体炎和关节炎使用抗生素后无效，求治于中医。大多数患者只需要在门诊上单用中药治疗即可。

本病仅仅着眼于风寒湿三气是不够的。应着眼于风寒湿热瘀痰毒七邪，都要祛除，而且剂量要到位。

六、病例介绍

多年前曾治疗一例住院的发热患者，先有上呼吸道感染，随之四肢关节疼痛，病程已一星期，双膝红肿。热度最高39℃。没有红斑及皮疹。有慢性咽痛史，体检：扁桃体红肿。心肺听诊无异常。

ASO 332 IU/ml（正常<116 IU/ml），ESR 112 mm/h，RF、ANA、ENA、抗ds-DNA均阴性。胸片和心电图、B超均正常。

【诊断】急性扁桃体炎，变应性关节炎。

【辨证】风寒湿热瘀痰毒，七邪错杂为害。

【治则】清热解毒，祛风通络，凉血化瘀。

【治疗过程】住院当天已经使用了抗生素，并服中药独活寄生汤加减。第三日前去查房，高热已退，尚有低热37.6℃左右。四肢关节疼痛和双膝红肿也有好转。第二星期查房，仍然是低热，四肢关节疼痛和双膝红肿不消。

分析病情，患者是风湿血热瘀毒合而为病，应治以清热祛风，凉血化瘀。

第一步先退热，同时治疗扁桃体炎和关节炎，使用笔者的经验方红斑汤合羌活地黄汤加减。

生石膏 60 g(先煎),生地 30 g,黄芩 30 g,忍冬藤 30 g,羌活 30 g,薏苡仁 30 g,射干 15 g,甘草 3 g。

3 帖后低热退清。7 帖后咽痛有减轻。

第二步继续治疗关节炎和扁桃体炎。

生石膏 30 g,生地 30 g,黄芩 30 g,忍冬藤 30 g,羌活 30 g,射干 15 g,山豆根 9 g,陈皮 6 g,佛手 6 g,甘草 3 g。

7 帖后咽痛消除,扁桃体红肿明显好转。

第三步继续治疗关节炎,兼顾扁桃体炎。

生石膏 30 g,生地 30 g,黄芩 30 g,忍冬藤 30 g,羌活 30 g,金雀根 30 g,虎杖 30 g,岗稔根 30 g,牡丹皮 12 g,川芎 12 g,白芥子 12 g,山豆根 9 g,陈皮 6 g,佛手 6 g,甘草 3 g。

14 帖后双膝红肿消退,四肢关节疼痛基本缓解。ESR 下降为 30 mm/h,出院。

第七节　多发性肌炎和皮肌炎

多发性肌炎(polymyositis, PM)是多种病因引起的骨骼肌炎性疾病,以骨骼肌间质性炎症细胞浸润和肌纤维坏死、变性、再生为主要病理特征。临床上主要表现为对称性四肢近端肌肉、颈和咽喉部肌肉无力。若病变同时累及皮肤并伴有特征性皮疹时称为皮肌炎(dermatomyositis, DM)。

本病常有肌酸、肌无力,或有皮肤红斑、皮疹等症状,上眼睑有紫红色水肿性红斑为本病的特征性表现,称向阳性皮疹,常伴眶周水肿。有雷诺现象。可有肌酶升高、尿酸排出量增加,免疫球蛋白(Ig)、γ-球蛋白升高,RF 阳性等检测异常。抗 PM-1 抗体、抗 Jo-1 抗体为血清标志性抗体,多呈阳性。肌电图和肌肉活检能确诊。

一、病名、病机与治则

病名:本病中医相当于“肌痹”“肌肤痹”“肉痹”范畴。

病机:真阴不足,血热瘀滞,经脉痹阻,肌肤受损。

治则:养阴清热、活血通络。

二、治疗思路与用药

(1) 使用清热解毒、具有降低肌酶作用的中药，如柴胡、黄芩、黄连、虎杖、败酱草、鸡骨草、女贞子、垂盆草、岗稔根、茅莓根、苦参。

(2) 使用祛风通络、具有抗变态反应作用、可解除肌肉关节酸痛的中药，如忍冬藤、五加皮、徐长卿、姜黄、青风藤、海风藤、威灵仙、岗稔根、菝葜、秦艽、防己、薏苡仁、白附子。

(3) 使用凉血化瘀、具有免疫抑制作用的中药，如生地、金雀根、广郁金、徐长卿、莪术、羊蹄根、牡丹皮、川芎、赤芍。

(4) 不宜使用具有肝毒性、能使转氨酶升高的中药，如黄药子、川楝子、铁树叶、苍耳子、千里光等。

独活、泽泻大剂量长期使用也会影响肝脏，转氨酶不易下降。

三、临床体会

(一) 关于疾病

转氨酶升高、乏力是肌炎和肝炎都有的症状。肝炎是肝功能异常，肝功能包括了肝酶(ALT、AST)和胆红素等。肌炎是肌酶异常，包括了天冬氨酸转氨酶(AST)、丙氨酸转氨酶(ALT)和肌酸激酶(CK)及其同工酶、醛缩酶等。多发性肌炎没有皮肤表现，必须排除免疫性肝炎和慢性肝炎。

(二) 关于病名

“肌痹”“肉痹”的病名都见于《内经》，“肌痹”载于《痹论》，“肉痹”载于《四时刺逆从论》。

(三) 关于治疗

(1) 肌炎的治疗：多肌炎和皮肌炎首先是自身免疫病，有抗体，有血管炎。因此，必须抑制抗体与抗血管炎。笔者经验方红斑汤有此功效。生地、生石膏、黄芩、忍冬藤、苦参、金雀根、羊蹄根等，剂量都是 30 g。

(2) 肌酶的治疗：肌酶是辨病论治。中医有没有降低肌酶的方药？笔者开始是按照降低转氨酶的方法治疗的，观察下来基本上都是有效的。柴胡、黄芩、黄连、虎杖、羊蹄根、岗稔根、鸡骨草、女贞子、连翘等，对降低 AST、AKP、LDH、γ-GT 等有效，对 CK 也有效果，但尚显不足，加入败酱草、茅莓根、苦参后，降低 CK 的效果会更加明显。

(3) 红斑的治疗：面部和全身性红斑皮疹是血管炎引起的。凉血化瘀中的生地、水牛角、秦皮、广郁金、徐长卿、羊蹄根、牡丹皮、赤芍、莪术，具有免疫抑制作用，又有抗血管炎作用，必须结合使用。

经验方有鸡骨草汤。

四、西医治疗

皮质激素、羟氯喹以及免疫抑制剂硫唑嘌呤、甲氨蝶呤等。

五、医案医话

(一) 关于肌痹、肌肤痹

《素问・痹论》："以至阴遇此者为肌痹。""肌痹不已，复感于邪，内舍于脾。"《素问・四时刺逆从论》："太阴有余，病肉痹寒中，不足病脾痹。"

《内经・长刺节论》曰："病在肌肤，肌肤尽痛，名曰肌痹，伤于寒湿。"肌痹应包含了病在肌肤。因此，笔者提出了肌肤痹的病名，以使肌痹、肌肤痹与多肌炎和皮肌炎相对应。

(二) 疑问解答

1. 脾主肌肉，为什么治疗本病不是以健脾为主治疗?

脾主肌肉是经典理论，是正确的。患者食欲不振，营养不良，消瘦，为脾胃虚弱表现。长期患病而消瘦，亦为脾虚。但酸痛非脾虚所致。

肌炎，肌酸，肌无力，肌酶升高，首先是热瘀风湿之邪阻滞经脉，损害肌肤，而发为肌痹。其本为真阴不足，肾气虚弱。长期患病后脾肾与五脏都可以虚损，但不是以脾虚为主。因此，治疗上应以去除病邪为主，绝不可以健脾与补虚为主。

2. 补气药、滋阴药、补肾药能用吗?

不宜使用补益药，益气药绝不可使用；滋阴药鳖甲、龟甲、石斛、天花粉，也不宜使用；补阳药也宜谨慎使用。患者体内风寒湿热瘀痰毒，七邪郁积，补益药能滞邪增毒，使用后轻者肌酶难以下降，重者不降反升。

在康复阶段，益气药、鳖甲、天花粉等仍不宜使用，大多数的补肾药、滋阴药可以使用，如地黄、龟甲、鹿角等。

（三）关于乏力的辨证

正虚与邪实都可有乏力的症状。阴阳气血、心肝脾肺肾五脏虚损都有乏力的症状。六淫与痰瘀毒邪蓄积体内，也可产生乏力的症状，并不单单只有气虚见乏力。

多肌炎是肌无力和全身性乏力，有肌性损伤，程度上重于气虚乏力。多肌炎的乏力是肾虚、阴虚引起的，而且主要是湿热瘀滞引起的。

乏力的意思是没有力气，最容易想到的是气虚乏力，因而需要补气，使用大剂量黄芪。黄芪、党参对于手术等失血后气血两亏之乏力无疑是正确有效的。但对于本病，临床中到使用大剂量黄芪，不仅肌无力和全身乏力没有改善，反而致使肌酶直线上升。原因是黄芪、党参增加了阴虚内火，湿热瘀滞，还可能与黄芪、党参激活了抗体有关。

（四）降肝酶易，降肌酶难

肝酶升高是由肝脏疾病引起的，经许多肝病专家的努力，发现了许多降低肝酶的中药。笔者在起步时，曾借用这些降酶药，发现其对肌酶有的有效，有的无效。这是因为病因不同，病也不同。乙肝是病毒性的，部位在肝脏，必须给予抗病毒治疗，同时增强免疫功能与保肝降酶。肌炎是自身免疫病，是由抗体引起的血管炎损害和肌肉损害。治疗当抑制抗体，在抗血管炎的同时降低肌酶，单用降酶治疗是不会有效的，使用疏肝保肝的方法更不会有效。

笔者临床上进行了长期的筛选观察，发现经验方三根汤有效，降酶汤有效，主要是清热化瘀。具体的药物有黄芩、黄连、金雀根、虎杖、羊蹄根、岗稔根、败酱草、鸡骨草、女贞子、墓头回、苦参等。

（五）灵芝药理与临床不一致的体会

1. 灵芝的药理作用可降酶

据药理研究报道，灵芝提取物具有抗肌炎作用。灵芝提取物能使小鼠肌肉组织中的肌酸磷酸激酶（CPK）受到保护，血清 CPK 和醛缩酶下降，而且灵芝提取物还能降低转氨酶（因肝炎）。

2. 灵芝的临床应用结果是升酶

笔者在临床中使用灵芝 30 g，加入经验方红斑汤中治疗多肌炎，一个月后复查结果，CK 不但没有下降，反而上升了。在治疗脂肪性肝炎时加入灵芝 30 g，不但肝区增加不舒，而且一个月后复查 ALT、AST、γ-GT，均上升。

灵芝的药理与临床不一致，可能是由于灵芝的成分非常复杂，有 100 多种单体。有的成分起这方面的作用，有的成分起另一方面的作用。临床上灵芝饮片是整体使用的，对于免疫病不利的成分占了优势。

黄芪也有类似的情况。因此，笔者将灵芝、黄芪作为肌炎的禁用药物。

3. 中医中药的复杂性

这从另一方面也说明了中医中药的复杂性。与西药不同，动物实验必须与临床相结合，药理作用必须与辨证论治相结合才能提高疗效。应先有临床，在临床有效的基础上，再用动物实验来加以验证。西药是化学合成的，成分单一，可以先做动物实验，后作临床验证。动物实验中先发现的结果，还必须得到临床的证实。这是由于动物实验是单一性的，而人体、疾病与中药饮片是复杂性的。动物实验有效，临床不一定有效。

(六) 皮肌炎长期随访病例

笔者长期随访的病例有 5 例，最长的是 1987 年的杨××，女，诊断为皮肌炎，现已有 50 多岁，泼尼松长期维持 15 mg/d，断断续续服用中药，只要停药 3～6 个月，就会出现乏力、酸痛、面红的症状，复查 CK 上升，服用中药后症状能较快地改善并缓解，CK 下降。因此，笔者建议她泼尼松长期维持，不增不减。中药也必须长期服用，可以短期暂停调整，但绝不可长期持续停服。患者就这样长期坚持了 20 多年，健康状况良好。

笔者另有一例随访 5 年多的患者，没有明显的症状。未服用任何西药，单用中药治疗 2 年多，CK 保持在 800～1 500 IU/L 之间。笔者观察并思考为什么会如此？很难解释。至第三年，CK 突然就下降至正常范围。可见中药治疗是要有一个长期积累的过程，这与水到渠成是同样的道理。

六、病例介绍

病例一 王××，女，38 岁，1992 年 3 月初诊(DM、RA、SLE 三病转化病例)。

一年前外院诊断为皮肌炎，已经服用了泼尼松(30 mg/d)与硫唑嘌呤。初诊时有肌酸、肌无力、雷诺现象、肿胀指、面部斑丘疹、上眼睑水肿性红斑，当时检查 ANA 1∶320，阳性，SSA 阳性，抗 PM－1 抗体阳性，抗 Sm 阴性，抗 ds－DNA 阴性。AST 120 IU/L，CK 1 180 IU/L，肌电图提示肌性损害，心电图正常。

【诊断】皮肌炎。

【辨证】肌痹。真阴不足，血热瘀滞，经脉痹阻，肌肤受损。

【治则】养阴清热，凉血化瘀。

【方药】经验方红斑汤加减。

生地 30 g，生石膏 30 g，黄芩 30 g，忍冬藤 30 g，苦参 30 g，金雀根 30 g，羊蹄根 30 g，鸡骨草 30 g，败酱草 30 g，黄连 9 g，广郁金 12 g，牡丹皮 12 g，赤芍 12 g，陈皮 6 g，佛手 6 g，甘草 3 g，大枣 12 g。

【加药】水牛角 30 g，秦皮 30 g，徐长卿 15 g。

【减药】鸡骨草，败酱草，牡丹皮。

【治疗过程】在维持泼尼松原使用量的基础上，服用中药，约 3 个月后 AST 下降，半年左右 AST 恢复正常，CK 下降超过 300 IU/L，肌酸、肌无力改善，面部和眼睑部红斑减淡，泼尼松开始减量，服 25 mg/d。

服药一年后 CK 下降至 56 IU/L，已正常。面部斑丘疹消退，上眼睑肿胀、红斑、手指肿胀均减轻，冬天仍有雷诺现象。泼尼松逐渐减量，半年后减至 15 mg/d，长期维持。3 年后雷诺现象、肿胀指、面部斑丘疹、上眼睑水肿性红斑等症状均已消除。每 1～2 年检查一次心肌酶谱，均在正常范围，病情稳定。

2000～2003 年中断中药治疗，只服用泼尼松 15 mg/d，2004 年 2 月发热，前来复诊，四肢关节疼痛，手指中节肿胀，双手僵硬，面部淡红斑，肌酸，肌无力轻，肌酶、肝肾功能均正常。ANA 阳性，抗 Sm 阳性，抗 ds－DNA 432 IU/L，阳性，抗 CCP＞800 RU/ml，阳性，RF＞400 IU/L，阳性。ESR 122 mm/h。血、尿常规无异常。

【诊断】RA＋SLE 重叠，由 DM 转化。

【辨证】历节＋红斑痹。真阴不足，血热瘀滞，经脉痹阻，诸节受损。

【治则】养阴清热，凉血化瘀，祛风化湿，温通经脉，温凉并用。

【方药】经验方红斑汤＋羌活地黄汤加减。

生地 30 g，生石膏 30 g，黄芩 30 g，忍冬藤 30 g，苦参 30 g，羌活 30 g，金雀根 30 g，羊蹄根 30 g，制川乌 12 g，白附子 15 g，葶苈子 30 g，白芥子 12 g，黄连 9 g，川芎 12 g，牡丹皮 12 g，姜黄 12 g，陈皮 6 g，佛手 6 g，甘草 3 g。

【加药】秦皮 30 g，徐长卿 15 g，虎杖 30 g。

【减药】羊蹄根，苦参，牡丹皮。

【治疗过程】在维持泼尼松 15 mg/d 原使用量的基础上，连续服用中药。在 5 年之内，病情逐渐好转，基本稳定。至 2008 年 4 月，复查抗 Sm 阴性，抗 ds-DNA 58 IU/L，阴性，抗 CCP＞42 RU/ml，阳性，RF＞14 IU/L，阴性。ESR 18 mm/h。血、尿常规无异常。肌酶正常。泼尼松 15 mg/d 维持。夜间疼痛影响睡眠时，服用扶他林片，没有使用 MTX、HCQ 等免疫抑制剂。

【按语】同一患者两个免疫病重叠或转化是常见的，但同一患者三个免疫病又转化、又重叠很少见。在泼尼松原维持量的基础上，经中医中药治疗后，皮肌炎、类风关、红斑狼疮先后都得到了控制与缓解，长期存活，生活基本自理。

中药是可以长期服用的，而且服用时间越长效果越好。

如果长期服用西药如何呢？病情得到控制缓解的患者很多，但最近前来就诊的患者中，有出现慢性中毒和严重并发症的情况。

病例二　孙××，男，45 岁，2001 年 5 月初诊（早期轻症逐渐演变加重的患者）。

脂肪肝，检查肝功能时发现 ALT、AST、γ-GT 均升高，并发现 CK 达 3 800 IU/L，有多肌炎家族史。患者没有肌酸、肌无力等临床表现。肌电图、心电图均正常。ANA、抗 ENA、抗 ds-DNA 全部阴性，肌肉活检无异常。血常规、尿常规、ESR、RF、CRP、IgG、IgA、IgM 均无异常发现。

【诊断】(1)脂肪肝；(2)高肌酶血症，多肌炎？

【辨证】真阴不足，湿热瘀滞。

【治则】养阴清热、疏泄化瘀。

【方药】经验方红斑汤加减。

生地 30 g，生石膏 30 g，黄芩 30 g，忍冬藤 30 g，金雀根 30 g，虎杖 30 g，岗稔根 30 g，鸡骨草 30 g，败酱草 30 g，黄连 9 g，柴胡 9 g，郁金 12 g，牡丹皮 12 g，赤芍 12 g，泽泻 12 g，陈皮 6 g，佛手 6 g，甘草 3 g，大枣 12 g。

【治疗过程】服药半年后，ALT、AST、γ-GT 均下降至正常范围。CK 下降至 2 700 IU/L。一年后复查上述有关抗体全部阴性。二年后复查 CK 下降至 1 200 IU/L，中止服药一年余。肌酸、肌无力症状逐渐加重。查 ANA 阳性，肌电图出现波形改变。

【明确诊断】多肌炎。

患者坚持不服用激素，并坚持工作。继续服用中药。原方去柴胡、泽泻、败酱草，加苦参 30 g，墓头回 30 g，约半年左右，CK 下降至 482 IU/L。由于墓头回煎药时太臭，只能去掉，改用败酱草 30 g。

2006 年夏患者发生痛风，足背红肿疼痛，难以行走，尿酸（UA）684 mmol/L，先治痛风，改服经验方复方马齿苋汤，2～4 周后，肿痛渐渐消退，UA 484 mmol/L。患者愿意长期服用中药，肌炎与痛风同时治疗。2007～2008 年两年中病情较稳定，间断服药。

【按语】脂肪性肝炎是肝酶异常，ALT、AST、γ-GT 升高，但 CK 不会升高。多肌炎是肌酶异常，CK、AST 升高，但 ALT、γ-GT 不升高。脂肪肝降酶比较容易，多肌炎降酶的难度就高得多了，尤其是 CK，传统的疏肝养肝、保肝降酶的治疗方法常常无效，就需要在清热药和化瘀药中进行筛选了。

第八节　风湿性多肌痛

风湿性多肌痛是一种常见的综合征。临床主要表现为颈肌、肩胛带肌、骨盆带肌肉和四肢关节疼痛，以及明显的晨僵。以中老年妇女为多。起病时可有低热、乏力，红细胞沉降率增速；γ-球蛋白增高，白蛋白降低。ANA、ENA、RF、HLA-B27 均阴性，肌酶正常。

一、病名、病机与治则

病名：本病中医相当于“行痹”“肌痹”范畴。

病机：脾肾两虚，风湿入络，血热瘀滞。

治则：祛风通络，清热化瘀，健脾补肾。

二、治疗思路与用药

（1）使用祛风通络、具有抗变态反应、消炎镇痛作用的中药治疗关节炎，如羌活、忍冬藤、青风藤、海风藤、威灵仙、岗稔根、五加皮、白附子、制川乌、姜黄、桑枝等。

（2）使用活血化瘀、具有抗血管炎作用的中药治疗血管炎，如当归、牡丹皮、川芎、郁金、鬼箭羽、生地、金雀根、虎杖等。

(3) 使用益肾健腰、具有提高激素水平作用的中药治疗腰酸背痛，如熟地、杜仲、川续断、骨碎补、淫羊藿、川牛膝、鹿角、龟甲等。

(4) 使用清热泻火、具有降温退热作用的中药治疗低热、发热，如生石膏、青蒿、生地、黄芩、金银花、知母等。

经验方有羌活地黄汤。

三、临床体会

1. 关于疾病

中老年妇女四肢关节痛常见的有骨关节炎、骨质疏松症、变应性关节炎、干燥综合征，以及风湿性多肌痛等。这些虽都属于风湿痹痛的范畴，但疾病的性质有很大的区别，必须进行鉴别，以免误诊。

2. 关于病名

关节肌肉酸痛，并为游走性者，可属于“行痹”范畴，也可属于“肌痹”范畴；但与多肌炎在性质与程度上有很大的区别。

3. 关于治疗

本病效果最好的中药是羌活。羌活发汗后很快就会有轻松的感觉，并且与麻黄、桂枝发汗不同，无汗出太多致虚脱的弊端，上火的反应也较轻，容易克服，可以使用至痊愈为止，复方使用可以增效。

有人说西药吲哚美辛也有发汗止痛使人轻松的感觉。是的，羌活有类似吲哚美辛的效果和作用。但吲哚美辛药性只有 7～8 小时，药性过去后仍然会酸痛不舒。长期服用会有各种不良反应。

羌活的即刻效果虽然不及吲哚美辛，但可以长期使用，效果会越来越好，剂量可用至 30 g。长期使用无不良反应。

四、西医治疗

常用免疫抑制剂 MTX＋NSAID 等，疼痛明显者可临时服用非甾体类抗炎药。虽然可以服用小剂量泼尼松等皮质激素，但尽量不要使用。

五、医案医话

(一) 关于诊断

风湿性多肌痛临床上较易误诊，应与变应性关节炎，颈椎、腰椎骨质增生症引起的颈肩、腰背酸痛相鉴别。ANA阳性者，还应与干燥综合征、未分化结缔组织病相鉴别。抗CCP阳性者，还可能是早期类风湿关节炎。因此必须排除了其他各种风湿疾病以后才能诊断。

（二）祛风湿药有很多，各有哪些特点？

不同的疾病性质不同，认识亦因人而异。风湿病关节常表现为酸楚疼痛肿胀，但不麻木。中医辨证风和寒会痛，热和瘀也会痛。风痛会游走；寒痛最剧烈；瘀痛如针刺；湿痛则酸楚重着。湿滞水滞则胀，气滞血滞也胀。麻木是风与气血不和。

许多患者开始是疼痛，疼痛减轻了逐渐变为酸痛、酸胀、酸重、酸楚。肌肉酸痛者由拒敲拒按的实证逐渐转化为喜敲喜按的虚证。但风寒湿热瘀是病邪，不可能虚实转化，能虚实转化的是体质和证型。

祛风湿药很多，没有一味能够像西药那样完全性止痛。中药只能减轻一些。但中药的功效与作用更丰富。其中寒痛以乌头效果较为显著，与白附子同用能增效。风痛以羌活效果较为显著，与独活同用能增效。湿痛以白附子效果较为显著，与姜黄同用能增效。热痛需清热，以生地、生石膏、忍冬藤、秦艽等为主。

止痛效果比较好的还有木防己，但剂量小了无效，大了胃痛、呕吐难以解决，只能放弃不用。青风藤以镇痛为主，但有胃痛、皮疹等不良反应。海风藤以除胀为主，与乌头、白附子、羌活同用能增效；与生地、忍冬藤等同用能增效。

马钱子、木鳖子属于剧毒中药管理范围。笔者过去用得很多，对镇痛有效，并且可以不用辨证，但尚显不足，须谨慎使用。

（三）为什么多使用制川乌，但很少使用草乌？

川乌是栽培的，草乌是野生的，二药同用能增效。笔者过去制川乌、制草乌各9～15 g，常常同用。临床经常看到抗炎镇痛的效果是增加了，但发麻和心悸的不良反应也增多了。自从某地制川乌、制草乌各9 g出了事故，笔者对于草乌就非常地谨慎了。

川乌、草乌的毒性成分是乌头碱，草乌较川乌含量更多，经炮制或久煮2小时以上，乌头碱绝大多数被破坏了，转化为无毒性的乌头原碱、乌头次碱等。但由于种种原因，如炮制或久煮不到位，乌头碱存留了一小部分；又或由于患者有心脏疾病等因素叠加，就有可能会出事故。因此笔者现极少使用制草乌。

（四）制附子与白附子有什么区别？

附子是川乌头的侧根，生附子的成分主要是乌头碱，有毒。《金匮要略》治疗风湿病使用制附子，治疗历节病使用制乌头。二者都是治疗关节疼痛的。《伤寒论》中有许多附子的方剂，都是治疗心血管疾病的。

历代医家将附子与乌头早就分开使用了，治疗心血管疾病使用制附子，治疗关节肿痛使用制乌头，沿用至今。临床比较，消除关节肿痛的效果制乌头较制附子更为显著。

白附子有祛风散寒除湿功效，有关白附与禹白附两种。上海中药房白附子配的是关白附，没有禹白附。关白附的成分主要是关白附素，不含乌头碱。炮制后的关白附 15 g 左右抗炎镇痛有效，与制川乌同用能增效，并且不良反应很小，是安全的。笔者对于轻一些的关节痛，常用剂量为 9 g，就能止痛，重一些的为 18～30 g，类风湿关节炎最严重的疼痛，关白附 30 g 与制川乌 9 g 同用，绝大多数患者的疼痛能够逐渐缓解。

（五）羌活与独活有什么区别？

羌活有祛风解表、化湿止痛功效，祛风湿、治疗关节肿痛的古方有羌活胜湿汤、九味羌活汤、大羌活汤、蠲痹汤，羌活都是主药。常用量 15～30 g，甚至更大的剂量，不但效果好，且无不良反应。部分患者药后汗多，这是祛邪外出的表现，发汗后患者全身的僵硬感会有放松的感觉。

羌活主要含挥发油，有发汗降温、抗炎镇痛作用，无不良反应。

独活有祛风化湿、通痹止痛功效，在祛风湿、治疗关节肿痛的古方独活寄生汤、三痹汤中都是主药。

中医传统认为独活走下，对于下肢疼痛，尤其是足跟痛，加入独活 12 g 能增效。羌独活习惯同用，各 12 g。独活剂量小了效果不明显，12 g 以上剂量大了有胃不舒、恶心反应。因此，笔者二药同用，经常是羌活 30 g，独活 12 g，并且加用和胃药。

独活主要含内酯和挥发油，也有发汗降温、抗炎镇痛作用，但剂量稍大即有不良反应，长期使用可能会有肝损害，对于原有慢性肝炎的患者，必须谨慎。独活还有光敏反应，光敏感者也不宜使用。

（六）为什么很少使用威灵仙、豨莶草、桑枝等中药？

祛风湿药很多，如威灵仙、豨莶草、秦艽、防己、青风藤、千年健、臭梧桐、透骨草、石楠叶、老鹳草、寻骨风、丝瓜络、海桐皮、扦扦活、桑枝、杨柳枝、柽柳、鹿蹄草、白茄根、伸筋草、络石藤等。这些中草药笔者以前都曾用过，治疗关节肿痛大多数药性和效果都较弱，有些全草类的中草药质地很轻，体积很大，药力更弱，现都是偶尔使用，或者煎汤外洗使用。

石楠叶、海桐皮、透骨草、秦艽，剂量小了效果不明显，剂量大了有明显的胃不舒、恶心反应；防己、寻骨风有肾毒性；秦艽太苦，剂量大了也有肾毒性。这些中草药因其不良反应，被淘汰不用了。臭梧桐煎药服药时臭气难闻，让人恶心，也被淘汰了。更臭的还有墓头回，恶臭。有的上海患者就曾说你们中医必须文明一些，有些中药煎药时臭气难闻、让人恶心、影响一家人和邻居的中草药是否可以不用。现代有煎好的颗粒剂，解决了煎药的问题，可以使用。

其中有些中草药笔者另有所用。如伸筋草、络石藤用于治疗痛风，扦扦活用于治疗蛋白尿，白茄根、老鹳草用于治疗慢性支气管炎、咳嗽等。

六、病例介绍

张××，女，60 岁。2007 年 9 月初诊(风湿性多肌痛)。

颈、肩、背、腰、髋部酸痛、全身板滞 2 月余。腰背部起床时僵硬明显，胃纳好，大便干结。脉濡，苔薄白。

【诊断】关节痛待查。(1)风湿性多肌痛？(2)颈椎、腰椎退行性关节炎？

【中医辨证】肝肾不足，风湿入络，瘀滞经脉。

【方药】经验方羌活三根汤加味。

羌活 30 g，海风藤 30 g，岗稔根 30 g，虎杖 30 g，姜黄 12 g，川续断 12 g，杜仲 12 g，当归 12 g，川芎 9 g，甘草 3 g。14 帖。

同时予以检查。

二诊：14 天后复诊，服第一帖药出了一身汗，大便通畅，全身感到放松，3 帖药后酸痛减轻了，7 帖后明显减轻。现活动自如，颈肩部位还稍有酸痛。

血常规、尿常规、红细胞沉降率、肝肾功能均在正常范围，RF、CRP、ANA、ENA 均阴性。X 摄片：颈椎有骨质增生。

【诊断】(1)风湿性多肌痛；(2)颈椎病。

原方 14 帖后可以停服，以后发作时再来。

患者说，第一次候诊 3 个小时，只看了 3 分钟，当时是有想法的，由于患者太多,因此,当时没有说出来。但想不到一帖药就有效果了,3 帖药就基本好了。

【按语】该病例为一轻症患者,其颈背肩臂酸痛与风湿性多肌痛和颈椎病都有关系。但其全身酸痛、板滞僵硬的症状与风湿性多肌痛更为密切相关。风湿性多肌痛也罢,颈椎病也罢,通过治疗都是能缓解的,但不是每一个患者都是数帖中药就能解决的,一般都需要有一个治疗过程,才会逐渐好转。

第九节 干燥综合征

口眼干燥综合征简称为干燥综合征(Sjögren Syndrome, SS),有口眼干燥、关节炎、皮疹,ANA 阳性、SS-A 阳性、SS-B 阳性,RF 阳性,红细胞沉降率增速等表现,常并发龋齿和腮腺炎。Schirmer 试验和唇腺活检可以确诊,并明确损害程度。部分患者与系统性红斑狼疮或类风湿关节炎重叠。

一、病名、病机与治则

病名:本病中医归属于"燥痹"范畴。

病机:真阴不足,血热瘀滞,经脉痹阻,津管液道堵塞,津液暗耗。

治则:养阴生津,清热通络。

二、治疗思路与用药

(1) 使用清热化瘀、具有抑制免疫复合物、抑制血管炎作用的中药,如黄芩、忍冬藤、金雀根、苦参、虎杖、羊蹄根、广郁金、牡丹皮等。

(2) 使用养阴生津、具有促进唾液腺、泪腺分泌作用的中药以治疗口眼干燥,如生地、生石膏、麦冬、玄参、知母、芦根、白茅根、南北沙参、玉竹、枸杞子等。

(3) 使用清热明目、具有消除眼炎作用的中药以治疗眼干涩和眼炎,如黄连、黄芩、金银花、密蒙花、青葙子、秦皮、决明子、石决明等。

经验方有红斑汤和生芦润燥汤。

三、临床体会

1. 关于疾病

干燥综合征为一结缔组织病；SS－A 阳性为继发性干燥综合征，SLE 患者 SS－A 阳性者较多，因而常有口干症状。SS－B 阳性为原发性干燥综合征。干燥综合征患者常常为 ANA 阳性，SS－A 阳性或 SS－B 阳性，但抗 Sm 阴性，抗 ds－DNA 阴性，抗 RNP 阴性。

口干、眼干和龋齿是非特异性的，必须检查相关的免疫抗体。如果抗体全部阴性，眼科诊断为干眼症，可能是干燥综合征的早期表现，也可能不是。

2. 关于病名

中医六淫都能致痹，但古籍中尚未查阅到“燥痹”的病名。在路志正教授主编的《痹病论治学》(1989 年)一书中，笔者曾在中医西医病名对照表中提出“燥痹”相当于干燥综合征。后路志正教授正式提出“燥痹”的病名相当于干燥综合征，影响较大，已得到中医风湿病同道们的公认。

3. 口眼干燥的病机

《内经》病机十九条中，没有燥气的病机。金代刘完素补充了一条燥气，“诸涩枯涸，干劲皴揭，皆属于燥。”但他只是作了燥的文字上的解释，尚不能作为燥的病机。

本病口眼干燥是由于唾液腺、腮腺、泪腺受损，分泌功能障碍所致。《内经》称为上液之道受损并堵塞。上焦口眼之津管液道受到了损害并堵塞。但是什么原因引起损害并堵塞的？《内经》提出是血积，即瘀血积滞；《诸病源候论》提出是热，说明这是瘀热引起了唾液腺、泪腺之分泌功能受到损害，并堵塞口眼之津管液道。瘀热是内生之邪。使唾液、泪液之分泌减少，流动受阻，甚至腺体萎缩，无液分泌，无液流动。因而患者口干眼干，吞咽困难，哭而无泪，有的患者腮腺肿胀，甚至发热。

4. 关于治疗

本病可单用中药治疗，疗效较好。笔者在过去十年中门诊治疗病例有二三百之多。非重症患者口干改善的效果较快、较好，一般 1～3 个月；眼干的效果慢一些，一般 3～6 个月，重症患者疗程更长，可能需要 2～3 年。

腺体的堵塞是免疫复合物和血管炎所引起，治疗免疫复合物和血管炎才能使腺体分泌、排泄通畅。

中医辨证为津管液道受到瘀热之损害并堵塞。治疗方法首先是清热化瘀，以祛邪为主，用以疏通津管液道。必须使用具有抑制免疫复合物、抑制血管炎作用的中药。同时使用养阴生津，具有促进唾液腺、泪腺分泌作用的中药。但仅仅养阴生津是远远不够的。这与温病发热之伤津脱液不同，温病没有腺体瘀热堵塞。本病必须清热化瘀。

经验方红斑汤、生芦润燥汤合用临床上是有效的，能较快地改善口干，但眼干需有一个较长的治疗过程。

四、西医治疗

本病西医无特殊治疗方法，需注意口眼卫生，使用人工眼泪。

有较重并发症者使用中小剂量泼尼松、免疫抑制剂、羟氯喹。

眼炎、腮腺炎继发感染者，可使用抗生素。

五、医案医话

（一）本病不同于温病秋燥证

《伤寒论》有热病伤津的证候，温病有秋燥证。古代中医由于没有输液条件，热病和温病患者在发热期间和康复期间非常干燥，演变成了燥证。治伤寒使用了急下存津的治法，仅仅是保存了体内残留的津液，但仍处于缺水干燥状态。治温病使用了甘寒濡润的治法，以促使体内产生津液，但非常缓慢。

《温病条辨》秋燥证是感染性疾病高热所引起的失水、脱水与电解质紊乱。温病秋燥证分上中下三焦。这与《内经》三焦为上中下三个部位不同，温病三焦是与水液、津液代谢，失水和电解质紊乱的严重程度有关。

上焦秋燥证有发热、咳嗽、咽痛等症，出现了伤津脱液症状，这显然与呼吸道感染性疾病发热损失水液有关。温病上焦秋燥所使用的方剂为桑杏汤、桑菊饮、沙参麦冬汤、清燥救肺汤等。

温病中焦秋燥证为各种传染病高热所引起的全身性的伤津脱液，有失水与营养不良情况，采用五汁饮、牛乳饮、玉竹麦门冬汤、玉女煎等。

温病下焦秋燥证为传染病高热控制后，在康复阶段出现严重的伤津脱液而动风痉厥，这是重症脱水与电解质紊乱所引起的神经中枢并发症。可选用三甲复脉汤、定风珠、专翕大生膏治疗。

伤寒和温病都是感染性疾病发热所引起失水之燥证，仅仅是伤津脱液。干燥综合征为免疫性疾病所引起之痹证，为瘀热引起之腺体堵塞，这是不同性质的疾病，二者不可混为一谈。在干燥综合征认识的起步阶段，怎么治疗，可以参考秋燥证的用药。但作为一名中医免疫病风湿病专家就不能长期停留在这个水平上。

（二）秋天干燥不是病

现代中医绝大多数已经看不到过去时代的温病秋燥证了。因此有的中医老师将秋天的干燥，作为秋燥证。这说明他们对于温病秋燥证不太了解。

在秋天干燥的季节里，天气逐渐转冷转燥。秋天不是传染病的高发季节，却是感冒、上呼吸道感染、肺炎的高发季节，这些疾病都可能有干燥的症状。许多慢性病阴虚内热，秋天也会加重干燥的症状，这在辨证上都需要考虑到。现代许多中医就笼统地称为秋燥证，但这不是温病秋燥证，也不是免疫病之干燥综合征。

在秋高气爽的季节里，人们感到皮肤干燥，口干多饮，大便干结等生理上的变化，这也是秋燥，在北方尤其明显。但这是秋天之干燥，不是疾病，这是个保健问题，多喝一些茶水或饮料以及多吃一些水果就可以改善。

（三）口干的辨证

中医对于口干的辨证有以下 4 个方面。

(1) 实火伤津：大多是指感染后高热伤津脱液而口渴，饮水后仍然口渴不解。即使输液后仍然有口腔津液不足而口干的感觉。

(2) 虚热伤津：大多是指慢性病有阴虚内热低热，津液暗耗，有口干症状；但检查没有脱水，也没有电解质紊乱。其重症是肾阴虚极，肾水亏损，津液干涸。这在慢性重病中可以见到，糖尿病和甲状腺功能亢进症中更多。

(3) 血热伤津：经脉瘀滞，津液阻塞而口干。这大多是免疫病 SS、SLE 之口腔津液不足而干燥。

(4) 脾胃湿阻：舌苔厚腻，口渴不欲饮水，这是脾胃湿阻而津不上润。这常在消化系统疾病中发生，在江南梅雨季节也常有，与干燥综合征基本无关。

（四）干燥综合征是津亏，但并不脱液

1. 伤津和脱液是两个概念

中医津和液是两个相近而不同的概念，津液常并在一起称谓，很容易混

淆。因此，伤津和脱液，生津和增液是两个概念。伤津脱液并称，也很容易混淆。

举例来说明：高热时输液、输电解质，补充了水分和营养后，纠正了全身性的失水和电解质紊乱。脱液已经得到纠正，各项指标也都在正常范围。西医认为已经恢复正常。但患者仍然感到口咽干燥，舌红而少津，这就是伤津未复，并且还会长期存在下去，服用生津中药后才能好转。

再举一例，鼻咽癌放疗后，患者口咽干燥，舌红绛而无津，这是严重的局部的伤津，但并没有全身性的失水和电解质紊乱，因而不需要输液和输电解质。

因此，输液纠正不了伤津，生津中药也纠正不了全身性的失水脱液。但生津中药能够纠正伤津。

2. 伤津与津亏也是有区别的

伤津是由于外邪的损伤而致津液不足，如感染后高热、放疗等。津亏是由于肾虚不足，内火较大而津液亏损，这是属于内伤性的。在一些慢性肾阴虚的患者中可以见到，如高血压、糖尿病等。

3. 干燥综合征津亏与秋燥证是两个概念

干燥综合征与温病秋燥证不同。伤寒、温病伤津与脱液同时发生。干燥综合征是津亏，免疫性损害是全身性的，津亏是局部性的，只有口眼病变而干燥，没有全身性的失水脱液，没有皮肤干燥，也没有大便干结、小便短少等症状；如没有并发症，一般也没有电解质紊乱。如有大便干结则属于习惯性便秘；如有小便短少是由于饮水不足，暗耗过多。饮水后可以解决。

为什么这样分析？因为中医书上，只有温病秋燥证和燥证，中医传统没有干燥综合征之疾病记载。因此，临床上常有中医将干燥综合征与燥证、秋燥证混为一谈。将伤津与脱液混为一谈。

（五）生津的四大方法

干燥综合征、红斑狼疮等免疫病之口干是少津、津亏、伤津，但并不脱液。治疗上只需要生津，而不需要增液。生津的中药既能改善口咽干燥，也能改善眼涩干燥。多饮水喝茶只能增多小便，解决不了干燥综合征之口干。

中医有四大生津方法：养阴生津，清热生津，酸味生津及化瘀生津。

1. 养阴生津

（1）养阴生津又称甘寒润燥，这是清初温病学派提出来的。吴鞠通《温病条辨》中有论“近代以来，惟喻氏始补燥气论，其方用甘润微寒；叶氏亦有燥气化火论，其方用辛凉甘润”。

喻氏为喻嘉言，有清燥救肺汤一方，以生石膏、麦冬、胡麻仁等为主药，用于治疗秋天肺燥发热之证，退热并生津。

叶氏为叶天士，有养胃汤一方，以沙参、麦冬、玉竹等为主药，用于治疗胃阴不足之口干少纳等症，只需要生津，不需要退热。

（2）《温病条辨》增液汤，生地、玄参、麦冬三药组成，以治疗温病发热之伤津脱液。三药虽能生津，但一碗药汤，仅有 200～300 ml，增液有限，尚不足以解决脱水问题，民间知道还需要多喝水和喝淡盐汤。藕、荸荠、生梨是五汁饮的主药，此外还有白茅根、橄榄等。对这些药食两用品的生津功效在《温病条辨》中虽早有认识，但在治疗本病时尚未得到重视。

清初的三位医家确立了中医燥气致病、甘寒濡润、养胃生津的理论和治疗方法，并将之运用于治疗温病发热之伤津脱液，这在当时是一重大创新。

（3）养阴生津包含了对肺胃肾上中下三焦之水液津液。增液汤三味药，玄参入上焦治肺，麦冬入中焦治胃，生地入下焦治肾。

可起到养阴生津的中药尚有很多，生地、麦冬、玄参、南北沙参、天门冬、玉竹、芦根、枸杞子等。这些中药生津功效的物质基础都是黏液质，为一种多糖类成分。大都具有促进外分泌腺体分泌的作用。其中生地、麦冬、玄参、南北沙参、天门冬还具有免疫抑制作用。这也成为本病的重要治疗药物。

（4）温病患者之方药对于干燥综合征虽不宜照搬，但具有重要的启发作用和参考价值。生津是共同的，两类病都需要生津。但干燥综合征与热病伤津而口干咽燥不同。本病生津是治标，而且养胃生津尚不能治疗眼干无泪，因而不能只依靠甘寒濡润的中药来治疗本病。

2. 清热生津

《伤寒论》白虎汤，生石膏与知母相配，治疗身大热、口大渴、汗大出、脉洪大，四大之症。笔者年轻时以为高热出汗后，由于失水，因此口大渴。只需要补充水液就可以了。后来才理解生津与增液不同，不仅仅是增液，还需要生津。

后来在临床中发现，对于发热患者采用了输液、输电解质后，热度已退，但患者仍然口干，使用了竹叶石膏汤后，口干才得到改善。这时才体会到，生石膏、知母不但有清火退热功效，二药还有生津解渴功效。《千金方·口病第三》，已有生石膏、知母同用治疗口干的记载。药理证实生石膏和知母具有促进唾液分泌的作用。

生地、生石膏、芦根，清热生津，临床效果最好，剂量都可用至 30 g。淡竹叶、葛根，有生津和止渴功效，《本草纲目》有载。

黄连苦寒，有清热燥湿功效，用于治胃肠肝胆疾病。《本草纲目》又记载有"甚益眼目"用治"眼目之病""治口疮""治痢及渴"，与干燥综合征、口腔溃疡的治疗相契合。治疗眼病和口疮可能与消除炎症有关，治渴与治疗消渴和口渴都有关。现已证实黄连具有促进唾液分泌作用和降糖作用。笔者治疗干燥综合征黄连是常用药，剂量一般为 9 g。

黄连既燥湿又治渴似有矛盾，怎样理解呢？指黄连消除了炎症部位的渗出，因此有燥湿的功效，与治疗口渴并不矛盾。

3．关于味酸生津与尿液 pH 值

（1）酸味药生津：酸味能增加唾液。《本草纲目》有乌梅"止渴"，五味子"生津止渴"的记载。酸梅汤的原料是乌梅，能生津止渴，虽没有动物实验，但民间是公认的。

酸药的主要成分是有机酸，如乌梅、山楂、五味子、金樱子、覆盆子、石榴皮等。这些中药酸收二便的效果是好的，改善口干咽燥也是有效果的，但对于改善干燥综合征的口眼干燥的效果虽然并不明显，却也有帮助。

涩味的如五倍子、诃子、椿根皮等，有涩收二便功效，没有改善口干咽燥的效果。

（2）不影响尿液 pH 值：对于肾小管酸中毒的患者，尿液 pH 呈酸性，西医是用钙剂和小苏打，虽然效果并不是很好，长期使用并没有看到对尿液 pH 的影响，但他们会说，酸性药是不可以使用的。

中药有机酸会加重尿液的酸性吗？临床上使用的是复方，既有酸性中药，也有碱性中药，并且是弱酸性、弱碱性。同一味中药可能既含有机酸，又含生物碱。到了体内究竟是什么情况，谁也说不清楚。只能观察其后果，对口干有影响，对胃酸也有影响，但并没有发现改变尿液的 pH 值，也没有发现加重肾小管酸中毒的病情。除非整方全部是酸性药或全部是碱性药。但没有一个中医医师会有开具这种处方的习惯，并且也是做不到的。

4．化瘀生津

活血化瘀用以疏通经脉血脉瘀滞，同时也疏通了津管液道，活血化瘀中药绝大多数是起着间接的生津效果。由于免疫病口眼瘀滞引起了分泌液排泄不畅和阻塞，因此，治疗上必须化瘀才能有效。这与温病不同。

清热化瘀药虎杖、羊蹄根既有间接的、又有直接的生津功效。虎杖、羊蹄根既能疏通经脉血脉，又能润肠滑肠，只要使用配伍得当，既促进肠液分泌，使大便软化，并且又不会引起腹痛、水泻。但若使用过量也有可能引起滑肠。中医将中草药引起的拉稀水泻名为滑肠，使用固涩药或停药就可以解决，这与炎症性腹泻不同。炎症性腹泻必须进行抗炎治疗。西医没有滑肠的概念，都作为腹泻对待，必须做大便化验，阴性者一般使用炭片治疗。但也有个别西医使用口服抗生素，腹泻会更加严重。

桃仁有化瘀润肠功效，但没有生津功效。

（六）疑问解答

1. 养阴中药滑肠便稀，是生津，还是不良反应？

服用养阴生津中药后患者常有大便稀薄，次数增多的情况，而口干却没有改善。这是为什么？是不是中药没有效果，反而产生了腹泻反应。

中医理论认为，甘寒呆胃，生津助湿。意思是养阴中药有胃肠道的不适反应，主要是影响食欲和滑肠便稀。这是由于这些中药促进了胃液肠液分泌，如果没有及时地排泄，就会引起分泌液积聚，这种情况中医称为湿滞、湿阻。这对于大便正常或干结的患者没有影响，但对于胃肠功能减弱的患者就会出现滑肠便稀反应。这不是胃肠道的感染性炎症，没有腹痛，粪便化验没有红白细胞。

能引起滑肠便稀的中药很多，主要是养阴药，以及部分清热药、祛风湿药和少数化瘀药。

2. 发生了滑肠便稀怎么处理？

干燥综合征由于口眼腺体有慢性炎症，唾液泪液排泄功能障碍。养阴生津药的作用短期内到达不了口眼腺体，就会集中在胃肠道腺体促进分泌而有滑肠便稀反应。大多数患者会自己适应而改善。部分患者待服药一段时期后，随着口眼腺体的炎症减轻消除，功能恢复，排泄通畅后，胃肠道功能也会随之而好转。因此，不主张停药，轻者可不处理，继续服药治疗；反应稍重者可加用固泻汤。

3. 关于固泻汤

对于引起较重的水泻的患者，为了减轻养阴中药滑肠反应，笔者创制了经验方固泻汤，与之一起使用，能较快地使大便成形，次数减少。

固泻汤中以固涩药为主，药性有温有凉，方中的黄连、石榴皮、金樱子也有生津的功效。水泻严重者，加用灶心土。

（七）关于部分滋阴药

1. 石斛、枫斗具有较好的生津效果，临床为什么不主张使用？

石斛、枫斗既有养阴生津，又有清热明目功效。石斛、枫斗中医传统记载较晚，清初温病学派才开始使用，用于三个方面：①温病伤津脱液；②平时内火口干者；③治疗目翳内障。

在干燥综合征的临床使用中发现，初始，能改善口干，时间一长，常常无效，有的甚至会越来越干。为什么？中医传统理论石斛养胃而生津。胃为津液之标，肾为津液之本，因而，石斛生津是治标不治本。

采用现代药理解释，石斛、枫斗既含黏液质，又含生物碱，能促进唾液分泌，并具有较强的免疫增强作用，因而短期内能改善口干；时间稍长，促进了抗体与免疫复合物的形成，加重了腺管堵塞，因而加重了干燥。

2. 炙龟甲

养阴中药大多数有生津功效，但有少数几味药，只养阴，不生津。

炙龟甲只有滋阴补肾而没有生津功效。对于免疫病临床观察下来是有效的，可以使用。

3. 炙鳖甲、天花粉

二药也属养阴药，但不是生津药。中医传统的鳖甲煎丸中有炙鳖甲，并且还是君药，用以扶正散结，治疗癥积体虚。仙方活命饮中有天花粉，用以扶正托毒，治疗疮疖正虚。二药在温病伤阴正虚时都可使用，如三甲复脉汤和养胃汤，用于滋阴扶正。

免疫病是体液免疫功能抗体亢进，与免疫功能低下的感染病和肿瘤相反。现代研究二药都不含黏液质，临床上没有改善口干的效果；并都含蛋白质，鳖甲蛋白和天花粉蛋白都具有抗原性，有明显的增强体液免疫作用，因而不宜用于治疗免疫病。

4. 西洋参

西洋参有益气养阴功效，含人参皂苷、黏液质等成分。黏液质具有生津效果，但人参皂苷能激活抗体，因此不宜使用。

（八）关于泻下药和润肠药

中草药的功效常常是多种多样的，既有养阴生津之药，也有只养阴而不生津之药。养阴生津药有润燥功效，但也有润燥而不生津的中药，如火麻仁、阿胶等。

泻下药如大黄、番泻叶、芦荟、玄明粉等，能使人便通水泻，这些中药通过促进肠液大量分泌，肠肌痉挛性收缩，从而发挥泻下作用，但这类中药临床并没有促进唾液泪液分泌的功效。

润下药如郁李仁、火麻仁、瓜蒌仁、桃仁、杏仁、芝麻、核桃仁等，均有润燥功效。这些中药均含不被人体吸收的脂肪酸，能促进肠液分泌，因而有润肠泻下功效，可作为温病秋燥证的胃肠润燥药。这类中药对于干燥综合征便秘患者使用是有益的，但对于改善口眼干燥临床效果并不明显。说明这些中药有润燥功效而没有生津功效，润肠而不润口，更不能润眼。

火麻仁在《本草纲目》中记载："先藏地中者，食之杀人。"说明火麻仁有小毒，现已证实火麻仁含少量毒蕈素，剂量过大能中毒。其他各药都是安全的。

阿胶性温，在治疗温病的复脉汤中作为润燥药，但对于干燥综合征并不适宜。

（九）固涩收敛药会涩津吗?

固涩中药有收敛功效，止汗、止泻、止血、敛气、敛神、涩尿、涩精、涩带、涩涎，是否还会敛津涩津?

固涩收敛药分两类，酸收和涩收。酸收的成分为有机酸，涩收的成分为鞣酸。这是固涩药的主要成分。这两类成分在许多中草药中普遍存在，但绝大部分药物中的含量很少，被其他的主要成分所掩盖而不发挥影响。

1. 酸味的中药

酸味生津，如乌梅、山楂、五味子、金樱子、覆盆子、石榴皮等。这些中药临床各有所敛，但不是什么都收敛。如五味子以敛气、敛神为主；石榴皮以止泻为主；金樱子、覆盆子以涩尿、涩精为主等；但这些酸味药都有生津功效。

这些酸味药大都性温，能生津但不养阴。对于干燥综合征这些酸味药笔者临床上是常用的，与清热养阴药同用，生津虽然较弱，但能增效；而且可以克服某些生津药所引起的滑肠便稀反应。

2. 涩味的中药

橄榄涩味，本草书上有"生津止渴"的记载。生活中也是常用来泡茶喝以解渴的。

涩味的中药如五倍子、诃子、椿根皮等，有固涩功效，以止汗、止泻、涩带等为主。其主要成分是鞣酸，临床上都不宜用于口眼干燥病证，而且都有不良反应。

灶心土，有收敛功效，是治疗便血的常用药。《大明本草》主“肠风”，笔者常用于固涩生津药引起的滑肠便稀反应，可减少肠道水液渗出。

固涩收敛药还有许多，临床各有所用，与本病关系不大，故不予分析。

（十）关于苔厚、湿阻与胃肠道不舒

1. 关于苔厚

本病是由于唾液减少，自洁功能减退而引起的舌苔增厚，不是脾虚湿滞。看舌质，如红，不论舌苔厚薄，都要用养阴生津药，而且要重用。绝不可一见舌苔厚就认为是湿重，就用燥湿药来治疗。

各种免疫病服用皮质激素后，有50%以上的患者会出现舌苔增厚。这种舌苔增厚不是湿重。这是激素引起的舌乳头增生，是厚而不腻，口干少津。绝不可使用燥湿的方法。用了燥湿药，会加重干燥，必须用养阴生津的方法，才会渐渐改善内热和干燥。

临床上曾见过红斑狼疮、干燥综合征患者，服用皮质激素后苔厚，有的中医误认为是湿重，使用了苍术、厚朴等燥湿药，结果是加重了口干，干得难受，甚至难以吞咽。

2. 关于湿阻

江南一带气候潮湿，夏季常见湿阻疰夏的情况，口淡乏味，口干不欲饮水，胸脘痞闷，舌苔厚腻。这是中焦湿阻，脾胃气滞，津不上润，不是津亏液少，更不是伤津脱液。这需要化湿燥湿，理气破气，为平胃散、苍术、厚朴、半夏等的适应证，用之能化去舌苔，改善口淡、口干的症状。这与干燥综合征的用药正好相反。

3. 关于胃肠道不舒

本病是口眼干燥，胃肠道不一定干燥。大多数情况下，本病并不侵犯胃肠道的腺体。如果患者服用了养阴生津药以后，大便稀薄，次数增多，可将养阴生津药适当减量，加入经验方固泻汤。炮姜、高良姜、石榴皮、芡实、乌梅、灶心土等温中固涩药能抑制肠液分泌与减少大便次数，而且不影响唾液分泌。

对于胃不舒需用和胃理气药的患者，可选用不太香燥的中药，如佛手、陈皮、枳壳、白芍、藿香等。有胃痛者可用川连、吴茱萸、望江南、藤梨根、高良姜、白豆蔻等。

(十一) 关于香燥温热药和利水药

燥湿药，如苍术、厚朴、半夏、天南星，应禁忌使用。半夏、天南星燥湿，理论上都知道，但在临床上常有误用的情况。尤其是干燥综合征痰多的患者，加入半夏、天南星是常有的情况，结果痰没有化去，却加重了口干。

燥证不宜用半夏、天南星，《本草纲目》有记载：天南星“燥湿除涎”。半夏“诸血证及口渴者禁用，因其燥津液也”。《明医杂著》记载：“有痰而口燥咽干，勿用半夏、天南星”。经过了 300 多年，很多的中医医师并不知晓这些禁忌。

现已证实苍术、厚朴、半夏、天南星具有抑制唾液分泌的作用。

香燥理气药，如砂仁、白蔻仁、木香、乌药、香附等，温热药附子、肉桂、桂枝、高良姜、干姜、丁香等，虽不禁忌，但能伤津，应谨慎使用。

中医利水药较弱，临床需要时可以常规剂量短期使用，但不宜大剂量使用，也不宜长期使用，更不宜峻药泻下，使水分排泄过多，会加重口干。这虽是常识，但临床还是有人会在无意中使用。

(十二) 腮腺肿胀的治疗

腮腺肿胀是干燥综合征常见的并发症，是血管炎所引起的免疫性腮腺炎。腺管阻塞后比较容易继发感染，从而引起感染性腮腺炎、唾液腺炎和泪腺炎。

免疫性腮腺炎与感染性腮腺炎都要结合使用清热解毒药。经验方为大青润腮汤。其中以黄芩、板蓝根、大青叶的效果最好，剂量都可用至 30 g。黄连、土茯苓、山豆根的效果也较好。

急性或慢性腮腺炎继发感染者，还可选用金银花、贯众、苦参等。外敷药可用金黄膏或六神丸，并用抗生素。

(十三) 目涩的记载和治疗

《诸病源候论》有目涩候的记载。目为“上液之道”“其液竭者，则目涩”。“若腑脏劳热，热气乘于肝，而冲发于目，则目热而涩也”。这段记载明确提出眼睛干涩与热与肝有关。肝热上冲，液道耗竭，会有眼干涩，甚则赤痛的症状。

干燥综合征泪液分泌减少，没有泪液，眼睛干涩，为免疫性炎症所引起，并常有继发感染，甚则眼睛红肿疼痛。

眼睛干涩较口干难治，见效较慢，需较长的治疗过程。为了改善眼睛的干涩和炎症，笔者常在红斑汤、生芦润燥汤的基础上，参合经验方秦皮密蒙花汤。

（十四）白细胞减少的治疗

1. 有三种不同的治疗方法

干燥综合征白细胞减少的患者较多，中医辨证为血虚。病因有热毒致虚、瘀毒致虚、药毒致虚三种情况。辨证有气血两虚，属于脾虚；肝血不足，属于肝虚；精血亏损，属于肾虚。治疗上有益气、养肝、补肾三种不同的方法。

2. 抑制抗体才会有效

干燥综合征白细胞减少是由于白细胞在周围血液中破坏过多所导致。辨证为热毒瘀毒损害。骨髓造血功能是正常的。因此，治疗上不是促进骨髓造血，而是减少破坏。是怎么被破坏的？是抗体的作用。因此，促进骨髓造血常常无效，抑制抗体才会有效。在清热化瘀的基础上，适当地促进造血。但是增强免疫，促进抗体的中药绝不可使用。

3. 补养精血

笔者主张使用柔肝养血与补肾填精的方法治疗。有些中药具有免疫抑制作用，如熟地黄、山萸肉、制首乌、麦冬等。炙龟甲、鹿角片具有促进造血作用，对于免疫抗体有一些影响，但作用不大。这些中药是笔者升白的常用药。

4. 女贞子、旱莲草

二至丸柔肝养血，治疗血虚头晕。女贞子、旱莲草二药具有升高白细胞与解毒作用，临床用于化疗后白细胞减少是有效的。对干燥综合征白细胞减少的效果虽不明显，但有帮助，笔者常与补肾填精药物同用。

5. 参芪和阿胶

党参、人参、黄芪、阿胶是中医补气补血的主药。具有促进骨髓造血的作用，对于骨髓抑制，造血功能减退的疾病，效果很好。但这些中药具有免疫增强作用，会促进抗体生成，对于免疫病非常不利，因而不宜使用。

6. 当归、白芍

当归有活血补血调经功效，白芍有疏肝养血功效，为四物汤的主药，临床根据需要是可以使用的。

（十五）关节炎的治疗

干燥综合征关节炎一般较轻，部分患者的关节炎较重。关节痛较轻者可用生地、忍冬藤、金雀根、岗稔根、青风藤、海风藤、五加皮等平和药治疗。

干燥综合征可与类风湿关节炎重叠，出现疼痛、肿胀、僵硬、变形。如类风湿关节炎的病情超过了干燥综合征，这时应以治疗类风湿关节炎为主，使用具有免疫抑制、抗变态反应、抗炎镇痛的中药。关节痛较重者可用白附子、制川乌、姜黄等热性的镇痛中药。

羌活、桂枝发汗，服后影响水液代谢，干燥综合征患者可能会更加干燥不舒。在与类风湿关节炎重叠，疼痛肿胀严重时，羌活还是可以使用的。

（十六）关于肝损害

干燥综合征常会发现肝功能异常，ALT、AST 轻度升高，TBIL 是正常的，排除了病毒性肝炎、脂肪性肝炎、药物性肝炎，以及慢性胆囊炎的影响，并且检查了抗线粒体抗体、抗平滑肌抗体，都是阴性，尚不能诊断为免疫性肝炎。说明这可能是干燥综合征引起的肝损害。此外，干燥综合征也有与免疫性肝炎重叠的情况。

肝功能异常必须治疗，降酶的中草药较多，笔者常用的有柴胡、郁金、连翘、黄芩、黄连、鸡骨草、败酱草、女贞子、虎杖、垂盆草等，都可以选用加入复方中。

（十七）关于并发症与重叠综合征

干燥综合征的并发症除了腮腺炎、眼炎等以外，尚有肾小管酸中毒、肺间质炎等，治疗上与其他免疫病是一致的。

干燥综合征除了与类风湿关节炎重叠外，常与系统性红斑狼疮、多肌炎、免疫性肝病、桥本甲状腺炎等重叠。一般情况下，红斑狼疮、多肌炎、免疫性肝炎较干燥综合征的病情更为严重。

养阴清热的红斑汤是治疗免疫病的基础方药。本病及红斑狼疮、多肌炎、免疫性肝病、桥本甲状腺炎都能适用。重叠综合征病情复杂，按其临床表现先治疗主要的损害。

（十八）弟子的总结

弟子宣静是本院口腔科主任，其硕士研究生论文“运用沈丕安教授学术经验治疗干燥综合征”，总结了笔者的经验方生芦润燥汤（即地芦润燥汤）的临床疗效。

治疗组为中药生芦润燥汤，对照组为西药羟氯喹，两组各 30 例。6 个月的

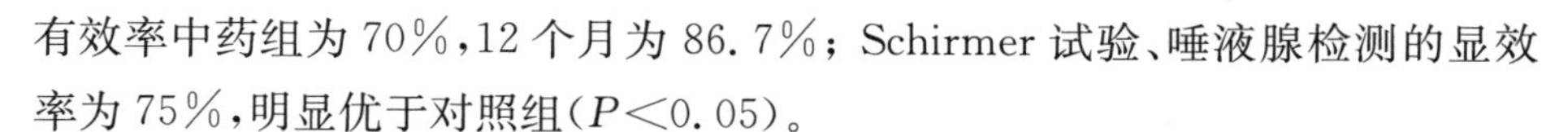

有效率中药组为70%,12个月为86.7%;Schirmer试验、唾液腺检测的显效率为75%,明显优于对照组($P<0.05$)。

弟子洪淥曾在《浙江中医杂志》上发表笔者干燥综合征的治疗经验相关文章。

六、病例介绍

病例一　张××,女,50岁(干燥综合征完全缓解)。

2000年4月初诊。四肢关节痛半年余,伴口干、眼干,检查红细胞沉降率70 mm/h,类风湿因子(RF)阳性,ANA 1∶40,阳性,抗SS-A阳性,抗SS-B阳性,抗Sm阴性,抗ds-DNA阴性。眼科Schirmer试验,泪液左5 mm/5 min,右1 mm/5 min,(正常值>15 mm/5 min),提示双眼泪液明显减少。口腔黏膜活检:唇腺淋巴细胞大量增生。

苔薄,舌红,少津。脉濡细。

【诊断】干燥综合征。

【中医辨证】燥痹,阴虚津亏,瘀热痹阻。

【治则】养阴清热,化瘀生津。

【方药】经验方生芦润燥汤合三根汤加减。

生地30 g,生石膏30 g,黄芩30 g,芦根30 g,北沙参15 g,五加皮30 g,忍冬藤30 g,金雀根30 g,虎杖15 g,牡丹皮12 g,川芎12 g,佛手6 g,甘草3 g。

【治疗过程】治疗3个月后,关节痛消除,自觉口腔和眼睛逐渐滋润,6个月后,眼科复查,双眼泪液均在10 mm/5 min左右。服用一年余,双眼泪液均在15 mm/5 min以上。查RF、ANA、抗SS-A、抗SS-B全部转为阴性,ESR 8 mm/h。临床完全缓解。中药服满2年,停止治疗。

2003年冬天,由于感冒后关节酸痛,前来复诊,眼科Schirmer试验正常范围,ANA 1∶20,弱阳性,抗SS-A、抗SS-B均阴性。上药服用14剂后缓解至今。

病例二　王××,女,44岁(干燥综合征并发腮腺炎)。

2007年3月来院就诊。口眼干燥已7~8年,诊断为干燥综合征。曾做过泪液分泌试验,双侧均为0,长期滴眼药水。口腔唇腺活检,12簇淋巴细胞增生。满口牙齿大多数已脱落。双侧腮腺反复肿胀疼痛,有时发热,需用抗生素。长期服用甲泼尼龙、羟氯喹等西药。上周发热一次,用抗生素后热退,但双侧腮腺肿胀疼痛,周围淋巴结肿大,疼痛,咽痛咽痒,咳嗽,有痰。

两周后复诊,化验报告:白细胞 12×10^9/L, ESR 69 mm/h, RF(-), ANA(+),抗 SS-A(+),抗 SS-B(+),抗 ds-DNA(-)。

苔薄,舌红,少津。脉细数。

【诊断】(1)干燥综合征,并发慢性腮腺炎;(2)上呼吸道感染。

【中医辨证】燥痹、痄腮。其本为阴虚津亏,瘀热痹阻;其标为外感风寒化热,表邪未净。

【治则】先治其标,宣肺止咳;待表邪净后,再治本病,养阴清热,化瘀生津。

【方药】经验方新咳汤加减。

炙麻黄 9 g,杏仁 12 g,象贝母 12 g,生石膏 30 g,黄芩 30 g,芦根 30 g,金银花 30 g,玄参 30 g,射干 15 g,炙紫菀 30 g,白毛夏枯草 30 g,莱菔子 12 g,白芥子 12 g,佛手 6 g,陈皮 6 g,甘草 3 g。

【治疗过程】3 帖药后咽痛、咳痰减轻,14 帖药后,上呼吸道感染及咳嗽基本治愈。但腮腺肿胀疼痛,淋巴结肿大依然存在。治疗改为养阴清热,化瘀生津。经验方芦根润燥汤合三根汤加减。

生地 30 g,生石膏 30 g,黄芩 30 g,芦根 30 g,板蓝根 30 g,大青叶 30 g,山豆根 12 g,忍冬藤 30 g,金雀根 30 g,羊蹄根 30 g,莪术 30 g,郁金 12 g,牡丹皮 12 g,佛手 6 g,陈皮 6 g,白豆蔻 3 g(后下),藿香 9 g,黄连 9 g,吴茱萸 3 g,甘草 3 g。

服药后胃无不舒,大便稀薄,2~3 次/日,无腹痛,感到爽快。连续服药 3 个月,腮腺肿胀疼痛、淋巴结肿大均有减轻。患者大便自然成形。服药 5 个月时,腮腺肿胀疼痛、淋巴结肿大完全消除,口干有好转,夜间不需起床饮水,夜尿次数减少。滤纸试验是 0 mm/5 min,还需要继续长期治疗,加强治疗眼炎的中药,减少治疗腮腺炎的中药。

生地 30 g,生石膏 30 g,黄芩 30 g,芦根 30 g,板蓝根 30 g,忍冬藤 30 g,金雀根 30 g,羊蹄根 30 g,秦皮 30 g,密蒙花 12 g,焦决明 30 g,郁金 12 g,牡丹皮 12 g,佛手 6 g,陈皮 6 g,黄连 9 g,吴茱萸 3 g,甘草 3 g。

可能还需要服药 3 年左右,病情才能进一步控制并好转。由于病程长,恢复到正常的可能性极小,包括抗 SS-A、抗 SS-B 的阴转也较难。

病例三　李××，男，18岁，2007年9月初诊(干燥综合征继发病毒性腮腺炎，并发睾丸炎)。

患腮腺炎已半月，在某三甲医院进行多种病毒测定，确诊为腮腺炎病毒。经西医抗生素治疗后，发热已退清，但右侧腮腺肿胀疼痛，淋巴结肿大，右侧睾丸肿胀、疼痛依然存在，介绍至笔者处诊治。检查ANA阳性、抗SS-A阳性、抗SS-B阴性、抗ds-DNA阴性。

苔薄，舌红，少津。脉细数。

【诊断】干燥综合征，继发病毒性腮腺炎，并发睾丸炎。

【中医辨证】燥痹、痄腮。其本为阴虚津亏，瘀热痹阻；其标为外感风寒化火。

【方药】生地30 g，玄参30 g，黄芩30 g，板蓝根30 g，大青叶30 g，山豆根12～30 g，金银花30 g，郁金12 g，牡丹皮12 g，赤芍12 g，白芥子12 g，半夏12 g，枳壳9 g，乌药9 g，黄连9 g，吴茱萸3 g，甘草3 g。

【治疗过程】经使用养阴清热、化瘀解毒的方药治疗一个多月后，腮腺、睾丸、淋巴结肿胀疼痛完全缓解，腮腺炎和睾丸炎治愈，随后继续治疗干燥综合征。

【按语】干燥综合征并发腮腺炎继发腮腺感染较常见，抗生素治疗后能迅速将发热消退，腮腺肿胀疼痛、淋巴结肿大均能减轻，感染性炎症好转，但免疫性腮腺炎可能会长期存在，转变为慢性腮腺炎。

病毒性腮腺炎好发于儿童，成年患者较少，必须确诊，否则很难与免疫性腮腺炎相鉴别。抗病毒是中医所长，中医辨证为热瘀痰毒，久则伤阴。中医中药有较好的效果。记得二三十年前也曾治愈过儿童和成年的病毒性腮腺炎。古方普济消毒饮加减是有效的方剂，可用板蓝根、大青叶、黄芩等，宜大剂量使用。

睾丸炎中医尚没有相对应的病证名称，病机为热瘀痰毒，治疗用药与腮腺炎是一致的。

病例四　李××，女，50岁。2009年3月初诊(干燥综合征肝功能异常)。

患者口干已有3年余，有时关节痛。2008年发生过一次左侧腮腺炎，西医诊断为干燥综合征。去年以来体检时发现ALT、AST升高，检查乙肝“二对半”均正常，HBV-DNA阴性，排除了慢性肝炎，服用了保肝降酶药，一度下降，但未降至正常，继而又升高。右胁偶有稍胀不舒，大便干结，小便短黄。患者曾服泼尼松 15 mg/d，由于肝区不舒而自行停用。

前来就诊时检查 WBC 3.5×10^9/L，PLT 120×10^9/L，ESR 52 mm/h，尿常规无异常，ANA 1∶1 000，阳性，抗 SS－A 阳性，抗 SS－B 阳性，抗 ds－DNA(—)，RF 88 IU/ml 阳性，CRP(—)，抗 CCP(—)。ALT 240 IU/L，AST 182 IU/L，TBIL 18 μmol/L，抗线粒体抗体(—)，抗平滑肌抗体(—)，眼科 Schirmer 试验，泪液左 1 mm/5 min，右 0/5 min，(正常值＞15 mm/5 min)，提示双眼泪液明显减少。唇腺活检淋巴细胞大量增生。

苔薄，舌红，干而少津。脉细数。

【诊断】干燥综合征，继发肝损害。

【中医辨证】燥痹、肝损。阴虚津亏，瘀热痹阻，肝络受损。

【治则】养阴生津，清热解毒，化瘀理气，疏肝通络。

【方药】经验方红斑汤、鸡骨草汤加减。

生地 30 g，生石膏 30 g，黄芩 30 g，忍冬藤 30 g，柴胡 9 g，郁金 12 g，白芍 12 g，金雀根 30 g，虎杖 30 g，败酱草 30 g，鸡骨草 30 g，岗稔根 30 g，芦根 30 g，黄连 9 g，陈皮 6 g，枳壳 9 g，佛手 6 g，甘草 3 g。

【治疗过程】停用保肝降酶之中西药物，全用笔者的中药治疗。治疗分为三步：

第一步以保肝降酶为主，兼治口眼干燥，28 帖时复查，ALT 40 IU/L，AST 36 IU/L，都已下降至正常范围。

第二步以治疗口眼干燥为主，兼以巩固肝功能。方药：经验方生芦润燥汤、密蒙花秦皮汤加减。

生地 30 g，生石膏 30 g，黄芩 30 g，忍冬藤 30 g，郁金 12 g，赤芍 12 g，金雀根 30 g，虎杖 30 g，秦皮 30 g，密蒙花 15 g，鸡骨草 30 g，岗稔根 30 g，芦根 30 g，黄连 9 g，陈皮 6 g，枳壳 9 g，佛手 6 g，甘草 3 g。

连续服用 3 月余，口干明显好转，关节痛基本缓解，复查肝功能正常，WBC 3.6×10^9/L，ESR 22 mm/h，RF 34 IU/ml。

第三步继续治疗口眼干燥，兼以升白，加强滋肾化瘀的药物。告知患者干燥综合征绝大多数患者的骨髓造血功能是正常的，白细胞减少是因为白细胞生存时间短所致，因此，白细胞减少很难上升，但并不影响健康。

【方药】经验方生芦润燥汤、地黄生血汤加减。

生地 30 g,熟地 30 g,生石膏 30 g,黄芩 30 g,山萸肉 30 g,鹿角片 12 g,郁金 12 g,牡丹皮 12 g,莪术 30 g,金雀根 30 g,羊蹄根 30 g,秦皮 30 g,青葙子 15 g,密蒙花 15 g,芦根 30 g,黄连 9 g,陈皮 6 g,佛手 6 g,甘草 3 g。

连续服用 3 月余,口干已缓解,眼涩有改善,复查肝功能正常,WBC(3.5～5.4)$\times 10^9$/L 之间,ESR 14 mm/h, RF 12 IU/ml。眼科复查 Schirmer 试验,泪液左 7 mm/5 min,右 5 mm/5 min,临床有显效。患者间断服用中药以巩固疗效。

第十节　进行性系统性硬化病

硬皮病分局限性硬皮病和进行性系统性硬化病(progressive systemic sclerosis, PSS)。PSS 临床表现有雷诺现象,皮肤或手指肿胀绷紧、增厚、变硬,关节痛、发僵,肌无力,甚则肌肉、皮肤萎缩。PSS 食管、心、肺、肾、肠等内脏有广泛性损害。IgG 轻度升高,RF 部分阳性,ANA 阳性;抗 Scl－70 和抗心磷脂抗体(ACA)均为标志性抗体,通常呈阳性;也有 HLA－B8 和 HLA－A9 相关抗原阳性。

一、病名、病机与治则

病名:中医归属于“皮痹”范畴。

病机:真阴不足,气血瘀滞,经脉痹阻,皮络受损。晚期则气血两亏,五脏俱损,五体俱痿,形削肉羸。

治则:养阴益肾,化瘀通络。对早中期患者可单用中药治疗,且中药效果较好。晚期治疗难度增加。

二、治疗思路与用药

(1) 使用养阴化瘀、具有免疫抑制作用的中药,如地黄、黄芩、忍冬藤、牡丹皮、川芎、赤芍、徐长卿、郁金、金雀根、羊蹄根、虎杖等。

(2) 使用化瘀软坚、具有抗纤维化作用的中药,如莪术、三棱、牡丹皮、川芎、赤芍、郁金、积雪草(又名落得打)、百合、山慈菇等。

(3) 使用祛风通络、具有抗炎镇痛作用的中药,如羌活、海风藤、岗稔根、白附子、姜黄、五加皮、威灵仙、独活等。

(4) 使用蠲饮消肿、具有消除皮肤肿胀积液作用的中药，如葶苈子、白芥子、桂枝、桑白皮、车前子等。

(5) 使用益肾补精、可提高体内激素水平的中药，如熟地、炙龟甲、鹿角片、肉苁蓉、淫羊藿、杜仲等。

三、临床体会

1. 关于疾病

由于抗 Scl－70 和 ACA 的阳性率很低，临床表现高度怀疑硬皮病，但抗体阴性，视其病情演变，诊断当以临床为主。另一种情况，在 SLE 患者的检查中有抗 Scl－70 阳性或 ACA 阳性者，但无硬皮病临床表现，复查抗体阴性。此种情况，只能随访，不能诊断为 SLE 伴有硬皮病。

2. 关于病名

“皮痹”的病名是经典的，现已得到一致公认。《素问・痹论》：“以秋遇此者为皮痹。”

《素问・四时刺逆从论》：“少阴有余，病皮痹隐轸，不足病肺痹。”可见皮痹有隐疹。少阴为手少阴肺经，皮痹为一实证，肺痹为一虚证。

3. 关于治疗

硬皮病进展缓慢，在祛邪的同时治本。可以尽量不用皮质激素，已使用激素者要慢慢地减量。

祛邪是指通过化瘀软坚、祛风通络、蠲饮消肿进行治疗，将风湿、水饮、瘀痰等内外之邪祛除，蠲化。这类中药很多，需选用具有免疫抑制、抗血管炎、抗纤维化的中药。如地黄、黄芩、忍冬藤、牡丹皮、川芎、赤芍、徐长卿、郁金、金雀根、羊蹄根、虎杖、莪术、三棱、羌活、独活、海风藤、岗稔根、白附子、姜黄、五加皮、威灵仙、葶苈子、白芥子、桂枝、桑白皮、车前子等。恰当长期使用上述药物，临床疗效较好。

四、西医治疗

(1) 血管扩张剂：主要作用是降压、扩张血管，有助于预防相关并发症。

(2) 胶原抑制剂：积雪苷为中药积雪草之提取成分，具有抗纤维化作用，有片剂和针剂等不同剂型。

青霉胺、秋水仙碱对皮肤硬化和微循环有一定疗效，但毒副反应较大。

(3) 皮质激素可用于早期皮肤水肿期患者抗炎退肿。此期中药疗效较好，一般可以不用激素。如病情复杂或病情较重，可激素与中药一起使用。

皮质激素能促进纤维化，因此中晚期患者不宜使用。

五、医案医话

(一) 关于皮痹与肺主皮毛

《内经》提出"肺主皮毛"的观点，是指风寒之邪外袭皮毛与上呼吸道和肺支气管的感染有关，与人体的免疫功能也有关。

《灵枢・经脉》:"手太阴气绝，则皮毛焦。太阴者，行气温于皮毛者也。故气不荣，皮毛焦……则爪枯毛折。"这一段文字记载说明皮毛焦枯和爪枯毛折与肺气不足、肺气虚绝，不荣皮毛有关。这是硬皮病后阶段可能会有的临床表现。

硬皮病肺主皮毛只是一个阶段，是在上呼吸道感染和肺支气管感染时，在有慢性呼吸道炎症时与之有关，并不贯穿硬皮病的大部分病程。

硬皮病有皮肤病变，进而皮下纤维、肌肉、肌腱等都会受到损害而出现萎缩。这在《内经》中已有认识，《素问・阴阳应象大论》:"地之湿气，感则害人皮肉筋脉。"

硬皮病有肺间质损害，是同一疾病的不同表现。《素问・痹论》・:"皮痹不已，复感于邪，内舍于肺。"这可理解为硬皮病出现肺支气管继发感染，或硬皮病伴发肺损害。继发感染可用肺主皮毛的观点来解释，肺间质损害用肺主皮毛的观点来解释是远远不够的。

硬皮病其标在肺。使用治肺的方法来治疗硬皮病也是远远不够的，这是对中医理论似是而非的片面性理解。中医风湿界同道在以前起步阶段时是这么认识的，20 多年过去了，风湿界的理论水平都提高了，可是非风湿病专业的中医同道还大多停留在初始认识水平上，教科书中也还有这样的观点。

(二) 硬皮病之本在肾

硬皮病久病虚弱，肿胀、硬化、萎缩三者常同时存在，因邪盛而致虚，其本在肾。

早期患者面目肿胀，手足清冷，冬天发白发紫，关节酸痛，但全身情况尚好，食欲、精神、行走、二便均无变化。肺脾肾三脏在逐渐地向虚弱方面演变转化，多以肾气不足为主。

晚期患者全身消瘦，面容憔悴，手足清冷且发白发紫，吞咽困难，动则气急。以五脏俱虚、肾不纳气、精血亏损为主。

（三）关于抗纤维化

硬皮病纤维化是全身性的，皮肤、纤维、肌肉、关节、血管、食管、肠管、肺、肾、心脏等组织，都会有纤维化病变。

（1）许多活血化瘀中药具有抗纤维化的作用，如牡丹皮、川芎、赤芍、徐长卿、莪术、丹参、三七、积雪草等。其中以莪术的效果较好，剂量可用至 30 g。牡丹皮、川芎、赤芍、徐长卿可配合使用。由于是慢性病，抗纤维化必须长期坚持。

三七由于含人参皂苷故不宜长期使用。为了止血等对症处理可以短期使用。

（2）积雪草含积雪草苷，能抑制胶原纤维，具有抑制纤维增生的作用；并有抑制皮肤溃疡，促进皮肤生长的作用。无不良反应，可以使用大剂量至 30 g。如果剂量更大，水浸泡后全草的体积过大，影响整个复方的煎煮，也不合适。

现已有积雪草苷片剂用于临床。

（3）接骨木具有消肿、镇痛与增进钙磷代谢的作用，虽然尚未证实是否具有抗纤维化作用，但与积雪草同用能增效。

（4）百合、山慈菇含微量的秋水仙碱，单用效果很弱，远不如化瘀药，可与化瘀药等同用。

秋水仙碱，理论上具有抑制胶原形成，抗纤维化作用，但如果使用西药秋水仙碱片，临床的实际效果又是如何呢？答案是不良反应大，疗效难以评说。因此，笔者按照传统认识，百合是作为润肺止咳药，山慈菇是作为软坚散结药使用。二药用以软化皮肤是否有效还需作长期观察。

（四）关于益肾

硬皮病其本在肾，肾阴不足，精气亏损，表现为低热内热、手指肿胀、皮肤绷紧、手足清冷等，晚期则有消瘦萎缩，动则气急。长期服用激素后血浆皮质醇水平低下，会加重肾虚损。

硬皮病治本以益肾养阴补精最重要。宜选用熟地黄、山萸肉、炙龟甲、制首乌、鹿角片、淫羊藿、肉苁蓉、锁阳、五味子、沙苑子、菟丝子等，以及蛤蚧、冬虫夏草等。

（五）关于消肿

消除皮肤肿胀必须祛除水湿，中医有一系列的治法，如发汗消肿、清热消肿、祛风湿消肿、活血化瘀消肿、利水消肿、蠲饮消肿、通便消肿。

（1）发汗：大剂量羌活能明显发汗，使人有轻松的感觉。麻黄、桂枝同用能发汗，但有加重内热的可能，如高血压患者则不宜使用。通过发汗排除水液从而消除肿胀的方法效果较弱。

（2）蠲饮：葶苈子、白芥子具有抑制血管通透性，使水液重吸收的作用。这是最直接的、比较有效的方法，但是作用非常的缓慢。

（3）化瘀：牡丹皮、赤芍、金雀根、徐长卿、接骨木、当归、丹参、红花等药，具有抑制血管通透性、消除炎症、减轻水肿的作用。笔者常用的为前四味活血药，因还具有免疫抑制作用。后三味当归、丹参、红花则较少使用，因与免疫抑制关系不大。

（4）清热：清热药青蒿、白薇、紫草、薄荷、金银花、连翘、鱼腥草、射干、土茯苓、黄连、黄芩、秦皮、白鲜皮、四季青、桑叶、蔓荆子、密蒙花等，以及养阴清热药生地、玄参等，均具有抑制血管通透性、抗炎消肿的作用。这些中药各有各的用处。笔者常用的为金银花、土茯苓、黄连、黄芩、秦皮、白鲜皮等。

（5）祛风湿：笔者常用的为羌活、独活、川乌、关白附、五加皮、海风藤、青风藤、菝葜、忍冬藤等。不常用的有草乌、桂枝、细辛、藁本、荆芥、防风、防己、秦艽、寻骨风、桑枝、豨莶草、茅莓根等。上述这些中草药均具有抑制血管通透性、镇痛消肿作用。

（6）利水：泽泻、车前子、桑白皮、茵陈等，既有抑制血管通透性、消肿的作用，并能通过弱的利尿作用，可增加水液的排出。

（7）通便：虎杖、羊蹄根、大黄有泻下滑肠功效，具有免疫抑制作用，并具有抑制血管通透性、抗炎消肿的作用。既能使血管减少渗出，又能使水液从大便中排出。

笔者不主张使用峻下药。泻下能取一时之效，次日仍然肿胀，久用则耗损正气。

笔者经验是以经验方红斑汤为基础，结合上述各种方法，选用具有免疫抑制作用、抑制血管通透性、消炎镇痛、消肿作用比较强的药物，能取得较好的消肿效果。

(六) 吞咽困难的治疗

硬皮病有吞咽困难者，其轻症可使用降气和胃，具有扩张食管平滑肌作用的中药，如旋覆花、炙苏子、广郁金、石菖蒲、木香、枳壳、乌药，以及小剂量厚朴等。

石菖蒲传统分类归属于醒脑开窍药大类，其宽胸降气功效常被忽略。石菖蒲 12～30 g，对嗳气、呃逆、吞咽困难有效，与木香、枳壳、厚朴同用能增效。

厚朴为破气燥湿药，对胃肠平滑肌运动具有双向调节作用，小剂量为兴奋作用，大剂量为抑制作用。在食管功能紊乱时，厚朴 3～9 g，与枳壳或枳实同用，就具有双向调节的效果。厚朴大剂量能抑制唾液分泌，患者会感到口干难受。

(七) 间质性肺炎的治疗

硬皮病有肺间质性改变，其轻症无症状，重症有气急症状。肺间质性改变与抗纤维化是一致的。

咳嗽痰多大都是在呼吸道感染时，以及在使用抗生素感染控制后，其咳嗽痰多的症状很难消除。慢性肺支气管感染又会加重硬皮病病情。这种情况当以治肺为主，控制了肺部病情，同时也就控制了硬皮病的进展。

咳嗽痰多不论是上呼吸道感染还是肺支气管感染，都应以祛邪外出为主，使痰液排出。经验方新咳汤和医院制剂新咳灵合剂，就有这方面的效果。方中的主药为麻黄、象贝母、黄芩、白毛夏枯草等。

硬皮病体内免疫功能紊乱，常容易导致呼吸道感染。在感染得到控制，咳嗽痰多基本缓解后，免疫调节的中药可适当地同时使用。选用养肺润肺药，如沙参、麦冬、紫菀、款冬、白前、百合、半夏、陈皮等。

经验方白毛夏枯草汤，即白毛夏枯草、合欢皮、碧桃干、江剪刀草各 30 g。笔者常用于治疗慢性咳嗽，痰多，如老年性慢性支气管炎、支气管扩张症、肺间质炎等，均有效。这四味药可入复方使用。

(八) 雷诺现象的治疗

硬皮病的雷诺现象早期即有，且比较重而顽固，需要长时期的治疗，可达 2～3 年，甚至更长的时间。应用中药凉血化瘀药治疗会慢慢地使病情好转。

雷诺现象的双手双足是清冷的。似乎要用温药热药，那为什么提出来使用清法。这必须看全身情况，其早期中期患者，有升火、口干、龈肿、咽痛等内热症状。中医辨证不是阳虚，而是风湿瘀热，脉络痹塞，阳气阻隔，不达四肢。因此，使用清热化瘀的方法，疏通络脉，引导阳气，达于四肢，这样才能有效。

硬皮病到了晚期，情况复杂，需要处理的问题太多，雷诺现象只能在病情稳定的基础上再予以考虑。

(九) 肺动脉高压的治疗

硬皮病并发肺动脉高压是重症的表现。肺动脉高压 50 mmHg 时可单用中医治疗，化瘀药莪术、三棱、郁金、牡丹皮、川芎、赤芍等必须是大剂量使用才能有效。如肺动脉高压大于 70 mmHg，宜中西医结合治疗。

六、病例介绍

病例一　张××，女，55 岁(局限性硬皮病)。

患者 1 年多来下腹部有一大片皮肤增厚，色素沉着，呈棕褐色，范围从脐周至两侧腰部，上下最宽处约有 5 cm。上海市某三甲医院活检，诊断为硬皮病，给服雷公藤多苷片，后发现肝功能有异常而停用。

其他部位皮肤无异常，无雷诺现象。ANA(—)，抗 ENA(—)，抗 ds - DNA(—)，RF(—)。血尿常规、ESR 均无异常。

【诊断】局限性硬皮病。

经笔者中医中药治疗，服药 1 年多，腹部增厚的皮肤逐渐变薄，后来平复，皮肤色素随之逐渐减退变淡，服药 2 年多，疗效巩固而停服。方药为：

生地黄 30 g，生石膏 30 g，黄芩 30 g，忍冬藤 30 g，金雀根 30 g，羊蹄根 30 g，接骨木 30 g，积雪草 30 g，莪术 30 g，郁金 12 g，牡丹皮 12 g，赤芍 12 g，白芥子 12 g，黄连 9 g，吴茱萸 3 g，佛手 6 g，陈皮 6 g，甘草 3 g。

病例二　张××，女，45 岁(系统性硬皮病)。

患者小关节疼痛，双手肿胀，晨僵，雷诺现象，面部绷紧 2 年余。2002 年 12 月在某三甲医院检查 ANA 阳性，ACA 阳性，抗 Scl - 70 阳性，抗 ds - DNA 阴性，RF 阳性，抗 CCP 阴性，ESR 55 mm/h，血常规、尿常规、肝肾功能均无异常，肺 CT 示肺纹理增多。诊断为系统性硬皮病。给予泼尼松 30 mg/d，羟氯喹 100 g/d。服药后小关节疼痛很快缓解，但面部肿胀绷紧加重。

2003 年 3 月前来就诊，当时查面部肿胀绷紧，没有皱纹，额纹、鼻唇沟浅，张口约小 1/3，面色暗红深褐，双手双足有雷诺现象，前臂前 1/3 至手指，双足踝以下至足趾均肿胀，皮肤绷紧，发硬。本院 ESR 29 mm/h，ANA 1∶320，阳性，ACA 阳性，抗 Scl－70 阴性，RF 阳性，抗 CCP 抗体阴性。患者要求服用中药后，激素减量。苔薄，舌红，脉细数。

【诊断】系统性硬皮病（早期）。

【辨证】皮痹（真阴不足，湿热瘀滞，皮络受损）。

【治则】养阴益肾，化瘀通络。

【方药】经验方红斑汤加减。

生地 30 g，熟地 30 g，生石膏 30 g，黄芩 30 g，忍冬藤 30 g，金雀根 30 g，虎杖 30 g，接骨木 30 g，积雪草 30 g，莪术 30 g，黄连 9 g，郁金 12 g，牡丹皮 12 g，葶苈子 30 g，白芥子 12 g，陈皮 6 g，佛手 6 g，甘草 3 g。

【减药】生石膏、虎杖。

【加药】羊蹄根 30 g，炮姜炭 12 g，芡实 12 g。

【治疗过程】服药后由于大便稀薄，次数增多，稍有加减。中药胃肠道已适应，羟氯喹由于目糊已一次性停用。6 个月后，复查 ESR 22 mm/h，抗体变化不大，皮质醇 152 nmol/L，泼尼松开始减量为 25 mg/d，以后每半年左右检查一次，病情稳定，泼尼松每半年减少 5 mg/d。

连续服用中药 5 年左右，双手双足雷诺现象已缓解，肿胀指、臂、腕皮肤硬僵有明显改善，2008 年，泼尼松已减量至 5 mg/d，建议终身服用，不宜再予减量。现中药仍在继续服用。

病例三　王××，女，32 岁（CREST 综合征）。

患者双手双腕疼痛，双手肿胀，晨僵，指端皮肤有小溃疡，雷诺现象 1 年余。反复的肺动脉高压，2004 年 3 月在上海某三甲医院检查 ANA 阳性，ACA 阳性，抗 Scl－70 阴性，抗 ds－DNA 阴性，RF 阳性，抗 CCP 阴性，ESR 68 mm/h，血常规、尿常规、肝肾功能均无异常，肺 CT 示无特殊表现。

诊断为 CREST 综合征。CREST 综合征是系统性硬化症的一种亚型。给服硫唑嘌呤、羟氯喹、美洛昔康。服药后小关节疼痛减轻。没有服用激素。

2005 年 11 月前来就诊，当时查面部肿胀及双唇暗紫，双手双足有雷诺现象，双手肿胀，有 4 个手指末端皮肤有小溃疡凹陷，双股部皮下有 5～6 处坚硬之钙结节，吞咽无改变。本院 ESR 28 mm/h，ANA 1∶320，阳性，ACA 阳性，抗 Scl－70 阴性，RF 阳性，抗 CCP 阴性。肺动脉高压 44 mmHg。苔薄，舌质暗红，脉细数。

【诊断】CREST 综合征。

【辨证】皮痹(真阴不足，瘀热阻滞)。

【治则】养阴益肾，化瘀通络。

【方药】经验方红斑汤加减。

生地 30 g，生石膏 30 g，黄芩 30 g，忍冬藤 30 g，金雀根 30 g，羊蹄根 30 g，莪术 30 g，赤芍 30 g，郁金 12 g，牡丹皮 12 g，鬼箭羽 30 g，黄连 9 g，吴茱萸 3 g，葶苈子 30 g，白芥子 12 g，陈皮 6 g，佛手 6 g，甘草 3 g。

【减药】生石膏、鬼箭羽。

【加药】徐长卿 12 g，白附子 12 g，姜黄 12 g。

【治疗过程】服药 1 个月后，复查肺动脉高压为 38 mmHg。继续服药，3 个月后，复查肺动脉高压为 28 mmHg，已降至正常范围。面部、双唇、双手暗紫也有好转。

患者关节仍然疼痛，方中加入了徐长卿、白附子、姜黄后，逐渐减轻。连续服用 3 年中药，双手双足雷诺现象明显好转。患者问臀部的钙结节能否治疗，回答这是无关紧要的，并且不可能有效，此后患者中断了治疗。

第十一节　多动脉炎

多动脉炎(polyarteritis)又名结节性多动脉炎，是中小动脉坏死性血管炎，血管壁内层、中层、外层三层均受累。部分患者沿小动脉有小结节，以及紫斑、网状青斑。系统型可有发热、关节痛、肌痛、乏力、多汗、体重减轻、高血压、血尿、蛋白尿等全身症状。化验检查可见 ESR 增速、RF 阳性、冷球蛋白阳性、ANA 阴性，常有 HBsAg 阳性。

一、病名、病机与治则

病名：本病属于中医“脉痹”范畴。

病机：真阴不足，血热瘀滞，血脉受损，络脉痹塞。

治则：清热凉血，化瘀通络。

二、治疗思路与用药

(1) 使用清热解毒、具有免疫抑制、抗变态反应作用的中药，如金雀根、忍冬藤、黄芩、黄连、苦参、虎杖、羊蹄根、大黄等，以控制疾病。

(2) 使用凉血化瘀、具有抗血管炎、抗栓塞作用的中药以治疗血管炎，如生地、牡丹皮、莪术、郁金、水牛角、赤芍、川芎、徐长卿、生蒲黄、羊蹄根、鬼箭羽、槐花米、生藕节等。

化瘀药对抑制并消除结节也有效果，如牡丹皮、莪术、郁金、生蒲黄、虎杖等。

(3) 使用清热泻火、具有降温退热作用的中药，如生石膏、寒水石、知母、青蒿、黄芩、金银花、羚羊角粉等，以治疗发热。

三、临床体会

1. 关于疾病

多动脉炎侵犯的是肌肉内的中小动脉，轻症为皮肤血管炎，重症为多脏器血管炎。血管壁内中外三层都有侵蚀，可见炎症、水肿、栓塞、坏死、结节，并有发热、内热、疼痛的表现。

血管炎是结缔组织病的病理基础，结缔组织病绝大多数有弥漫性微小动脉炎和静脉炎，多动脉炎侵犯的血管为中小动脉，可能有微小结节。SLE 侵犯的血管较多动脉炎更为微小、更为弥漫，但没有结节。

2. 关于病名

“脉痹”病名是经典的，已得到中医风湿病专家的公认。《素问・四时刺逆从论》：“阳明有余病脉痹，身时热；不足病心痹。”《素问・痹论》：“痹在于脉则血凝而不流。”《灵枢・经脉》：“手少阴气绝，则脉不通。脉不通则血不流。血不流则毛色不泽，故其面黑如漆柴者，血先死。”

从这三段经文阐述的内容可以得出以下结论：①《内经》是最先提出“脉痹”这一名称的著作。②心主血脉，实证为脉痹，有发热的症状；虚证为心痹。③脉痹可引起血凝而不流。④血不流可引起毛色不泽，面黑如漆柴。这些病况的描述，与多动脉炎相似。

3. 关于治疗

清热化瘀为第一治法。化瘀有清热化瘀与温通化瘀二法。本病为血热瘀滞，因此当用清热化瘀的治疗方法。常用药物有生地、水牛角、黄芩、金银花、忍冬藤、牡丹皮、郁金、赤芍、莪术、生蒲黄、金雀根、虎杖、羊蹄根等。

经验方有石膏退热汤、红斑汤、紫斑汤。

四、西医治疗

对系统型急重病例，以泼尼松或甲泼尼龙治疗为主。免疫抑制剂以环磷酰胺为主。泼尼松与环磷酰胺同用能增效。长期可中西医结合治疗，中药与泼尼松、硫唑嘌呤同用。

五、医案医话

（一）瘀血概念的最早记载

瘀血概念中医最早记载于哪部著作？《内经》有血凝、血泣、血结、血不流、血死等的记载，《素问·痹论》："痹在于骨则重，在于脉则血凝而不流。"《素问·五脏生成》："血凝于肤者为痹，凝于脉者为泣。"《素问·平人气象论》："血泣不得注于大经，血气稽留不得行。"《灵枢·周痹》："血结而不通。"《灵枢·刺节真邪》："脉中之血，凝而留止。"

《内经》没有瘀字的记载，只有血积的记载。

《神农本草经》最先有"瘀血"的记载，是最早提出"瘀血"概念的著作。大黄"下瘀血，血闭"。桃核"治瘀血，血闭"。

临床著作当以张仲景的《金匮要略》与《伤寒论》为提出"瘀血"和"瘀热"这两个概念的最早著作。

《金匮要略》第二十一条："此为腹中有干血着脐下，宜下瘀血汤主之。"并且认为瘀血就是干血。

《金匮要略》第六条："内有干血，肌肤甲错，两目黯黑，缓中补虚，大黄䗪虫丸主之。"这是瘀血临床症状最早的描述。

《伤寒论》第一百二十四条："瘀热在里故也，抵当汤主之。"其临床表现有"热在下焦，少腹当鞕满""有热""身黄""下血""如狂"等。这些临床表现为一急腹症，类似于急性出血性胰腺炎。

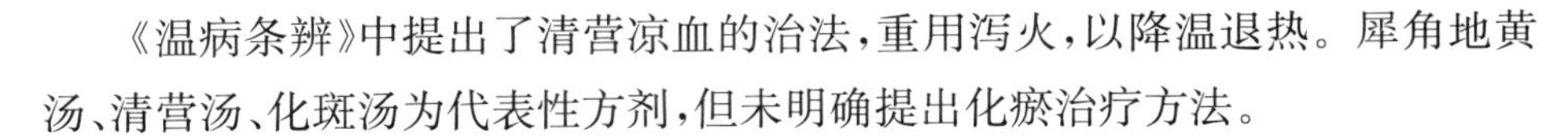

《温病条辨》中提出了清营凉血的治法，重用泻火，以降温退热。犀角地黄汤、清营汤、化斑汤为代表性方剂，但未明确提出化瘀治疗方法。

(二) 历代的化瘀方剂

历代的化瘀方剂约有30方。《伤寒论》《金匮要略》中化瘀的方剂有10方，其中6方为代表。《医林改错》有化瘀10方，其中6方为代表。历代著名的化瘀方有10方，其中6方最有名。30个化瘀方剂中18个为传统最著名的化瘀方剂，并各有其适应证。

1. 张仲景化瘀六方

抵当汤、桃核承气汤主治伤寒蓄血证，有发热、少腹疼痛、硬满等症状，为一组急腹症。《金匮》下瘀血汤、桂枝茯苓丸主治妇女闭经、腹痛、癥积等证。大黄䗪虫丸、鳖甲煎丸主治癥瘕积聚等证。

张仲景虽然已经提出了瘀热的概念，临床表现与治疗方药，但却没有提出清热化瘀的治法。化瘀六方的特点是化瘀有余，清热不足。依赖大黄一味药来清热化瘀是远远不够的。

2. 王清任化瘀六方

补阳还五汤主治中风后遗症。血府逐瘀汤主治瘀滞胸痛，与冠心病有关。通窍活血汤主治瘀滞头痛，与脑震荡后遗症有关。膈下逐瘀汤、少腹逐瘀汤主治瘀积腹痛、癥块等症。身痛逐瘀汤主治血痹身痛等症状。

王清任化瘀六方的特点是活血化瘀与温阳理气同用，起到温化寒瘀的效果。

3. 历代化瘀六方

历代传统著名的化瘀方剂尚有桃红四物汤、丹参饮、失笑散、温经汤、生化汤、复元活血汤6个方剂。主治内、妇、骨伤等科的疾病。

历代化瘀六方的特点是来自各家著作，不成体系，为各科疾病之临床需要。

上述的化瘀18方剂大多为温通化瘀或温清并用。18个方剂各有其适用范围，与免疫病血管炎关系都不大。

(三) 多动脉炎的治疗体会

(1) 发热：多动脉炎高热患者宜使用清热降温的方法。退热以经方白虎汤为基础的经验方石膏退热汤最为有效。生石膏的用量，高热为90 g，再加羚

羊角 0.6 g，低热为 60 g，内热为 30 g。生石膏需与青蒿、黄芩、生地、金银花等同用以增效。

(2) 血管炎：多动脉炎为瘀热痹阻，宜用清热凉血化瘀的治法，以古方犀角地黄汤与清营汤最为适合。犀角剂量很小就有退热、止血、化瘀的效果，但临床上已不能使用。凉血化瘀可用水牛角，与郁金、牡丹皮、赤芍、羊蹄根同用能增效。

(3) 关于水牛角：水牛角没有退热效用，但有凉血化瘀、止血的效用。剂量需要 30 g 以上，水牛角需先煎 2～3 小时以上才能显效，煎煮时间越长越好。水牛角饮片虽薄，如不先煎效果较差。水牛角研粉吞服的效果也不及煎汤饮服好。

中药必须在煮沸的过程中逐渐溶解于水，其有效成分转化为分子，服后才能吸收。中药饮片研细末吞服，在胃液肠液中逐渐溶解，也是能吸收的，尤其是挥发油成分吸收得更好。但生物碱、有机酸等许多成分，溶解吸收就差了。总的说来，传统以汤剂最好，丸剂较弱，古人说“丸者缓也”，就是难以吸收这个道理。

有人认为，水牛角研细粉吞服，全部进入体内，效果会更好。这是想象出来的。水牛角细末在体内能溶解吸收多少呢？你去看一看大便仍然是水牛角末。

有人说水牛角浸泡一天一夜，这也是想象的，浸泡时间再长还是清水一碗，什么都没有溶解。水牛角的煎液冷却后像果冻一般，很厚，这样的煎液才会有效。

(4) 具有免疫抑制作用的清热药、化瘀药可同用，如金雀根、忍冬藤、黄芩、黄连、苦参、金银花、莪术、郁金、生蒲黄、虎杖等。

(5) 不宜使用能促进凝血、促进血栓形成的中药。如白及、仙鹤草、紫草、紫珠草等，这些都是止血药。

紫草有清热凉血止血功效，从辨证论治宏观角度上治疗本病是对的，但紫草具有促进凝血、促进血栓形成作用，应谨慎，尽量不要使用。

(四) 免疫病须另制新方

既然缺少清热化瘀的治法与传统方剂，就必须另制新方。新方的思路与治则为清热凉血，化瘀通络。清热和化瘀的治法和用药与传统是相通的。其中一些药物可作参考并选用，尤其是参考温病常用的犀角地黄汤、清营汤、化斑汤。

新方剂所选用的中药不但有清热化瘀功效，并必须具有抗血管炎、抗栓塞、免疫抑制、抗变态反应、解热镇痛的作用。笔者的经验方红斑汤、紫斑汤，以生地、水牛角、生石膏、黄芩、秦皮、金雀根、羊蹄根、忍冬藤、牡丹皮、赤芍、莪术、郁金等药为主。中药的疗效虽然比较慢，但使用3～6个月或以上，病情就会逐渐好转。

六、病例介绍

多动脉炎临床少见，回顾数年前曾有少数病例前来服用中药治疗，都是已经使用了大剂量皮质激素冲击疗法后，急性期发热、疼痛、血尿等已经得到控制的病例。

患者，男性，30多岁。上海市某三甲医院诊断多动脉炎，大剂量皮质激素冲击疗法出院后，临床表现基本上缓解，仍有乏力，腿上紫斑。泼尼松龙40 mg/d，患者前来就诊的目的是激素减量，防止病情反复。

【中医辨证】脉痹（真阴不足，血热瘀滞，血脉受损，余邪未净）。

【治则】清热凉血，化瘀通络。

【方药】经验方红斑汤合紫斑汤。

生地黄30 g，生石膏30 g（先煎），黄芩30 g，忍冬藤30 g，金雀根30 g，羊蹄根30 g，水牛角30 g（先煎），鬼箭羽30 g，莪术30 g，郁金12 g，牡丹皮12 g，赤芍12 g，生蒲黄12 g（包煎），黄连9 g，吴茱萸3 g，佛手6 g，陈皮6 g，甘草3 g。

【治疗过程】连续服药2个月，腿上紫斑减少、减淡，泼尼松龙40 mg/d改为泼尼松龙30 mg/d。继续服用中药3个月。复查血常规、红细胞沉降率、尿常规、RF均无异常，ANA阳性，抗ENA、抗ds-DNA、ACA均阴性，血浆皮质醇低下，只有10 nmol/L左右（8:30 Am），在方中加入了炙龟甲12 g、鹿角片9 g、肉苁蓉12 g，3个月后血浆皮质醇逐渐上升至100 nmol/L以上，虽然还没有正常，但泼尼松龙已经可以减量。又经一年左右的治疗，病情稳定，泼尼松龙逐渐减量为15 mg/d。

【按语】多动脉炎急性发作期病情较重，患者一般都是先去西医院治疗的，即使直接来中医医院的患者，住院后对于系统型重症患者也是以皮质激素等西药为主治疗。中医中药宜用于轻中型的患者，以及病情比较稳定的门诊患者，服用中药，中西医同时治疗一段时期，然后将西药慢慢地减量。

长期使用皮质激素的患者，血浆皮质醇水平可能会低下，可用中药来提高体内皮质醇水平，但必须在病情稳定激素减量的阶段进行。宜以凉性的养阴清热药为主，如生地、熟地、玄参、水牛角、龟甲等，温性补肾药肉苁蓉、鹿角片可同用。

附：肺动脉高压

系统性红斑狼疮、干燥综合征、系统性硬化病、皮肌炎、多肌炎、混合性结缔组织病等，都可能会合并肺动脉高压，属于重症并发症。这是由于严重的弥漫性栓塞性微小血管炎所引发。心脏病也可能会引起，如冠心病、高血压性心脏病、肺源性心脏病都会合并肺动脉高压，从而出现胸闷气短的症状。心脏超声波可提示，肺动脉压力越高越难治。对于肺动脉高压 100 mmHg 以下的轻中度的患者，可服中药治疗，中医辨证为上焦瘀热，血脉阻塞，治以清热化瘀，以通血脉。

笔者的经验在红斑汤的基础上，重用化瘀药，以赤芍、郁金、莪术、葶苈子、鬼箭羽为最有效，用量均为 30 g，甚至可达 60～90 g。这是重症，非用重剂难以控制。笔者曾将患者高达 70～105 mmHg 的肺动脉高压降下来。但原发疾病 SLE 必须得到有效控制，才能继续治疗。

经验方有宽胸降压汤。

第十二节　贝赫切特综合征

贝赫切特综合征（Behcet syndrome）又名白塞病、白塞综合征。本病有口腔、生殖器复发性溃疡，眼葡萄膜炎，皮肤血管炎，红斑结节，浆膜炎，重者有脑膜脑炎等临床表现。上述 6 项中出现 3 项者可诊断，临床表现还常有关节炎、血细胞减少等。少数患者 ANA 呈阳性。

临床上常有不典型的患者，6 项中只有 2 项表现，诊断为不完全型贝赫切特综合征。

一、病名、病机与治则

病名：本病属于中医“狐惑”“口疳”范畴。

病机：真阴不足，风湿血热，脉络瘀滞。

治则：养阴清热，祛风化瘀。

二、治疗思路与用药

(1) 使用清热解毒、具有免疫抑制作用的中药以治疗口腔溃疡，如生地、黄连、黄芩、土茯苓、金银花、苦参、山豆根、射干等。

(2) 使用凉血化瘀、具有免疫抑制与抗血管炎作用的中药以治疗血管炎，如生地、水牛角、徐长卿、金雀根、虎杖根、羊蹄根、郁金、牡丹皮、赤芍、莪术、生蒲黄。

(3) 使用祛风通络、具有抗变态反应、抗炎镇痛作用的中药以治疗关节炎，如岗稔根、忍冬藤、海风藤、羌活、姜黄、白附子、独活、菝葜、茅莓根等。

(4) 使用清热明目、具有治疗眼炎效果的中药以治疗眼葡萄膜炎，如密蒙花、秦皮、青葙子、焦决明、菊花、桑叶、石决明、白蒺藜。

经验方有土茯苓汤、密蒙花秦皮汤。

三、临床体会

1. 关于疾病

贝赫切特综合征是临床诊断，缺少特异性抗体作为依据。现临床上多个部位的溃疡，包括口腔、咽喉、鼻腔、阴部、眼、食管、肠道的黏膜溃疡，以及符合6项诊断标准中3项以上的患者均较少见。大都是先看了西医，服用过激素或沙利度胺，成为慢性的、不典型的，反复发作，或者非常顽固的患者。口腔溃疡、阴部溃疡、下肢结节红斑、葡萄膜炎、关节痛是最常见的临床表现。

临床不典型患者，出现反复发作的口腔溃疡，下肢结节红斑，偶有关节痛，红细胞沉降率增速，抗体阴性。复发性口腔溃疡、结节性红斑、贝赫切特综合征，哪个诊断为宜？西医风湿病专家一时也会无法确诊，最接近的为贝赫切特综合征，如果ANA阳性，可确诊为贝赫切特综合征。

2. 关于病证

20世纪70年代，上海有一位著名的西医专家在学习中医后，提出《金匮要略》记载的狐惑病其临床表现有“蚀于喉”“蚀于阴”“蚀于肛”“目赤如鸠眼”（蚀，是“侵蚀、溃蚀”的意思），就是口、眼、生殖器三联溃疡综合征。张仲景较贝赫切特(Behcet)早发现了1800多年。

贝赫切特综合征属于中医"狐惑病"的范畴现已得到中医界公认。

3. 关于治疗

《金匮要略》载狐惑病治疗方三首：蚀于上部用甘草泻心汤；蚀于下部用苦参汤洗之；目赤如鸠眼用当归赤小豆散。

笔者常用的中药为生地、土茯苓、徐长卿、生蒲黄、黄连、黄芩、羊蹄根等。

经验方有土茯苓汤。

四、西医治疗

对有高热，严重的眼睛、大血管、消化道剧痛、便血、中枢神经损害者，应使用泼尼松 30～40 mg/d 治疗。

五、医案医话

近五六年中，笔者曾治疗贝赫切特综合征 30 多例，效果较好。

（一）关于口腔溃疡、阴部溃疡的治疗

口腔溃疡常见的有复发性口腔溃疡和贝赫切特综合征，为有痛性溃疡，红斑狼疮为无痛性溃疡。

对于只有口、眼、外阴、皮肤、关节、消化道损害的非重症病例，可单用中药治疗。《金匮要略》提出治疗狐惑病的泻心汤、苦参汤是有效的方药，《金匮要略》虽然没有提出治疗法则，但都是祛邪的方药，而不是补虚的方药。

中医辨证为热、湿、瘀，还可能有毒。因此，这四者都需要治疗。其治法应为清热化湿，凉血化瘀。选用的中草药，须具有免疫抑制、抗血管炎作用。

笔者的经验，常用的中药为生地、熟地、金雀根、羊蹄根、虎杖、土茯苓、徐长卿、黄连、黄芩、苦参、蒲黄等。

黄连、黄芩治疗口疮是传统用药。蒲黄治疗口疮在《本草纲目》中有治愈的病例记载。经验方土茯苓汤较其他方药见效快。

这些中草药均符合中西医药的双重机制，对这三种疾病的口腔溃疡都有效。

锡类散、六神丸有效；珠黄散的效果不理想。

（二）口腔溃疡继发感染的治疗

贝赫切特综合征口腔溃疡合并口腔病毒继发感染，疼痛加重、溃烂、疱疹。

生地、生石膏、大青叶、板蓝根、黄芩、苦参、黄连、金银花、连翘、焦山栀都能使用。大黄的效果较好。

局部用药的珠黄散、锡类散、六神丸对感染性口腔溃疡是有效的。

（三）关于眼损害

葡萄膜炎病情较重，视力下降，模糊，可能会因无法治愈而失明。轻症中医中药可能有效，重症都以激素治疗为主。尤其是眼局部注射，能迅速取效，但不持久，再发再用，剂量会越来越大。

笔者近几年诊治10多例由上海和武汉某三甲医院介绍来的葡萄膜炎患者。有原发性葡萄膜炎以及贝赫切特综合征、强直性脊柱炎、莱特尔综合征、韦格纳肉芽肿病伴发的葡萄膜炎。因此，在临床上有机会采用中医中药治疗，探索了一些清热化瘀、化湿解毒的方药，有一些经验和体会。

清热化瘀、化湿解毒的中草药有数百味之多，不是每味药都适用。其中只有具有免疫抑制、抗血管炎、抗眼炎作用的中草药才可能有效。

常用的中草药有生地、水牛角、徐长卿、生石膏、土茯苓、秦皮、黄芩、黄连、焦决明、密蒙花、青葙子、金雀根、羊蹄根、苦参、郁金、牡丹皮、赤芍、莪术、蒲黄等。其中主药的剂量为30 g，甚至更大。

经验方密蒙花秦皮汤治疗慢性葡萄膜炎就是逐渐摸索出来的。起效的时间虽然比较慢，但有效，而且服药时间越长，如3～6个月或以上，效果会越来越好。

密蒙花、秦皮有清热明目功效，是中医传统的治疗眼炎的中药，具有抗炎作用，剂量都为30 g。青葙子、焦决明、菊花、桑叶、石决明也属于这类中药，可选用以增效，但药力较弱。珍珠粉也可吞服。

密蒙花秦皮汤与经验方土茯苓汤同用，对于贝赫切特综合征多器官损害，经较长时间的治疗，会渐渐地有效。有的患者激素注射的剂量在减少，间隔时间在延长。

明目药石斛、枸杞子、菟丝子、白蒺藜等，所治疗的疾病多与视神经、白内障、青光眼等有关，与免疫性眼炎、眼溃疡关系不大。

千里光为治疗眼疾的传统中药，有清肝明目功效。千里光有肝毒性，很苦，易引起恶心，笔者早就不再使用。

（四）关于肠溃疡腹泻

明代《理虚元鉴》关于肠风便血载有：“治法如何？曰：不过散其风，燥其

湿，宽其肠，行其气，活其瘀，升其陷而已。”指出了治疗方向，但书中未提出健脾益气的方法。

肠溃疡腹痛腹泻，大便带血和黏液，或伴不畅。辨证应为湿热瘀滞为主。治疗上应以清热化瘀为主，同时既要通利，又要固涩，但不是健脾。

患者有腹泻、腹痛，常易辨证为脾虚。中医传统腹泻的辨证论治有十大类型、十大治法。健脾仅是其中之一法。

贝赫切特综合征肠溃疡腹泻有多种情况，辨证有多种类型。

1. 内热湿毒

炎症、溃疡及其所引起的肠功能紊乱，治疗重在针对炎症、溃疡，而不是功能紊乱。中医辨证为湿热湿毒，按清热化湿解毒的方法治疗，但还需要按其体质治以养阴清热。经验方土茯苓汤，药用土茯苓、秦皮、黄芩、黄连、生地、金雀根、羊蹄根等。

养阴药生地助湿滑肠，能用吗？患者的舌苔可能是薄腻的，舌质一般是红的，脉搏如果是偏快的，有的口气很重。说明患者的体质是阴虚内热，服用泼尼松的患者内热更重。生地使用后许多患者会感到大便通畅，略带稀薄，腹部有舒适的感觉。有的患者加用生石膏会感到更加舒适。

对肠溃疡有效的清热化瘀药物有土茯苓、黄连、黄芩、苦参、莪术、羊蹄根、徐长卿等。

2. 湿热气滞

患者既有腹胀腹泻，又不通畅，似为里急后重之症，辨证为湿热气滞。气滞是由于湿热湿毒引起的，治疗需在清热化湿解毒的基础上理气，而不是健脾理气。

不可按菌痢通因通用之法治疗，泻下药会关不住；也不能使用固涩法，固涩药会解不出，加重腹胀；更不能按脾虚泄泻辨证，参苓白术散不宜使用，黄芪更不宜使用。参芪会加重腹胀。

在经验方土茯苓汤中加入理气类中药，如木香、砂仁、枳壳、大腹皮、厚朴、佛手等。中成药纯阳正气丸有较快解除腹胀的效果。

部分大便不畅而腹胀患者理气药尚不能奏效，泻下药则可能会引起腹痛、水泻。笔者的经验采用滑肠的中药，如生地、羊蹄根、虎杖、五加皮等，患者大便通畅后会有轻松的感觉。如果滑肠泻下太过，则与固涩药同用，如芡实、石榴皮、金樱子等。煨诃子既滑肠泻下，又固涩大便，使用时较难恰如其分掌握。

3. 湿热瘀滞

大便带血和黏液，辨证为湿热瘀滞。按清热化瘀治疗，经验方土茯苓汤合红斑汤。

传统治疗湿热瘀滞腹泻的中草药，如绒线草、血见愁、地锦草、秦皮、辣蓼、地榆炭等，可选取加入。剂量都是 30 g。

白头翁有较轻的滑肠反应，大便不畅者较合适。

4. 湿热风毒

贝赫切特综合征有游走性关节痛，有风邪、湿邪、热邪、毒邪。风邪既可行于四肢，也可入于胃肠。因此古人对于腹泻有治风一法，常用药为荆芥、防风，并且需炒焦为好；尚有香薷、葛根、升麻、柴胡等，也是治疗腹泻的常用药，可与清热化瘀药等同用。

5. 关于中药滑肠

养阴清热中药可能会滑肠，大便次数增多，不成形，但患者一般无腹痛。亦可加用固涩药，经验方固泻汤，如炮姜炭、石榴皮、芡实、金樱子、灶心土等，但仅限于中药滑肠之用。

(五) 使用黄芪、党参、阿胶是误区

有些慢性患者，面色不华，便溏次多、乏力，中医辨证似为脾气虚弱，但这是反映患者的体质，并不是患者的病情。患者有肠道黏膜和外阴溃疡从而经常有腹痛腹泻以及其他表现，是湿热和瘀滞。要以治疗瘀热为主，而非参、芪之类健脾益气的适应证。

临床曾见到贝赫切特综合征有医按气虚辨证，重用黄芪 30 g，七帖后口腔溃疡迅速增多，疼痛加重，并新出现阴道溃疡、红斑、红眼。

也曾见到贝赫切特综合征慢性腹泻，有医按脾虚泄泻辨证，药用参苓白术散加减，重用党参、白术，3 帖后腹胀加重。

也曾见到贝赫切特综合征慢性腹泻，有医使用黄连阿胶汤，大便不畅难解，腹胀加重。

贝赫切特综合征并发血细胞减少，有医按气血两虚辨证，归脾汤加用阿胶。党参、黄芪、阿胶三药都是常规剂量，14 帖后血细胞没有上升，口腔溃疡病情加重。

这些都是辨证上的错误。贝赫切特综合征是湿热、瘀滞引起的，不是气虚、脾虚、气血两虚。病情控制了，改善了，以后再行处理血细胞减少和虚弱康复的问题。

（六）关于关节炎和结节红斑

抗炎镇痛中药温性较凉性的效果为好，但温药化火，会增加湿热内热，还宜谨慎观察，或用清药加以平衡。

复发性口腔溃疡加结节红斑可能是不完全型的贝赫切特综合征。二者都要治疗，结节红斑宜同用笔者的经验方红斑汤与土茯苓汤。

六、病例介绍

病例一　李××，男，31 岁（贝赫切特综合征多发性溃疡）。

2002 年 5 月初诊。多发性口腔溃疡已 6 年，曾有外阴溃疡，眼炎，关节痛。外院曾用泼尼松 30 mg/d 治疗，一度明显好转，当停服泼尼松后，口腔溃疡再次发作，疼痛，见左颊左舌黏膜牙龈以及会阴部各有 1 处溃疡。

苔薄白舌偏红，边有瘀斑，脉濡。

【诊断】贝赫切特综合征。

【中医辨证】狐惑病（阴虚瘀热）。

【方药】土茯苓汤加减。

生地 30 g，生石膏 30 g，金银花 30 g，土茯苓 30 g，金雀根 30 g，羊蹄根 30 g，徐长卿 30 g，黄芩 30 g，黄连 9 g，莪术 30 g，郁金 12 g，佛手 6 g，陈皮 6 g，甘草 3 g，大枣 15 g。

【治疗过程】服用 7 剂，口内已不疼痛。服药 2 个月，会阴溃疡愈合，口腔溃疡有明显好转。由于感到乏力，方中加入炙龟甲 12 g、川续断 12 g、杜仲 12 g，3 个月后口腔溃疡大多愈合，原最大 1 个溃疡明显缩小，体力恢复。共服药半年左右，溃疡全部愈合，身体健康，正常工作。

病例二　赵××，男，28 岁（贝赫切特综合征葡萄膜炎）。

2007 年 6 月初诊。患有口腔溃疡、后葡萄膜炎，视力逐渐下降 3 年余，经常反复发作，曾口服地塞米松治疗，只有短期的效果。现地塞米松口服已停用半年，经常眼内局部注射地塞米松，而且注射间隔时间越来越短。阴部没有病灶。

苔薄，舌偏红，脉濡细。

【诊断】贝赫切特综合征伴发葡萄膜炎。

【中医辨证】狐惑病(阴虚瘀热)。

【方药】经验方土茯苓汤合密蒙花秦皮汤加减。

生地 30 g，生石膏 30 g(先煎)，土茯苓 30 g，水牛角 30 g(先煎)，金雀根 30 g，羊蹄根 30 g，密蒙花 30 g，秦皮 30 g，徐长卿 15 g，黄芩 30 g，黄连 9 g，郁金 12 g，吴茱萸 3 g，佛手 6 g，陈皮 6 g，甘草 3 g。

【加药】青葙子 30 g，焦决明 30 g，牡丹皮 12 g，藿香 9 g。

【减药】生石膏、徐长卿。

【治疗过程】口腔溃疡 1 个月左右缩小，疼痛减轻；2 个月后口腔溃疡消除，疼痛缓解，但仍有反复。3 个月后视力模糊有了改善，口腔溃疡缓解期延长，发作时间缩短。半年后视力模糊进一步改善，感冒后口腔溃疡增多，随着感冒的治愈，口腔溃疡也随之而消除，1 年后口腔溃疡还会偶尔发作，但较小较轻，时间较短，容易消除，视力模糊也还有反复。笔者嘱咐患者需要坚持长期服药 3～5 年，口腔溃疡和葡萄膜炎有可能会完全缓解，但视力是否能恢复则很难说了。

第十三节　韦格纳肉芽肿病

韦格纳肉芽肿病(Wegener granulomatosis)是一种多发于呼吸道的弥漫性坏死性血管炎，如鼻腔、气管、支气管呈肉芽肿性血管炎表现。小静脉、小动脉及毛细血管都能累及，临床表现有鼻塞、鼻衄、脓涕、咳嗽、脓痰、发热、关节痛、中耳炎、眼炎、葡萄膜炎等。

肾脏血管炎可有蛋白尿与血尿。可见 ESR 增速，ANA 阴性，RF 阴性。鼻腔活检能确诊。

一、病名、病机与治则

病名：本病属于中医“肺痹”“痰核”范畴。

病机：真阴不足，风寒化热，热瘀痰毒，经脉痹阻。

治则：清热化瘀，化痰消肿。

二、治疗思路与用药

（1）使用大清气分之热、具有降温退热作用的中药以治疗发热，如生石膏、寒水石、青蒿、黄芩、知母、金银花、滑石、羚羊角等。

（2）使用凉血化瘀、具有免疫抑制或细胞毒、抗血管炎作用的中药以治疗血管炎，如生地、水牛角、郁金、牡丹皮、赤芍、莪术、苦参、金雀根、羊蹄根、虎杖、徐长卿等。

（3）使用清热解毒、清宣肺气，具有抗眼炎、镇咳化痰、开窍通鼻作用的中药，以治疗鼻腔、气管、支气管、眼的慢性免疫性炎症，如秦皮、密蒙花、黄芩、黄连、决明子、炙麻黄、杏仁、象贝母、川贝母、炙紫菀、蒸百部、白毛夏枯草、肺形草、鱼腥草、合欢皮等。

（4）使用化痰消肿、具有抑制滑膜血管通透性、抑制渗出的中药，以治疗痰涕积液，如葶苈子、白芥子、莱菔子、桑白皮、半夏、天南星等。

三、临床体会

1. 关于疾病

韦格纳肉芽肿病为一少见的自身免疫性疾病。病理基础为弥漫性血管炎，上、下呼吸道的肉芽肿性血管炎，坏死性肾小球肾炎。病情严重而难治，常因继发感染而死亡。中医尚没有本病相关治疗的报道。

2. 关于病名

本病临床以呼吸道症状为主，并有关节痛，笔者认为与《素问》中的“肺痹”这一病名比较符合。

3. 关于治疗

本病没有现成的治疗方法可以参照，笔者主张祛邪为主，即清热、化瘀、祛痰、解毒，同时适当益肾扶正。常用药有生地、熟地、黄芩、郁金、牡丹皮、赤芍、莪术、葶苈子、白芥子、半夏、天南星、象贝母、川贝母、白毛夏枯草、炙紫菀、秦皮、黄连、五味子等。

经验方有红斑汤与白毛夏枯草汤。

四、西医治疗

皮质激素与环磷酰胺联合治疗，能迅速控制病情和延长生命。

继发感染者及时使用抗生素。

五、医案医话

(一) 关于肺痹

《素问・痹论》记载:“肺痹者烦满喘而呕。”“淫气喘息,痹聚在肺。”《素问・四时刺逆从论》记载:“不足为肺痹。”可见肺痹有烦躁、胸满、气急、喘息、呕吐的症状,并为一虚证。

本病有顽固且严重的鼻炎、咳嗽、痰多、咯血、气急、关节痛等症状,并且没有硬皮病的皮肤表现。因此,笔者认为“肺痹”这一病名与本病较为契合。

(二) 关于虚与实论

韦格纳肉芽肿病的成因是热、瘀、痰、毒四者聚积胶结于肺,而为肺痹。患者肺气日渐闭阻,肾气随之而日渐虚损,为邪实正虚之重症。

(三) 关于祛邪与扶正

古人云邪去才能正安,邪不去则正不安,但扶正常能留邪。因此,本病当以祛邪为主。

选什么药?本病为难治之症。不下重药是不能达到效果的。以经验方石膏退热汤、红斑汤为主方。

发热患者用生石膏 60～90 g,同时辅以生地、黄芩、青蒿、寒水石。清内热以生石膏、生地药力最强,苦参、黄芩可以协助,并能解热毒;化瘀以莪术药力最强,郁金、牡丹皮可以协助,并能解瘀毒;化痰以天南星、半夏药力最强,并能解痰毒,紫菀、百部、葶苈子、白芥子可以协助。这些都是比较好的祛邪方药。

药性重还反映在剂量上。只要无肝肾等毒性,就用 30 g,胃肠道反应可用调和胃肠药来克服。

上述许多中药现代研究证实其作用机制为与免疫抑制和细胞毒作用有关,并有降温退热、抗血管炎作用。与西医西药的治疗机制是一致的。经过一段时期的治疗,病情可渐渐地好转。

(四) 本病如何扶正

补气还是补肾?笔者的经验是补肾。补肾的方药很多,不是壮阳,不是壮骨,不是补命火,而是滋肾阴,补肾精,纳肾气。选用炙龟甲、生熟地、川续断、杜仲、骨碎补、五味子等。

鹿茸、鹿角能用吗？只要辨证符合就能使用。

现代研究证实这些补肾药与提高肾上腺皮质功能有关，与西医使用皮质激素的机制是一致的。不同的是西药是外源性的，可以一下子提得很高，中药是内源性的，是促进人体肾上腺皮质功能，提高得很慢，需要有一个比较长的过程。

六、病例介绍

缪××，男，54 岁(韦格纳肉芽肿病)。

2005 年 3 月 3 日初诊。2001 年 12 月起由于咳嗽、气喘、泡沫痰、痰中带血于上海市某三甲医院就诊。CT 示：①气管上端右侧壁小溃疡改变；②两上肺多发性小结节影，左上左下背段支气管狭窄；③纵隔淋巴结肿大。肺活检病理报告：纤维条样物。鼻中隔活检病理报告：大量慢性炎性细胞浸润。左大腿肿物活检病理报告：慢性肉芽组织增生，淋巴细胞浸润，倾向脂肪结缔组织慢性炎性改变。诊断：韦格纳肉芽肿。治疗以泼尼松 50 mg/d，环磷酰胺(CTX) 100 mg/d，口服。病情有所好转。

患者就诊时见鼻塞、咳嗽、气喘、关节痛，泼尼松已减少为 25 mg/d，环磷酰胺 100 mg/d，从 2002 年 12 月服用至今。

当日查：尿蛋白(++)，BLD(+++)，Glu(++)。血常规无异常，ESR 13 mm/h。

苔薄白腻，舌偏红，脉细数。

【临床诊断】韦格纳肉芽肿病。

【中医辨证】痰核证(阴虚瘀热，痰毒损肺)。

【治则】清热养肺，凉血化瘀。

【方药】经验方红斑汤合白毛夏枯草汤加减。

生地 30 g，生石膏 30 g，黄芩 30 g，苦参 30 g，炙紫菀 30 g，蒸百部 12 g，金雀根 30 g，白毛夏枯草 30 g，葶苈子 30 g，白芥子 12 g，半夏 12 g，郁金 12 g，牡丹皮 12 g，石菖蒲 12 g，陈皮 6 g，佛手 6 g，甘草 3 g，大枣 12 g。

【治疗过程】7 剂后感冒不适，腹胀，便稀，有时左眼发泪囊炎。原方加吴茱萸 3 g、白豆蔻 3 g、黄连 9 g、炮姜 12 g、木香 6 g。服用后胃肠道无不适反应。泼尼松已减少为 20 mg/d，CTX 减少为 50 mg/d(1 片)。继续服用上方中药至

4 月 14 日复诊。复诊时咳嗽、气喘，关节痛均有所减轻。

5 月 19 日复诊：咳嗽、气喘明显减轻，关节痛缓解，但出现右耳鸣，双小腿发出片状红斑，稍痒，能自行消退。改方药用：生地 30 g、生石膏 30 g、黄芩 30 g、苦参 30 g、金雀根 30 g、天南星 30 g、生半夏 30 g、莪术 30 g、郁金 12 g、骨碎补 15 g、炙龟甲 12 g、生薏苡 30 g、五味子、藿香 9 g、陈皮 6 g、佛手 6 g、甘草 3 g、大枣 12 g。

药后耳鸣，小腿红斑消除，不咳，呼吸已平复。尿蛋白阴性，BLD(－)，Glu(－)。临床病情已缓解。泼尼松已减少为 15 mg/d，上方中药服至 2005 年 12 月，CT 复查示：①气管上端右侧壁小溃疡已消除；②两上肺多发性小结节影，较前片有好转。

门诊治疗一年，后因回福建老家中断治疗。

第十四节　结节性脂膜炎

结节性脂膜炎(nodular panniculitis)是一种原发于脂肪小叶的非化脓性炎症。结节或斑块好发生于臀部、大腿、腹部，有关节炎，可伴有发热，ESR 增速，CRP 阳性，γ-球蛋白升高，RF 阴性。有并发胰腺炎者，也有心肝肺损害者。

红斑狼疮、硬皮病等结缔组织病也可见脂膜炎的临床表现，并且常有钙化的情况，即皮下出现多发性钙结节。

一、病名、病机与治则

病名：本病属于中医“痰痹”“脂痹”范畴。

病机：真阴不足，痰脂瘀滞，络脉痹阻，胶着成结。

治则：清热化瘀，散痰消脂。

二、治疗思路与用药

(1) 使用清热化瘀、具有免疫抑制作用的中药以治疗脂膜炎，如生地、黄芩、忍冬藤、金雀根、羊蹄根、虎杖、苦参、土茯苓、川连、牡丹皮、广郁金、莪术、三棱等。

（2）使用软坚散结以及具有消脂作用的中药以治疗结节，如白芥子、天南星、半夏、决明子、莱菔子、猫爪草、七叶一枝花等。

（3）使用清热泻火、具有降温退热作用的中药以治疗发热，如生石膏、生地、黄芩、青蒿、羚羊角、知母、紫草、牛黄以及紫雪散、醒脑净、清开灵等。

（4）使用祛风通络、具有抗变态反应、抗炎镇痛作用的中药以治疗关节炎，如羌活、海风藤、五加皮、杨柳枝、西河柳、独活、白附子等。

三、临床体会

1. 关于疾病

原发性结节性脂膜炎并不常见。不明原因的高热，如伴有多发性结节，比较容易发现，如只有很小的单个结节，则需要非常仔细的体格检查，并进行活检，否则容易误诊。

本病有关节炎，属于风湿病范围，是否与自身免疫有关，尚无定论。红斑狼疮、硬皮病等结缔组织病可见脂膜炎的临床表现，可能与自身免疫有关。

2. 关于病证

本病既有痰核，又有关节痛，因此，病名为痰痹。

3. 关于治疗

在检查阶段，可先用中药治疗观察，按免疫病发热，可用生石膏、生地各60～90 g，黄芩、青蒿各 30 g，再加用羚羊角吞服。高热消退，可长期使用中药治疗。

慢性患者可单用中药治疗。

四、西医治疗

（1）急性发作期如用中药退热不佳，可用皮质激素治疗，予泼尼松 30 mg/d 左右，一次口服。

（2）中成药新癀片退热有一定疗效，可能与其含有吲哚美辛有关。

五、医案医话

（一）关于痰、痰痹和脂痹

中医痰的概念比较广泛，并有“怪病皆属痰”的说法。皮下结节为有形之痰，称为痰核，包括淋巴结肿大、类风湿结节、红斑结节、脂膜炎结节、脂肪瘤、神经瘤等。

本病病灶在脂肪，有多发性结节，属于痰核。患者既有痰核，又有关节炎。因此，笔者提出“痰痹”“脂痹”的病名，尚不明古代是否有痰痹、脂痹的记载。

（二）关于辨证论治

脂膜炎结节中医辨证为热、瘀、痰、脂、积、毒，结节是痰核，不是肿瘤。在治则上应以清热、化瘀、化痰、化积、消脂、解毒为主。

痰核与肿瘤软坚散结的治疗大方向是一致的，在选药上则有相同也有不同。其不同之处在于肿瘤是免疫缺陷病，需用免疫增强的方法治疗。脂膜炎是风湿病，虽然尚没有确定为自身免疫病，但脂膜炎西医是使用免疫抑制剂、皮质激素和硫唑嘌呤治疗的，而且不用免疫增强剂。因此，免疫增强的中药不宜使用。

患者急性发作期高热消退后，可能会有长期的低热。笔者的经验：一是必须使用控制发热的中药，如生石膏、生地、黄芩、青蒿、金银花等，并且剂量较大，低热退清后，减为常规剂量；二是必须使用具有免疫抑制作用的中药，如金雀根、羊蹄根、土茯苓、川黄连、牡丹皮、广郁金；三是使用消脂散结的中药，如白芥子、天南星、半夏等。

（三）关于泼尼松减量

结节性脂膜炎为少见病，急性高热期多就诊于西医。诊断明确后，必然使用皮质激素治疗，并且剂量较大。发热已退，皮下结节也随之消除。这时需要激素减量，这时部分患者会求治于中医。

当泼尼松口服至 30 mg/d 后，如果需要继续减量，必须符合两个条件：一是已经服用中药 2～3 个月，临床病情稳定，包括热度、血尿常规、ESR、RF、CRP 等均在正常范围；二是需要测定血浆皮质醇在正常范围。这样泼尼松才可减少 5 mg/d，以后每 2～3 个月减少 5 mg/d，至 15 mg/d 时，稳定 3 个月再次进行检查，正常范围者才可继续减量。

血浆皮质醇过于低下者需要服用补肾中药，以提高体内激素水平，上升并稳定后，才能继续慢慢减量，不能操之过急。药用熟地、炙龟甲、麦冬、鹿角、川续断、杜仲、菟丝子、淫羊藿等。

（四）发热的治疗体会

笔者看到的脂膜炎高热患者都是激素减量出现的反跳现象。在维持泼尼松原量的基础上，使用经验方石膏退热汤[生石膏 90 g（先煎），生地 60 g，黄芩 30 g，青蒿 30 g，金银花 30 g，生甘草 3 g，羚羊角 0.6 g（吞服）]，高热 1～2 天即可消退。

低热患者宜用生石膏 60 g，生地 30 g，黄芩 30 g，青蒿 30 g 等。

（五）关于狼疮性脂膜炎

狼疮性脂膜炎（LEP）是红斑狼疮的一个类型，又称深部红斑狼疮。LEP 治疗当以红斑狼疮为主。

近几年临床上诊治有多例红斑狼疮、类风湿关节炎、皮肌炎、硬皮病患者，都并发了脂膜炎。

脂膜炎需在红斑狼疮等原发疾病稳定的基础上，再予治疗结节。红斑汤中加用化痰散结的中药，如白芥子、莱菔子、天南星、半夏、莪术等。有的患者结节可能会消除，有的患者结节钙化，变得非常坚硬，不可能消除。

（六）关于脂膜炎钙化

脂膜炎钙化皮下会出现大量的钙性硬结节，临床曾遇到 10 多例。有一例 SLE 患者双侧腿股部多发性硬结节，高低不平。西医做了活检，病理报告是钙盐。皮肤破损后已 10 多年了没有收口，创口长期有结晶性钙盐流出，也消除不了，并容易继发感染。因此，脂膜炎钙化结节皮肤不可破损，只要不破溃，可不用治疗。

（七）关于并发胰腺炎

结节性脂膜炎并发胰腺炎者，可有腹痛、血清淀粉酶升高，可先治疗胰腺炎，降低血清淀粉酶，以清胆疏泄之法治疗，药用柴胡、黄芩、黄连、虎杖、白芍、木香、枳实、厚朴、生大黄、蒲公英等。可抑制炎症，扩张胆管，使胰液、胆液及早排泄出去。

（八）关于关节痛

关节痛患者宜选用性凉性平或具有降温效果的祛风湿药，不宜选用辛温辛热，或没有降温效果的祛风湿药。

不宜使用大辛大温的中药，如乌头、附子、肉桂、桂枝，因与辨证不符，服之容易上火。也不宜使用人参、黄芪、鳖甲、天花粉等，可能会诱发病情。

六、病例介绍

李××，女，22岁，1999年8月初诊(结节性脂膜炎)。

患者1999年6月高热40℃半月余，短时关节痛，发热待查入住某三甲医院风湿科，仔细体检时发现前臂有一花生米大小软结节，活检诊断为脂膜炎。ANA、抗ENA、抗ds-DNA都是阴性。诊断为原发性结节性脂膜炎。甲泼尼龙冲击后体温下降，改为口服甲泼尼龙(美卓乐)，至50 mg/d时出院。

【诊断】结节性脂肪炎。

【中医辨证】瘀痹。

【方药】先用石膏退热汤，后用红斑汤加减。

【治疗过程】出院后次日即找笔者诊治，低热，37.3～38℃，前臂有一小结节。服用美卓乐以及硫唑嘌呤。患者诉求，一是继续控制病情，二是激素减量。第一步将低热退清，方用石膏退热汤，服药一个月左右，低热消退，继用红斑汤，药用生地、生石膏、忍冬藤、黄芩、金雀根、羊蹄根、郁金、牡丹皮、甘草等。在病情控制的基础上，逐渐将美卓乐减量。共服用3年中药，激素全部停用，前臂小结节在不知不觉中消除。继服中药2年，病情稳定，至2008年，遇到家属说患者再未发病。

第十五节　嗜酸性筋膜炎

嗜酸性筋膜炎(eosinophilic fasciitis，EF)是以筋膜炎症和纤维化为特征的结缔组织病，病变在筋膜。受冷和劳累为诱因。初病高热，乏力，体重下降，可见四肢肢体酸痛、肿胀、硬化如软木状；可出现腕管综合征，皮色暗红，色素沉着，皮肤下有多发性小结节，高低不平，关节肿胀酸痛，屈伸受限，外周血中嗜酸性粒细胞明显增多，ESR增速，黏蛋白增多，γ-球蛋白、IgG、IgA、免疫复合物明显增高；RF和ANA一般阴性。无雷诺现象，一般不损害内脏，手指很少受累，这些与硬皮病不同。活检能明确诊断。

本病3～5年后部分患者能自行缓解。已服皮质激素者，服中药后，可慢慢减量，直至停用。中药可服至完全缓解。

一、病名、病机与治则

病名：本病属于中医“筋痹”范畴。

病机：风寒化热，瘀滞筋络。

治则：祛风化湿，凉血化瘀，壮筋通络。

二、治疗思路与用药

(1) 使用祛风通络、具有抗炎镇痛作用的中药，以治疗肢体酸痛，如羌活、独活、忍冬藤、岗稔根、青风藤、海风藤、白附子、威灵仙等。

(2) 使用清热凉血、具有免疫抑制与抗变态反应作用的中药，以治疗嗜酸性粒细胞增多和结节，如生地、金雀根、虎杖、羊蹄根、徐长卿、莪术等。

(3) 使用凉血化瘀、具有扩张血管、抑制血管通透性作用的中药，以治疗筋膜炎症，如水牛角、川芎、赤芍、牡丹皮、郁金、鬼箭羽、丹参等。

(4) 使用清热泻火、具有降温退热作用的中药，以治疗发热，如生石膏、生地、羚羊角、青蒿、地骨皮、知母、金银花、黄芩、黄连等。

三、临床体会

1. 关于疾病

嗜酸性筋膜炎为结缔组织病，主要病变在筋膜。发病率较低，有发热，关节、肌肉疼痛，血沉增速，易被诊断为变应性关节炎。皮肤下有结节，血中嗜酸性粒细胞明显增多，为其特征性表现。

2. 关于病证

筋膜一词见于《素问·痿论》“肝主身之筋膜”“肝气热，则胆泄口苦筋膜干，筋膜干则筋急而挛，发为筋痿”。

筋痹为经典风湿病，《素问·痹论》有“以春遇此者为筋痹”的记载。《素问·长刺节论》又载：“病在筋，筋挛节痛，不可以行，名曰筋痹。”

属于筋痹范畴的西医疾病有腱鞘炎、腕管综合征、腰背筋膜劳损、坐骨神经痛，以及嗜酸性筋膜炎等。

3. 关于治疗

本病可单纯用中药治疗。已经使用激素者，服用中药后可逐渐将激素减量，直至停用。激素停用后还需继续服用一段时间中药，以巩固疗效，防止病情反复。

四、西医治疗

(1) 小剂量泼尼松(10～15 mg/d)对初发病有很好疗效,但对慢性阶段疗效较差,对纤维化改变一般无效。

(2) 雷尼替丁和西咪替丁(甲氰咪胍)有一定疗效。

五、医案医话

(一) 关于嗜酸性粒细胞增多

嗜酸性粒细胞增多除见于嗜酸性筋膜炎外,尚可见于嗜酸性粒细胞增多症、过敏性皮炎、荨麻疹,并且也属于免疫病范围,但除嗜酸性筋膜炎外都无皮下结节及关节肌肉疼痛。

生地、金雀根、徐长卿、金银花、黄芩、黄连、羊蹄根、虎杖等具有免疫抑制与抗变态反应作用,服用一段时期后,嗜酸性粒细胞可慢慢下降至正常范围。

(二) 发热的治疗

高热待查阶段是中医的最好治疗机会。可使用大剂量的生石膏、生地、青蒿、黄芩、金银花等,绝大多数能使高热消退。羚羊角粉吞服能增效。

高热消退后继续中医治疗,可不用激素。

(三) 关节炎与小结节的治疗

可选用祛风通络中药,大剂量的羌活、忍冬藤、海风藤,以及白附子、姜黄、独活等,止痛可能慢一些,但可使关节痛缓解。疼痛重者可临时服用非甾体类抗炎药物。随着病情的好转,小结节会随之缩小而消除。

六、病例介绍

郭××,男,48岁,2004年7月初诊(嗜酸性筋膜炎)。

2004年5月发热,乏力,关节痛,臂痛,有一小串小结节1月余。由福建来沪医治,住入上海市某三甲医院,诊断为嗜酸性筋膜炎。当时血液嗜酸性粒细胞达30%多,计数为5.1×10^{9}/L。用甲泼尼龙后热退,疼痛减轻。

出院后即来笔者门诊,发热已退,乏力,四肢关节疼痛,双臂能扪及条索状肿胀之肌腱,上有一串小结节,有触痛。当时服用美卓乐30 mg/d,继续维持原量。血常规：嗜酸性粒细胞12%，计数为$3.2\times10^{9}/L$。

【诊断】嗜酸性筋膜炎。

【辨证】风湿瘀热，阻滞筋络。

【治则】祛风化湿，清热化瘀，凉血通络。

【方药】经验方红斑汤合羌活三根汤加减。

羌活30g，生地30g，生石膏30g，黄芩30g，忍冬藤30g，金雀根30g，岗稔根30g，羊蹄根30g，姜黄12g，川芎9g，陈皮6g，佛手6g，甘草3g。

【治疗过程】在沪服中药1个月，疼痛减轻，病情好转，开始美卓乐自行减量为25mg/d。处一方后回福建家乡继续服用。一年后再来上海复诊，关节疼痛、肌腱肿胀、小结节全部消除。血常规、嗜酸性粒细胞、ESR均正常。美卓乐最后用量为5mg/d，同意停用。

第十六节　强直性脊柱炎

强直性脊柱炎(ankylosing spondylitis，AS)有腰骶项背痛，足跟足趾、四肢关节肿痛，骶髂关节炎、脊柱强直，眼葡萄膜炎，红细胞沉降率增速，HLA-B27阳性，RF阴性等临床表现。

一、病名、病机与治则

病名：本病属于中医“肾痹”“背偻”“督脉病”“龟背风”“骨痹”范畴。

病机：肝肾素虚，风湿入骨，损害腰尻，肾督痹阻。

治则：祛风通络，补肾壮督。

二、治疗思路与用药

(1) 使用祛风通络、具有抗变态反应、抗炎镇痛作用的中药，以治疗关节疼痛，如羌活、川乌、白附子、忍冬藤、黄芩、独活、姜黄、威灵仙、细辛、岗稔根、金雀根、虎杖、徐长卿、青风藤、海风藤等。

虫类药可酌情使用。

(2) 使用补肾督壮筋骨的中药，以治疗脊柱炎腰骶疼痛，如生地、熟地、杜仲、川续断、狗脊、鹿角片、炙龟甲、骨碎补、淫羊藿、僵蚕、牛膝等。

(3) 使用蠲饮消肿的中药,以治疗关节肿胀积液,如葶苈子、白芥子、桂枝、炮姜等。

三、临床体会

1. 关于疾病

血清阴性脊柱关节病一类,包括强直性脊柱炎(AS)、牛皮癣关节炎、莱特尔(Reiter)综合征、反应性关节炎、肠病性关节炎、幼年慢性关节炎等。

AS 的临床表现,主要是骶髂关节炎和 HLA - B27 阳性,这是最重要的诊断依据。出现足跟痛、眼葡萄膜炎的患者须排除本病。

竹节状脊柱在近年患者中少见,与及时治疗有关。

2. 关于病证

本病中医用什么病名?焦树德教授先后提出了肾痹和大偻。这两个病名较为经典。现代专家还提出了肾痹、骨痹、大偻、背偻、督脉病、督脉痹等,笔者认为以督脉痹和背偻作为强直性脊柱炎的病名范畴较为恰当。

3. 关于治疗

本病中医治疗效果较好,可单用中药治疗。笔者诊治 20 余例,疗效满意。

治疗法则为祛风通络,益肾壮督。经验方鹿角壮督汤。常用药有羌活、川乌、白附子、忍冬藤、黄芩、姜黄、生地、熟地、杜仲、川续断、狗脊、鹿角片、金雀根、虎杖、徐长卿、葶苈子、白芥子等。

四、西医治疗

疼痛较重者可用非甾体类抗炎药。尽量不用皮质激素药和免疫抑制剂。如果已经用了皮质激素药、免疫抑制剂,如甲氨蝶呤(MTX),继续使用原剂量,中西药同用一段时间见效后,再将西药慢慢减量。

柳氮磺吡啶(SASP)为西医的常规用药,不良反应较多。服用中药后可在短时期内减量而停用。

五、医案医话

(一) 关于病证名称的探讨

中医风湿病专家曾提出多种病证名称,以下作一探讨。笔者认为下述证名以背偻和督脉痹作为强直性脊柱炎的病证范畴较为恰当。

（1）肾痹：《素问・痹论》记载："肾痹者，善胀，尻以代踵，脊以代头。"明代李念我《内经知要》注："尻以代踵者，足挛不能伸也；脊以代头者，身偻不能直也。"

肾痹为风寒湿三气损肾而引起痹痛，有弯腰屈背、足挛的症状。但肾痹的范畴较宽，不够精准，弯腰屈背的疾病也不止一种。

（2）骨痹：《素问・长刺节论》记载："病在骨，骨重不可举，骨髓酸痛，寒气至，名曰骨痹。"

骨痹与肾痹有虚实之别。《素问・四时刺逆从论》记载："太阳有余病骨痹身重，不足病肾痹。"可见，骨痹为有余之实证，肾痹为不足之虚证。骨痹与肾痹用于本病似都不太合适。

（3）大偻：大偻出自《素问・生气通天论》："开阖不得，寒气从之，乃生大偻。"偻为佝偻之意，大偻为背脊佝偻之症，但经文过于简略，不够精准。

大偻、肾痹、龟背风等所描述的晚期患者的病状，目前临床上已经难以见到。大量的是已经服用了西药，病情有所控制，但尚未缓解的患者。

（4）背偻：隋代巢元方《诸病源候论・背偻候》："风寒搏于脊膂之筋，冷则挛急，故令背偻。"背脊佝偻，为腰背弯曲变形的病状，可以是强直性脊柱炎晚期，脊柱结核后遗症的表现。背偻较大偻、肾痹、骨痹似更为接近，但还是不够精准。

（5）督脉病、督脉痹：督脉沿着脊柱正中行走，督脉病有腰背疼痛，强硬，功能障碍的症状。《素问・骨空论》："督脉为病，脊强反折。"晋代王叔和《脉经・评奇经八脉病》"此为督脉，腰背强痛，不得俯仰"。笔者认为督脉痹的病名更为符合。

（二）关于奇经八脉

强直性脊柱炎、未分化脊柱病、莱特尔综合征，中医辨证都是风湿入络，入于什么经络？这些疾病的病变部位为整个脊柱、颈项、腰背、骶髂、膝关节、内踝、外踝、足跟、足底、大足趾等，少数患者上肢关节也有累及。关节和周围软组织有疼痛、肿胀、僵硬，以及膀胱、眼睛的炎症等。这些都是奇经八脉分布的部位。由于脊柱不属于十二经脉，因此，采用十四经脉来解释，还不如综合在风湿入于奇经八脉来解释更为合理。

（三）关于祛风通络

本病先天不足，风寒湿热瘀痰毒损伤肾督，累及四肢关节经络，为7+1之病证。患者腰骶、腰背疼痛，或有四肢关节肿胀积液。治疗常用祛风通络之法，温阳化湿，蠲饮消肿，清热化瘀，视病情也常需结合使用。

1. 羌活和独活

羌活有祛风化湿、散寒通络之功效，具有抗炎镇痛作用。本病患者大剂量30～60 g，煎汤服用能轻微发汗，汗后的次晨，患者腰背和全身会有一种轻松的感觉，疼痛板滞僵硬均得到改善。出汗不多不必止汗，过多可适当减少剂量。

独活引药下行，膝踝、足跟疼痛的患者，加用独活能增效。中医习惯羌独活同用各12 g。独活剂量过大有胃不适反应，只宜常规剂量。羌活无胃肠不适，可以大剂量使用，不必拘泥于等量同用的老经验。

2. 乌头和白附子

制川乌与制草乌同用能增效，但中毒的风险也同时增加，宜常规剂量使用。

制川乌、关白附与羌活同用抗炎镇痛能增效，较川乌草乌同用安全。

关白附《本草纲目》记载有“小毒”，《大明本草》“无毒”。生关白附之乌头碱含量极少，炮制后基本上乌头碱完全破坏。其有效成分为关白附素，无毒。因此，制关白附毒性很小。笔者关白附常用剂量为12～30 g，无不良反应，不需先煎。白附子归入剧毒中药不当。

禹白附为天南星科植物，不用于治疗本病。

3. 青风藤和海风藤

青风藤有祛风通络功效，具有抗炎镇痛作用，大剂量偶有胃痛与药疹反应。笔者临床发现3例患者服用青风藤18～30 g出现了黄疸，转氨酶升高。说明青风藤有肝毒性。效果一般而毒性较大，因而就退出了笔者的临床。

海风藤药性较缓，镇痛很弱，但有助于消肿，无不良反应。常用剂量为18～30 g，在复方中与羌活同用消肿能增效。

4. 马钱子和木鳖子

对于疼痛较重者，加入生马钱子3 g煎服，能增强镇痛效果。木鳖子镇痛效果较弱。马钱子和木鳖子都属剧毒中药一类。笔者马钱子临床主要用于肿瘤疼痛，关节炎过去用，现已经多年不用。

木鳖子《本草纲目》记载：“无毒”或“有小毒”。临床使用木鳖子9 g煎服，未见明显不良反应，更无中毒反应。这说明当时的专家在讨论剧毒中药时既

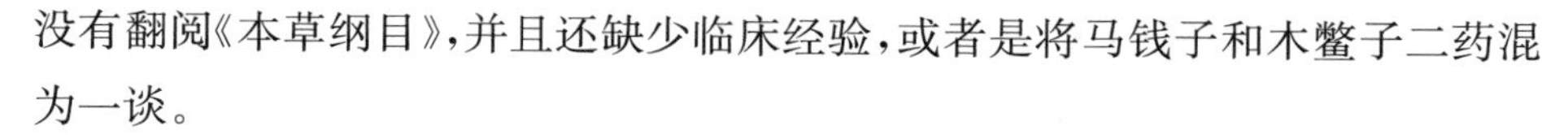

没有翻阅《本草纲目》，并且还缺少临床经验，或者是将马钱子和木鳖子二药混为一谈。

5. 蛇虫类药

全蝎、蜈蚣有一定的镇痛效果，蜈蚣、蜂房常引发过敏反应。曾有报道蜈蚣多条水煎服，发生了严重的中毒反应，甚至致人死亡。全蝎也有过敏反应的报道。笔者临床上曾发现使用蜂房发生了严重的过敏反应。蛇类药物无镇痛效果。有一些中医医师还以使用蛇虫类药治疗类风湿关节炎为其特色。笔者认为蛇虫类药可以使用，但必须扬长避短，利用其镇痛的一面，克服其不良反应的另一面。

（四）关于补肾壮督药

强直性脊柱炎患病之处相当于督脉经的部位。风湿入督，经气阻滞，任督失通，任督二脉经气流通，肾气充沛，则健康长寿。补肾壮督不但是重要的治疗方法，而且还有引经之用。

补肾中药很多，本病必须使用补肾壮督药为主，并使用引经入督之品。而非壮阳、填精、纳气之品。

1. 关于鹿角、杜仲、川续断、狗脊、牛膝

鹿角、狗脊、杜仲、川续断、牛膝，五药入督脉经或入任督二经，都有补肝肾、健腰脊、壮筋骨、祛风湿功效。

鹿茸入督脉经，为纯阳之品。壮督以鹿茸、鹿角片、鹿角胶为主，淫羊藿、仙茅为辅。

龟甲入任脉，为纯阴之品。补任以龟甲为主，巴戟天、补骨脂为辅。由于本病痹在督脉，不在任脉。不是任脉患病，这类中药可以不用。

长期服用鹿角片能消除脊椎酸冷的感觉，长期服用杜仲能消除各种原因引起的腰酸腰冷。鹿角、杜仲、川续断、狗脊四药同用，可改善脊酸脊冷、腰酸腰冷。

牛膝、独活引药下行，与鹿角、杜仲、川续断、狗脊六药同用，能改善膝酸膝冷、足跟足底疼痛。因为足跟足底是足少阴肾经的起止点，煎汤泡足能增效。

这些中药临床常用于脊柱疾病，包括强直性脊柱炎、莱特尔综合征、未分化脊柱关节炎、骶髂关节炎、髂骨炎，以及脊椎骨质增生症等，都有效果，尤其是改善腰酸腰痛的效果更加显著。

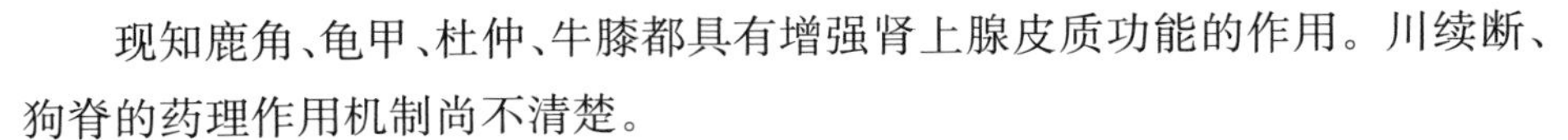

现知鹿角、龟甲、杜仲、牛膝都具有增强肾上腺皮质功能的作用。川续断、狗脊的药理作用机制尚不清楚。

2. 关于附子、肉桂、桂枝

附桂补益命门之火，是否宜用于本病？本病患者畏寒肢冷，为肾阳虚寒之证，对部分患者是适合的。现知附桂二药均具有增强肾上腺皮质功能的作用。

传统龟鹿入任督，附桂入命门。临床体会附桂治疗本病的效果不及鹿龟。因为本病是督脉痹阻，而不是命门火衰。

附子具有抗变态反应、抗炎镇痛作用。但其传统与临床习惯制附子以治疗心血管疾病为主，临床上对关节炎使用后也是有效的，其效果不及制乌头，也不及白附子，特殊需要才会三药同用，但这样容易增加毒性反应。

关节炎一般不用肉桂，而是使用桂枝。肉桂温阳散寒之力强于桂枝。本病二桂都是可以使用的。但二桂抗炎镇痛的临床效果不及制乌头、白附子，也不及羌活，并且容易上火，不适反应较多。

为了消除肿胀积液，桂枝、干姜或炮姜是常用的，上火可用凉药以平衡。

(五) 关于免疫

强直性脊柱炎为自身免疫病，与绝大多数的免疫病相同，需使用免疫抑制剂，而不是免疫增强剂。

1. 关于免疫抑制的中药

具有免疫抑制作用的中药有金雀根、徐长卿、虎杖、五加皮、忍冬藤、黄芩、细辛、川芎、莪术、生地、熟地等。中药的作用与西药不同，长期使用中药后不是将所有的免疫功能全都抑制了，而是逐渐地调整。患者不但抗体得到抑制，而其非特异性免疫功能、细胞免疫功能、分子免疫功能、补体免疫功能等都会得到调整，并逐渐地将人体的免疫功能调节至正常状态。

其中部分中药还具有抗炎镇痛等多方面的作用。

祛风通络的抗炎镇痛中药与具有免疫抑制作用的中药同用，能较快地控制炎症，减轻疼痛。

2. 关于益气药黄芪

关节炎患者大多瘦弱乏力，感冒后疼痛乏力加重。因此，中医普遍使用大剂量黄芪，用以增强免疫与改善乏力。据笔者临床观察，使用大剂量黄芪的患者，疼痛很难缓解，有的甚至会加重。

如果患者经常反复感冒，感冒后疼痛又会加重，为了减少这种不良情况，短时使用一些黄芪还是可以的，但需要有效就撤。

中药是复方使用的，其机制非常复杂，许多问题远远没有研究清楚。患者只要能够长期坚持服用中药，免疫功能就会得到调整，可以即使感冒也会越来越轻，越来越少，甚至长期不发生感冒，而并不在于是否使用了一味黄芪。

六、病例介绍

曾治疗强直性脊柱炎与未分化脊椎病 30 余例，服用笔者中药后，绝大多数患者的疼痛、僵硬能缓解。

病例一　林××，男，30 多岁，浙江人(强直性脊柱炎，单用中药治疗)。

2007 年初诊，腰背、颈项、髋部疼痛，晨僵，CT 示骶髂关节炎，HLA-B27 阳性。多家医院均诊断为强直性脊柱炎。已服用了 SASP＋MTX＋扶他林片，有反应而全部停用。并服用了一段时期中药，仍然疼痛。至笔者处就诊时，ESR 55 mm/h。

【诊断】强直性脊柱炎。

【辨证】背偻(肝肾素虚，风湿入骨，损害腰尻，肾督痹阻)。

【治则】祛风通络，补肾壮督。

【方药】经验方鹿角壮督汤合羌活地黄汤加减。

羌活 30 g，生地 15 g，熟地 15 g，鹿角片 9 g，制川乌 9 g，关白附 12 g，金雀根 30 g，虎杖 30 g，忍冬藤 30 g，黄芩 30 g，川芎 12 g，杜仲 12 g，川续断 12 g，狗脊 12 g，陈皮 6 g，佛手 6 g，甘草 3 g 等。

【加药】独活 12 g，姜黄 12 g，炙龟甲 12 g。

【减药】忍冬藤、虎杖、狗脊。

【治疗过程】服药 3 个月基本上不痛不僵了，遇天气变化时疼痛会明显一些，但也较以前为轻。ESR 下降为 32 mm/h。患者隔了 3 个月后又来就诊，据说住入某三甲医院，使用了进口的益赛普(注射用重组人Ⅱ型肿瘤坏死因子受体抗体融合蛋白)，花费 10 万多元。住院治疗时是不痛了，出院前复查 HLA-B27 阳性，CT 示骶髂关节炎，都没有变化。出院了 1 个星期，又疼痛晨僵了，而且较以前更重。

【按语】患者不经过这种折腾是不会完全相信中医的，这不是个别现象。

患者普遍认为中医是传统的，是调理的，甚至有些中医医生也是这样认为的。中医能治疗这种疾病吗？中药那么便宜，煎药又很麻烦，价廉能够物美吗？

这种疾病只能缓解，不能痊愈。可是患者总会抱着幻想，西医的方法是先进的、科学的，西医有可能会将疾病治愈的。这只能让事实来说话了。

可是最遗憾的是某三甲医院的中医医生不愿意抄一下有效果的中药方，却要患者使用益赛普，并说不用这个药是不会好的。患者问能治愈吗？HLA－B27能转阴吗？骶髂关节炎能复原吗？无法回答。

病例二　严××，男，22岁，2007年8月初诊（强直性脊柱炎伴发葡萄膜炎）。

腰痛4～5年，今年春天以来逐渐加重，腰背部晨僵，膝盖和足跟肿痛，影响行走，某三甲医院检查，HLA－B27阳性，CT示：骶髂关节边缘致密毛糙，间隙狭窄，提示骶髂关节炎。2006年开始视力下降明显，眼科检查双眼后葡萄膜炎，左眼较重。ESR 52 mm/h。

【诊断】强直性脊柱炎，伴发葡萄膜炎。

【辨证】背偻（肝肾素虚，风湿入骨，损害腰尻，肾督痹阻，瘀热损目）。

【治则】祛风通络，补肾壮督，兼以清目瘀热。

【方药】经验方鹿龟二灵汤合羌活三根汤、密蒙花汤加减。

羌活30 g，生地30 g，水牛角30 g，黄芩30 g，制川乌9 g，关白附12 g，金雀根30g，虎杖30g，秦皮30g，密蒙花30g，青葙子30g，杜仲12g，川续断12g，鹿角片9 g，葶苈子30 g，白芥子12 g，陈皮6 g，佛手6 g，甘草3 g。

【加药】熟地15 g，忍冬藤、独活12 g，姜黄12 g。

【减药】虎杖、鹿角片、葶苈子。

【治疗过程】服药14帖后腰痛晨僵好转，服药1个月后膝盖和足跟肿痛减轻，视力模糊稍有改善。服药3个月后，腰痛、膝盖和足跟肿痛、晨僵基本缓解。视力模糊有进一步改善。

患者服药至2008年8月，平时不痛不僵，天气变化时腰骶部隐隐酸痛，视力有改善，复查：ESR 15 mm/h，眼科检查左眼后葡萄膜炎明显好转，右眼基本恢复正常。患者还在继续治疗。

【按语】该患者原是西医骨科看的，因此眼睛一直没有得到处理。强直性脊柱炎炎症是能够被控制的，症状是能够缓解的，葡萄膜炎也是能够得到控制和改善的。眼内局部注射地塞米松的患者，中药的效果会差一些，慢一些；没有使用过皮质激素的患者，中药的效果会好一些，快一些。

第十七节　未分化脊柱关节炎

未分化脊柱关节炎（undifferentiated spondy loarthropathy，uSpA）临床可见腰骶、髋、膝、踝、足跟部位疼痛，HLA－B27 阳性，抗 CCP 阴性，RF 阴性，ANA 阴性，CT 检查可见双侧骶髂关节、腰椎无异常。

一、病名、病机与治则

病名：本病属于中医“腰痹”范畴。

病机：真阴不足，感受风寒风湿，瘀滞腰督，经脉痹阻。

治则：壮腰健督，祛风通络。

经验方有鹿角壮督汤。

二、治疗思路与用药

（1）使用祛风通络、具有抗变态反应、抗炎镇痛作用的中药，以治疗关节肿痛，如羌活、制川乌、白附子、忍冬藤、黄芩、独活、威灵仙、细辛、岗稔根、金雀根、虎杖、徐长卿、青风藤、姜黄、川芎等。

（2）使用补肾督、壮筋骨的中药，以治疗腰骶疼痛，如生地、熟地、杜仲、川续断、狗脊、鹿角片、骨碎补、淫羊藿、桑寄生、牛膝。

三、临床体会

1. 关于疾病

未分化脊柱关节炎属于血清阴性脊柱关节病一类，出现了 HLA－B27 阳性，但骶髂关节 CT 无明显变化，或稍有致密，尚未形成明确的骶髂关节炎。因此，不能诊断为强直性脊柱炎。没有眼葡萄膜炎和尿道炎，抗 CCP 阴性、RF 阴性，也不能诊断为莱特尔综合征和类风湿关节炎。

这类患者临床经常会遇到，个别患者经 3～4 年随访，每年做 CT 检查，观察骶髂关节，有些患者没有变化；有些患者出现了病变，关节边缘逐渐致密毛糙，间隙逐渐狭窄而部分融合，这说明 uSpA 已经演变为强直性脊柱炎。

2. 关于病证

本病中医用什么病名？笔者提出“腰痹”作为病名。

3. 关于治疗

本病的治则，主要为祛风通络，益肾活血，用以控制关节炎，缓解肿痛。生地、熟地、杜仲、川续断、狗脊、川乌头、白附子、川芎、牡丹皮、羌活、独活等为常用的治疗药物。

本病运用中医中药治疗效果较好，能较快地缓解疼痛，并且将所用的中药汤剂，煎服二次后，第三次煎熬后浸泡双足，能较快地缓解膝、踝、跟腱、足跟的肿痛。

四、西医治疗

可以使用非甾体类抗炎药、SASP、MTX 等，但不主张使用皮质激素。

五、医案医话

关于病证

患者有下腰、骶、髋、膝、踝、跟腱、足跟等关节部位的疼痛，肿胀，属于痹一类病证。什么痹？显然不属于“行痹”“痛痹”“湿痹”“历节”。笔者认为可以笼统地称为腰痹或者风湿痹。随病情演变，明确诊断为强直性脊柱炎，病名可随之而更改。

《素问》有“刺腰痛论”一篇，专题讨论腰痛一证，但文中未提及腰痹的名称。

六、病例介绍

王××，男，25 岁。

腰骶、足跟疼痛半年余，在上海某三甲医院检查，ESR 35 mm/h，RF 阴性、CRP 18 mg/L，抗 CCP 阴性、ANA 阴性、抗 ENA 阴性、抗 ds-DNA 阴性，HLA-B27 阳性，CT 示：双侧骶髂关节异常。诊断：uSpA。药用柳氮磺吡啶、羟氯喹、美洛昔康（莫比可）。患者服药后胃不舒而停用所有西药。前来就诊。

【诊断】未分化脊柱关节炎。

【辨证】腰痹(真阴不足,风湿瘀滞,腰督痹阻)。

【治则】祛风通络,益肾化瘀。

【方药】经验方鹿角壮督汤合羌活地黄汤加减。

羌活 30 g,生地 30 g,熟地 30 g,杜仲 12 g,川续断 12 g,制狗脊 12 g,鹿角片 9 g,制川乌 9 g,关白附 12 g,金雀根 30 g,虎杖 30 g,姜黄 12 g,陈皮 6 g,佛手 6 g,甘草 3 g。

【加药】忍冬藤 30 g,独活 12 g。

【减药】虎杖、制狗脊。

【治疗过程】患者服药 14 帖后,腰骶、足跟疼痛减轻,但大便稀薄,次数增多,可能由生地、虎杖所引起。先去掉虎杖,保留生地,加入黄连 9 g,炮姜 12 g,芡实 12 g。14 帖后,大便成形,足跟痛轻。每天服药二次,煎取第三次汤汁用以泡足,患者诉说药液泡足后的当晚全身舒适,足跟痛缓解。2 个月后,腰骶、足跟疼痛全部缓解,半年淋雨后腰痛发作,服用 7 帖中药后疼痛缓解。

第十八节　莱特尔综合征

莱特尔综合征(Reiter syndrome)有关节炎、结膜炎、尿道炎,HLA - B27 阳性。部分有虹膜睫状体炎、口腔溃疡、足跟痛和骶髂关节炎等临床表现。

本病不典型患者常诊断为未分化脊柱关节炎(uSpA)。

一、病名、病机与治则

病名:本病中医传统无类似记载,病名可采用“风湿痹”的名称。

病机:真阴不足,风湿入络,血脉痹阻。

治则:养阴益肾,祛风活血。本病可单用中药治疗。

二、治疗思路与用药

(1) 使用祛风通络、具有抗变态反应、抗炎镇痛的中药以治疗关节炎,如羌活、独活、青风藤、海风藤、威灵仙、姜黄、细辛、忍冬藤、岗稔根、川乌头、白附子、桂枝等。

(2) 使用清热化瘀、具有抑制免疫和抗血管炎的中药以治疗血管炎,如金雀根、黄芩、土茯苓、水牛角、徐长卿、牡丹皮、川芎、当归等。

(3) 使用养阴补肾，具有提高激素水平的中药，如生地、熟地、玄参、知母、龟甲、鹿角片、杜仲、川续断、淫羊藿、川牛膝等，以治疗腰痛。

(4) 使用清热明目、具有抑制眼炎的中药以治疗眼炎、葡萄膜炎，如青葙子、密蒙花、秦皮、决明子、白菊花、黄连、黄芩、龙胆草、石决明等。

(5) 使用清热利水、涩尿的中药以改善尿路症状，如泽泻、车前子、乌蔹莓、黄毛儿草、萹蓄、金樱子、覆盆子、沙苑子等。

三、临床体会

1. 关于疾病

莱特尔综合征为临床诊断，表现常不典型，有的有尿道炎，关节疼痛；有的在痢疾后出现关节疼痛。尿路感染使用抗生素常不难控制，关节疼痛、足跟痛则不容易缓解。足跟痛容易被误诊为局部的劳损性疾病。

因此，作为中医风湿病专科的医生，对于关节痛待查的患者，ESR、RF、抗CCP、ANA、HLA－B27，都应当作为常规检查。

2. 关于病证

《普济本事方·肾脏风及足膝腰腿脚气篇》中记载有腰脊脚膝疼痛，不可践地，小便淋沥。与莱特尔综合征有部分类似，但可惜没有病证名称。笔者的常用药也与书中的思仙续断丸相似。

“肝肾风虚气弱，脚膝不可践地，腰脊疼痛，风毒流疰下经，行止艰难，小便余沥……思仙续断丸。”思仙木(即杜仲)、五加皮、防风、薏苡仁、羌活、川续断、牛膝、萆薢、生地黄。

本病中医相当于什么病证，有发热，尿道炎，全身性的关节疼痛、肿胀，包括四肢和腰背、足跟，甚至膝、踝的疼痛、肿胀、积液。

中医名称应在“膀胱痹”“风湿痹”中选择。

3. 关于治疗

本病的治则，主要为祛风通络，养阴活血，用以控制关节炎，缓解肿痛。大剂量羌活的效果最好，生地、黄芩、杜仲、川续断、川乌头、白附子、川芎、牡丹皮等为常用的治疗药物。

尿道炎症状宜用既涩尿又利尿的方法治疗。经验方有乌蔹莓汤。

四、西医治疗

对疼痛较重，中药一时止痛不佳者，可用非甾体类抗炎药以抗炎镇痛。一般可不用皮质激素药。

五、医案医话

（一）关于病证名称

莱特尔综合征属于血清阴性关节炎之一，是否为一独立疾病，西医尚有争论。风湿病书中有此病，临床中也曾遇到，并且中药效果也较好。

1. 中医的病名

中医的病证名称较难确定。有关节炎、髋骶痛、足跟痛，当属于痹的范畴。什么痹？笔者这里提几个讨论，风湿痹、膀胱痹，还有行痹、周痹等。

本病疼痛主要在腰以下，而非全身四肢行走，行痹、痛痹、湿痹、周痹都不恰当。

风湿痹的病名记载于《诸病源候论》："风湿痹病之状，或皮肤顽厚，或肌肉酸痛。风寒湿三气杂至，合而成痹。其风湿气多，寒气少者，为风湿痹也。"

由于风湿痹的名称比较笼统，不够准确，笔者提出膀胱痹的名称。但尚未找到膀胱痹病名的相关记载。

风湿病、免疫病引起膀胱间质性改变是极少见的，是原发疾病的一个并发症，虽有尿频、尿急症状，但不能作为原发的膀胱痹。

2. 关于膀胱痹、胞痹

《素问·痹论》有胞痹的病名："胞痹者，少腹膀胱按之内痛，若沃以汤，涩于小便，上为清涕"。膀胱又称胞，这在《灵枢·五味》有论述："膀胱之胞薄以懦。得酸则缩绻，约而不通，水道不行，故癃"。这里的胞显然是膀胱，并有膀胱部位的按痛、小便涩和癃闭的症状。痹者当还有酸痛的症状，因此称为膀胱痹。

《诸病源候论》"卷十四小便病"和"卷四十妇人杂病"，二篇都有小便不通候，论述的胞都是膀胱："水行于小肠，入胞者为小便""热气入于小肠及胞，胞内热，故小便不通"。患者有尿频尿急症状，可以考虑名以膀胱痹的名称。笔者意见，仅供参考。

胞,后来又指女子胞,即子宫,生育时的胎盘俗称胎胞、胞衣。胞痹容易误解为子宫痹。中医无“子宫痹”病名的记载。

(二) 关于尿频尿急

尿道炎经抗生素控制后,常不彻底,并且容易复发。可能还会有尿频、尿急的症状,尿检可能还有少量白细胞,细菌培养可能已经转阴。这是中医的适应证,清利与固涩同用,经验方为乌蔹莓汤,治疗慢性尿路感染与尿路感染后尿路综合征。

乌蔹莓、车前草等清热利尿,以使排尿通畅;金樱子、覆盆子等固涩,以减少排尿次数,煅龙骨、煅牡蛎能增效;夜间尿频用沙苑子、锁阳。

控制尿路感染以白头翁效果最好。白头翁、秦皮需大剂量才会有效,宜用30 g,甚至更大剂量,直至尿检白细胞正常并巩固为止。知母、黄柏也有效,但二药不宜大剂量使用。

(三) 关于眼病

眼的问题由眼科明确诊断。眼部滴入激素类药水后,能较快地控制好转,但较易复发,应同时服用中药。

慢性眼炎、葡萄膜炎可加用密蒙花、青葙子、秦皮、黄连、黄芩、水牛角、羊蹄根、徐长卿、焦决明、焦山栀等。经验方有密蒙花秦皮汤。

千里光传统用于治疗眼炎,有肝毒性,不宜使用。

本病通过治疗,关节炎、口腔溃疡、结膜炎、尿道炎均能缓解,ESR、CRP也能下降至正常范围。但HLA-B27不会转阴。因此,本病不能痊愈,还有发作的可能。

六、病例介绍

张××,女,33岁,2007年6月初诊。

患者上呼吸道感染后又出现尿频、尿急、尿痛,发热,尿检有大量白细胞,诊断急性尿路感染,使用抗生素后,热退清,尿频、尿急改善,尿检仍有较多白细胞,并出现四肢关节疼痛一月余。红眼,眼科诊断结膜炎,已用抗生素滴眼剂治疗,并介绍至风湿科就诊。

检查ESR 102 mm/h,尿白细胞(++),RF、抗CCP、ANA、抗ENA、抗ds-DNA都是阴性,HLA-B27(+),CT示:双侧骶髂关节无异常。

【诊断】莱特尔综合征。

【辨证】膀胱痹。

【病因病机】真阴不足,风湿入络,血脉痹阻。

【治疗过程】诊后归纳,可分三个阶段。

第一阶段:以治疗关节炎和尿路感染为主。

【治则】祛风通络,清热利水。

【方药】经验方羌活地黄汤合乌蔹莓汤加减。

羌活 30 g,生地 30 g,忍冬藤 30 g,黄芩 30 g,黄连 9 g,金雀根 30 g,虎杖 30 g,乌蔹莓 30 g,车前草 30 g,秦皮 30 g,金樱子 12 g,覆盆子 12 g,煅龙骨 30 g,煅牡蛎 30 g,独活 12 g,陈皮 6 g,佛手 6 g,甘草 3 g。

14 帖后白天尿频、尿急有改善,夜间仍有 3～4 次,尿检仍有较多白细胞。方中加入白头翁 30 g、沙苑子 30 g。14 帖后夜间尿频减少为 1～2 次,尿检白细胞减少为(+)。关节疼痛仍然,尤其是足跟痛,跟腱肿,影响行走,并有胃不舒。

原方中去掉煅牡蛎,加吴茱萸 3 g、白豆蔻 3 g、关白附 12 g。14 帖后,小便已舒,夜尿 1 次,尿检白细胞减少为(3～5)/HP。

第二阶段:原方做较大调整,减少治疗尿路感染的中药,偏重于治疗关节炎与眼炎。

羌活 30 g,生地 30 g,忍冬藤 30 g,黄芩 30 g,黄连 9 g,金雀根 30 g,虎杖 30 g,关白附 12 g,秦皮 30 g,焦决明 30 g,密蒙花 30 g,金樱子 12 g,独活 12 g,陈皮 6 g,佛手 6 g,甘草 3 g,吴茱萸 3 g,白豆蔻 3 g。

14 帖后关节疼痛有减轻,原方继续服用,14 帖后红眼明显改善。再 14 帖后红眼消除,可尿频增加,尿检白细胞为(5～8)/HP。

原方做调整,偏重于治疗关节炎和尿频。

羌活 30 g,生地 30 g,忍冬藤 30 g,黄芩 30 g,黄连 9 g,金雀根 30 g,虎杖 30 g,海风藤 30 g,白附子 12 g,秦皮 30 g,乌蔹莓 30 g,金樱子 12 g,覆盆子 12 g,沙苑子 30 g,川牛膝 12 g,陈皮 6 g,佛手 6 g,吴茱萸 3 g,白豆蔻 3 g,甘草 3 g。

14 帖后夜尿 1 次,尿检白细胞减少为(2～3)/HP,继服原方以巩固治疗。眼炎和尿感基本缓解。

第三阶段:原方再做调整,偏重于治疗关节炎和调理为主。

羌活 30 g,生地 30 g,忍冬藤 30 g,黄芩 30 g,黄连 9 g,金雀根 30 g,虎杖

30 g，白附子 12 g，制川乌 9 g，岗稔根 30 g，海风藤 12 g，秦皮 30 g，独活 12 g，陈皮 6 g，佛手 6 g，吴茱萸 3 g，白豆蔻 3 g，甘草 3 g。

该方服用月余，关节痛渐渐减轻，去掉制川乌，后再减独活、秦皮，加入牡丹皮 12 g、杜仲 12 g、川续断 12 g。前后 5 个多月病情缓解并巩固，后停药。

第十九节　成人斯蒂尔病

成人斯蒂尔病(adult onset Still disease AOSD)曾用名变应性亚败血症、斯蒂尔综合征，有高热、寒战、关节肿痛，一过性或复发性皮疹，可有心包炎、胸膜炎。白细胞大量增高，以中性粒细胞增多为主，血培养阴性可排除感染。RF 阴性、ANA 阴性。斯蒂尔病儿童发病为多，成人发病称为成人斯蒂尔病。

一、病名、病机与治则

病名：本病属于中医“寒热痹”“热痹”范畴。

病机：真阴不足，风寒风湿化热，热郁于内，痹阻经脉。

治则：清热祛风，凉血化瘀。

二、治疗思路与用药

(1) 使用大清气分之热、具有降温退热作用的中药，以治疗发热，如生石膏、寒水石、生地、青蒿、黄芩、金银花、滑石、知母、生薏苡仁、牛黄、羚羊角等。

(2) 使用清热祛风、具有抗变态反应、抗炎镇痛作用的中药，以治疗关节炎和皮疹，如羌活、忍冬藤、生地、海风藤、白鲜皮、地肤子、荆芥等。

(3) 选用消肿化饮、能抑制滑膜血管通透性、使积液重吸收的中药，以治疗浆膜炎、关节炎之肿胀积液，如葶苈子、白芥子、桂枝等。

经验方有石膏退热汤。

三、临床体会

1. 关于疾病

成人斯蒂尔病为临床诊断。本病有高热、寒战、关节肿痛、皮疹的症状。白细胞大量增高，中性粒细胞增多，很像感染性疾病和败血症。临床需做很多检查，以排除能引起高热的其他疾病。

2. 关于病名

中医病名应属于“热痹”范畴，风湿热现已公认属于中医热痹范畴。本病常有恶寒、寒战的症状，但不是每人都有。

中医传统只有寒痹、热痹的证名。寒痹显然不对，热痹为风湿热所致。古书上没有寒热痹的名称记载。为了与风湿热有所区分，笔者提出了“寒热痹”。

3. 关于发热的治疗

中医将发热分为两大类：实热——外感发热、虚热——内伤发热。外感发热有外感六淫辨证、伤寒六经辨证、热病辨证和温病辨证。主要有解表发汗、大清气分、清热解毒、清营凉血等治法。内伤发热有阴阳气血四虚辨证，主要为气虚发热与阴虚发热。治法上补虚与清热相结合，为补虚退热。

四、西医治疗

高热理论上主张使用非甾体类抗炎药，如阿司匹林、吲哚美辛等。现西医临床大多数使用大剂量皮质激素。

五、医案医话

（一）关于辨证

成人斯蒂尔病有高热、关节肿痛、一过性皮疹等临床表现，为自身免疫引起的发热。百合病的特点是只侵害经脉，没有脏腑的症状，有时恶寒发热，有时不恶寒不发热，有时能食有时不能食，口苦小便赤。

《金匮要略》记载有百合病，“百合病者，百脉一宗，悉致其病也。意欲食复不能食，常默默然，欲卧不能卧，欲行不能行，饮食或有美时，或有不用闻食臭时，如寒无寒，如热无热，口苦小便赤，诸药不能治，得药则剧吐利，如有神灵者，身形如和。其脉微数，每溺时头痛者，六十日乃愈；若溺时头不痛，淅然者，四十日愈；若溺快然，但头眩者，二十日愈……”

治疗使用百合地黄汤、百合知母汤、百合滑石散等数方。其主药为百合、生地、知母、滑石等药。

据《金匮要略》描述，其症状有卧行不安，食不辨味，香臭不闻，如有寒热，还可能会变化而有发热、尿赤、头痛头眩，一两个月能够自愈而发热缓解。

百合病相当于现代什么病？其中许多症状是非特异性的，只有如寒无寒，如热无热，变化时而发热少见，而且与阴阳毒、狐惑病放在同一篇中，笔者认为这是免疫病发热，与成人斯蒂尔病较为符合。各方虽然名义上百合为君药，百合的剂量只是 7 枚，而知母是 190 g、滑石 190 g、生地黄汁 1 升。地黄的剂量最大，至今大剂量生地黄、知母、百合、滑石，以及大剂量生石膏仍是笔者治疗该病主要用的中药。

本病中医辨证为气营热盛、风湿瘀滞、风湿入络而致壮热不退。这与温病热毒之壮热、皮疹不同，其中毒症状是不明显的。因此，治疗重在清热降温，而不是清热解毒，同时还需祛风化瘀。

笔者第一次遇到本病患者是在 1980 年前后。在外地工作的上海人当天高热住院。曾在当地省人民医院诊断为变应性亚急性败血症，已服用了泼尼松 40 mg/d。当时翻不到该疾病的资料，尚不清楚是什么性质的疾病。患者提出希望激素减量，入院后一方面进行检查，做了血常规，白细胞在 20×10^9/L 左右，ESR 120 mm/h 左右，血培养 3 次(一)，疟原虫(一)，尿常规(一)，当时医院尚没有开展 ANA 检验。

依据有寒热往来的症状，使用小柴胡汤加减，治疗七天无效。改用白虎汤加减，生石膏 30 g，知母 12 g，生薏苡仁 30 g，金银花 30 g，甘草 3 g。想不到一帖药热度就退下了。七天后患者提出泼尼松减量。同意减了一片。病情突然发作，寒战、高热、恶心、呕吐。这时中药原方热度退不下，患者不愿意泼尼松加量。就加用了一帖，原方中药一日服 4 次，热度退清了。半个月后，患者又提出泼尼松减量。同意再减少一片。寒战、高热又发作了。笔者记得很清楚，以后每减少一片，高热发作一次，服中药后能退掉。住院 3 个月，热度全部退清，泼尼松留下了最后一片，出院。这次成功的经验为笔者以后治疗免疫病发热积累了经验。

（二）中药退热的效用

本病中药疗效是比较好的，可以边检查，边治疗，在排除其他疾病的同时，用中药治疗观察，尽量不要过早用皮质激素。中医中药能完全退热吗？笔者经验是中药能将高热消退。

高热患者一住院，不论西医院还是中医院，诊断明确，就会立即使用大剂量皮质激素。不论西医、中医，还是患者家属，如果热度三天退不下来，就会感到压力。因此，在病房里较难坚持观察中医中药的退热效果。

中医是否能不用激素而将热度退下呢？笔者的回答是肯定的。如果患者直接来中医就诊，在检查的同时，就大胆地使用下列中药治疗，效果可能会更好更快一些。使用过激素冲击的患者，一旦病情反跳，通过加大中药剂量，大多数患者的高热也还是能够消退的。

具有降温退热作用的中药较多，40℃左右的高热，最有效的药物是生石膏、生地，要大剂量使用。生石膏 90 g 先煎，生地 60 g。寒水石、青蒿、黄芩、金银花，各为 30 g，以及羚羊角粉、紫雪散可增效。没有使用过激素冲击的患者，高热绝大多数都能在 3～7 天内消退。因此，应尽可能先使用中药治疗观察，并同时给予支持疗法。

(三) 关于中药退热

1. 中药退热药的分类

中药降温退热的机制有两个方面，药物有三类。

(1) 发汗退热：通过扩张皮肤毛细血管，加速循环和兴奋汗腺而发汗退热，中医称解表。可选用的中药有麻黄、桂枝、荆芥、防风、羌活、薄荷、紫苏、菊花、生姜等，其中除羌活可用 30 g 外，其余均用常规剂量。这类中药对于上感发热是有效的，对于本病虽然可用，但尚显病重药轻，效用有限。

(2) 中枢性退热：通过抑制体温中枢而降温退热。中医称清热或泻火。可选用生石膏、寒水石、青蒿、黄芩、金银花、紫草、鸭跖草、地骨皮、知母、薏苡仁、牛黄、羚羊角、山羊角、生地、玄参等。

其中宜重用生石膏，或加用寒水石、滑石。3 天后热度如没有清退，可加用羚羊角粉吞服。

为了退热，有的患者可一天服用 2 剂，分 4 次服药。

(3) 双重退热：既能发汗退热，又能抑制体温中枢的双重退热，中医称和解退热。药物有柴胡、升麻、葛根，退热药效较弱。对于本病可与生石膏一起使用。

2. 畏寒与寒战

成人斯蒂尔病部分患者有畏寒与寒战的症状，可加用桂枝 3～9 g。桂枝与生石膏反佐，能增强退热的效果。

不要认为患者既有高热，又有畏寒寒战，就是寒热往来，是少阳病。柴胡、黄芩虽然可用，但大柴胡汤、小柴胡汤退不了本病的高热。发热、畏寒、寒战的疾病多得很，绝大多数与少阳病无关，而且少阳病病名古代早就不用了。

3. 退热过程有不同

退热的过程有不同，有的一下子直接退清；有的逐渐下降，高热—中等热—低热—退清；有的中等热—低热要持续一段时期后才退清；有的有时还会反复。坚持服用中药一段时期后的患者，最终一定能够退清。

热度退清后，清热还需继续，生石膏、黄芩、青蒿、金银花、生地等清热药，还需继续使用一段时期，以巩固疗效，同时使用和胃药，以协助患者增进食欲。

4. 煎药非常重要

全部中药最好由家属煎药1 h以上，生石膏先煎15～30 min，颗粒剂同样有效。机器代煎15 min左右是不会有效果的。

中药房认为只要浸透，代煎15 min左右就够了。可中药冷水是浸不透的，必须像煮老母鸡汤那样小火慢慢地熬出来，中药与老母鸡汤一样都是喝汤，时间短了，是不浓的。但是，医院里有那么多病区，煎药房的任务非常繁重，浓煎是无法做到的。

已经有了中药浓缩颗粒剂，开水冲泡后很浓，但因部分药物不入医保，在一定程度上增加了患者的经济负担。

（四）清热与解毒是两个不同的概念

中医清热解毒常同称。实际上，清热与解毒是两个不同的概念。清热药不一定能解毒，如生石膏、寒水石；解毒药不一定能清热，如甘草、绿豆。本病是重用清热药以降温，而不是用清热解毒药来解毒。前述之三类药能退热清热，但大多并不解毒。

清热解毒药有很多，常用的有黄芩、黄连、黄柏、金银花、苦参、白头翁、秦皮、败酱草、红藤等。所谓解毒是解什么样的毒？主要是指热毒，其中部分中药已经证实具有解除细菌与病毒的毒素作用。

由于本病是免疫性发热，只要没有继发感染，并不产生细菌、病毒的毒素，因此，一般情况下，重在降温退热，而不是清热解毒。虽然黄芩、金银花等这些中药本身也是清热解毒药。

（五）中药与激素

这类患者大多数是先看西医的。西医常规是采用皮质激素冲击疗法，高热和关节炎能迅速消退。儿童如长期服用激素，生长发育会迟缓。激素减量后，许多患者会复发、反跳，这时才会寻求中医治疗。中医既要控制病情，又要激素减量。长期服用大剂量激素，中草药还可能与之发生交叉耐药的情况。这些都增加了中医的治疗难度和复杂性。因此，中草药的剂量必须加大，儿童需服用至成人的剂量，甚至更大，并且疗程还需延长。

对由于激素减停而出现复发和反跳的患者，因使用过皮质激素，会影响中药的效果。但还应首先使用中药来退热，大多数患者的高热是能消退的。如果 7 天无效，那只能再次使用皮质激素。

已经使用了泼尼松，不能立即停用，需要中药与泼尼松同时使用的过渡时期。在病情得到控制并稳定的基础上逐渐将泼尼松减量。泼尼松停用后，还需服用一段时期的中药，通常为 6～12 个月，以巩固疗效和防止因泼尼松停用而出现的病情复发和反跳。

笔者缓解最长的病例是 10 年前单纯用中药治疗，未服用过激素，至今没有复发。最近的一例，激素一片一片逐渐减量，直至全部停用，单纯用中药治疗已有三年，未复发。患者至今还在坚持服用中药。每日服用一剂，巩固疗效，预防复发。

（六）关于补虚

本病的患者一方面热度很高，另一方面身体很虚。这种虚，不是人参、黄芪的适应证。参、芪有扶正托毒功效，但本病不是毒，而是火和瘀。治疗上需采用清法祛邪，清热泻火，凉血化瘀而不是益气托毒。不论大人和儿童热度一退，胃口好了，体质随之会好转。

因此，本病只需要退热，在绝大多数情况下是不需要扶正补虚的。使用参、芪后，可能会适得其反，热度反而难以退清。

古人明确指出："殊不知无邪不病，邪气去，正气得通，何患乎虚之不复也。"（《温疫论・妄投补剂论》）

本病为免疫性疾病，虽然长期高热，只要没有继发感染，一般没有中毒症状。高热时体质非常虚弱，因此，使用支持疗法与恢复水电解质平衡是必须的。

对于体质非常虚弱，必须扶正补虚的患者，宜益肾补虚，可加用熟地、麦冬、炙龟甲等药。

（七）关于激素减量与补肾

成人患者激素减量至 15 mg/d 时，如继续减量，必须测定血浆皮质醇的含量，并且都需转换服用等量的泼尼松，待患者机体适应后再考虑减量。

儿童患者泼尼松减量至5～10 mg/d以下时，对儿童的生长发育影响已经较小。如果患者血浆皮质醇的含量很低，宜使用补肾的中药，3～6个月大多数患儿的皮质醇能上升，部分患儿服药的时间可能会更长一些。虽然中药较注射ACTH的效果慢，但疗效却较直接使用ACTH好。

补肾的概念较广，本病的补肾既不是补肾壮阳，如仙茅、淫羊藿、海马等以提高雄激素为主的中药，也不是调节冲任，如巴戟天、补骨脂、紫河车等以提高雌激素为主的中药。尤其是对于儿童，使用壮阳药、补冲任药都是不适宜的，否则会提前发育，影响儿童生长发育。补肾也不是温补命火，如附子、肉桂等；也不是补肾纳气，如人参、蛤蚧、五味子等；也不是补肾壮骨，如川续断、骨碎补等。

本病的补肾是与填补精髓有关，可用熟地、鹿角片、炙龟甲、肉苁蓉等，具有促进肾上腺皮质功能作用的中药。

（八）关于关节炎、皮疹、心包积液

本病关节炎、皮疹一般较轻，也有少数患者较重、较顽固。待高热消退后，在巩固退热的基础上，同时治疗关节炎、皮疹、心包积液。关节炎可用白附子、羌活。皮疹可用白鲜皮、地肤子。心包积液可用白芥子、葶苈子。

患者白细胞计数很高，常达20×10^9/L以上，中性粒细胞达90%以上。一般可不予处理，等病情缓解后，能自行回落。

六、病例介绍

病例一　严××，女，23岁（单用中药治疗病例）。

2004年6月高热、关节痛，在上海郊区某医院住院，诊断为成人斯蒂尔病。患者拒绝服用激素，自动出院后即来找笔者医治。诉说来诊前一晚热度为40℃，当天血常规WBC 2.1×10^9/L，中性90%，ESR 122 mm/h。

【诊断】成人斯蒂尔病。

【辨证】寒热痹（风湿化热，热郁于内，痹阻经脉）。

【治则】清热祛风，凉血化瘀。

【方药】经验方石膏退热汤。

生石膏90 g（先煎），生地30 g，黄芩30 g，青蒿30 g，金银花30 g，陈皮6 g，甘草 3 g。

【治疗过程】服药后第 3 天热度下降为 38.5℃，第 7 天下降为 37.5℃，第 10 天下降为 36.5～37.0℃。

中药 14 帖后，处方改用生石膏 30 g，生地 30 g，黄芩 30 g，青蒿 30 g，忍冬藤 30 g，金雀根 30 g，羊蹄根 30 g，牡丹皮 12 g，川芎 12 g，陈皮 6 g，甘草 3 g。

3 个月后复查血常规 WBC 9.2×10^9/L，中性 90%，ESR 54 mm/h。

患者服用中药 1 年，病情完全缓解，恢复正常工作。患者坚持服用 3 年，没有发作过一次，无关节酸痛。3 年还在断断续续服药以调理。

病例二　杨××，女，25 岁(发热反跳)。

江苏患者，由于高热入住当地市人民医院，诊断为成人斯蒂尔病，已半年余。一直在服用甲泼尼龙(美卓乐)40 mg/d，减量至 25 mg/d 即会有低热。通过网上信息中介绍求治于笔者。

2006 年 9 月初诊，无发热。肥胖，血压偏高，血清胆固醇、甘油三酯、转氨酶均增高，满月脸，痤疮，脂肪肝，血常规 WBC 10.2×10^9/L，ESR 22 mm/h。美卓乐 40 mg/d。患者找中医治疗的目的明确，一是控制病情，防止复发，二是要求激素减量。

【诊断】成人斯蒂尔病。

【辨证】寒热痹(瘀热郁内，痹阻经脉)。

【治则】清热化瘀。

【方药】经验方红斑汤加减。

生石膏 30 g，生地 30 g，黄芩 30 g，忍冬藤 30 g，金雀根 30 g，虎杖 30 g，地骨皮 30 g，焦决明 30 g，牡丹皮 12 g，郁金 12 g，陈皮 6 g，枳壳 12 g，甘草 3 g。

【治疗过程】分为三个阶段。

第一阶段：14 帖后大便通畅，全身有轻松舒适感，3 个月时同意美卓乐减量为 30 mg/d。5 个月时检验血常规 WBC 9.2×10^9/L，ESR 16 mm/h。血浆皮质醇 3.2 nmol/L(晨 8:30)。告知必须提高皮质醇水平后才能进行激素减量。

上方中减去地骨皮、焦决明，加入炙龟甲、肉苁蓉各 12 g，3 个月复查血浆皮质醇 65.4 nmol/L(晨 8:30)，同意美卓乐改为泼尼松，减量为 25 mg/d。

第二阶段：2008 年 5 月起，泼尼松已减量为 7.5 mg/d。家属来沪代诊，由于上呼吸道感染出现咽痛、发热，在当地使用抗生素 4 天，发热退清，但出现黄疸，ALT、ASL 高达 800 mol/L，诊断为药物性肝炎，已予保肝降酶治疗。

笔者告知必须排除免疫性肝炎，当地检查 ANA 阴性。中药也以疏肝解毒为主，治疗月余，肝功能恢复正常。重新服用红斑汤加减。

8 月患者左侧出现急性乳腺炎，仍在当地行中医外科局部外敷并服用中药治疗，半月余，未用抗生素，乳腺红肿热痛消退。

第三阶段：9 月初突然全身皮疹，随之高热 41℃。患者自知是病情复发。第 3 天由家属来沪代诊，患者住在家里，未住院。分析可能是感染诱发，也可能是泼尼松减量反跳。

笔者采用经验方石膏退热汤加减。

生石膏 30 g（先煎），生地 60 g，黄芩 30 g，青蒿 30 g，金银花 30 g，陈皮 6 g，甘草 3 g。14 帖。

两周后本人前来复诊，服药 3 天高热退清，皮疹也随之退清。

在笔者处连续服药多年，泼尼松为 5 mg/d。病情稳定，血压正常，血脂偏高，体重减轻 3 千克，后仍继续服药治疗。

第二十节　儿童类风湿关节炎

儿童类风湿关节炎发病时常有高热、关节炎、皮疹、浆膜炎、淋巴结肿大、白细胞增多、贫血、葡萄膜炎，RF 阳性或阴性，ANA 阳性或阴性。临床分三型，全身型、多关节型、少关节型。

一、病名、病机与治则

病名：本病属于中医“热痹”“历节”“小儿历节”范畴。

病机：真阴不足，风寒风湿化热，热郁于内，痹阻经脉。

治则：清热祛风，凉血化瘀。

二、治疗思路与用药

（1）使用清热泻火、具有降温退热作用的中药，以治疗高热，如生石膏、生地、青蒿、黄芩、金银花、知母等，或加用羚羊角粉吞服。

（2）使用祛风活血、具有免疫抑制、抗变态反应、抗炎镇痛的中药，以治疗关节炎，如羌活、忍冬藤、金雀根、白附子、制川乌、姜黄、虎杖、海风藤等。

（3）使用化瘀与蠲饮、可以消除肿胀积液的中药，以治疗浆膜炎，如葶苈子、白芥子、牡丹皮、赤芍、郁金、川芎等。

（4）使用清热明目、具有消除眼炎作用的中药，以治疗葡萄膜炎，如水牛角、生地、秦皮、密蒙花、青葙子、徐长卿、黄连、黄芩等。

经验方有石膏退热汤、羌活地黄汤和三根汤。

三、临床体会

1. 关于疾病

儿童风湿病包括儿童类风湿关节炎（JRA）、儿童强直性脊柱炎（JAS）、儿童过敏性紫癜等，也会出现许多与成人发病相似的风湿病。

儿童类风湿关节炎与成人相比有一定的特点。发热、中小关节肿胀、晨僵、触痛是常见的，疼痛较轻或不痛，部分患者可由于肌肉萎缩、关节挛缩而致残。

儿童类风湿关节炎可依照国际诊断标准诊断与分型。

2. 关于病名

有发热、关节肿痛的症状，可称为热痹，也可称为历节、小儿历节。但热痹属于风湿热的范畴，笔者认为本病以小儿历节命名较为恰当。

3. 关于治疗

（1）发热的治疗：中医解表、和解、清热泻火三大治法中，以清热泻火为主。使用大剂量的生石膏、生地、青蒿、黄芩、金银花等中药。8 岁以上使用成人剂量，8 岁以下的儿童，剂量酌减。加用羚羊角粉吞服，退热能增效。

（2）关节炎的治疗

发热消退后，关节炎较严重。中小关节肿胀，晨僵，或有疼痛。一方面退热要巩固，不能复发，同时转为重点治疗关节炎。祛风通络的中药需选用具有免疫抑制、抗变态反应、抗炎镇痛作用，并且药效较好、不良反应小的中药，如羌活、忍冬藤、金雀根、海风藤、白附子、虎杖、姜黄等，可适当增大剂量；制川乌宜用常规剂量。白附子 9～18 g，单用就可以镇痛。

四、西医治疗

使用非甾体类抗炎药、羟氯喹、皮质激素等。

五、医案医话

(一) 关于发热

儿童类风湿关节炎发热是常见的。笔者治疗第一例儿童类风湿关节炎是1963年,在上海中医医院刚做医生的第二年。患者12岁,女,高热40℃。双手十指中节肿胀,当时诊断为类风湿关节炎。西医院曾用抗生素无效,因而住入我院。当时不知如何治疗,翻阅并参照了《临证指南医案》,是用木防己汤加减,生石膏、生地、木防己各30 g,甘草3 g,一剂后高热立即退下,但出现了胃痛、恶心、呕吐,去掉木防己后胃痛才平复。自此以后,大剂量的生石膏、生地就成为笔者治疗这类疾病的基本用药。

生石膏在《伤寒论》中治疗热病的剂量是250～500 g。由于古今衡器规格的变化,对折计算也是很大的剂量。笔者的经验,高热的剂量为90 g,甚至更大,低热的剂量为60 g,内热的剂量为30 g。儿童的剂量也较大,较成人略减。

随着热度减退,剂量应随之而减量。如果不减量就会出现胃部不适反应。这就是古书上说的“有病则病受之,无病则损胃气”的意思。

近几年治疗由于激素减量而出现反跳高热的JRA患者有10多例,在维持原激素使用量的基础上,使用中药治疗,高热全部退清,主药就是大剂量的生石膏、生地等。

木防己有较大的胃肠道反应,并且难以解决,长期使用有肾毒性。因此,笔者已经基本淘汰。

(二) 关于激素减量

多年前北京某三甲医院儿科,近几年上海市某三甲医院儿科介绍过来的患者有10多例,全部是经大剂量皮质激素口服或冲击治疗,高热减退,有的退清,有的低热。病情有所控制,但尚未完全缓解。

患儿及其家长绝大多数人都认为病情已经控制,寻求中医治疗的目的是为了激素减量和康复调理。家属其实不知,病情只不过是暂时控制了,尚没有缓解。当泼尼松减至一定量,达15 mg/d左右时,病情会出现反复及反跳,再

次发病,有的还会很重。因此,这不是康复调理,而是使用中医中药继续治疗,协助激素减量。

激素减量必须谨慎,要达到两个稳定。

(1) 病情稳定:维持激素原量,同时使用中药将病情进一步控制,热度退清,各种相关化验指标在正常范围,在稳定的基础上才能继续减量。

(2) 血浆皮质醇水平稳定:患儿有严重药物性库欣综合征,肥胖而矮小,血浆皮质醇水平低下。有的已经使用了 ACTH 滴注,可能有效,也可能疗效并不理想。因此,必须将皮质醇水平提高并保持稳定,才能继续减量。

(3) 泼尼松或甲泼尼龙(美卓乐)的剂量越小减量越慢,15 mg/d 以下时,每次宜减少 2.5 mg/d,当减至 5 mg/d 时应小剂量缓慢减量。

(三) 关于增强肾上腺皮质功能

药用皮质激素对人体自身的肾上腺皮质功能有抑制作用,药用剂量越大,抑制作用越大,甚至肾上腺皮质器官也会萎缩。因此,患儿的血浆皮质醇水平非常低下,最低的患者只有 0.5 nmol/L(正常值为 8:30 Am, 171～536 nmol/L)。患儿体内自身的皮质激素长期处于低水平状态。这时非常矛盾,泼尼松加量,皮质功能会更加受到抑制;但泼尼松一旦减量,病情就会出现反复。

家长更为担心的是患儿长得肥胖而矮小,一年以上没有长高一厘米,可能停止了生长发育。这种情况,中医需要解决三个问题:一是继续控制病情;二是增强肾上腺皮质功能;三是激素继续减量。

补肾中药鹿角、龟甲、肉苁蓉、熟地等,具有促进肾上腺皮质激素分泌的作用,临床应用有效,但皮质醇升至正常范围需要的时间较长,3～12 个月,甚至更长。

补肾中药很多,各有各的用处。具有促进雄性激素和雌性激素作用的中药,如淫羊藿、仙茅、巴戟天、补骨脂、紫河车等,长期使用可能会使患儿提前发育,影响今后的生长发育。

(四) 关于免疫抑制剂的减量

热度退清后关节炎还可能会长期存在,双手肿胀、僵硬,或者疼痛,RF 阳性,ESR 增速。患儿大多服用了甲氨蝶呤(MTX)或羟氯喹(HCQ)或来氟米特(爱若华)。MTX 每减少一片,肿痛就会加重一次,必须取得患儿的配合,在中药有效的基础上,逐渐将这些免疫抑制剂减掉。

服用中药的整个疗程需 1～3 年。

（五）病例体会

2005 年，河南一患儿，12 岁，在当地曾住院诊断为儿童类风湿关节炎。

患儿长期低热，手指关节肿大，就诊时泼尼松 30 mg/d，长得肥胖而矮小。两年内服用中药经验方羌活三根汤合红斑汤，并重用生地 30 g、生石膏 60 g，低热退清后，泼尼松逐渐减量，直至停用。长期由其母亲代诊，后改生石膏 30 g。2008 年 7 月 3 日其母亲带来就诊，人已发育，长得很高，病情已完全缓解。当时检查血常规、ESR 均在正常范围内。其母亲希望巩固疗效，不再复发。继续给服红斑汤合羌活三根汤治疗。

六、病例介绍

许××，男，11 岁（儿童类风湿关节炎高热）。

2001 年持续高热，关节肿痛，于某三甲儿科住院，诊断为儿童类风湿关节炎。予泼尼松 40 mg/d，热退。泼尼松开始减量直至停用。数月后，又出现反复发热，高热、低热持续达半年余之久，来本院门诊时体温 39.8℃。双手疼痛，手指中节肿胀，面色苍白，形体消瘦而矮小、精神疲惫。

家长从淮北地区来沪打工，医药费不胜负担，家长准备放弃了。经人介绍，其母亲抱着一线希望，前来找笔者医治。

血常规：白细胞 15.0×10^9/L，中性 90%，血红蛋白 8.5 g/L，ESR 70 mm/h。RF、ANA、抗 ENA、抗 ds－DNA 均阴性。

苔薄白，舌红，脉细数。

【诊断】 儿童类风湿关节炎。

【中医辨证】 小儿历节（气营热盛，经脉瘀滞）。

【治则】 清热凉营，化瘀通脉。

【方药】 经验方生地三石汤合三根汤加减。

生地 30 g、生石膏 60 g（先煎），寒水石 30 g，滑石 30 g，忍冬藤 30 g，金雀根 30 g，五加皮 30 g，陈皮 6 g，甘草 3 g。

【治疗过程】 3 剂后热度开始下降，7 剂后下降至 37.5℃左右，以后低热持续 3 个月后退清，关节肿痛逐渐减轻至消除。只用中药，未用激素。继续服药一年左右，ESR 下降至 12 mm/h，血细胞在正常范围。体重增加，长高 3 厘米，并恢复上学。改为断续服药，至 2003 年初停止治疗。

2005 年 3 月再次发病，出现高热、关节肿痛，住某医院儿科，予甲泼尼龙大剂量冲击治疗，热退后，改为泼尼松口服，当剂量减至每日 25 mg 时，再次发热 39.5℃，前来中医院就诊。泼尼松口服维持原使用量，再服石膏退热汤 7 剂热未退，予生地、生石膏剂量加大至 60 g 和 90 g，3 天后热度开始下降，每天 38℃以下低热持续 1 月余退清，生地、生石膏减量为各 30 g，继续服用，在巩固疗效的基础上，激素逐渐减量。两年余激素全部停用，又继续服药一年余，未再复发，患儿已正常发育，身高已长高。

第二十一节　结节病

结节病，在 X 胸片和 CT 中可发现肺部弥漫性小结节病灶、肺门淋巴结肿大、肺纤维化。临床可有咳嗽、胸闷、气急等症状。常有虹膜睫状体炎、结节性红斑、多发性关节炎，免疫球蛋白增高，ESR 增速，RF 阳性，HLA - B8 阳性。

红斑狼疮、硬皮病、类风湿关节炎、干燥综合征等肺部间质性损害，亦可有小结节病灶。

一、病名、病机与治则

病名：本病属于中医“肺痹”范畴。

病机：素体不足，痰热胶结，肺络痹阻，肺体虚损。

治则：益肾润肺，化痰散结为主。慢性非重症病例可单用中药治疗。

二、治疗思路与用药

(1) 使用抗变态反应、抑制免疫的中药，如生地、熟地、金雀根、羊蹄根、黄芩、黄连、莪术、郁金、牡丹皮等。

(2) 使用润肺化痰、具有化痰止咳效果的中药，如南北沙参、麦冬、玄参、白芥子、葶苈子、莱菔子、半夏、白毛夏枯草（又名筋骨草）、山海螺（又名四叶参）、云雾草（又名老君须）、合欢皮。

常用的化痰止咳药随症选用。如有感染要及时控制。

止汗药碧桃干能改善肺部微循环，抑制渗出，有利于痰的减少，可用 30 g，无不良反应。

(3) 使用具有宽胸降气效果的中药,如石菖蒲、广郁金、炙苏子,可改善胸闷气急症状,酌情使用。

(4) 使用化痰散结、具有抗血管炎、抗纤维化作用的中药,如天南星、半夏、积雪草、猫爪草、山慈菇、野百合、石龙芮、天葵子、象贝母、莪术、郁金,以及中成药芋艿丸等。

(5) 使用具有补益肾阴肾阳、提高激素水平的中药,用于重症气急的患者。补肾纳气药如紫河车粉、坎炁、冬虫夏草、蛤蚧粉可结合使用。

经常出现肺部感染者,增强免疫和抑制免疫的中药可一起使用。关节痛者可加用祛风通络药。

三、临床体会

1. 关于疾病

结节病为一少见而难治的自身免疫病,中医很少有报道。常由于并发症或继发肺部感染成为重危之症。西医使用皮质激素和免疫抑制剂,能控制急性阶段的病情。对于慢性阶段则效果较差。

系统性红斑狼疮和系统性硬化症等疾病,肺部也常见有弥漫性小结节病灶,必须排除。近年来在体检中,有部分人员的 X 片和 CT 片中发现双侧肺部有单发性或多发性小结节病灶。其中大多数是炎症性,但必须排除是恶性的。免疫性的更少。

2. 关于病证

肺痹是经典病证名,肺痹有关节疼痛、喘息、烦满的症状,并且是个不足之证、虚证、虚喘之证。结节病的临床表现与此基本上是相似的。

3. 关于治疗

笔者常用的中药为生地、熟地、金雀根、羊蹄根、黄芩、黄连、莪术、郁金、牡丹皮、天南星、半夏、象贝母、川贝母、白芥子、葶苈子、白毛夏枯草、合欢皮等。

经验方有红斑汤、白毛夏枯草汤。

四、西医治疗

无特殊治疗方法,急性发作期使用皮质激素能控制肉芽肿增生,改善气急等症状,但对肺纤维化和改善肺功能无效。用泼尼松 30～60 mg/d。已经使用激素的患者，要待病情控制后，再慢慢地将激素减量，要有一个中西药同时应用的过程。有些患者可能要终身服用维持量激素。

硫唑嘌呤等免疫抑制剂可与泼尼松同用。

本病常伴有高钙血症，禁用钙和维生素 D 类药。

五、医案医话

（一）关于肺痹

《素问・痹论》曰："皮痹不已，复感于邪，内舍于肺。""肺痹者，烦满喘而呕。""淫气喘息，痹聚在肺。"《素问・四时刺逆从论》："少阴有余病皮痹隐轸，不足病肺痹。"从这几段记载中可了解，肺痹与结节病的临床表现是相似的。

类风湿关节炎并发慢性肺间质炎，也是既有关节肿痛，又有咳嗽、气喘、痰多的症状。这是历节与肺痹并病。

（二）关于祛邪外出为主，扶正为辅

慢性结节病中医辨证为瘀、热、痰、虚，为标实本虚之证。标实为瘀、热、痰，三者胶结顽重。祛瘀、清热、化痰三者，需用重剂，并且治疗必须以祛邪外出为主。本虚以肺肾阴虚为多，治疗扶正为辅。

肺部疾病中医采用祛邪外出的方法是非常有效的。将热、痰、毒驱除出体外，病情会迅速好转，正气则自然康复，如用扶正药扶持一下正气，则康复得更快。如果热、痰、毒长期在肺内蕴郁，只会使病情加重，不会减轻。

热、痰、瘀、毒在肺内蕴郁，使用补药，非但病邪得不到抑制祛除，而且会留痰留毒留邪，则正气很难康复。即使是康复期，余邪未净，还需要继续祛除余邪，巩固疗效，仅可以适当地扶正而不是进补。

中医虽然不能治愈结节病，但长期服用中药，能改善症状，改善体质，减少、减轻感冒与感染的次数与症状，并能与激素配合，将激素减量或减轻激素的不良反应，可使患者长期存活。

（三）关于祛邪外出的具体方法

1. 抗血管炎的治疗

选用的中草药须具有抑制免疫、抗血管炎、抗炎、抑制肉芽增生的作用，以生地、熟地、金雀根、羊蹄根、莪术、生蒲黄、生天南星、生半夏、黄芩、土茯苓等为主。这些中草药均符合中西医用药的双重机制，并且要重用，临床才能取得

效果。

天南星、半夏有条件者用生品，无条件者用制品也可以，其剂量为各 30 g。生蒲黄剂量过大有胃不舒反应。

2. 咳、痰、喘的治疗

结节病和结缔组织病肺部间质病变，分布有多发性、弥漫性小结节病灶与纤维状改变，容易反复感染，并影响肺功能。临床有咳、喘、痰、炎症等表现。

结节病非重症者，咳、痰、喘症状较轻，以及上呼吸道感染后咳嗽、痰多者，笔者有经验方新咳汤、白毛夏枯草汤，宣、清、肃、润，祛邪外出，止咳，化痰平喘。药用炙麻黄、杏仁、川贝母、象贝母、白毛夏枯草、南北沙参、麦冬、天冬、黄芩、炙紫菀、炙款冬、葶苈子、白芥子、莱菔子等。

咳、痰、喘症状较重者，大多为继发感染引起。在控制继发感染的基础上，可与经验方白毛夏枯草汤同用，以进一步止咳化痰平喘。药物可选用白毛夏枯草、碧桃干、合欢皮、炙紫菀、葶苈子，其剂量都为 15～30 g，白芥子、莱菔子各 12 g 等。

白毛夏枯草又名筋骨草，不是夏枯草，民间用以治疗老慢支，有清热镇咳化痰平喘以及壮筋骨功效，是一味祛邪兼扶正的中药。合欢皮有安神和祛痰功效，碧桃干有敛汗和化瘀功效，二药用于治疗肺部疾患在《本草纲目》中有记载，但近年来多被忽略了。三药的药性平和，都没有不良及不舒反应。

肺支气管继发感染的患者宜及时使用抗生素。

3. 眼损害的治疗

结节病的眼损害，结膜炎和轻症葡萄膜炎可用中药治疗，用经验方密蒙花汤。药用密蒙花、秦皮、青葙子、焦决明、石决明等。

（四）关于结节病继发感染

结节病自身进展缓慢，但患者容易发生感冒及感染，如果为急性细菌性感染，出现发热、咳嗽、痰黄、白细胞升高，抗生素可迅速控制。如控制不良，则病情会迅速发展。

最常见的是上呼吸道感染后咽痒咽痛，咳嗽频作，夜间咳嗽更重，有痰或无痰。这种情况为上呼吸道感染后上呼吸道处于高敏状态，抗生素和西医止咳药常常无效。这时西医就会使用具有麻醉作用的止咳药，甚至加大皮质激素的剂量。

中医辨证为肺气不宣，风痰恋肺，治疗应宣肺止咳，祛邪外出。笔者的经验方新咳汤和白毛夏枯草汤，效果非常显著。药物有炙麻黄、杏仁、象贝母、黄芩、生石膏、白毛夏枯草、炙紫菀、炙款冬、莱菔子、半夏、陈皮、生甘草等。在剂量方面，黄芩应是麻黄的 3 倍左右，即麻黄 9 g，黄芩 30 g，能增效减毒。一般 7 帖就能减轻，14～20 帖就能恢复至上呼吸道感染之前的病情。

结节病慢性继发感染，咳嗽、气喘症状严重，咯痰不畅，稠痰和泡沫痰，低热，甚至合并肺气肿、肺心病、肺动脉高压。肺 CT 检查中显示弥漫性小结节灶，周边呈毛玻璃状，这种情况是严重的。部分患者加用了抗生素和皮质激素，病情可能会得到控制并减轻。部分患者效果不明显，抗生素只能停用。这时皮质激素不可减量，在维持原使用量的基础上，再加用中药，还是有可能控制住病情的。

（五）关于补肾纳气

结节病肺功能减退，常有气急气喘症状。中医辨证为肺气不降，肾气不纳。治疗上采用降气平喘与纳气平喘相结合的方法。

补肾药很多，但纳气药不多。纳气药有熟地、紫河车粉、坎炁、冬虫夏草、蛤蚧粉、淫羊藿、五味子、炙黑苏子、人参、胡桃肉等。

熟地、紫河车粉、坎炁、冬虫夏草、蛤蚧粉、淫羊藿等药，平喘作用与具有激素样作用有关。熟地还与免疫抑制有关。五味子与兴奋呼吸有关。黑苏子入肾，白苏子入肺，均与舒张支气管平滑肌有关。这些中药组成复方，长期服用，可使气急气喘的症状渐渐平复。

具有扩张支气管作用的中药尚有白毛夏枯草、佛耳草、金沸草、胡颓子等，其平喘止咳效果较弱，可放在复方中以增效。

人参不适用于免疫病，胡桃肉没有平喘效果。

补肾中药服用较长时间，病情稳定者，激素有可能减量，甚至停用。

（六）关于肺结节

肺部大量的结节病灶，初病者可能会因皮质激素被部分吸收而减少，但不会消除。慢性长期性的患者，长期使用皮质激素结节病灶也不会减少。

中医中药有效吗？临床曾观察到少数结节病轻症患者长期服用中药后不但症状减轻了，而且在 CT 片中显示肺结节病灶有所减少，毛玻璃状改变有被吸收的情况。

在 SLE 患者中也曾观察到长期服用中药后 CT 片中肺结节病灶减少了。也有一些患者肺结节病灶长期存在，消除不了。但只要病情稳定，症状改善，体质增强，肺中的病灶不会危及生命，不影响健康，就与病灶长期共存。有些患者非要消除病灶，使用大剂量激素，不良反应很大，病灶仍然如此，或略有减少，但其实是得不偿失的。

药用为生地、熟地、金雀根、羊蹄根、黄芩、黄连、莪术、郁金、牡丹皮、莪术、天南星、半夏、积雪草、猫爪草、野百合、天葵子、象贝母、白毛夏枯草等。

六、病例介绍

病例一 郑××，女，34 岁(结节病较重，中西医结合治疗)。

2005 年 11 月初诊。患者面部颈部逐渐粗肿已一年余，2005 年 8 月面部紫肿，颈静脉怒张，在上海市某三甲医院肺科检查为上腔静脉综合征。肺 CT 示两肺满布小结节病灶，上腔静脉狭窄，肺门淋巴结肿大。剖胸肺部活检诊断为结节病。转入另一家三甲医院免疫科进一步检查治疗。

2005 年 9 月查红细胞、白细胞、血小板、尿常规、ESR、ANA、ENA、ds-DNA、RF、CRP 均在正常范围。抗心磷脂抗体、ACA-IgG29 阳性，ACA-IgM 阴性。给泼尼松 30 mg/d，甲氨蝶呤 10 mg/w 治疗。

2005 年 11 月 30 日前来门诊。诉说胸闷、头晕、气急、咳嗽少、痰少。颈粗肿，颈静脉怒张，四肢能扪及许多结节性红斑，以上臂、大腿、臀部最多。

苔薄舌红，脉濡软偏数。

【诊断】结节病。

【中医辨证】痰热内蕴，瘀滞肺络。

【治则】养阴清肺，祛痰化瘀。

【方药】经验方红斑汤合清肾化瘀汤加减。

生地 30 g，黄芩 30 g，忍冬藤 15 g，苦参 15 g，金雀根 30 g，莪术 30 g，土茯苓 30 g，生天南星 30 g，生半夏 30 g，百合 30 g，徐长卿 12 g，川芎 12 g，生蒲黄 12 g 包，郁金 12 g，牡丹皮 12 g，佛手 6 g，陈皮 6 g，甘草 3 g。

【治疗过程】连续服药 3 个月，胸闷、头晕、气急、咳痰等症状基本消除。面肿、颈静脉怒张基本缓解，四肢皮下小结节消除。临床表现有明显好转。

2006 年 4 月中旬，肺 CT 复查示：两肺小结节病灶减少，上腔静脉狭窄已不明显。泼尼松逐渐减量至 12.5 mg/d，甲氨蝶呤 10 mg/w。2007 年 1 月后病情稳定，中断治疗。

病例二 胡××，男，55 岁(结节病轻症，单纯用中药)。

患者咳嗽、行走气急已 4～5 年，上海市某三甲医院肺 CT 显示两肺满布小结节病灶，肺门淋巴结肿大。血常规、尿常规、ESR、ANA、ENA、ds-DNA、RF、CRP 均在正常范围。

【诊断】结节病。

患者曾使用抗生素和激素治疗，一度病情好转。于 2004 年起找笔者服用中药治疗。当时西药包括激素均已停用，咳嗽、痰少，胸闷、行走气急，面色不华。肺 CT 复查与前片变化不大。

【中医辨证】痰热内蕴，瘀滞肺络。

【治则】养阴清肺，祛痰化瘀。

【方药】经验方红斑汤合白毛夏枯草汤加减。

生地 30 g，黄芩 30 g，忍冬藤 15 g，金雀根 30 g，羊蹄根 30 g，炙麻黄 9 g，白毛夏枯草 30 g，炙紫菀 30 g，杏仁 12 g，川贝母 3 g，象贝母 12 g，天南星 30 g，半夏 30 g，百合 30 g，牡丹皮 12 g，郁金 12 g，石菖蒲 12 g，佛手 6 g，陈皮 6 g，甘草 3 g。

【治疗过程】第一年是每日一帖中药，煎汤分二次服用，咳嗽、咳痰、胸闷、气急等症状均得到逐渐改善而消除，面色正常，感冒减少，恢复工作。

第二年起每帖中药煎二次分两天服用，每日服用一次。偶有感冒，咳嗽、有痰，临时使用抗生素并用中药后很快缓解。可似正常人生活、工作，平时外出活动逐渐增多，健康情况大有好转，这样维持了二年。肺 CT 复查两肺外侧带较以前清晰，两肺中下部小结节灶仍然存在，变化不大。

第四年起每帖中药煎 3 次分 3 日服用，每日服用一次，以巩固疗效。

第二十二节 复发性多软骨炎

复发性多软骨炎(relapsing polychondritis)为一损害软骨的少见的自身免

疫性疾病，表现为软骨的复发性炎症和进行性破坏，全身性血管炎，病情非常严重。此外，还可以出现耳软骨炎，有耳鸣、耳聋、眩晕；眼炎，有角膜炎、葡萄膜炎；喉炎、气管与支气管软骨炎等。

关节肿痛游走，损害大小关节软骨，与类风湿关节炎相似。患者常由于气管与支气管软骨塌陷，气道阻塞而死亡。

一、病名、病机与治则

病名：本病属于中医“软骨痹”范畴。

病机：风寒湿热痰瘀毒，化热化毒，痹阻经脉，血络瘀滞，卫气内伐，肾阴不足，损肾损骨，为标实本虚之重症。

治则：清热化瘀，祛风通络。

二、治疗思路与用药

（1）使用清热化瘀、具有调节免疫、抑制抗体、抗血管炎作用的中药，如生地、黄芩、黄连、金雀根、羊蹄根、虎杖、徐长卿、莪术、郁金、水牛角、牡丹皮、赤芍、川芎等，以治疗血管炎。

（2）使用具有化痰止咳作用的中药，如天南星、半夏、葶苈子、白芥子、川贝母、象贝母、白毛夏枯草、炙紫菀等，以治咳嗽、痰多。

（3）使用祛风通络、具有抗变态反应、抗炎镇痛作用的中药，如羌活、忍冬藤、岗稔根、白附子、制川乌、姜黄、海风藤、独活等，以治疗关节炎。

（4）使用补肾、具有保护骨质的中药，如川续断、杜仲、骨碎补、炙龟甲、鹿角片、熟地等。

三、临床体会

1. 关于疾病

复发性多软骨炎是少见难治性的自身免疫病。全身性血管炎所造成的软骨复发性炎症和进行性破坏，早期外耳疼痛触痛，最严重的是因气管、支气管软骨塌陷，导致窒息而死亡。

2. 关于病名

中医用什么病名为宜？中医虽然有 50 多个痹证，但很难找到与本病对应的确切的名称，“软骨痹”的病名也是笔者个人的提法，以供参考。

3. 关于治疗

对于这种疾病，中医必须是辨病与辨证相结合进行治疗。本病需与西医西药配合治疗，才有可能使病情稳定，延长患者的生命。

(1) 使用具有调节免疫、抑制抗体作用的中药，如经验方红斑汤等。

(2) 使用具有细胞毒作用的中药，如天南星、半夏、莪术、苦参等。

(3) 使用具有抗血管炎作用的中药，如经验方紫斑汤等。

四、西医治疗

皮质激素与免疫抑制剂，如硫唑嘌呤、甲氨蝶呤、吗替麦考酚酯(骁悉)等。

五、医话与临床经验

(一) 疑难重症

复发性多软骨炎不是一般性的风湿病，是一个极难的重症。笔者仅治疗有4例：2例轻症治疗成功，1例失败，1例失访。由于类风湿关节炎损害的是中小关节软骨，胸肋关节炎(前胸壁风湿性综合征)损害的是肋软骨，都是慢性病，一般不十分严重。曾看到一篇中医论文，总结了本病60例，效果很好。查阅当时西医报道我国发病总计只有30例，说明中医这篇论文的作者将风湿性胸肋关节炎误诊为本病。可见，有必要加以阐述，以引起中医同道的重视，不可当作一般性痹证论治。

一般性的风湿病、一般性痹证，不管医生如何辨证，即使走点弯路也问题不大。但本病耽误不起，一走弯路，可能会使病情急转直下，再也好不了了。

(二) 失败病例分析

本例患者已经由著名西医免疫病专家诊断并拟定了治疗方案，使用小剂量泼尼松和免疫抑制剂，能控制病情的恶化，但不能缓解，处于坏不了但也好不了的僵持阶段。在此基础上使用恰当的中医治疗，能进一步好转。

张××，男，51岁，2005年4月21日初诊。

耳郭增厚3年余，伴反复发热、小关节肿痛，于2005年2月因咳嗽半月余，住入上海市某三甲医院。体检：双耳郭增厚，鼻梁未见塌陷，两肺呼吸音减低，手指关节肿胀。ESR 91 mm/h，血压、心电图均正常。肺科气管镜检查发现气管上部轻度塌陷，主支气管壁软骨增厚。转入另一家三甲医院风湿科，诊断:复发性多软骨炎。治疗泼尼松由 25 mg/d 加至 30 mg/d,硫唑嘌呤 50 mg/d。

初诊时诉,手足小关节肿痛,气喘,头晕,乏力,胸闷胀,两耳有烘热感,耳鸣,大便每日 2 次。

苔薄腻,舌偏红,脉细数。

【诊断】复发性多软骨炎。

【中医辨证】软骨痹(热瘀痰毒,损肾损骨)。

【治则】祛瘀化痰,清热益肾。

【方药】经验方红斑汤加减。

生地 30 g,生石膏 30 g,黄芩 30 g,忍冬藤 30 g,炙龟甲 12 g,鹿角霜 12 g,金雀根 30 g,水牛角 30 g,鬼箭羽 30 g,牡丹皮 12 g,川芎 12 g,石菖蒲 12 g,莪术 30 g,陈皮 6 g,佛手 6 g,炮姜 12 g,甘草 3 g,大枣 12 g。

西医专家所定西药原药原量继续服用。

【治疗过程】第一阶段:本方自 4 月 21 日服用至 6 月中旬,除精神好转外,症状大都无明显变化,既未好转,也未加重。

6 月下旬至 10 月中旬,本院中断治疗 3 月余,另去他处服用中药。后再次前来就诊时,不但耳鸣、耳痛、眩晕、乏力、气急、喉头吼声等症状并未改善;而且气喘、胸闷、烘热加重,心率加速为 108 次/分,血压 140/90 mm/Hg。心脏超声提示:肺动脉高压,36 mm/Hg。并出现了低血钾症,为 3.2 mmol/L,说明发生了肾小管酸中毒情况。

观其处方主药有黄芪 30 g 等,并自服西洋参 3 g/d,因而病情加重了。

西医专家将泼尼松增加到 40 mg/d。停硫唑嘌呤,改用骁悉 100 mg/d,并口服钾剂。

第二阶段:2005 年 10 月下旬起至 2006 年 1 月。再次来笔者处就医。中药方逐步升级。先以红斑汤合强心汤加减为主,后以红斑汤合清肾化瘀汤加减为主。抄录其中代表方药。

10 月 19 日方:生地 30 g,生石膏 30 g,黄芩 30 g,苦参 30 g,炙龟甲 12 g,鹿角片 12 g,金雀根 30 g,鬼箭羽 30 g,莪术 30 g,葶苈子 30 g,牡丹皮 12 g,郁金 12 g,石菖蒲 12 g,淡附片 3 g,白豆蔻 3 g,甘草 3 g。

12 月 29 日方:生地 30 g,生石膏 30 g,黄芩 30 g,苦参 30 g,金雀根 30 g,水牛角 30 g,鬼箭羽 30 g,莪术 30 g,郁金 12 g,葶苈子 30 g,玉竹 30 g,生天南星

30 g，生半夏 30 g，川续断 12 g，杜仲 12 g，淡附片 3 g，白豆蔻 3 g，甘草 3 g。

服药 3 个月，病情未再出现加重情况。血钾已升至 4.1 mmol/L，肾小管酸中毒情况得到初步纠正。

第三阶段：由于天气寒冷，出现了咳嗽，痰少，但气喘并未加重。以红斑汤合强心汤、清肾化瘀汤加减。

2006 年 1 月 12 日方：生地 30 g，生石膏 30 g，黄芩 30 g，苦参 30 g，金雀根 30 g，鬼箭羽 30 g，莪术 30 g，葶苈子 30 g，玉竹 30 g，天南星 30 g，半夏 30 g，山豆根 9 g，炙紫菀 30 g，炙款冬 30 g，淡附片 3 g，白豆蔻 3 g，甘草 3 g。

继续治疗服用至 4 月。心脏超声提示：肺动脉血压下降至 28 mm/Hg。胸闷气急、精神体力均有明显改善，说明病情得到了全面控制并好转。

4 月 20 日方：生地 30 g，熟地 30 g，生石膏 30 g，黄芩 30 g，苦参 30 g，金雀根 30 g，莪术 30 g，郁金 12 g，天南星 30 g，半夏 30 g，土茯苓 30 g，秦皮 30 g，川连 9 g，芡实 12 g，山豆根 12 g，陈皮 6 g，佛手 6 g，甘草 3 g。

上方服用半年余，至年底。患者再次中断治疗。

（三）不宜使用参芪

该病不宜使用能增强免疫作用的中药。患者一度有人介绍前去别科的中医专家处治疗，由于不了解自身免疫病的特点，使用了不恰当的中药——黄芪和西洋参，3 个月后，病情加重。自身免疫病的特点不是免疫低下，而是抗体亢进和免疫复合物形成的血瘀。因此西医的治疗原则，全部是使用免疫抑制剂。中医理论为卫气逆乱而戕伐自身，血络损伤，应予清热化瘀，通调卫气。

有人说，中医自古以来就有脾虚致病说与肾虚致病说两大学派。对于该患者的治疗，这是学术上的争鸣，而不是正确与错误的争论。但是该病例首先是标实——热、瘀、痰，必须祛邪为主；其次是本虚——肾虚骨损。不论是邪实，还是本虚，都与脾虚气虚的关系不大，都不是参、芪的适应证。

黄芪和西洋参对体液免疫和细胞免疫都具有增强作用，这方面药理研究的报道很多。临床上我们也反复看到，使用参、芪等药，大约 3 个月后病情就出现了反复或加重的情况。其中有狼疮性肾炎、皮肌炎、类风湿关节炎、干燥综合征、免疫性肝病等。其机制是由于参、芪增强了体液免疫而激活了抗体。

因此，从中医辨证与西医辨病两方面来理解，使用参、芪都是不适宜的。

本病例再次证实了使用参、芪后加重了病情，并且使西医加大了泼尼松剂量，免疫抑制剂的用药也提升了级别，由硫唑嘌呤换成了骁悉，并且难以减量。

第二十三节　肋软骨炎

肋软骨炎又称前胸壁风湿性综合征、肋骨胸骨综合征。

本病病因不明，部分患者发病前曾有感冒，咽痛，咳嗽。部分患者继发于创伤和全身性的风湿病，如红斑狼疮、类风湿关节炎、干燥综合征等。

患者多以胸痛就诊于内科，做了检查，排除了心肺及纵隔疾病。

胸痛突发或渐发的，第 1～12 肋都可以累及，以第 3～7 肋为常见，多发性，胸肋关节高突隆起，有的肋弓和第 11、12 浮肋高突，有明显触痛。疼痛可放射至肩臂部和背部。有的剑突疼痛，高突，触痛明显，常误诊为慢性胃炎。

曾有报道，血清中可有抗肋软骨炎抗体，可能与自身免疫有关。

一、病名、病机与治则

病名：本病属于中医“软肋痹”范畴。

病机：风寒风湿化热，瘀热内郁，痹阻胸肋骨脉。

治则：清热祛风。

二、治疗思路与用药

（1）使用清热化瘀、具有抑制抗体作用的中药，如生地、忍冬藤、黄芩、虎杖、金雀根、徐长卿等。

（2）使用祛风化湿、具有抗变态反应、抗炎镇痛作用的中药，如羌活、青风藤、海风藤、菝葜、岗稔根、白附子等，以治疗风湿性疼痛。

（3）使用宽胸理气、具有抗炎镇痛作用的中药，如石菖蒲、郁金、赤芍、白芍、川芎、姜黄、延胡索、细辛、薤白头等，以治疗胸痛。

三、临床体会

1. 关于疾病

本病为常见病，这是临床诊断。对于原发性肋软骨炎，患者诉说胸痛，大多数先看了内科医生，做了理化检查，排除了心肺及纵隔疾病。

体检可见胸肋关节高突，多发性，一侧双侧者都有，触痛明显，即可诊断为肋软骨炎。软骨在X胸片中不能显示，但CT片中会有提示。

2. 关于病证

"软肋痹"病名是笔者命名的，以供参考。

3. 关于治疗

本病中医辨证为瘀热风湿，治以清热化瘀，祛风化湿，宽胸镇痛，大多数有效。由于病情较轻，尽可能不用激素，NSAID一类临时服用以止痛是可取的。

局部外敷很容易导致皮肤过敏。

笔者的常用药为生地、忍冬藤、黄芩、虎杖、金雀根、徐长卿、石菖蒲、郁金、羌活、白芍、白附子、姜黄、延胡索等。

经验方为羌活三根汤。

四、西医治疗

使用抗炎镇痛类药物，也可用利多卡因局部封闭治疗，重症者可使用小剂量皮质激素。

五、医案医话

（一）关于免疫病继发肋软骨炎

原发性肋软骨炎是常见病，女性患病较多。患者主诉胸痛，虽不是胸闷，内科检查也是必要的。临床可见多发性胸肋关节高突，触痛明显，诊断为本病不难。

SLE、RA、SS等感冒后常会继发多发性肋软骨炎。

患者主诉胸痛，必须排除心肺及纵隔疾病，尤其是必须排除肺动脉高压。

由于继发性肋软骨炎与原发病相比，病情较轻，一般可不作处理。疼痛较重者在原来的处方中加入2～3味宽胸化瘀之品，如石菖蒲、郁金、延胡索、白芍、金雀根、徐长卿等，或服用止痛片，大多数可在不知不觉中自愈。

（二）止痛为什么不用乳没一类中药

有学生问，乳香、没药、血竭、苏木、全蝎、蜈蚣、蜂房等均是有名的止痛中药，三年了没有看到过老师使用，这是为什么？

这些中药确有一定的止痛作用。乳香、没药、血竭都是树脂，它们与苏木都是伤科的常用药，并且大多数外用，或配方制成膏药外敷使用。内服止痛则必须达到一定的剂量，如9g以上，低于9g难以起到止痛效果，但小剂量3g就可能出现胃痛及恶心反应。且全蝎、蜈蚣、蜂房常有过敏反应，尤其是蜈蚣、蜂房产生药疹可能性更大。鉴于上述原因，笔者极少使用。

六、病例介绍

林××，女，45岁。

2000年1月，感冒、咳嗽月余，渐渐出现胸痛，3月就诊西医内科，经听诊，血尿常规，血沉，RF、CRP、ANA，肝肾功能，血脂血糖，X摄片，CT，EKG，B超、心超等系统检查，未发现异常，西医给处方开具了扶他林片。

4月前来找笔者就诊，胸痛，咳嗽时加重，第3～6胸肋关节高突，触痛明显。

【诊断】 多发性肋软骨炎。

【中医辨证】 软肋痹(瘀热风湿，阻于胸肋)。

【治则】 清热祛瘀，祛风化湿。

【方药】 经验方羌活地黄汤、三根汤加减。

羌活30g，生地30g，黄芩30g，忍冬藤30g、金雀根30g，白芍30g，鬼箭羽30g，徐长卿15g，川芎12g、郁金12g，石菖蒲12g，岗稔根30g，虎杖15g，陈皮6g，佛手6g，甘草3g。

【治疗过程】

第一步：患者一月感冒咳嗽，至就诊时仍有咽痒咳嗽的症状。咳嗽又加重了胸痛。这说明风寒外袭，余邪未净。因此，先给予宣肺止咳，经验方白毛夏枯草汤7帖，复诊时说服药3帖就不咳了，7帖咽痒、咳嗽完全消除，胸痛有所减轻。

第二步：经验方羌活三根汤加减，14帖，复诊时说基本不痛了。共服药60多帖，胸肋部位高突消除，基本平复，触痛基本消除。

第二章 免疫性皮肤黏膜血管病

第一节　结节性红斑

结节性红斑(erythema nodosum)好发于下肢,症状可有全身关节痛、ESR增速,抗 O 可能会升高,RF 部分阳性,ANA 阴性。活检报告为反应性血管炎。

结节性红斑没有口腔溃疡,如果伴有口腔溃疡者,为贝赫切特综合征可能,必须仔细询问病史。

一、病名、病机与治则

病名:本病属于中医"行痹""血脉痹"范畴。笔者提出红斑痹的病名可能更为合适。

病机:风寒风湿化热,血热瘀滞,经脉痹阻。

治则:清热化瘀,祛风通络。

二、治疗思路与用药

(1) 使用清热凉血、具有免疫抑制、抗血管炎作用的中药,以治疗血管炎,如生地、水牛角、牡丹皮、赤芍、郁金、羊蹄根、虎杖根、徐长卿、金雀根等。

(2) 使用化瘀散结、具有抗血管炎、软化消除结节作用的中药,以治疗结节,如莪术、三棱、生蒲黄、猫爪草、皂角刺、天南星、半夏。

(3) 使用祛风通络、具有抗变态反应和抗炎镇痛作用的中药,以治疗关节痛,如羌活、忍冬藤、岗稔根、黄芩、秦艽、五加皮、青风藤、独活、白附子等。

(4) 选用其他养阴药、清热药、活血药,如玄参、麦冬、生石膏、知母、金银花、黄芩、黄连、苦参、鬼箭羽、川芎、当归、槐花米、生藕节、丹参等。

三、临床体会

1. 关于疾病

结节性红斑是常见病，归类于风湿病或变应性皮肤病。本病是临床诊断，没有特异性的指标可作为诊断依据，确诊须做病灶活检。

有临床西医认为本病与结核病有关，至今还有西医要做结核菌素试验。笔者从20世纪70年代遇到的第一例起，50多年过去了，诊治五六十例之多，从未遇到过一例是结核性的。

以前我国结核病发病率很高，在结节性红斑的认识早期，恰好部分患者患有结核病，因此难免有些医生认为与结核有关。现代结核病发病率已显著下降，相反免疫病上升了。绝大多数患者与自身免疫有关，与结核无关。有些医生要进行排除诊断，当然也是有必要的。

2. 关于病名

中医的病名以什么为好？本病患者以结节性红斑为主，并有关节痛，因此，笔者在一篇有关SLE的论文中提出的红斑痹也适用于结节性红斑。

患者有游走性关节痛，很像行痹，但行痹没有结节性红斑。

3. 关于治疗

笔者常用药为生地、生石膏、水牛角、黄连、牡丹皮、赤芍、郁金、莪术、生蒲黄、羊蹄根、金雀根、金银花、忍冬藤、羌活、独活、白附子等。

经验方有红斑汤、紫斑汤等。

四、西医治疗

西医治疗以水杨酸类以及小剂量泼尼松或泼尼松龙治疗为主。

五、医案医话

（一）关于“气行则血行”理解的误区

“气为血之帅，气行则血行”是中医的基础理论知识。

1. 中医理论气血是并重的

《灵枢·营卫生会》记载：“黄帝曰：‘夫血之与气，异名同类。何谓也？’岐伯答曰：‘营卫者，精气也；血者神气也。故血之与气，异名同类焉。’”因此，中医古籍中气血并重并称是普遍的，总结为“气为血之帅，血为气之母”。二者是相互依存的关系。

2. 气行则血行的含义

推动血行的气有全身之元气和心气两种。全身之元气推动血行于全身，气不停地流行所以血才能不停地流行。气不行则血不行；反之，血不行则气也不行。如果一个人断了气，血当然不会流行了；或者一个人停止了全身的血流，人也就随之而断气死亡了。这些都是常识。如果一个人局部的血液停止了流动，就会发生局部的组织坏死。

对于心气推动血行，明代《医学入门》记载：“人心动，则血行诸经。”心动是心气的作用，说明心气也是血行的推动力。

3. 气药能推动血行吗？

气药有补气药、理气药两类。部分补气药有补血功效，但全部都没有行气功效。少部分理气药兼有化瘀功效，大多数理气药没有活血化瘀功效。这说明大多数的气分药是不能推动血行的。

如果整方都是理气行气药，或者是补气补血药，是推动不了血行，解决不了瘀滞问题的。如香砂枳术丸、木香顺气丸、香砂六君子汤、八珍汤、归脾汤等，这些理气行气组合或理气补气组合或补气补血组合的方剂，都没有活血化瘀功效。

为什么会如此细述，因为有人不明白，提出了问题，并且可能还存在误解气行则血行的意思，以为使用气分药就可以活血化瘀了。

4. 推动血行的首先是活血药

在瘀滞情况下，推动血行的首先是活血药，其次是理气药，特殊情况下才是补气药。请看张仲景的化瘀方剂，如抵当丸、桃核承气汤、下瘀血汤，甚至复杂的大黄䗪虫丸等，以及后世著名的桃红四物汤、失笑散、生化汤等，都是最佳的推动血行的活血化瘀方药。这些方剂组成里都没有理气药。说明活血化瘀不是一定需要使用理气药，理气药是可用可不用的。

由于中药方剂的组成非常复杂，古方中活血化瘀药与各类中药都有配伍，包括与理气药、补气药配伍是很多的；与清热药、温阳药等配伍也很多。古人有这种配方，后人就有理论来解释。因为一些解释是推理出来的，有些解释带有随意性，虽能自圆其说，但缺乏科学的严谨性。

（二）行气化瘀之方药

1. 兼有行气化瘀的七味药

行气化瘀兼于一身者有三药——郁金、莪术、姜黄。清初汪昂《本草备要》记载郁金“下气破血”；莪术“破气中之血”；姜黄“理血中之气”。这说明三药均兼有行气与化瘀功效。这是气行则血行的代表药物，是笔者治疗血管炎化瘀的常用药物。

还有川芎、延胡索、三棱三药，也是身兼行气与化瘀。川芎乃“血中气药”；延胡索“能行血中气滞，气中血滞”；三棱“破血中之气”。以上几种药物均是笔者治疗血管炎化瘀的常用药物。

当归在《本草备要》中记载“为血中之气药”，当归的补血、活血、调经三大功效是主要的，汪昂并不认为其有行气活血功效，一般也不作为血中之气药使用。

因此共有七味中药，主要是前六味，有行气化瘀功效，都可以用来治疗本病。

汪昂的《本草备要》是李时珍《本草纲目》的简化通俗读本。其内容绝大部分是《本草纲目》的意思。上述七味中药有关气血的观点，《本草纲目》中都是有记载的。

2. 行气化瘀之方剂

王清任《医林改错》化瘀六方中有五方是加用行气药的。血府逐瘀汤用枳壳；少腹逐瘀汤用小茴香；身痛逐瘀汤用香附；膈下逐瘀汤用乌药、香附、枳壳；通窍活血汤用麝香。整方中活血化瘀药占了大多数，达 2/3～4/5；理气药仅为 1～3 味，只占 1/5～1/3。

整方主要是活血化瘀，行气是起着辅助增效的作用。推动血液流通，解决瘀滞的主要是活血化瘀药，行气药是辅助的。

《医宗金鉴》丹参饮，丹参与砂仁、檀香同用，治疗既有瘀滞又有气滞的胃脘痛和胸胁痛。如果没有气滞，只有瘀滞，那么，丹参就可与其他活血化瘀药同用。

（三）补气化瘀理解的误区

1. 行气化瘀是行气，不是补气

行气化瘀应是行气而不是补气。补气以补血，而不是化瘀，补气化瘀是对

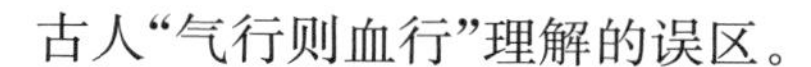

古人“气行则血行”理解的误区。

2. 气虚是血行缓慢

气虚则推动乏力而血行缓慢，但尚不至于血行停止而瘀滞，断气无气者血行才会停止而不流动。血行缓慢算不算气血瘀滞，只能是血液流动滞缓，流动速度缓慢，但还在流动，尚达不到瘀血成块的程度。

3. 黄芪气盛有火者禁用

黄芪补气，没有行气功效，多用能滞气。《医学入门》载：黄芪“气盛者禁用”。《本草经疏》载：黄芪“胸膈气闷，阳盛阴虚者忌之；上焦热甚者忌之”。古人的意思很明确，黄芪对于气盛气滞、阴虚有火的患者是不宜使用的。

4. 益气活血的两面性

益气以活血有其两面性，益气虽可用来带动血行，但这是活血，而不是化瘀。对于瘀血、瘀块，益气药是不可能化掉的。益气药反而可使人气盛而加重了气血瘀滞。黄芪、人参、党参都是如此。但三七既益气又化瘀，是例外。

瘀滞的患者不一定有气虚，因此不是所有的瘀滞患者都要使用黄芪。在绝大多数情况下，行气化瘀是使用行气药，而不是益气药，不适宜使用黄芪。

5. 黄芪与化瘀药配伍是特定的

补阳还五汤重用黄芪补气以化瘀，有一种解释认为气虚推动乏力而致血行缓慢，因此需要重用黄芪来推动血行。但看一看临床，有瘀滞的患者，绝大多数与寒热风湿等病邪有关，与气虚无关，气虚脾虚之人容易出血，而不是瘀滞。血行缓慢与瘀血凝结性质是不同的，补阳还五汤中有许多活血药都有化瘀功效。黄芪只有补气功效，没有活血功效，更没有化瘀功效。黄芪不能推动血行，那为什么要使用黄芪？

补阳还五汤有其特定的适应证——气虚而瘀滞的中风患者。这是中风的一个证型，不具有普遍性。重用黄芪就是为了改善患者气虚的体质。颅内局部的瘀血是重用化瘀药和地龙来化解的，而不是黄芪。

中风患者有许多证型，气盛、痰盛、瘀滞、肝阳亢进、肾虚，都不宜使用黄芪。如果黄芪能够推动血行的话，那为什么古方中绝大多数是不用黄芪的，经方中无一方是使用黄芪的。对于黄芪的争论已有三四百年了，看来还得长期争论下去。

SLE 并发抗心磷脂抗体综合征，有脑梗死、蛛网膜下腔出血的病情，是不可以使用黄芪的。

（四）本病中药效果较好

结节性红斑是常见病，辨证为瘀热，治疗以清热化瘀为主。祛风化湿是针对关节酸痛的，如果没有酸痛可以不用。

本病服用中药的效果是很好的，并且可以不使用激素。有些西医专家对于非重症患者也主张不使用激素。

1. 红斑的治疗

结缔组织病普遍有红斑表现，由血管炎引起。中医使用清热凉血的方药都是有效的。其中重用生地、水牛角二药各 30～60 g 就有效果，牡丹皮、赤芍、郁金、羊蹄根、秦皮、金银花、黄芩、黄连、徐长卿、金雀根、生石膏等同用能增效。这些中药大都具有免疫抑制、抗血管炎、抗变态反应作用以及清热降温的功效。

2. 结节的治疗

上述治疗红斑的中药，对于结节也是有效果的，为了增效，可重用莪术、三棱各 30 g。化痰散结药也是常用的，如天南星、半夏、猫爪草、皂角刺等可与化瘀散结药同用，剂量都是 15～30 g。

3. 关节痛的治疗

结节性红斑关节炎是非侵蚀性的，一般较轻，可随症加入忍冬藤、岗稔根等各 30 g。如无效则可使用羌活、独活、白附子，剂量大些，白附子 9～18 g 基本上就可以止痛。但诸药性温热，容易上火。但与缓解疼痛相比，上火患者更易接受与克服。

4. 宜用清热化瘀治疗

本病中医辨证为瘀热痹阻，必须使用清热化瘀药物才能有效。笔者经验方红斑汤、紫斑汤为基本方的疗效是很好的，可以完全不用皮质激素等西药治疗。

（五）结节性红斑不宜使用黄芪等益气药

结节性红斑、贝赫切特综合征、多动脉炎等疾病的瘀滞，阴虚者多，内热者多。因此，黄芪是不宜使用的。

笔者为什么如此强调黄芪的使用。这是因为临床上有一个错觉，认为血瘀是由气虚引起的，因此，滥用黄芪是一个普遍现象，并且剂量都很大。似乎黄芪能化瘀，能治百病，什么疾病都要用，不管是否有效。

免疫病、风湿病滥用黄芪的后果是激活了抗体，加重了病情。被某些西医风湿病专家认为中医不懂免疫病，劝告患者不要去看中医。也被某些反对中医的人抓到了口实。历史上近百年中一次一次地发生反对中医的思潮，但这也反而促进了中医的发展。

（六）本病的乏力和腹泻不作为辨证依据

体质的辨证对本病不是主要依据。由于长期的患病消耗，患者可能有疲倦乏力、面色不华等中医辨证气虚、气阴两虚的表现，只要将本病治愈了，精神和面色会随之而好转。不必使用益气健脾药。

本病临床一般多为阴虚内热，治疗应以养阴为主。但养阴清热药生地、生石膏容易引起滑肠便稀以及大便次数增多。

大便溏薄可能是患者另有肠道慢性炎症或消化不良。养阴清热药可能加重便稀情况，但这种便稀不宜作为本病脾虚型的辨证依据。对于大便稀薄的患者，必须要重视。一是减少养阴清热药的剂量；二是加入经验方固泻汤，以固涩大便。

至于肠道免疫病有腹泻和腿上结节红斑的表现，则另作别论。

（七）病例体会

中医中药对本病的效果是比较好的。曾治疗一例较重的患者，两小腿大片状结节红斑，约为 12 cm×10 cm，遍布整个小腿外侧，小腿粗大肿胀，较硬，小腿内侧、大腿与上肢也有小片状红斑结节。治疗以笔者的经验方红斑汤合紫斑汤加减。

生地 30 g，生石膏 30 g（先煎），黄芩 30 g，水牛角 30 g（先煎），金雀根 30 g，忍冬藤 30 g，郁金 12 g，牡丹皮 12 g，莪术 30 g，生蒲黄 18 g（包煎），佛手 6 g，陈皮 6 g，甘草 3 g。

3 个月左右，小腿内侧与大腿红斑消退，小腿外侧之大片状结节明显缩小、肿胀渐退，变软，红斑颜色转淡变为暗红色。患者继续治疗一年余，除左小腿原有的大片状结节红斑明显缩小约有一半外，其他部位的结节红斑全都消除了，患者后来中断了治疗。

六、病例介绍

黄××，女，35 岁，2004 年 6 月初诊。

双腿皮肤红斑皮下结节已3年，以小腿为多，伴有四肢关节痛。曾服用泼尼松，一度好转。泼尼松停用后，病情复发。于2004年6月来笔者处就诊。

查：双腿有大小不等红斑结节10多个，最大一片有5～6 cm，褐红色，上肢也有少量红斑结节。ESR 103 mm/h，RF、ANA、ENA、ds-DNA均阴性。

苔薄舌红，脉细。

【诊断】结节性红斑。

【中医辨证】阴分素虚，瘀热入络。

【方药】红斑汤合紫斑汤加减。

生地30 g、生石膏30 g、黄芩30 g、水牛角30 g、金雀根30 g、忍冬藤30 g、郁金12 g、牡丹皮12 g、佛手6 g、陈皮6 g、甘草3 g、大枣15 g。

【治疗过程】本方服用约1个月，红斑开始减退缩小，3个月左右，红斑结节明显缩小，减少。约5个月红斑结节基本消除，留有少许色素沉着。精神也明显好转，ESR下降至18 mm/h。再断续服用一段时间以巩固疗效。

第二节　多发性大动脉炎

多发性大动脉炎(Takagasu arteritis，TA)，又名大动脉炎、无脉症。本病起病缓慢，发生在上肢者最多，无脉搏，无血压。发生在腹主动脉时可见股动脉搏动减弱，足背动脉搏动消失。全身症状有中等度发热、关节痛、肢冷发麻、疲劳、结节性红斑、跛行等表现。ESR增速，CRP阳性，抗O滴度增高，RF阳性，抗人球蛋白试验(Coomb's)阳性，IgG、IgM增高。

血管超声波可观察随访。

一、病名、病机与治则

病名：本病属于中医“无脉痹”“血痹”“无脉证”范畴。

病机：血热瘀滞胶结，血脉阻塞不通。

治则：凉血清热，化瘀通脉。

二、治疗思路与用药

非重症病例和稳定期患者可单用中药治疗。

（1）使用凉血化瘀、具有抗血管炎、抗血管栓塞和扩张血管的中药，如生地、槐花米、生石膏、水牛角、郁金、牡丹皮、川芎、当归、鬼箭羽等。

（2）使用清热解毒、具有抗变态反应与抗菌作用的中药，如黄芩、川连、苦参、秦皮、金银花、忍冬藤等。

（3）使用养阴益肾、能提高体内激素水平的中药，如生地、熟地、玄参、知母、龟甲。温肾药可结合选用。

（4）对病情已经稳定但四肢动脉没有搏动的后遗症，由于血管狭窄、栓塞、四肢供血严重不足而无脉或脉搏极微弱，手足清冷、苍白者，宜用益气温阳，活血通络的方法。可选用附子、桂枝、黄芪、红花、川芎、当归、鬼箭羽、郁金、参三七、三棱、莪术、王不留行子、皂角刺等。

（5）由于多发性大动脉炎是免疫复合物亢进栓塞，能提高体液免疫的中药在活动期不宜使用，如黄芪等。

紫草能加重血管内栓塞故不宜使用。能促进血小板聚集和促进凝血的中药不宜使用，如阿胶、白及、仙鹤草等。

三、临床体会

1. 关于疾病

大动脉炎又称无脉症、高安动脉炎。大动脉是指主动脉弓及其分支，如锁骨下动脉、颈动脉、腹主动脉、肾动脉等。大动脉炎脑缺血可有晕厥、视力障碍；髂总动脉栓塞可致跛行；腘动脉血压下降，足背动脉搏动消失等。

2. 关于病证

中医传统没有无脉的病证，西医已经提出无脉症，中医可用。本病有关节痛、肢冷、发麻等症状，无脉痹的病名也许更为恰当。但无脉痹古籍未见记载，是笔者提出的。

血痹是经典名称，《灵枢・九针论》记载："邪入于阴，则为血痹。"《金匮要略》有血痹病篇，并有治疗方药。血痹病有脉微、关节痛的症状。脉微可能是锁骨下动脉不完全栓塞所引起，是大动脉炎的轻症，或早期表现。因此，可用血痹作为病名。

3. 关于治疗

笔者常用药为生地、生石膏、水牛角、金银花、黄芩、黄连、牡丹皮、赤芍、川芎、郁金、莪术、虎杖、羊蹄根、徐长卿、鬼箭羽等，主药需用 30～60 g。

经验方为牛角地黄汤。

四、西医治疗

(1) 皮质激素药：每日服泼尼松 30 mg 左右，或地塞米松 4.5 mg 左右。用于活动期病例，用至体温正常后再渐渐减量。

(2) 扩血管药和抗凝血药，用丹参片和丹参注射液，可与低分子右旋糖酐同用。阿司匹林、双嘧达莫(潘生丁)也可服用。

有感染者用青霉素等抗生素进行治疗。

五、医案医话

(一) 关于大动脉炎之无脉

大动脉炎上肢无脉症其栓塞部位可能在锁骨下动脉及肱动脉。使用彩色B超可见肱动脉、桡动脉是相通的，有血流，但非常细小缓慢。这是不完全性栓塞，栓塞程度上有很大的差别。如果是长期的完全性栓塞，手指早就坏死了。

这种情况，使用手指在寸口桡动脉按脉。单凭手指的感觉是按不到脉搏的，或者似有若无。足背动脉也是如此。

(二) 关于脉与无脉的中医记载

1. 关于脉

中医非常重视切脉，晋代王叔和《脉经》，明代李时珍《濒湖脉学》等都是脉学专著。书中介绍了二十八脉，有脉微，《脉经》记载“按之如欲绝，若有若无”。《濒湖脉学》记载“按之欲绝，若有若无”。虽然是“若有若无”但还是存在的。中医脉学书上没有讲到无脉的疾病。脉绝则意味着死亡。

2. 关于无脉

《伤寒论》少阴病 315 条、317 条有“厥逆无脉”“手足厥逆，脉微欲绝”“利止，脉不出”的记载。

厥阴病 362 条、368 条有“下利，手足厥冷，无脉者，灸之，若脉不还，反微喘者死”“下利后脉绝，手足厥冷，脉不还者死”的记载。

《伤寒论》讲的是发热疾病，少阴病、厥阴病讲的主要是急性肠炎和急性细菌性痢疾，并发中毒性休克。因此，出现了手足厥冷，脉微欲绝、脉不还、无脉

的临床表现，这些疾病在古代的病死率是很高的。

《伤寒论》记载的脉微—若有若无—无脉—脉绝，实际上是从血压下降、休克、衰竭到死亡，病情逐渐加重的演变过程。在演变的过程中部分患者尚可能有脉出脉不出，脉还脉不还，用以判断生死预后。

《伤寒论》所述无脉与大动脉炎无关。

（三）关于血痹

《灵枢·九针论》记载："邪入于阴，则为血痹。"这是血痹名称的最早记载。《神农本草经》地黄"逐血痹"。这是使用生地黄治疗血痹最早的记载，符合血痹因邪入于阴，损伤阴分，需要养阴的治则。

《金匮要略》有血痹病专篇，其第二段："血痹，阴阳俱微，寸口关上微，尺中小紧，外证身体不仁，如风痹状，黄芪桂枝五物汤主之"。脉微欲绝，若有若无，可能是由大动脉炎锁骨下动脉、肱动脉不完全栓塞所引起。

（四）关于气为血帅的理解误区

1. 气为血帅如何理解？

中医理论气为血之帅，气行则血行。如何理解？在上一节"结节性红斑"中已阐述了气行则血行的概念。气行主要是行气，而不是补气。

气为血之帅的气是什么气？帅是什么意思？气指元气、肾气、先天之气。帅是统帅、统率的意思。血是由气所统率、统领，具体表现在生血、摄血、行血三个方面。

气为血之帅，气是推行血液流动的动力。血随气行，气旺则血流畅通；气弱则血流缓慢，气滞则血滞。无气则血液凝结而不动。即气行则血行，气绝则血不行的意思。

2. 气旺的另一面

血流由气推行，那是否气越旺越好？气过于旺盛，一方面推动血流有力，其后果是随时有出血的可能；请看那些支气管扩张症患者，气火一旺就出血。另一方面气盛火旺则反而气滞血凝。这是中医理论"亢则害，承乃制"的具体表现。因此，气血必须承平制衡，正常地流动才能健康不病。

3. 关于血滞

滞的意思为滞缓、滞留、滞积。血滞可以是全身性的，这仅是滞缓，血流缓慢，尚不至于凝结。全身性血液凝结则是弥散性血管内凝血（DIC），立即就会死亡。

大动脉炎血滞，血液凝聚有瘀块是局部性的、多发性的。

4. 关于气血双行

《本草纲目》中记载了郁金、姜黄、莪术、三棱、延胡索等中药可“理血中之气”“治气中之血”。乃是既能行气，又能活血，为气血双行之药。现知莪术、郁金、姜黄、三棱具有抗血管炎、抗凝血、抗栓塞的作用，而且还有调节胃肠平滑肌的作用。

这些是笔者治疗免疫病血管炎与大动脉炎的常用药，有时剂量较大，效果较好。这些中药用于脑梗死后偏瘫较黄芪更好。这些中药与红斑汤同用，曾在治疗免疫病抗心磷脂抗体综合征的偏瘫患者中得到完全性康复的效果。

5. 行气与补气

中医理论明确是气行则血行，是行气，不是补气，是行气药推动了血行，而不是补气药推动了血行。有人认为补气推动血行是误解。

在王清任的化瘀方剂中，五个方剂中都用了一二味行气药，如香附、枳壳、柴胡、乌药、延胡索、麝香等，对气行则血行作出了范例。

（五）补气的两面性

1. 补气有改善气虚，推动血行的一面

气为血帅之气常被理解为补气。因气能生血，气能生火，气能生力。补气有其两面性，有改善气虚的一面，还有推动血行的一面。

2. 补气使人气盛

气过于旺盛则能使人气滞、气满、气逆，从而出现胀气、腹满、上火、易怒。补气使人气盛火旺，容易理解，符合朱丹溪说的“气有余便是火”的道理。

补气药有使人气盛火旺、气滞血凝的另一面。其后果是加重了瘀滞，使人气盛火旺。因此，气盛火旺之人是不可使用益气之品的。

（六）关于补阳还五汤重用黄芪

补阳还五汤重用黄芪补气以行血，虽已是公认，但还有商榷之处。

补阳还五汤针对中风后遗症气虚患者。方中有两大组成部分，其一是化瘀以抗凝，是活血化瘀五药与地龙的功效；其二是重用黄芪以补气。那时认为中风患者肥人为多，肥人多痰多湿，多火而少气。因此需要补气，补气是针对体质，而不是针对偏瘫。《诸病源候论》风偏枯候论述“风偏枯者，由血气偏虚”

“半身不遂者，脾胃气弱，血气偏虚”。血气偏虚显然指的是体质。王清任重用黄芪以补气就可以理解了。

脑梗死患者数天之内病情尚未稳定，不宜使用黄芪，更不可重用。脑梗死日久，病情稳定，颅内瘀血已凝结成块，并逐渐机化。许多患者由于长期缺少运动，体质渐虚，阴虚气虚者都有。气虚者使用黄芪，阴虚者使用地黄，有助于健康。但对于偏瘫患者，黄芪剂量即使更大也是解决不了问题的。

笔者在中年时，曾请教过一位上海名老中医，对补阳还五汤使用黄芪如何理解？他明确地说，高血压脑梗死使用黄芪是错的。补阳还五汤王清任只是提了个设想，他自己并没有临床实践过，因此没有医案。并说高血压脑梗死患者火多、风多、瘀多、痰多、湿多、气多，体质阴虚多，共有七多，唯独不是气虚多。笔者赞同其观点。

翻阅张山雷《中风斠诠》，书中关于中风的论述就是此种观点。全书中大量的方剂中只有一张古方三痹汤使用黄芪，用以治疗风寒湿三痹，并不是治疗中风。在中风脱证时使用的是独参汤、参附汤。张山雷较王清任晚了数十年，书中没有引用补阳还五汤，也没有使用黄芪的中风方。在一部中风专著里不用黄芪不是偶然的。说明张山雷是不主张使用黄芪的。

（七）免疫病与脑梗死有什么关系

免疫病血管炎可引起动脉栓塞，以及免疫病肾性高血压都是常见的。再加之抗心磷脂抗体综合征，都有可能会并发脑梗死。

免疫病血管炎栓塞中医辨证为瘀热，笔者主张清热化瘀，并且明确反对使用补气药，使用黄芪。

临床上曾看到免疫病血管炎用了黄芪以后，使血管炎病情加重的情况。因此，补气不宜扩大适用范围，更不适用于免疫病血管炎。

（八）大动脉炎的治疗

1. 中西医结合治疗

大动脉炎活动期病情较重，为了尽快控制病情，一般使用皮质激素疗法。待病情有所控制后，尽早使用中药，一方面是为了进一步改善病情，另一方面是为了激素减量。已经使用皮质激素者，要待病情稳定后，缓慢地减量。

大动脉炎的后遗症，如无脉、头痛、视力减退、跛行等，需要长期的服用中药治疗。

2. 抗炎与抗栓结合的中药治疗

大动脉炎既有血管内皮炎症，又有血管内栓塞。治疗上既要消除血管炎症，使用具有抗血管炎症作用的中药；又要消除栓塞，使用具有抗凝抗栓作用的中药。因此就需选用兼具两方面作用的中药。

诸多活血化瘀、清热养阴中药符合上述标准，如生地、水牛角、金银花、黄芩、牡丹皮、赤芍、川芎、郁金、丹参、莪术、虎杖、羊蹄根、徐长卿、鬼箭羽等。

当归、红花也具有这两方面的效用，但药性偏温，可以在稳定期使用。

水蛭、地龙，抗凝抗栓作用较清热化瘀中药更强，效果也更好，但并不具有抗血管炎症作用，对于只有栓塞的后遗症，可以结合使用。

（九）病例体会

回顾20多年前，曾治疗一例发热待查的住院患者，女性，20多岁，右下肢疼痛，跛行，测量了两侧腘动脉血压不一致，右侧明显低下，右足背动脉搏动细微，ESR超过100 mm/h，诊断为大动脉炎。给经验方红斑汤治疗，药用生地、生石膏、水牛角、黄芩、羊蹄根各30 g，以及牡丹皮、赤芍、黄连、金银花、薏苡仁等。没有使用激素。该患者发热退清后出院，门诊治疗1年多，正常行走，测定腘动脉血压双侧接近，右侧稍偏低一些。3年后送来结婚喜糖，说病情稳定。

六、病例介绍

杨××，女，25岁（大动脉炎服中药后逐渐好转，激素停用）。

2005年4月初诊。因发热在上海市某三甲医院住院1个月，诊断为大动脉炎。曾用甲泼尼龙冲击后热退，并用扩血管药物静滴。出院后，即来就诊，服用甲泼尼龙（美卓乐）30 mg/d。左腕无脉搏。右腕脉搏隐隐约约，似有若无。舌红，苔薄腻。

血管超声波检查：双侧肱动脉严重栓塞，左侧肱动脉栓塞更为严重，血流微弱而缓慢。

【诊断】 大动脉炎。

【辨证】 无脉痹（血热瘀滞胶结，血脉阻塞不通）。

【治则】 清热凉血，化瘀通脉。

【方药】 经验方紫斑汤加减。

生地30 g，水牛角30 g，黄芩30 g，牡丹皮12 g，赤芍12 g，川芎12 g，当归

12 g，郁金 12 g，莪术 30 g，鬼箭羽 30 g，红花 9 g，枳壳 9 g，甘草 3 g。

【加减药】丹参、姜黄、三棱、泽兰、黄连、吴茱萸、陈皮、佛手等都曾用过。水蛭、地龙，服后胃不舒而停用。

【治疗过程】半年内在病情稳定的基础上，美卓乐逐渐减量至 4 mg/d。一年后全部停用。右脉能明显扪及，左脉能隐约扪及。

血管超声波检查：右侧肱动脉较细，不完全栓塞。左侧肱动脉极细。患者希望恢复得更好一些，仍在坚持服用中药。

由于激素全部停用，激素的一些不良反应也随之而消失。

第三节　肢体动脉痉挛症

患者手指遇寒冷发生苍白继而发绀，再继而潮红，顺序出现。只有这种临床表现，而不伴有其他疾病的，称为肢体动脉痉挛症，又称为雷诺病（Raynaud disease）。

结缔组织病之红斑狼疮、硬皮病、混合性结缔组织病、干燥综合征、结节性多动脉炎、多肌炎、类风湿关节炎等均可有雷诺现象。雷诺现象与冷球蛋白、免疫复合物、小血管炎、肢端小血管痉挛等有关，常是结缔组织病血管炎的一个临床表现。ANA 阳性，抗 nRNP 抗体阳性。

与免疫无关的其他疾病也会引起雷诺病，但非常少见。这里将免疫病伴发的雷诺现象与单病种雷诺病一起介绍。

一、病名、病机与治则

病名：本病属于中医“肢端脉痹”“冻风”范畴。

病机：血脉血络既有血热瘀滞，又有寒凝瘀滞。

治则：养阴清热，散寒化瘀，活血通络。

二、治疗思路与用药

（1）使用清热活血、具有免疫抑制作用的中药，如生地、忍冬藤、黄芩、黄连、羊蹄根、虎杖、金雀根等。

（2）使用凉血化瘀、具有扩张血管、抗血管炎、抗凝血、抗栓塞作用的中药，如生地、牡丹皮、赤芍、川芎、水牛角、鬼箭羽、槐花米、郁金、莪术等，以治疗血管炎与血管内栓塞。

（3）使用蠲饮消肿、能抑制血管通透性、抑制渗出的中药，如葶苈子、白芥子、桂枝等，以治疗肿胀指和晨僵。

经验方红斑汤、紫斑汤有效。

三、临床体会

1．关于疾病

单纯的雷诺病临床已经非常罕见，20 多年中只遇到过 2 例，长期随访没有演变，有关免疫病抗体始终是阴性，后来都治愈了。

笔者 20 多年中诊治雷诺现象的患者有数百例之多，早期患者绝大多数在数年以后逐渐演变成为结缔组织病，以 SLE 最多。

雷诺现象第 4、5 两指常最先受累，以后发展至十指、手掌、腕，以及双足。一般在 20℃以下出现。较重的 20℃以上也有发生，夏天双手也是清冷不温的。

只有一两个手指出现发白症状，虽然很不典型，但这是早期表现，很容易误诊为单纯的雷诺病，或者被忽略了。应该及早检查免疫病有关的各种特异性抗体，以明确诊断。尤其是雷诺现象同时伴有关节痛，常是结缔组织病的早期临床表现。

有条件的中医医院如遇到手指发白情况者，必须做进一步检查。许多地区的中医医院缺少相关的设备，没有条件检查相关抗体，因此，常有误诊的情况。

雷诺现象作为免疫病血管炎的临床表现之一。患者双手双足常同时伴有小血管炎，表现为甲周水肿性红斑，指端肿胀、溃疡、凹陷，手指手掌、足趾足底满布瘀斑瘀点，脱屑，甚至溃疡溃烂，手背前臂有网状紫斑。

2．关于病证

“脉痹”是传统的名称，一般指血管炎。肢端脉痹将部位局限在肢端，为肢端的血管炎，为笔者新提出的病名，包括了雷诺病与其他免疫病出现雷诺现象的。

冻风是《外科正宗》中提出的病名，有肌肉寒极、紫斑变黑的症状，不太符合雷诺现象，较符合足背动脉栓塞症。

3．关于治疗

单纯性的雷诺病病情较轻，可以单用中药治疗。笔者的经验方红斑汤、紫

斑汤有效，常用药有生地、水牛角、忍冬藤、黄芩、黄连、羊蹄根、金雀根、牡丹皮、赤芍、川芎、鬼箭羽、郁金、莪术、葶苈子、白芥子等。

结缔组织病出现雷诺现象的治疗同上，由于 SLE 等病情复杂，应先予治疗更严重的疾病。雷诺现象可附带治疗或后期治疗。

四、西医治疗

西医无特殊治疗，一般用血管扩张剂和交感神经阻滞剂，早期免疫病使用羟氯喹或小剂量泼尼松。

五、医案医话

（一）寒与热之辨证

1. 关于冻风

《外科正宗》记载："冻风者肌肉寒极，气血不行，谓肌死患也。初起紫斑，久则变黑，腐烂作脓者以碧玉膏主之。"

冻风所描述的症状，肌肉寒冷，初起发紫，以后溃烂变黑，可能有继发感染。部分符合雷诺现象的临床表现，但似乎与足背动脉栓塞症（勃格病）更为符合。

2. 阴虚内热与阳虚外寒之辨证

阴虚则内热，阳虚则外寒。《灵枢・刺节真邪》："阴气不足则内热，阳气有余则外热。"既内热，又外寒，亦可见。①感染：先恶寒后发热，恶寒的时间较短，随之发热的时间较长。②阴阳失调：正常妇女常有既内热，又外寒的情况，乃阴阳失调，不是病。③阳气内郁：妇女常既有内热上火，又有手足清冷的情况。是阳气内郁，不达四肢。④雷诺现象也有阳气内郁的情况，是疾病。

3. 雷诺现象阳气内郁的病情

雷诺现象是既有阴虚内热之全身状况，又有阳虚外寒之局部状况。

雷诺现象虽然与寒冷有关，但要看全身状况是阴虚还是阳虚，是内寒还是外寒。自身免疫病患者，大多为阴虚而不是阳虚，是内热而不是内寒，虽有外寒，却不是内寒。

有学生问：手足清冷，辨证阴虚内热怎么解释？本病是免疫性血管炎，阴虚是患者的体质，热郁于内，血脉痹阻，阳气不能通达四肢。因此，内热而外寒，不要片面认为手足清冷就都是阳虚之症。

这在正常人身上也有发生，尤其是妇女，冬天常诉说内火很大，但手足清冷。不是病理性的，不是雷诺现象，西医说无病。中医解释为阴阳失调，热郁于内，阳气不达四肢。

4. 瘀热与瘀寒之辨证

不要认为只有寒凝能瘀，血热也能瘀。雷诺现象患者双手是清冷的，但小血管内的瘀滞是热郁。体内血瘀的主要成因是热瘀与寒瘀结合为患。

(二) 雷诺现象与伤寒四肢厥冷不同

《伤寒论》少阴病、厥阴病急性下利，并引起“手足逆冷”“四肢厥冷”“四肢逆冷”“手足厥逆”“手足厥冷”的临床表现，运用回阳救逆的四逆汤、通脉四逆汤方药治疗。这是针对急性肠炎和急性细菌性痢疾并发中毒性休克，使用附子等药回阳是救逆，用以抗休克，这是正确而有效的。

少阴病“手足逆冷”是里寒外冷，手足苍白，血压低下，但手足不是白紫红三相，没有内热，不是瘀滞。

雷诺现象手足清冷，有白紫红三相，但不影响血压，并且大多是阴虚内热，瘀热内郁，阳气不能伸展所引起。

因此，不宜使用《伤寒论》理论来解释雷诺现象。这就是四逆汤治疗雷诺现象没有效果的原因。

(三) 先治原发病，后治雷诺现象

单纯性的雷诺病少见。雷诺现象绝大多数是结缔组织病的一个临床表现，两者的治疗方法是一致的。笔者的经验主要是清热化瘀，而不是温通阳气。附子、桂枝等热药解决不了雷诺现象，会使人上火，但并不忌用。

结缔组织病雷诺现象有 ANA 阳性，抗 nRNP 抗体阳性，并常有系统性损害。治疗的重点在免疫抑制、抗血管炎、抗栓塞方面，这与治疗系统性损害是一致的。在治疗系统性损害的同时，原发疾病被控制后，部分患者的雷诺现象与小血管炎会随之而好转。如狼疮性肾炎，当然先治疗蛋白尿，待蛋白尿明显好转后，有的患者雷诺现象就好转了。有的狼疮性肾炎患者雷诺现象仍然存在，抗 nRNP 抗体仍然阳性，这时治疗的重点就转为以抗血管炎为主。经验方红斑汤、紫斑汤对大多数患者是有效的，部分患者还需加入莪术 30 g、苦参 30 g，抗 nRNP 抗体才有可能会转阴。

（四）关于温凉结合

患者手足清冷似乎应该治以温阳化瘀。但由于热郁于内，阳气不伸，使用温药后，有些患者会感到内热更重，手足更冷，雷诺现象加重。

系统性免疫病笔者确定的治疗法则是以清热化瘀为主。对于雷诺现象可以结合使用温阳化瘀，温凉并用，如生地、生石膏与桂枝、白芥子同用，关节痛者用羌活、白附子、制川乌等，用炮姜、干姜、吴茱萸、白豆蔻等保护胃肠功能等。但整方温药凉药需平衡，不要以温热药为主。只有在辨证为内外都是寒象时，才能以使用温热药为主。

原发性雷诺综合征与结缔组织病雷诺现象可单用中药治疗，一般需要 2～3 年时间，连续服药，经过 2～3 个冬天，会一年比一年减轻，最终是可以消除的。

（五）关于激素减量

如果使用激素治疗，效果会快一些，但激素减量后许多患者反弹了，又得重新开始，总的疗程并不短。有的患者激素减量没有反弹，但减量很慢，而激素的不良反应也需要长期治疗。

有些医生和患者是不相信中医中药能治疗雷诺现象的。中药不及皮质激素的疗效快速，这是事实。但并不是所有的患者服用了泼尼松，雷诺现象就消除了。而且当泼尼松减量后雷诺现象又出现了。

在泼尼松原使用量的基础上，同时服用中药，并且将泼尼松逐渐减量，一般需 2～3 年时间，有的时间更长，才有可能将结缔组织病雷诺现象消除。雷诺现象消除后还需要服用一段时期中药，以防病情复发。

（六）疑问解答

(1) 患者手足清冷发白，老师为什么还在使用生地、水牛角等凉性药，有时还用生石膏?

答:患者是外寒里热，血脉瘀滞，阳气不伸，难达四肢。因此，需用清热凉血药。内火更重的患者需用生石膏才能清退，但冬天使用生石膏后能使部分内火一般的患者体温降得过低，而非常的畏冷。因此，生石膏就去掉了。生地、生石膏滑肠，容易引起便稀及大便次数增多，水牛角没有不舒反应。

(2) 老师为什么不用附桂等热药?

答:热药是使用的，对于内火不明显的患者，关节酸痛的患者，肾上腺皮质功能低下的患者，以及容易胃痛、滑肠、便稀的患者，常用的热药有吴茱萸、炮姜、姜黄、高良姜、白芥子、白附子、鹿角片、肉苁蓉、淫羊藿等，并与凉药同用。但确实很少使用附、桂。附、桂并不禁忌，服了容易上火出现不舒反应，但不主张使用参芪。

(3) 雷诺现象与抗体有关，中药能使抗体转阴吗？

答：ANA 阳性是结缔组织病相关的抗体阳性，是不会转阴的，但滴度能够下降。雷诺现象与抗 nRNP 抗体阳性有关，西医使用免疫抑制剂是有可能使之转阴的。恰当地使用中药也是能够转阴的。笔者的经验方红斑汤治疗本病有效，能使部分患者的抗体转阴，加入莪术 30 g、苦参 30 g，能使阴转率提高。但单用这二味药也是不够的。

六、病例介绍

郑××，女，44 岁，2002 年 4 月初诊(SLE 雷诺现象，单用中药治疗)。

双手、双足清冷，冬天发白、发紫 4 年余，有时关节痛，一直没有引起重视，近 1 年多来，手足发白、发紫加重，于是来就诊。雷诺现象长达 8～9 个月，夏天手足清冷不温，并且出现面部红斑，太阳光照后满面通红。

初诊时双足、双手至腕上雷诺现象明显，双手双足掌背满布瘀点、红斑、丘疹，甲周水肿性红斑，指端皮肤凹陷，手指肿胀，晨僵，面部蝴蝶状红斑。患者没有使用过激素等西药。

检查血常规、尿常规无异常，ESR 42 mm/h，ANA 阳性，1∶3 200，抗 Sm 抗体阳性，抗 nRNP 阳性，抗 SS－A 阳性，抗 SS－B 阴性，抗 ds－DNA 10.0 IU/ml，阴性，RF 阴性，抗 CCP 阴性，CRP 阴性，IgG 25.8 g/L，C_3 0.65 g/L。

【诊断】 SLE，小血管炎，雷诺现象。

【辨证】 肾阴虚损，脉络血热瘀滞，手足寒凝瘀滞。

【治则】 养阴清热，散寒化瘀，活血通络。

【方药】 经验方红斑汤、紫斑汤加减。

生地 30 g，水牛角 30 g，黄芩 30 g，忍冬藤 30 g，羊蹄根 30 g，金雀根 30 g，秦皮 30 g，牡丹皮 12 g，赤芍 12 g，川芎 12 g，郁金 12 g，莪术 30 g，黄连 6 g，吴茱萸 3 g，白芥子 12 g，佛手 6 g，陈皮 6 g，甘草 3 g。

【加减药】 鬼箭羽 30 g，葶苈子 30 g，炮姜 12 g，姜黄 12 g，徐长卿 15 g，生石膏 30～15 g。

【治疗过程】 持续服药近一年，至2002年2月，患者诉说去冬至今手足发白、发紫情况减轻，双手双足瘀点、红斑减少，指端凹陷变浅，面部红斑减淡，复查血常规、尿常规无异常，ESR降至22 mm/h，抗体阳性没有变化。

继续服药至第3年，双手双足瘀点、红斑、指端凹陷、面部红斑全部消除，光敏感性减弱，冬天未发生雷诺现象，复查抗体：ANA 1∶320，阳性，抗nRNP阴性，抗SS－A阴性，抗Sm阴性，RF阴性，IgG 20.6 g/L，$C_3$0.8 g/L。

患者继续服药至第4年，病情缓解并稳定，改为服用复方生地合剂，每日3次，每次30 ml。此后病情稳定。

第四节　网状紫斑

网状紫斑又称网状青紫，四肢皮下可见到网状淡紫红色的斑纹，没有其他自觉症状。单纯的网状紫斑极少见，原因不明。

红斑狼疮、硬皮病、类风湿关节炎、多肌炎、混合性结缔组织病、干燥综合征、结节性多动脉炎等结缔组织病均可有网状紫斑表现。为系统性微小动脉血管炎的一个表现，部分患者的网状紫斑与雷诺现象、甲周红斑、肿胀指、手足瘀点同时存在。

一、病名、病机与治则

病名：本病属于中医“血脉痹”范畴。

病机：血脉皮络血热瘀滞。

治则：养阴清热，化瘀通络。

二、治疗思路与用药

（1）使用养阴清热、具有免疫抑制作用的中药，如生地、忍冬藤、黄芩、黄连、羊蹄根、虎杖、金雀根等。

（2）使用凉血化瘀、具有扩张血管、抗血管炎、抗凝血、抗栓塞作用的中药，如生地、牡丹皮、赤芍、川芎、水牛角、鬼箭羽、槐花米、郁金、莪术等。

经验方红斑汤、紫斑汤有效。

三、临床体会

1. 关于疾病

原发性网状紫斑极少见，为微小动脉血管炎表现，是一临床诊断。20 多年中仅遇到过 2 例，没有检查出患有结缔组织病，有关抗体都是阴性。

网状紫斑绝大多数为系统性结缔组织病血管炎的一个临床表现，以下肢大腿内侧皮下最为多见。小腿、上臂、前臂、手背亦可见到。必须检查 ANA、抗 ENA、抗 ds - DNA、ACA 等有关抗体，以排除结缔组织病。

2. 关于病证

网状紫斑，可能伴有关节疼痛，属于痹证范畴，中医传统有血痹、脉痹的病名。本病笔者提出使用“血脉痹”的病名以做参考。

3. 关于治疗

结缔组织病血管炎，以治疗原发病为主，治疗网状紫斑与治疗原发病之血管炎是一致的。待原发病基本控制后，网状紫斑也会随之好转。

原发性网状紫斑中医辨证为血脉血络瘀滞，大多为血热，少数为寒凝。治疗以清热化瘀为主。

笔者常用药有生地、忍冬藤、黄芩、金雀根、羊蹄根、水牛角、郁金、莪术、牡丹皮、赤芍等。

经验方为红斑汤。

四、西医治疗

西医无特殊治疗。结缔组织病早期可使用羟氯喹或小剂量泼尼松。

五、医案医话

(一) 关于网状紫斑

皮下网状紫斑没有症状，易被忽略。结缔组织病临床表现复杂，大都以血管炎为病理基础。许多患者双手因血管炎有瘀斑、溃疡，服用大剂量激素后，大腿外侧皮肤出现开裂，皮下瘀紫，检查时可见手背腕臂、大腿、小腿内侧有明显的网状青紫。结缔组织病网状紫斑是有抗体阳性的。原发性网状紫斑者，目前尚未发现抗体阳性。

（二）病例体会

笔者诊治2例原发性网状紫斑，运用中药后网状紫斑减淡减少。由于患者无不适，故服药一段时期就中断了。

笔者的红斑汤、紫斑汤以治疗血管炎为主。在临床中看到SLE患者，因服用大剂量激素后，皮肤开裂，皮下瘀紫，并有明显的网状青紫，服用3年左右的中药，皮下瘀紫会渐渐地变淡，呈淡褐色，或恢复正常的肤色。大腿、小腿内侧的网状青紫也同时渐渐地变淡而消除。皮肤开裂则不能愈合的。

所使用的中药主要为生地、生石膏、忍冬藤、黄芩、羊蹄根、金雀根、水牛角、牡丹皮、赤芍、郁金、徐长卿、莪术等。

第五节　高丙球蛋白血症

高丙球蛋白血症为多株系丙球蛋白血症，是血浆中一种以上免疫球蛋白水平增高，是机体受强抗原刺激下产生应答反应的结果。一般是暂时性升高。许多慢性病呈持续亢进，包括大多数的自身免疫病，如结缔组织病、各系统的自身免疫病、部分过敏性疾病，以及肝病、感染、肿瘤等。这些疾病的免疫球蛋白都是持续的亢进。

原发的自身免疫病已缓解，临床表现球蛋白还很高，没有明显的临床表现，这可能是继发性高丙球蛋白血症。

临床有个别患者，长期血清球蛋白升高至35～45 g/dl以上，IgG、IgA、IgM、IgE，其中1～3项增高，γ-球蛋白升高，但查不出原发之疾病。这可能是不明原因的原发性高丙球蛋白血症。

一、病名、病机与治则

病名：本病属于中医“痹证”“行痹”范畴。

病机：真阴不足，风热瘀滞，痹阻经脉。

治则：滋阴清热，活血化瘀。

二、治疗思路与用药

（1）使用清热化瘀、能降低球蛋白的中药。此类大多是具有免疫抑制作用的中药，如生地、熟地、玄参、黄芩、黄连、苦参、忍冬藤、广郁金、青蒿、金雀根、羊蹄根、虎杖、郁金、牡丹皮等。

（2）避免经常使用能升高球蛋白的中药。此类大多是具有免疫增强功能的中药，如人参、黄芪、党参、灵芝、三七、扁豆、阿胶、石斛、鳖甲、天花粉、红花、白英等。其中大多数中药笔者曾临床观察过，能激活抗体，升高免疫球蛋白的含量。

甲鱼也不宜食用。

有的中医会说，他们有时是使用这些中药的，是有效果的，并没有发现这些中药的这种情况。这是由于中医是复方治疗，既有这方面的功效，又有相反方面的功效，抵消了一部分作用，这要看哪个方面作用优势更大一些，慢慢地还是产生了效果，或者是效果被抵消了而无效。

三、临床体会

1. 关于疾病

原发性高丙球蛋白血症非常少见，可能有乏力、短时关节痛，或没有症状，因此常被忽略。必须排除许多疾病的继发性高丙球蛋白症。

临床上继发性高丙球蛋白血症是常见的，免疫病、过敏性疾病、慢性肝病等血清免疫球蛋白增多较普遍。

2. 关于病证

有乏力、关节痛或没有症状的患者中医辨证为痹证、行痹，以阴虚为多，并有血热瘀滞或风湿。

3. 关于治疗

不明原因的原发性高丙球蛋白血症可作辨病治疗，有降低球蛋白效果的中药，大多具有免疫抑制作用，如生地、熟地、玄参、麦冬、黄芩、黄连、苦参、忍冬藤、青蒿、土茯苓、金雀根、羊蹄根、徐长卿、虎杖、郁金、牡丹皮、赤芍、川芎、莪术等。

本病可单用中药，经验方有红斑汤。

四、西医治疗

采用免疫抑制剂硫唑嘌呤，羟氯喹；不主张使用皮质激素。

五、医案医话

（一）关于病证

原发性高丙球蛋白血症中医属于什么病证，很难下结论。患者曾经有过短时间的关节痛症状，因此，可以归入痹证范畴。但以什么痹为宜？关节痛时间较短，没有固定部位，按照风邪善行而数变的特点，笔者将此归入行痹范畴。

《景岳全书》论风痹，认为风邪“外无表证之见者，是皆无形之谓，此以阴邪直走阴分，即诸痹之属也”“诸痹者，皆在阴分，亦总由真阴衰弱，精血亏损，故三气得以乘之，而为此诸证。经曰邪入于阴则痹正谓此也”。

因此，本病如按体质辨证法，则以阴虚、肾虚为多。

（二）引起球蛋白升高是瘀、热、毒

原发性高丙球蛋白血症患者可能有乏力，面色不华，或没有症状。如果没有化验报告，按照一般的辨证论治的常规处理，有各种各样的辨法，气虚、血虚、阴虚、脾虚、肝虚、肾虚都可以辨。或者是没有疾病，也没有虚。

但是患者拿了化验单认为有病，要求降低球蛋白。患者说已经服了许多中药，大致上都是益气健脾、补肝养血，这些方药大体上并没有错，但球蛋白就是没有降下来，说明辨得不正确。

血清球蛋白亢进中医古籍中未见，必须进行创新。笔者认为引起血清免疫球蛋白、γ-球蛋白升高的原因，体质是阴虚，病邪是瘀、热、毒。

（三）辨证论治是宏观的

辨证论治是宏观的，方向性的。不是辨证论治的原则不对，是辨的不细不精，没有辨得完全正确。更主要的是具体的治疗法则和选药不确切，说明对辨证论治的理解还需深化、细化，在具体操作上还需发展，并且要辨证论治与辨病论治结合起来才能目的明确，提高疗效。

益气健脾、补肝养血的方药，大多是升高球蛋白的，尤其是黄芪、党参、鳖甲，升得更快，所以不可能取效。推广而言，大多数的自身免疫病使用能升高球蛋白的健脾益气药是不适合的。

（四）继发的高丙球蛋白血症

诊断明确的红斑狼疮、类风湿关节炎等自身免疫病，不论是活动期还是缓

解期，绝大多数的患者 γ-球蛋白都会升高，IgG、IgA、IgM 中的 1～3 项会升高。如果临床症状已经缓解，球蛋白与免疫球蛋白仍然升高，则还需继续治疗。笔者的主方是红斑汤，长期服用中药，球蛋白与免疫球蛋白是可以下降至正常范围的。

（五）增强免疫的中药

增强免疫的中药，药理和临床都证实能激活抗体，升高免疫球蛋白含量。由于中医传统没有相关论述，专业教学也未设置相关课程。临床中医都是按照症状来辨证的。因此，使用了这些中药常会影响免疫病的疗效。

有一些中药在实验研究中被证实有免疫增强作用。但在临床上，在复方中使用常规剂量，笔者观察下来对球蛋白的影响不大，笔者也是使用的，如柴胡、女贞子、枸杞子、丹参、当归、白术、茯苓、猪苓、山药、薏苡仁、桑寄生、龟甲、鹿角等。但如果大剂量长期使用，则会升高免疫球蛋白。

六、病例介绍

陈××，女，40 岁（高丙球蛋白血症）。

笔者曾治疗一位高丙球蛋白血症患者，体检中发现血清球蛋白 40～45 g/L，γ-球蛋白占比为 30%。在某三甲医院中做了全面系统的检查，排除了肝病、结缔组织病与其他常见的免疫性疾病。西医免疫科临床诊断为高丙球蛋白血症。服用了中西药物达 8 年之久，没有服用过皮质激素。球蛋白和 γ-球蛋白始终没有下降。

1999 年前来就诊，带来检验单，血清球蛋白 45 g/L，γ-球蛋白占比为 30%。平时感乏力，面色不华，没有其他不适症状。

观其所服中药大都为逍遥散、小柴胡汤、归脾汤等加减，黄芪、党参、灵芝、鳖甲、枸杞子、柴胡、当归、白芍、白术、茯苓等，是最常用的药，而且剂量也较大。

【治疗过程】笔者以养阴清热、疏肝化瘀为主，用经验方红斑汤合四逆散加减。药用生地、忍冬藤、黄芩、苦参、虎杖、金雀根、郁金、牡丹皮、柴胡、赤白芍、枳壳、佛手、陈皮等，加减药有岗稔根、败酱草、女贞子、羊蹄根、黄连等。

三个月后，球蛋白由 45 g/L 下降为 40 g/L，并且感到精神、体力有明显的改善。断续服用有 3 年之久，血清球蛋白下降至 28 g/L，γ-球蛋白占比下降为 18%，均在正常范围。后停止治疗。

第六节　冷球蛋白血症

冷球蛋白血症（cryoglobulinemia）又称冷免疫球蛋白血症。冷球蛋白可分成 3 型，Ⅰ型是由单克隆免疫球蛋白组成，Ⅱ型是由单克隆 IgG 和多克隆 IgG 混合组成，Ⅲ型是由多克隆 IgM 和多克隆 IgG 分子混合组成。临床分原发性和继发性两类。后者常见于结缔组织病，如 SLE、RA、PSS 以及淋巴瘤等。不伴有已知疾病的称原发性冷球蛋白血症，常由进食乳制品、海鲜过敏而诱发。

临床表现有四肢关节炎、雷诺现象、下肢紫癜、皮肤溃疡、冷刺激荨麻疹、血清转氨酶升高、蛋白尿、丙球蛋白升高、类风湿因子阳性、丙肝抗原阳性、冷球蛋白定性阳性等。

一、病名、病机与治则

病名：本病属于中医“血痹”“瘀痹”范畴。

病机：阴虚内热或寒热错杂，血脉瘀滞，络脉痹塞。

治则：清热化瘀，祛风通络，结合温阳化瘀。

二、治疗思路与用药

（1）使用清热化瘀、具有抗血管炎、抗过敏、免疫抑制作用的中药，如生地、黄芩、忍冬藤、牡丹皮、槐花、川芎、当归、郁金、水牛角、徐长卿、虎杖、藕节、赤白芍等。

（2）使用祛风通络、具有抗炎镇痛、抗关节炎作用的中药，如羌活、独活、忍冬藤、金雀根、岗稔根、制川乌、白附子、海风藤、麻黄、桂枝、细辛等。

（3）使用清热祛风、具有抗过敏抗变态反应作用的中药，如生地、黄芩、白鲜皮、地肤子、羊蹄根、土茯苓、荆芥、蝉衣等。

（4）使用清热解毒、具有保肝降酶作用的中药，如虎杖、女贞子、败酱草、鸡骨草、岗稔根、蒲公英、垂盆草等。

三、临床体会

1. 关于疾病

原发性冷球蛋白血症是由食物过敏引起的，但必须排除结缔组织病，在ANA、抗ENA、抗ds-DNA等抗体均阴性的情况下，临床以荨麻疹为主，并有关节炎，雷诺现象，冷球蛋白定性阳性时可考虑为原发性冷球蛋白血症。

患者有雷诺现象，抗nRNP抗体阳性者，为结缔组织病继发性冷球蛋白血症，如SLE、PSS、MCTD等血管炎的临床表现。临床上必须先予控制原发病，待SLE等原发病减轻缓解后，部分患者的雷诺现象、小血管炎也会同时缓解，但仍然有部分患者上述症状明显存在。在继续治疗原发病的基础上，同时可加强对小血管炎的治疗。

2. 关于病证

中医使用什么病证名称为宜？笔者提出血痹、瘀痹。患者有血管炎、紫癜、雷诺现象、关节痛等临床表现，故提出瘀痹的病名。瘀痹在古籍中有记载。

3. 关于治疗

笔者的经验，本病以清热化瘀为主，温凉并用，并且不宜以温热药为主治疗。非重危病例可单用中药。

笔者常用药为生地、黄芩、金雀根、羊蹄根、水牛角、郁金、川芎、牡丹皮、赤芍、莪术、姜黄、白附子、忍冬藤等。

经验方有红斑汤、紫斑汤。

四、西医治疗

重症患者可使用皮质激素和免疫抑制剂。

五、医案医话

（一）本病是寒证还是热证

由于冷球蛋白的刺激，临床可见关节炎，雷诺现象，紫癜，并且手足清冷。中医辨证是寒证还是热证？

本病手足的局部是寒证，全身情况则有热有寒，并且是内热为多，内寒为少。如何理解？热郁于体内，血脉痹阻，阳气不通四肢。因此，不要片面认为本病完全是寒证。

本病是慢性病，患病日久，由内热逐渐转化为内寒者，治疗上也需随之而转化，以温药散寒，温凉并用。

（二）关于忌口

有些中医的忌口是比较随意的，对于风湿病，有的医生一方面要求患者严格地忌口，让患者除了米饭、青菜少数食物以外，绝大多数的食物都不可以吃，这导致了患者的营养不良，但医者自己尚不知晓。另一方面对于自己所使用的中药，是否会发生过敏反应却不甚了解，发生了过敏反应还不知道是哪味中药引起的。

1. 中药忌口

可能会引起过敏反应的中药应予以忌口，如青风藤、天花粉、阿胶、蜈蚣、蜂房等不宜使用。

能提高免疫球蛋白的中药要谨慎使用，如人参、西洋参、黄芪、鳖甲、天花粉、灵芝、枫斗、刀豆子等。

2. 食物忌口

忌食海鲜和乳制品。

六、病例介绍

患者，上海某三甲医院诊断为冷球蛋白血症。手指关节痛，稍有晨僵，荨麻疹，雷诺现象，ESR 34 mm/h，类风湿因子阳性，γ-球蛋白比例为 30%，冷球蛋白阳性，ANA 阴性。可能由食用海鲜引起。

【中医辨证】瘀痹（血脉瘀滞，络脉痹塞）。

【治疗】清热化瘀，祛风通络。经验方红斑汤合抗敏汤加减。

生地 30 g，黄芩 30 g，金雀根 30 g，羊蹄根 30 g，鬼箭羽 30 g，牡丹皮 12 g，郁金 12 g，赤芍 12 g，川芎 12 g，羌活 30 g，白附子 12 g，海风藤 15 g，白鲜皮 30 g，地肤子 30 g，陈皮 6 g，佛手 6 g，甘草 3 g。

只就诊了两次，服用了 14 帖中药，有明显好转。28 帖后复诊：关节痛、荨麻疹、雷诺现象全都好了。大便稀，每日 2 次，可以不予处理，再服 14 帖以巩固疗效。

第七节　复发性口腔溃疡

单纯的口腔溃疡，疼痛，单发性或多发性，反复多次发作者为复发性口腔溃疡，又名阿弗他口炎、阿弗他口腔溃疡。

病因不明，血清中有抗口腔黏膜抗体，应该与自身免疫有关。

一、病名、病机与治则

病名：本病属于中医“口疮”范畴。

病机：肾阴不足，口咽湿热瘀滞。

治则：清热解毒，凉血化瘀。

二、治疗思路与用药

（1）使用清热解毒、具有免疫抑制作用的中药，如土茯苓、金雀根、黄连、黄芩、金银花、连翘、苦参、虎杖、山豆根等。

（2）使用凉血化瘀、具有抗血管炎作用的中药，如生地、郁金、牡丹皮、生蒲黄、羊蹄根、水牛角、徐长卿、赤芍、莪术等。

三、临床体会

1. 关于疾病

引起口腔溃疡的疾病有多种。常见的有 B 族维生素缺乏症、感冒、病毒感染。自身免疫性疾病中最常见的为复发性口腔溃疡和贝赫切特综合征（白塞病）。这些疾病的口腔溃疡都有疼痛。红斑狼疮引起的口腔溃疡为无痛性的。

2. 关于病名

《内经》有口疮和疡溃的记载，明代薛己和张景岳提出了溃疡的概念，但是指皮肤感染性炎症。

中医可直接使用口腔溃疡的病名，也可称为口疮。

3. 关于治疗

清热解毒、祛瘀化湿药物，如金银花、连翘、黄芩、黄连、山豆根、土茯苓、苦参、虎杖、金雀根、羊蹄根、水牛角、徐长卿、生地、郁金、牡丹皮、生蒲黄、赤芍、莪术、大黄、牛黄等，都是有效的药物。

清热化湿、祛瘀解毒的方药很多，传统方剂黄连解毒汤、泻心汤、牛黄解毒丸、荆防败毒散等。这些方剂各有其主治，可作参考使用，但都不是针对本病的。因此，需要另制新方。

笔者的经验方芩连土茯苓汤较上述的传统方剂疗效更好更快。

四、西医治疗

一口贴为地塞米松制剂，对疼痛较重，影响咀嚼者，可临床使用，有即刻效果。但药性一过，口腔溃疡仍旧存在。

本病西医也不主张使用内服皮质激素，皮质激素仅有即刻的短期疗效。

五、医案医话

（一）关于溃疡和口疮

《素问・风论》："故使其鼻柱坏而色败，皮肤疡溃。"王冰注"疡，疮也"。"皮肤破而溃烂也。皮肤疡溃可做两种理解，一是皮肤疡溃作为一个病证名称；二是皮肤患了疮疡而溃烂，病证是疮疡，溃烂是疮疡的临床表现。

溃疡的名称，最早见于明代薛己《外科发挥》有"溃疡篇"，谓疮疡已出脓者；"溃疡作痛篇"，谓疮疡溃后出脓作痛者；"溃疡发热篇"，谓疮疡溃后出脓发热者，但都是指疮疡溃破后的表现，不是现代的溃疡概念。《景岳全书》"外科钤"也有溃疡四篇，其中溃疡有余、溃疡作痛、溃疡发热三段内容大体与《外科发挥》相同，稍做发挥。他们二人虽然讲的是疮疡一类疾病，但"溃疡"作为一种临床表现的概念第一次明确提了出来。

口疮最早记载于《素问・气交变大论》："寒雨暴至，民病口疮。"《内经》中尚有口苦、口燥舌干、口糜、舌卷、舌本烂热等记载。

《金匮要略》"狐惑病篇"，称为"蚀"，有"蚀于喉""蚀于阴""蚀于肛"的记载。蚀是腐蚀、溃蚀、溃疡的意思。

《诸病源候论》称为口舌疮。口舌疮候："府藏热盛，热乘心脾，气冲于口与舌，故令口舌生疮也。"说明中医传统认为口疮与热有关，热是辨证的主要方面。

《千金方・口病第三》："治口中疮久不瘥，入胸中并生疮，三年以上，不瘥者方。”“蔷薇根、角蒿为口疮之神药。”说明口疮的病程较长，病情顽固，并且可以胸中并发。孙思邈提出蔷薇根、角蒿为治疗口疮之神药。蔷薇根、角蒿在《本草纲目》都有记载，临床可以试用。

宋代《普济本事方》杂病记载：“杨某，少时有疡生于颊”，后以雄黄等局部用药治愈。这可能是口腔溃疡的最早的病例记载。

《景岳全书·口舌篇》提出“口舌生疮固多由上焦之热，治宜清火”。还提出有虚寒之证，用补心脾或滋肾水的治法。

（二）病程与证候

中医理论认为久病则虚。对绝大多数人来说慢性疾病会使人逐渐变得虚弱，这不能教条理解。复发性口腔溃疡虽然是个慢性病，但属局部性损害的疾病，大多与全身情况关系不大。病程虽长，但不是虚证，而是个实证，是湿热和瘀滞，或是湿毒热毒瘀毒合而为病。

口腔溃疡的免疫性是全身问题。因此，局部外敷治疗只有即刻的短期疗效，常用如中成药珠黄散、锡类散，西药一口贴等。

感冒和病毒感染引起的口腔溃疡是可以治愈的。B族维生素缺乏症引起的口腔溃疡愈合亦较快。

（三）经验方芩连土茯苓汤

笔者观察过，单味使用土茯苓、生地、金雀根、生蒲黄、羊蹄根、虎杖、徐长卿、莪术、黄连、苦参都有效，但复方能增效。这些中药都具有免疫抑制作用。服用时间越长效果越能巩固，但也不能根治，仍然会复发。

黄连内服，用生蒲黄和冰片漱口和敷口，这些方法在《本草纲目》和《景岳全书》中都有使用单方治愈的经验记载。

必须保持大便通畅，给湿热瘀毒以出路。

（四）补药也有效果

由于本病的发病机制不明，究竟使用免疫抑制剂效果好，还是使用免疫增强剂效果好，临床中两种方法都有治愈的病例报道，补充B族维生素也会有效。

中医界和民间曾有人使用具有免疫增强作用的补药效果也很好。临床上遇到患者，有注射黄芪治好的，有服用膏滋药治好的，有服用冬虫夏草治好的，有服用西洋参治好的。这说明使用免疫增强的中药同样有效。但都不能根治，会复发。有短效有长效，尤其冬虫夏草效果最为显著。因此，张景岳提出以清热为主，对于虚证则需用补法。

总的体会，不论是祛邪还是补益，免疫增强还是免疫抑制，中药较西药效果为好。

（五）口腔溃疡与腹泻不是脾虚

贝赫切特综合征可能有肠黏膜溃疡，但本病不影响胃肠道黏膜。如果同时患有肠黏膜溃疡，就可能是贝赫切特综合征或溃疡性结肠炎，中医辨证也是以湿热和瘀滞为多。

同时患有慢性胃肠道疾病的人很多，胃镜、肠镜检查都可以诊断清楚，可能是两个不同的疾病。不要随意将本病的口腔溃疡与慢性胃肠病联系在一起，认为本病的口腔溃疡就是脾胃虚弱。

如果辨证为脾虚，就会使用益气健脾的治法。其结果，慢性腹泻没有解决，口腔溃疡反而会加重。

六、病例介绍

张××，女，55 岁，（复发性口腔溃疡）。

患口腔溃疡已 10 多年，反复发作，曾长期使用维生素 B_2 及善存片，也用过黄芪红枣液、灵芝孢子粉、西洋参、冬虫夏草、珠黄散、锡类散、一口贴等，似乎都有效，但都只是短期的、暂时的，很快就复发。溃疡长期存在，吃喝时疼痛，从一两个溃疡到满口溃疡，甚至咽喉部也发生溃疡，严重影响进食。

2005 年 10 月找到笔者就诊，当时双颊、舌边、上唇、下唇、咽部都有溃疡，疼痛，下身和眼无损害，无关节炎，无红斑。

【诊断】复发性口腔溃疡。

【辨证】湿热瘀毒。

【方药】经验方土茯苓汤加减。

土茯苓 60 g，生地 30 g，金雀根 30 g，虎杖 30 g，黄芩 30 g，黄连 9 g，牡丹皮 12 g，郁金 12 g，佛手 6 g，陈皮 6 g，甘草 3 g。

【治疗过程】服用 3 剂，口内溃疡已不疼痛。原方改用土茯苓 30 g，服用 2 个月后口腔溃疡大多愈合，下唇最大 1 个溃疡明显缩小。服药 3 个月左右，溃疡全部愈合。感冒后，颊黏膜又出现一个溃疡，服药后 3 天即愈合，继续服用 3 个月以巩固疗效，后未发，遂停药。

2008 年 3 月疲劳感冒后，舌边、下唇溃疡再次发作，服用中药芩连土茯苓汤。复诊时说，一帖就减轻，5 帖全部愈合了，14 帖服完后再服用一个疗程以巩固疗效。

第八节　颞动脉炎

颞动脉炎（temperal arteritis）又称巨细胞动脉炎、肉芽肿性动脉炎。本病病因不明。

颞动脉在耳前，有正常搏动，由主动脉弓所分出。本病突然起病，乏力，发热不退，项背、肩臂关节肌肉疼痛，头痛，颞动脉部位跳痛，搏动增强，不能触摸，影响咀嚼；也有颈动脉部位疼痛者。严重者视力丧失。红细胞沉降率明显增加。

一、病名、病机与治则

病名：本病属于中医“血痹”范畴。

病机：血热瘀滞，血脉痹阻，真阴不足。

治则：凉血化瘀，清热养阴。

二、治疗思路与用药

（1）使用清热养阴、具有退热作用的中药以退热或清除内热，如生地、生石膏、黄芩、黄连、金银花、青蒿、知母等。

（2）使用凉血化瘀、具有抑制血管炎作用的中药以治疗血管炎，如水牛角、郁金、牡丹皮、赤芍、川芎、莪术、金雀根、羊蹄根、徐长卿等。

（3）使用清热祛风、具有抗炎镇痛作用的中药以治疗头痛和颈肩痛，如羌活、姜黄、蔓荆子、白蒺藜、天麻等。

三、临床体会

1. 关于疾病

颞动脉炎为一少见疾病。急性发病大都作为发热待查而住院，再做临床诊断。诊断明确后，即用皮质激素治疗，病情可得到较快控制。当泼尼松减量至 15 mg/d 时，病情容易反复。中医门诊接诊的多为出院后反复的轻症病例，但可能仍有头痛、低热、乏力、颈肩痛等症状。

2. 关于病名

本病为血管炎一类疾病，并有颈肩疼痛。因而，笔者提出《内经》《金匮要略》之血痹病名。虽有头痛症状，但不宜属于头痛、偏头痛范畴。

3. 关于治疗

近几年中曾有2位患者前来就诊，笔者在泼尼松原使用量的基础上，加用中医中药治疗。以经验方牛角地黄汤、红斑汤为主，2例都取得较好疗效，低热、头痛、颈肩痛等症状都较快缓解。在取得疗效并稳定后，将泼尼松逐渐减量，但最后的一片需长期服用，继续减量不宜操之过急。

四、西医治疗

皮质激素治疗，重症可使用冲击疗法。泼尼松维持量为15 mg/d。

五、医案医话

（一）病因病机

《内经》将有搏动的血脉，称为动脉。颞部搏动、耳前之动脉搏动和颈动脉搏动《内经》中都已有记载，但中医尚未记载本病。

本病以血管炎为主，发热头痛症状，由瘀、热、毒阻塞血脉所引起，是主要的致病邪气；关节痛肌痛症状，由风寒湿热之邪痹阻经脉所引起。

（二）中医治疗

清热解毒、凉血化瘀的治法，对于各种血管炎都有效，但用药需加以选择。退热当以生石膏最佳；解毒当以黄芩、黄连、金银花最佳；凉血化瘀当以水牛角、生地、郁金、牡丹皮、赤芍、莪术、鬼箭羽最佳。疗头痛，以蔓荆子最佳；解关节痛、肌痛，以羌活、姜黄、白附子最佳。

六、病例介绍

2012年1月曾医治一例，女，50多岁，因高热、头痛于西医院风湿科住院，临床诊断为颞动脉炎，给予甲泼尼龙冲击后，热退，头痛、颈肩痛明显减轻，三天后改口服泼尼松，并减量至30 mg/d时出院。当门诊逐渐减量至15 mg/d时，出现了病情反复。患者不想泼尼松加量，前来就诊。当时低热、乏力，右侧头痛，耳前跳痛，项肩臂痛，ESR 85 mm/h，满月脸，痤疮，右侧颞动脉搏动明显，不能触摸。苔薄，舌红，脉细数。

【诊断】 颞动脉炎。

【中医辨证】 瘀、热、毒阻滞耳前动脉。

【方药】 经验方牛角地黄汤、红斑汤加减。泼尼松暂时维持原量。

地黄 30 g，生石膏 60 g（先煎），水牛角 30 g（先煎），黄芩 30 g，莪术 30 g，郁金 12 g，牡丹皮 12 g，赤芍 12 g，姜黄 30 g，蔓荆子 30 g，陈皮 6 g，枳壳 6 g，甘草 3 g。14 帖。

二诊：14 帖后，头痛、耳前跳痛明显减轻，低热、乏力也有好转；关节痛、肌痛仍然。

原方加鬼箭羽 30 g、白附子 12 g。14 帖。

三诊：14 帖后，头痛、耳前跳痛完全缓解，低热退清，精神好转。

原方加鬼箭羽 30 g、白附子 12 g、羌活 30 g。14 帖。

四诊：关节痛肌痛未见减轻，并提出希望泼尼松减量。

回答 3 个月以后可以考虑泼尼松减量，并且关节痛肌痛必须缓解，耳前颞动脉需完全不痛，并可以在颞部按摸把脉。继续治疗 1 年，ESR 下降为 35mm/h，泼尼松减至 5 mg/d，病情稳定，中断治疗。

第九节　淀粉样变性

淀粉样变性（amyloidosis）为一少见病，淀粉样蛋白在结缔组织中储积，分为原发性淀粉样变性和继发性淀粉样变性。原发性者以皮肤、舌、关节、外周神经和心脏的浸润最多。继发性者以肝脾肾为主要沉积部位。临床表现较多，以这些部位的损害为主要症状，其中腕管综合征最为常见；缺少特异性检验。活检才能确诊。

一、病名、病机与治则

病名：本病如以舌僵为主者，属于中医舌痹；腕痛者为腕痹。

病机：风寒湿热痰瘀毒，血络瘀滞，筋脉痹阻，卫气内伐，肾阴不足，标实本虚。

治则：祛风化湿，清热化瘀，凉血通络。

二、治疗思路与用药

（1）使用祛风通络、具有抗炎镇痛作用的中药，以治疗腕关节疼痛，如羌活、川乌、白附子、忍冬藤、黄芩、独活、姜黄、威灵仙、细辛、岗稔根、海风藤等。

（2）使用凉血化瘀与清热息风的中药，以治疗皮疹、手麻、舌强等表现，如生地、水牛角、赤芍、牡丹皮、郁金、莪术、金雀根、虎杖、天麻、蔓荆子、白鲜皮、土茯苓等。

（3）使用蠲饮消肿的中药以治疗腕关节肿胀，如葶苈子、白芥子、桂枝等。

三、临床体会

1. 关于疾病

原发性淀粉样变性为少见病，本病可继发于干燥综合征、类风湿关节炎、强直性脊柱炎、克罗恩病，以及多发性骨髓瘤等疾病。发展缓慢，容易误诊。

2. 关于病证

本病有关节肿痛发麻，当属痹的范畴。“腕痹”是笔者对本病的中医称谓。

3. 关于治疗

由于少见，只能参照痹痛治疗，再结合临床表现进行加减。笔者以通用的治疗关节炎的经验方羌活地黄汤加减。

四、西医治疗

无特殊药物，临床有时采用秋水仙碱治疗。

五、医案医话

关于病证名称的探讨

笔者近几年门诊治疗过 3 例，2 例为原发性淀粉样变性，1 例为干燥综合征并发继发性淀粉样变性，均由西医院活检诊断。三例都有皮疹，轻的舌强，腕关节疼痛。因而笔者提出中医病名为舌痹、腕痹。至于其他多种临床表现不可能一一对应。

后一例西医给予泼尼松 15 mg/d，羟氯喹 2 片/日，腕痛有所减轻。基本上以治疗干燥综合征为主。

六、病例介绍

陈××,女,42岁,2012年7月初诊。

四肢皮肤密布细小疹子,不痒,双腕两侧疼痛,有时肌腱痛,有时关节痛,腕两侧稍有肿,手麻、头皮麻、舌强轻,灵活性减低。西医活检诊断为淀粉样变性,给予非甾体类抗炎药美洛昔康1片/次,一日2次,未用泼尼松。检验RF、抗CCP、ANA、ENA、HLA-B27全部都是阴性。

【诊断】 原发性淀粉样变性。

【辨证】 风湿入络,筋脉痹阻。

【治则】 祛风化湿,化瘀通络。

【方药】 羌活地黄汤合白鲜皮汤加减。

羌活30g,生地30g,黄芩30g,忍冬藤30g,金雀根30g,白附子18g,姜黄18g,白鲜皮30g,秦皮30g,土茯苓30g,白芥子12g,陈皮6g,佛手6g,甘草3g。14帖。

【治疗过程】 连续服用28帖,皮疹有明显好转,减少减淡,但腕痛、手麻、舌仍未见好转。原方加制川乌、天麻、蔓荆子,减白鲜皮。方药如下:

羌活30g,生地30g,黄芩30g,忍冬藤30g,金雀根30g,白附子18g,制川乌9g,姜黄18g,天麻9g,秦皮30g,蔓荆子30g,白芥子12g,陈皮6g,佛手6g,甘草3g。14帖。

之后连续服用3个月,皮疹基本消退;腕痛、手麻、头皮麻明显好转,美洛昔康早已停服。患者提出希望痛麻完全缓解,舌活动完全恢复。笔者的意见是这可能需要3年。至2014年已经完全缓解。患者怕复发,坚持再服药一年,后停止治疗。

第十节　环状肉芽肿病

环状肉芽肿病(granuloma annulare)是发生于真皮或皮下组织的皮肤慢性病,临床有环状丘疹或结节性损害。诊断依赖活检,有胶原纤维变性与肉芽肿形成。

本病病因不明,免疫学研究提示与迟发性超敏反应有关。

一、病名、病机与治则

病名：本病属于中医“赤丹”“痰核”范畴。

病机：瘀滞热郁痰毒，阻滞脉络。

治则：清热化瘀，祛痰解毒。

二、治疗思路与用药

（1）使用具有清热化瘀、具有抗变态反应、抗血管炎作用的中药，如生地、生石膏、黄芩、忍冬藤、金雀根、土茯苓、羊蹄根、虎杖、郁金、牡丹皮、生蒲黄、赤芍等。

（2）使用能抑制滑膜血管通透性、消肿化核的中药，如葶苈子、白芥子、半夏、天南星、莪术等以治疗皮下结节。

三、临床体会

1. 关于疾病

环形肉芽肿是罕见病，据其临床表现有环状丘疹或结节，诊断需要活检，否则临床较容易误诊。

2. 关于病证

中医病证名称为赤丹、痰核。

3. 关于治疗

笔者按照环形红斑与小结节来考虑，病机为有瘀有热有痰有毒；由于不痒，因此不考虑有风；没有关节酸痛，也不考虑为风湿。

治疗参照过敏与血管炎的方药。经验方有红斑汤、抗敏汤。

四、西医治疗

泼尼松或甲泼尼龙能较快起效。

五、医话与临床经验

1. 疾病可能为变态反应性血管炎

单纯的环形红斑是常见的，中药效果很好。肉芽肿也是常见的。炎症性肉芽肿病程较短者，效果要好一些；病程较长、已经纤维化者就较难有效。

2. 赤丹似较符合本病

《诸病源候论·赤丹候》:“赤丹者,初发疹起,大者如连钱,小者如麻豆,肉上粟如鸡冠。”

环形肉芽肿既有环状丘疹,如连钱,如麻豆,又可有结节,如粟米,这些似乎都较符合赤丹的证候。

六、病例介绍

袁×,女,4岁。2005年11月由外婆陪同就诊(环状肉芽肿)。

一个月前偶然发现臀部大腿小腿上有环形红斑20多片,每片中间有一结节,较软。本市某三甲医院皮肤科活检报告为环状肉芽肿。给予泼尼松20 mg/d治疗。由于家长中有西医,没有同意服用激素,故介绍前来本院就诊。

患者没有全身性临床表现。20多片红斑和局部结节处有轻微的触痛。舌苔、脉搏无特殊。

【临床诊断】环状肉芽肿病。

【中医辨证】血热瘀滞。

【治则】清热化瘀。

【方药】经验方红斑汤加味,儿童剂量相应减少。

生地15 g,金雀根15 g,黄芩15 g,忍冬藤15 g,土茯苓15 g(先煎),羊蹄根15 g,郁金9 g,牡丹皮9 g,陈皮6 g,佛手6 g,生甘草3 g,大枣12 g。

【加药】生石膏、生蒲黄、赤芍。

【减药】羊蹄根、忍冬藤、牡丹皮。

【治疗过程】服用3帖中药红斑就淡了,14帖后结节之触痛消除。再服用14帖,红斑基本消退。续服1个月,红斑与小结节完全消除。又服用了1个月,疗效巩固,停止治疗。

2007年9月,外婆发现小孩臀部有一片小红斑,没有触痛,没有结节,怕复发。笔者给服上方中药14帖。外婆后来告诉笔者说中药只服了5帖红斑就完全消退了。

2009年8月,外婆陪同前来说孩子没有复发,长高了,并介绍其他皮疹患者前来就诊。2014年冬天,外婆陪同来诊,说一直未复发,但要求调理。

本病例病程较短,而且没有服用过激素。但中药的效果如此显著,笔者也是没有想到的。

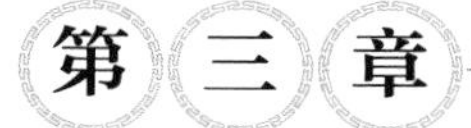

第三章 各系统免疫病

第一节　慢性淋巴细胞甲状腺炎

慢性淋巴细胞甲状腺炎(chronic lymphocytic thyroiditis)又名桥本甲状腺炎(Hashimoto thyroiditis)。本病起病缓慢,可有多发性甲状腺结节,可按及锥体叶,质韧有弹性,无粘连;甲状腺功能异常,先有甲状腺功能亢进(甲亢),以后逐渐变成甲状腺功能减退(甲减),可能会发生肌肉、关节疼痛症状。

抗甲状腺球蛋白抗体(TGAb)、抗甲状腺微球蛋白抗体(TMAb)、抗甲状腺过氧化物酶(TPO)三项中 1～3 项阳性。

本病红细胞沉降率增速,血清白蛋白降低,γ-球蛋白升高,血浆蛋白结合碘升高。本病可与 SLE、SS、RA、BD、免疫性肝炎、多发性硬化病等成重叠综合征。

单纯性的甲亢或甲减,由于骨代谢紊乱,可发生疼痛、肿胀,调节功能后可缓解。

一、病名、病机与治则

病名:本病属于中医"瘿瘤""瘿气"范畴。

病机:痰瘀胶结,浊气凝滞。

治则:补肾益精,软坚散结。

二、治疗思路与用药

(1) 使用清热化瘀、具有抑制抗体作用的中药,如生地、黄芩、黄连、苦参、忍冬藤、金雀根、羊蹄根、土茯苓、郁金、牡丹皮、莪术等。

(2) 使用软坚散结、具有抑制肿瘤作用的中药,如天南星、半夏、猫爪草、象贝母、山慈菇、猫人参等。

(3) 使用清热消痰、具有抑制甲状腺功能亢进作用的中药，如莱菔子、白芥子、紫草、黄精等。

三、临床体会

1. 关于疾病

桥本甲状腺炎为一免疫病，有多发性结节、抗体与甲状腺功能改变，实验室可检查 FT_3、FT_4、FTSH，临床表现既有甲亢，又有甲减，还可能有关节炎，RF 阳性和 CRP 阳性。

2. 关于病名

中医无甲状腺器官的记载。瘿不是甲状腺器官，而是病理学名词，如中药五倍子为一种虫瘿。瘿也是中医的一个病名，在颈下发生粗肿如樱核一般，称为瘿。

瘿的部位在颈下。因此，中医都将甲状腺肿大疾病称为瘿证或瘿瘤。

3. 关于治疗

本病有结节、抗体和功能改变。结节可手术，但手术后还有可能再生长；调节功能为西医所长，中医所短；抑制抗体为中医所长，西医所短。中医需按照热、瘀、痰、气、积五者辨证，治以清热化瘀，消痰散结。

发生肌肉关节疼痛症状的患者较少，如有症状则按风湿痹痛治疗。

本病如与其他免疫病重叠，则以先治疗严重的病症为原则。

笔者常用中药有：生地、玄参、黄芩、羊蹄根、土茯苓、郁金、牡丹皮、三棱、莪术、天南星、半夏等。

经验方有抗甲汤。

四、西医治疗

甲状腺素片 90～180 mg/d，用于甲状腺功能减退者，可能要长期服用。起病阶段可短期使用泼尼松。

五、医案医话

(一) 关于病证

中医有“瘿候”“瘿瘤”病证的记载。桥本甲状腺炎有多发性结节，因此，属

于“瘿瘤”“瘿气”范畴。

《诸病源候论·瘿候》记载:“瘿者由忧恚气急所生,亦日饮沙水,沙随气入于脉,搏颈下而成之。初作与樱核相似,而当颈下也。”“有三种瘿,有血瘿,可破之;有息肉瘿,可割之;有气瘿,可具针之。”

《外科正宗·瘿瘤论》记载:“夫人生瘿瘤之症,非阴阳正气结肿,乃五脏瘀血浊气痰滞而成。瘿者阳也,色红而高突,或蒂小而下垂。瘤者阴也,色白而漫肿,亦无痒痛,人所不觉。”

《外科正宗》分为五瘿五瘤。五瘿为“筋骨呈露曰筋瘿,赤脉交结曰血瘿,皮色不变曰肉瘿,随忧喜消长曰气瘿,坚硬不可移曰石瘿。此瘿之五”。

桥本甲状腺炎属于哪个瘿?五瘿中都有些像,但又都不完全符合,可笼统称为瘿瘤。

五瘤为气瘤、骨瘤、筋瘤、肉瘤、血瘤,与本文关系不大。

(二)抗甲状腺抗体治疗

本病患者抗甲状腺抗体有1～3项阳性,有的滴度很高,TPO大于1000 IU/ml。没有西药治疗。既不能使用激素,也不能使用免疫抑制剂。因此,许多西医只调节甲状腺功能,不治疗抗甲状腺抗体。

中医有没有抑制甲状腺抗体的中药?没有现成的经验,需在临床中探索观察。笔者一直在观察什么中药能将抗甲状腺抗体降下来。观察发现经验方红斑汤是有效果的,加用苦参或三棱、莪术后的效果更好。

(三)甲亢、甲减治疗

绝大多数患者已经在内分泌科服用了西药,甲亢用了甲巯咪唑(他巴唑),甲减用了甲状腺素片。许多患者的甲状腺功能已基本正常,不需要中医调理。关节炎疼痛肿胀的患者,可使用抗炎镇痛药,无效者则使用泼尼松。

也有部分患者甲状腺功能并未调节至正常,有的偏高,有的偏低,也有的甲状腺功能4项中有偏高的项目,也有偏低的项目,西医就难以用药。

中药莱菔子、白芥子、紫草具有抑制甲状腺功能的作用。黄精具有抑制肾上腺皮质功能的作用,对抑制甲状腺功能也有效。因此,对于甲状腺功能异常,在服用甲状腺素片的基础上,加用上述四药,可协助调节至正常。

(四)多发性甲状腺结节治疗

软坚散结药,如天南星、半夏、象贝母、山慈菇、莪术、三棱、猫爪草等,是治疗甲状腺肿大的常用药。在抑制抗体、调节功能、控制炎症的基础上治疗甲状腺结节才会有效。治疗用时较长，可达 6～24 个月，与治疗单纯性甲状腺肿大不同。

手术切除后有复发可能。

（五）关于含碘的中药

本病甲状腺摄碘功能降低，但血碘含量增加。含碘的一些中药，如海藻、昆布、牡蛎有软坚散结功效，传统用于治疗瘿瘤，即甲状腺肿大。

辨证论治是宏观的，海藻和海藻玉壶汤用于治疗瘿瘤。但古人没有讲清是哪种甲状腺肿，用于缺碘性甲状腺肿大、单纯性甲状腺肿大是有效的，但本病并非是缺碘，因而不宜使用。

（六）关于黄药子

黄药子传统用于治疗甲状腺肿，但有严重的肝毒性，必须谨慎使用，而且需要随时检查肝功能。多年前已有黄药子引起的中毒性肝炎并发急性肝萎缩而死亡的病例报道，可是还没有引起一些中医医生的重视。因此，笔者建议黄药子应慎用或淘汰不用。

（七）关于重叠综合征

本病与 SLE 重叠者较多，待 SLE 病情稳定后，再予两病同时治疗。两病在抑制免疫亢进方面是一致的。可在治疗红斑狼疮的基础上加入软坚散结药。

本病与其他各种免疫病重叠者也经常会遇到。抗甲状腺抗体在许多场合下治疗用药是一致的。

六、病例介绍

笔者近期有 6 例桥本甲状腺炎的患者正在进行治疗，另有 10 多例与 SLE 重叠。患者服用中药都过了半年。两种疾病都是以红斑汤为基本方。对于桥本甲状腺炎又加用了软坚散结药如天南星、半夏、莪术、猫爪草等。

患者蒋××，女，甲状腺多发性结节已多年，甲状腺功能服用了西药已正常，TGAb、TPO 均强阳性。服中药半年了，可是 TPO 仍在 1 000 IU/ml 以上，TGAb 在 100 IU/ml 以上，加用了苦参 30 g，莪术 30 g 3 个月后，TGAb 降下来了，TPO 未降。医患双方都有了信心，再加天南星 30 g、半夏 30 g，继续服药 3 个月。TGAb、TPO 都有明显的下降。甲状腺结节明显缩小，又继续服药 3 月余，TGAb、TPO 下降至正常范围。

最近的一次门诊有 2 例患者的 TPO 和 TGAb 降下来了，体会其关键的中药是生地、黄芩、苦参、金雀根、羊蹄根、莪术和三棱。

第二节　慢性淋巴细胞甲状腺炎关节炎

慢性淋巴细胞甲状腺炎又名桥本甲状腺炎，部分患者有关节炎，名为慢性淋巴细胞甲状腺炎关节炎，简称慢性甲状腺炎关节炎，为非侵蚀性关节炎。患者既有慢性甲状腺功能紊乱，又有甲亢或甲减的症状，并有四肢小关节疼痛肿胀。

本病抗甲状腺球蛋白抗体（TGAb），抗甲状腺微球蛋白抗体（TMAb），抗甲状腺过氧化物酶（TPO）三项中 1～3 项阳性，红细胞沉降率增速，CRP 增高，RF 阳性或阴性。抗 CCP 阴性，ANA 阴性。

本病常与 SLE、SS、RA 二病甚至三病重叠。由于重叠之病较慢性甲状腺病为重，甲状腺病反而较轻，当以治疗重病为先，待重病控制缓解后，再治疗本病。如本病较重，也可以先治。如二病或三病同时进行医治，则用药分散，会影响疗效。

一、病名、病机与治则

病名：本病属于中医“痹证”“行痹”范畴。

病机：真阴不足，风热瘀滞，痹阻经脉。

治则：滋阴清热，活血化瘀。

二、治疗思路与用药

（1）使用清热化瘀、能降低球蛋白的中药，如生地、玄参、黄芩、黄连、苦参、金雀根、羊蹄根、郁金、牡丹皮、赤芍等。

（2）使用化痰散结、能调节甲状腺功能和内分泌功能的中药，如白芥子、莱菔子、炙苏子、肉苁蓉、黄精、天南星、半夏、莪术等。

（3）使用祛风通络、抗炎镇痛的中药，如羌活、忍冬藤、白附子、制川乌等。

笔者常用药有生地、玄参、黄芩、金雀根、羊蹄根、郁金、牡丹皮、莪术、白附子、白芥子、莱菔子等。

经验方有抗甲汤合羌活地黄汤。

三、临床体会

1. 关于疾病

桥本甲状腺炎为常见病，伴发关节炎，可成为一个独立的疾病，名为慢性淋巴细胞甲状腺炎关节炎。慢性甲状腺炎关节炎笔者原认为是桥本甲状腺炎的一个症状。

2. 关于病证和辨证

有关节痛、乏力的患者，中医称为痹证、风湿病，以阴虚内热为多，并有瘀热痰滞和风湿化毒之邪气。笔者提出风湿病为风寒湿热痰瘀毒＋肾虚，即“7＋1”辨证。桥本甲状腺炎其关节炎为风寒湿热；其多发性甲状腺结节为痰瘀毒结聚，符合“7＋1”辨证。

3. 关于治疗

本病可单用中药，经验方有抗甲汤以调节甲状腺功能，羌活地黄汤以治疗关节炎肿胀疼痛。

关节炎如何治疗？关节炎疼痛肿胀，以白附子最佳，用量 9～18 g，基本上可以缓解疼痛，并有助于消肿。消肿以白芥子最佳，葶苈子协同，积液则须使用桂枝，用量 9～12 g。

四、西医治疗

使用调节甲状腺功能药、抗炎镇痛药。

第三节　慢性活动性肝病

慢性活动性肝病(chronic active liver disease)有三种类型：①慢性活动性肝炎(CAH)，以肝细胞受损为主；②原发性胆汁性肝硬化(PBC)，以胆管受损为主；③隐源性肝硬化，是前二型和各种肝病的终末阶段。

慢性活动性肝炎转氨酶可持续明显增高，HBsAg 阳性，有高 γ-球蛋白血症，ANA 高滴度阳性，LE 细胞阳性，RF 阳性，抗平滑肌抗体阳性，抗线粒体抗

体阳性，故有狼疮样肝炎之称。常有关节炎和干燥综合征。

原发性胆汁性肝硬化，有黄疸、皮肤瘙痒、关节炎，同时有干燥综合征或硬皮病。可有 ANA 阳性、RF 阳性。

免疫性肝病常与干燥综合征、类风湿关节炎、红斑狼疮、桥本甲状腺炎重叠。

一、病名、病机与治则

病名：本病属于中医“肝痹”“肝胆痹”范畴。

病机：真阴不足，湿热瘀血，阻塞肝络，肝体虚损。

治则：疏肝利胆，清热化瘀。非重症病例一般可单用中药治疗。

二、治疗思路与用药

(1) 使用清热化瘀、具有免疫抑制、抗血管炎作用的中药，如生地、水牛角、黄芩、黄连、忍冬藤、金雀根、虎杖、羊蹄根、郁金、川芎、牡丹皮、赤芍等。

(2) 使用疏肝利胆、具有保肝降酶降胆作用的中药，如柴胡、广郁金、焦山栀、连翘、虎杖、枳壳、白芍、赤芍、牡丹皮、姜黄、茵陈、阴行草、败酱草、鸡骨草、女贞子、五味子等。

(3) 使用养阴生津的中药，以改善口眼干燥之症，如生地、麦冬、玄参、北沙参、天门冬、生石膏、芦根、白茅根等。

(4) 使用祛风通络、具有抗炎镇痛作用的中药，如姜黄、白附子、羌活、青风藤、海风藤、岗稔根、菝葜等。

三、临床体会

1. 关于疾病

本病为自身免疫病，三个类型有的总称为免疫性肝病。第一型过去曾名为狼疮样肝炎、狼疮性肝炎。第二型为重症，第三型为终末阶段。临床表现复杂，并发症多，如黄疸、腹水、反复感染发热等，病死率高。

2. 关于病证

免疫性肝病中医病证名称以什么为宜？笔者提出了“肝痹”与“肝胆痹”以供参考。

3. 关于治疗

笔者常用药为生地、黄芩、黄连、苦参、忍冬藤、金雀根、虎杖、羊蹄根、牡丹皮、郁金、柴胡、败酱草、鸡骨草、女贞子等。

经验方以红斑汤鸡骨草汤为主。

(1) 首先需按免疫病治疗:免疫性肝病首先需控制抗体的异常,要按照免疫病和红斑狼疮来治疗。笔者常用养阴清热之红斑汤。药物有生地、生石膏、黄芩、黄连、苦参、忍冬藤、水牛角、金雀根、虎杖、牡丹皮、郁金等。

免疫抑制剂雷公藤多苷片,有肝毒性,不宜用于本病。

(2) 结合保肝降酶的方法治疗:选用柴胡、黄芩、败酱草、鸡骨草、虎杖、蒲公英、羊蹄根、生军、女贞子等,均有较好的保肝降酶效果。

本病为慢性病,以上这些中药只要坚持使用,转氨酶是能降下来的。

病毒性肝炎常用的五味子及其提取物联苯双酯片,提取的乙肝灵,以及垂盆草、水飞蓟制剂等也能应用于降酶,但停药后常出现反跳,可以结合使用。但这些中成药笔者一般都不用。

3. 禁忌

不可使用有肝毒性的中药,如黄药子、川楝子、苍耳子、茺蔚子、萱草根、朱砂、雷公藤、火把花等。

红斑狼疮不宜使用的药,本病也不宜使用。

四、西医治疗

小剂量泼尼松和硫唑嘌呤对本病关节痛和瘙痒有效,并能延长生命,但对病理改变无效。秋水仙碱有抗炎、抗纤维化的作用,能改善肝功能和延长患者的生存期,可在一段时间内与中药同用。

五、医案医话

(一) 关于病证和病机

1. 关于病证名称

肝痹一证由《内经·痹论》中提出。“肝痹者,夜卧则惊,多饮数小便,上为引如怀。”“淫气乏竭,痹聚在肝。”“少阳有余病筋痹胁满,不足病肝痹。”肝痹虽属于风湿病范围内,但其所描述的症状,部分与本病有关,但并没有提到黄疸。

黄疸一证在《素问·六元正纪大论》和《素问·至真要大论》中已有记载,称为黄瘅(按:瘅与疸为通假字):“嗌干黄瘅”“民病黄瘅而为跗肿”“面赤目

黄”。《金匮要略·黄疸病脉证并治第十五》有“五疸”的记载。本病有明显黄疸者，可参考。但五疸不属于风湿病范围。如果只有总胆红素升高，没有黄染的患者，五疸也不确切。

《诸病源候论·九疸候》中有肝疸一证，后世尚有胆痹一证。这两个病证名称，也可作为免疫性肝病的病证范畴。

笔者提出“肝胆痹”。免疫性肝病既有肝病，又有胆病、关节炎、胆红素升高、黄疸。“肝胆痹”可将这些临床表现都包括在内。

2. 关于病机

转氨酶和胆红素异常的辨证是湿热还是瘀热，古代就有不同意见。《灵枢·经脉》有“湿热相交民病疸”“肾所生病为黄疸”的记载。《伤寒论》提出主要是“寒湿在里”和“瘀热在里”。《金匮要略》五疸病因病机不同，在第一段里就提出有多种原因，“脾色必黄，瘀热以行”“风寒相搏”“热流膀胱”。

综上所述，黄疸的病机主要为湿热、瘀热、寒湿、肾虚。

（二）关于疾病

临床上经常有这样的患者，关节肿痛待查，ESR 100 mm/h 以上，RF 阳性，抗 CCP 阴性，ANA 阳性，抗 ENA 阴性，或有 SSA 阳性，抗 ds－DNA 阴性，抗 AMA 阴性，HLA－B27 阴性，ALT200 IU/L 以上，AST200 IU/L 以上，TBIL30 μmo/L 以上，肾功能正常。应该如何诊断？

首先这是结缔组织病，肝功能异常还必须进一步做检查。药物性肝炎、病毒性肝炎、免疫性肝病、脂肪性肝炎四者都要考虑。在排除了药物性肝炎、病毒性肝炎、脂肪肝后，才能考虑诊断免疫性肝病的可能性。并且还需复查抗平滑肌抗体和抗线粒体抗体，如果始终是阴性，只能继续随访，也有可能是干燥综合征肝损害。可以服用中药先把转氨酶降下来。

（三）关于转氨酶和胆红素的辨证

笔者在近 3 年中由某三甲医院感染科介绍，治疗了 10 多例免疫性肝病或免疫性肝病与干燥综合征、类风湿关节炎、红斑狼疮、桥本甲状腺炎重叠综合征的患者。辨证主要是瘀热在里。

清热化瘀、疏肝利胆是基本的治疗方法。需选用具有免疫抑制作用、降酶降胆作用的中药，中医西医两方面都能符合的中药。

经验方红斑汤、鸡骨草汤加减同用，常用的中药有生地、生石膏、黄芩、黄连、苦参、忍冬藤、金雀根、羊蹄根、虎杖、牡丹皮、郁金、柴胡、败酱草、鸡骨草、女贞子、岗稔根、白芍、枳壳等。

(四)降酶容易降胆红素难

由于本病是肝细胞的免疫性损害所引起的转氨酶与胆红素升高,辨证主要是瘀热。上述这些保肝降酶中药能将转氨酶较快地降下来,但降低胆红素就较难。

传统的退黄方药,如茵陈、金钱草、阴行草、蒲公英、茵陈蒿汤、茵陈五苓散等对于肝胆感染性疾病巩膜皮肤黄疸明显的患者,退黄的效果是很好的。但对于免疫性肝病的巩膜黄染或只有总胆红素升高的隐性黄疸,茵陈和茵陈蒿汤的效果就差。为什么?这是由于对于黄疸,古人早就认识有瘀热和湿热的区别。茵陈、金钱草等药主要是清化湿热,而不是清化瘀热。茵陈蒿汤化湿有余,化瘀不足。现知茵陈、金钱草等药主要是扩张胆管而有利于胆汁排出。对治疗肝细胞损害的胆红素异常通常无效。

茵陈退不了黄疸,这在《温疫论》“蓄血”和“发黄”二证中早已论及:“所以发黄,当咎在经瘀热。”“是以大黄为专攻,山栀次之,茵陈又其次也。设去大黄而服山栀、茵陈,是忘本治标,鲜有效矣。或用茵陈五苓,不惟不能退黄,小便间亦难利。”因此,除了大黄外,还必须寻找更多的更好的中药。

笔者的经验是使用清热化瘀药,虎杖、焦山栀、连翘、郁金、姜黄、牡丹皮、赤芍、徐长卿、鸡骨草、大黄等,经较长时间的使用,胆红素会每个月逐渐地下降。其中轻症,TBIL 100 μmol/L 以下者,可在 3 个月左右有大幅度的下降。如要降至正常范围可能需要更长的时间。其重症还可能有反复,需要较长的时间才会有效。

要通利大小便,使病邪有出路。中药泽泻、猪苓、车前子、桑白皮、半边莲、石打穿、陈葫芦、赤小豆、桂枝等,都有一定的利尿作用。虽然弱一些,但有利于退黄。

小便大便可多一些。大便以每天不超过 5 次为宜。

虎杖与大黄为同一类药,虎杖有弱的通便效果,没有腹痛反应。虎杖对降酶、降胆红素均有效果。如虎杖对便秘难以奏效者,可加用郁李仁、桃仁,必要时可用生大黄。

火麻仁含毒蕈碱,剂量过大可能会有不良反应。

（五）关于补肝

《金匮要略》提出："肝之病，补用酸，助用焦苦，益用甘味之药调之。"补肝宜用味酸味苦的药；肝喜条达，要心情舒畅；肝主疏泄，肝胆要疏通排泄。清代王旭高有治肝30法，强调疏肝、清肝、泄肝、泻肝、理气、解郁、化湿、化瘀、利水、利胆、泻下。这些都是疏泄的方法，是符合临床的实际的。

王旭高治肝30法中有健脾一法，针对慢性腹泻患者，在总论中已有较详细的阐述。

必须扶正的患者，宜用味酸味苦的药力较弱的清补药。如山萸肉、五味子、白芍、乌梅、焦山楂、女贞子等。古代补肝散就是以此类药为主组成的。这些中药对各类肝炎都是可用的。如果使用甘味健脾药，那就需待病邪除去、病情好转稳定后，康复期调理使用。但这也是指病毒性肝炎和药物性肝炎，而不是免疫性肝病。

（六）关于健脾

有弟子问：中医理论"见肝之病，知肝传脾，当先实脾"。临床上肝病患者，脾虚是常见的，健脾是常用的方法。这应该怎样理解？

答：《金匮要略》："四季脾王不受邪，即勿补之。""肝虚则用此法，实则不在用也。"这是指肝病的不同阶段，采用不同的治疗方法。这就是辨证论治的精髓，中医理论不能断章取义地理解。

肝功能在异常的情况下，健脾益气只会补了邪、增了邪。肝功能有可能会上升，是不会下降的。

（七）关于"大实有羸状"

《内经》有"大实有羸状，至虚有盛候"的表述如何理解？

大实有羸状的情况在肝脏病中最为明显。腹水、黄疸的患者，身体非常羸弱，邪大实正大虚而不受补。这些实邪包括水、湿、瘀、热、气、毒等。去除了病邪，正气才能恢复。病邪不去掉，补药只能补了邪，加重了病情，而使正气更加虚弱。扶正祛邪是有对象、有病种的，不是所有患者所有病种全都适合的。因此，中医有"虚不受补"的观点。这种情况当以治病祛邪、退黄、利水、降酶为重。

至虚有盛候的情况，在肾虚气喘的患者中可以见到。一方面体质非常虚弱，另一方面气喘的证候非常严重。这种情况要用扶正为主的方法来治疗盛候，补肾纳气以平喘。

本病晚期也有至虚有盛候的情况。身体非常虚弱，同时发高热。这个虚主要是肾虚，肝肾两虚，肝脾肾三虚，甚至五脏俱虚，但主要不是脾虚。

(八) 关于腹水

胆汁性肝硬化腹水可用中西医结合的方法治疗。呋塞米(速尿)、螺内酯(安体舒通)、氨苯蝶啶等要比中药利尿的力度要大要好，但会产生耐药性和电解质紊乱。在耐药或撤减时，可使用中药利尿，与西药交替使用。中药效果虽然弱一些，但还是有效果的。

但上述利水中药对于本病之腹水，利尿效果显得病重而药轻。

牵牛子对通便、通气、利尿三者都有效果，大小便均多，有腹痛反应，研末1 g吞服较水煎服9 g的作用更强而有力，并且能改善腹部胀气症状。其有效成分为脂肪油与牵牛子苷等，而且牵牛子苷无肝肾毒性反应。

腹水草和了哥王能从肠道中排出水液，并反射性地利尿。虽有腹痛恶心反应，但比甘遂、芫花等攻逐药要轻。剂量可用15 g左右，水煎服。

蟋蟀和蝼蛄能使膀胱收缩而排尿，可用于膀胱尿潴留之症。对于腹水内服的效果较差。

木通和防己一般归在利尿药中，但其实并无利尿作用，而且对肾功能有慢性损害，因此不可使用。

(九) 关于理气

1. 疏肝理气药与和胃理气药

理气药有二类，疏肝理气药有疏肝利胆功效。柴胡、白芍、枳壳、木香、佛手、陈皮等，可扩张胆管或肝内胆管有促进胆汁排泄的作用。在利胆退黄时，疏肝理气药应配合使用。肝胆胰病症都可使用。

和胃理气药有和胃健脾功效，用于治疗胃肠道病症，包括疼痛、胀气、恶心等。如藿香、白豆蔻、砂仁、佛手、陈皮、枳壳、丁香等。

2. 理气与利水

中医有理气行水的观点，气行则水行，利水必须同时行气。但是，所有的理气行气药都没有利水利尿功效。面部四肢的水肿，仅用理气药是消退不了水肿的。那为什么要行气呢?

腹水患者常会有严重的胀气，是肠肌收缩功能减弱，甚至不完全麻痹所导

致。利水和理气药同用，如木香、枳实、厚朴、沉香以及槟榔、大腹皮等。实际上理气行气药并没有利水功效，是解除了胀气的症状。这就是古方五皮散使用大腹皮、陈皮的原因。如果没有胀气，理气药是可以不用的，如经方五苓散、猪苓汤中都没有理气药。气行则水行的观点不是经典著作中所提出来的，是后人将气行则血行的观点套用过来的，是一个似是而非的观点。

3. 川楝子治疗肝病是中医的误区

许多中医都喜欢使用川楝子治疗肝病，理由是川楝子苦寒，疏肝理气而不香燥伤阴，为治疗热厥心痛古方金铃子散的主药，以及一贯煎中唯一的理气药。热厥心痛实际上是胆道蛔虫症，金铃子散使用川楝子以杀虫，延胡索以镇痛，是正确的。

一贯煎为《柳州医话》中的方剂，魏玉璜在许多医案中都是5～6味养阴药，与1～2味不香燥不伤阴的理气药同用而组方，包括川楝子、白芍、枳壳、延胡索等。他自己并没有定下方名，是后人因其组方用药一以贯之而定名为一贯煎，用以养肝阴，并将理气药定为川楝子。近人又认为一贯煎可用以治疗溃疡病和慢性肝炎。

笔者年轻时在临床使用川楝子时发现，患者增加了胃痛，并且转氨酶降不下来。在寻找原因时，一味一味药地观察，发现去掉川楝子后有人胃痛减轻了，有人转氨酶降下来了。这说明川楝子是不适宜使用的。当初认为是辨证用药有误，后来看到了《本草纲目》说川楝子有毒。什么毒，没有说。后有看到报道，才知道川楝子有肝毒性和黏膜毒性，能损害胃肠黏膜，损害肝功能。

因此，中医医生需要继续加强学习，否则会犯低级错误还不自知。

4. 关于巴豆壳

腹水胀气是非常顽固的，如果在所有理气药无效的情况下，只能使用巴豆9克，或巴豆壳3～9克，巴豆必须是完整没有破损的，水煎服，每天服药1～2次，能很快地排除腹胀，只排气，不排水，服用多天后会失效。巴豆与巴豆壳是最强的破气药，能消克正气，有很强的免疫抑制作用，会使患者更加虚弱。这个方法对各种肝硬化和恶性肿瘤引起的腹水之胀气，均可参考使用。巴豆之豆粒和巴豆霜剧毒，能迅速致人水泄不停而死亡，内服和外敷都绝对不可使用。

为什么写出来？因为过去上海有一位老中医善用巴豆治疗肝硬化腹水。笔者听另一位老中医介绍过巴豆和巴豆壳的用法，就在晚期肝癌、胃癌、胰腺癌并发腹水的患者中试用，取得了经验。现在已经无人会使用了。笔者还是想把使用巴豆和巴豆壳的经验传授下去。

为了减缓巴豆壳消克正气的不利因素，可与白术、茯苓、甘草、大枣、黑大豆等同用。

（十）关于补益扶正

扶正祛邪的治法在当代非常盛行。长期患病，正气必然虚弱。因此，慢性病中医普遍采用扶正祛邪的治法。但扶正祛邪是有其适应证的，不是所有的疾病都可以使用的。

本病有诸多临床表现，邪实而正虚，必须是以祛邪为主，扶正必须谨慎。补药能留邪，有时会加重病情，尤其是滋补、峻补更不适合。

临床上经常看到肝病过早地补养，服了人参、西洋参、灵芝、鳖甲、黄芪、阿胶等峻补药以后，病情反而加重的情况。

临床曾看到使用鳖甲和甲鱼而加重了病情，导致肝性脑病的情况，所以肝病患者对此应谨慎。这可能是由于鳖甲和甲鱼能提高免疫球蛋白，甲鱼的蛋白质不易消化，在肠道发酵，使血氨增加而诱发了肝性脑病。

本病在祛除了病邪以后的康复期，一方面继续巩固治疗，另一方面可以适当扶正，中医经典疸病之本是肾虚，当以益肾养肝为主。可使用地黄、麦冬、五味子、山萸肉、女贞子、旱莲草、枸杞子等。

六、病例介绍

病例一　张××，女，54岁，2007年3月初诊（免疫性肝炎）。

患者经人介绍找到了笔者，当时有口干，眼干，经查ANA阳性，抗SSA阳性，抗ds-DNA阴性，抗线粒体抗体阳性，抗平滑肌抗体阳性。ALT147 IU/L，AST102 IU/L，TBIL8 μmo/L。眼科滤纸试验，泪液明显减少。

【诊断】免疫性肝病，干燥综合征重叠。

首先按免疫病治疗，以红斑汤为主加减。生地、生石膏、黄芩、忍冬藤、金雀根、虎杖、牡丹皮、郁金，加入败酱草、鸡骨草、柴胡、黄连、佛手、陈皮等，3个月后复查肝功能，ALT、AST都下降，6个月后ALT、AST下降至正常范围内。

之后减去败酱草、鸡骨草、柴胡，加入岗稔根、芦根、秦皮等药。治疗仍以红斑汤为主，清热化瘀，保肝与增液并重。

【按语】肝病专家降酶的经验是非常丰富的。笔者所用的降酶中药与肝病专家是相似的。他们的降酶经验常为笔者所借鉴。

免疫性肝病与乙型肝炎在转氨酶升高的表现是一样的，但其病因与机制不同。免疫性肝病没有病毒感染。免疫性肝病不但肝脏损伤，网状内皮系统亢进，而且出现许多特异性抗体。因此，首先要抑制抗体，使用具有免疫抑制作用的中药，这样同时使用保肝降酶药才会有效。

免疫性肝病不需要抗病毒，更不需要增强免疫力。乙型肝炎需要抗病毒，并且需要增强免疫力。这是两个疾病最大的区别。

病例二　管××，男，50岁（免疫性肝病、类风湿关节炎重叠）。

1976年患无黄疸型肝炎。2003年患关节肿痛，双手晨僵，口眼明显干燥。在某三甲医院诊治3年余，RF202 IU/ml，阳性；CRP03 mg/ml，阴性，ESR 8 mm/h，曾诊断为类风湿关节炎。服用甲氨蝶呤（MTX）、柳氮磺吡啶（SASP）、羟氯喹（HCQ）等药。2～3年中肝功能ALT、AST反复异常，在150 IU/L左右。又查HBV-DNA（一），抗HCV（一），HCV-DNA（一）。B超：肝内未见异常。疑为药物性肝炎，停用各种西药。服用垂盆草冲剂、利肝宁、芍药苷片等，并做进一步检查，提示ANA阳性、抗平滑肌抗体阳性、抗线粒体抗体（AMA）阳性。后再去另一家三甲医院免疫科诊断为免疫性肝病。

2006年2月8日前来就诊，当时足趾和手指、腕关节肿痛，晨僵半小时，面色晦滞，精神不振，乏力；舌苔黄厚，脉细弦偏数。

【临床诊断】免疫性肝病。

【中医辨证】湿热瘀毒，肝络痹阻。

【治则】疏肝清热，化瘀通络。

【方药】经验方鸡骨草汤加减。

鸡骨草30 g，败酱草30 g，黄芩30 g，忍冬藤30 g，女贞子30 g，旱莲草15 g，柴胡9 g，郁金12 g，牡丹皮12 g，川芎12 g，川连6 g，木香6 g，枳壳6 g，佛手6 g，生甘草3 g，大枣12 g。

【加药】生地15 g，虎杖15 g，岗稔根30 g。

【减药】旱莲草，败酱草。

【治疗过程】二周后本院检查报告：血、尿常规无异常，ESR 4 mm/h，ANA1∶40阳性，抗ENA阴性，抗ds-DNA 43.7 mmol/L，阴性，ALT138

IU/L，AST79 IU/L，TBIL 正常，肾功能正常；IgG 23.1 g/L，补体 C 31.23 g/L，RF 阳性，抗线粒体抗体阳性，抗平滑肌抗体阴性。

服用 14 剂，精神、乏力、面色均有改善。28 剂后双手足、腕关节肿痛僵均明显减轻，天晴温暖时，基本上不痛不肿不僵。至 4 月中旬复查肝功能 ALT、AST 下降至 35 IU/L 和 23 IU/L。

患者一年多后，曾出现肩关节疼痛，上举困难，双手掌指关节、双踝肿痛，晨僵明显。ESR、类风湿因子再次阳性，抗 CCP＞800 mmol/L，阳性。

再次诊断：免疫性肝病、类风湿关节炎重叠。

治疗转为清热化瘀，祛风通络。

药用：羌活 30 g，生地 30 g，黄芩 30 g，黄连 9 g，忍冬藤 30 g，金雀根 30 g，徐长卿 15 g，川芎 12 g，白附子 12 g，枳壳 6 g，佛手 6 g，生甘草 3 g。

连续服用三个月后，关节肿痛症状渐渐减轻。

患者将长期服用中药，以巩固疗效，防止复发。

【按语】 本病例诊断免疫性肝病，属慢性轻症。其依据为：①肝功能反复异常；②关节炎；③ANA 阳性；④AMA 阳性，RF 阳性；⑤排除了肝炎、脂肪肝和红斑狼疮。患者一度被诊断为类风湿关节炎、药物性肝炎，AMA 没有检查，但停用所有西药并服用保肝药，半年后肝功能仍然不正常。第一次查 AMA 是阴性，后来复查时才出现阳性的。因此，明确诊断有一个过程。

由于本病例起初诊断上有不同意见，第一家诊断为类风湿关节炎和药物性肝炎。即使如此，中医中药的效果也是非常好的。诊断类风湿关节炎的依据除了有关节肿痛、RF 阳性外，并有抗 CCP 抗体阳性。

免疫性肝病又称狼疮样肝炎、慢性活动性肝炎。每年都有这种患者前来就诊，中药的效果是比较好的。

肝病宜疏泄清化。该病例按辨证论治和辨病论治相结合的方法，比较顺利地取得了病情的好转。其中鸡骨草、败酱草、黄芩、川连、女贞子是清化降酶的主药。柴胡、郁金、牡丹皮、旱莲草，以及理气药有疏泄保肝功效，生地、虎杖、岗稔根既治肝，又治关节炎。由于患者的大便容易稀薄，因此，生地、虎杖未作为主药，而作为辅药。

病例三 （胆汁性肝硬化病例）

笔者 2008 年上半年曾在某三甲医院会诊一例重症原发性胆汁性肝硬化

的患者。转氨酶经服用西药后已经正常，总胆红素高达 500 μmol/L，有巩膜、皮肤黄染，腹水，并且反复发热。笔者采用疏泄清化的治法，先后药用柴胡、郁金、鸡骨草、败酱草、金雀根、羊蹄根、虎杖、生地、黄芩、黄连、焦山栀、连翘、姜黄、女贞子、牡丹皮、赤芍、白芍、枳壳、佛手、生甘草、大枣。

腹水、感染都使用西药。经 3 个多月的治疗，总胆红素下降至 258 μmol/L。患者一度精神、食欲好转。后由于腹水感染而死亡。

笔者与西医肝病专家交流经验时，提出降酶容易降胆红素难，他们说降低转氨酶他们已经解决了，降胆红素，治疗肝硬化、腹水感染等是难点。他们的病区乙肝患者除了重症需要抢救者以外，都不收住了，大量的都在门诊上治疗。

【按语】原发性胆汁性肝硬化大都预后不良。该病例虽然由于腹水感染而死亡了，但使用中药后总胆红素明显降低了。降胆红素的中药主要为柴胡、郁金、虎杖、黄芩、黄连、焦山栀、连翘、姜黄、牡丹皮，而不是茵陈、金钱草。

由于该病属于少见病，病情很重，中医门诊上一般是看不到的。这只能为中医降低总胆红素提供一个经验。

第四节 溃疡性结肠炎

溃疡性结肠炎（ulcerative colitis）又称慢性非特异性溃疡性结肠炎。本病起病缓慢，有腹泻腹痛、大便脓血、黏液黏冻，也有里急后重、排便不畅者。有的患者还有发热、消瘦、关节痛、口腔溃疡、结节性红斑、眼葡萄膜炎、肝胆损害、ESR 增速等表现。本病与免疫复合物、感染和过敏有关。有家族性倾向，组织相容性抗原为 HLA - B7、HLA - B11、HLA - B27。

一、病名、病机与治则

病名：本病属于中医“下利”“肠疮”肠风脏毒范畴。

病机：大肠湿热瘀滞，久而脾肾两虚。

治则：清化瘀热，健脾补肾。

经验方有土茯苓汤。慢性非重症病例可单用中药治疗。

二、治疗思路与用药

（1）使用清热解毒、具有消除肠道炎症、抗溃疡的中药，如黄连、黄芩、苦参、血见愁、绒线草、土茯苓、金银花、秦皮、茅莓根、辣蓼等。

（2）使用凉血化瘀、具有抗变态反应、免疫抑制作用的中药，如生地、郁金、牡丹皮、金雀根、徐长卿、生蒲黄、莪术、地榆等。

（3）使用理气化湿、温中止痛、具有调节胃肠功能作用的中药，如炮姜炭、吴茱萸、木香、砂仁、大腹皮、藿香、丁香、枳壳、陈皮、高良姜、姜黄、白术、甘草、大枣等。

（4）使用益肾健脾、具有增强肾上腺皮质功能、提高激素水平的中药，如炙龟甲、鹿角片、杜仲、淫羊藿、锁阳等。

三、临床体会

1. 关于疾病

溃疡性结肠炎为免疫性疾病，有肠道黏膜炎症溃疡，明确诊断必须有肠镜检查与病理报告。本病比较容易继发感染。

2. 关于病证

本病有腹泻腹痛、关节痛的表现，中医肠痹与本病是比较符合的。肠痹是经典病证名。

3. 关于治疗

（1）肠道炎症的治疗：清热解毒是第一治法。清热解毒药有黄连、黄芩、葛根、马尾莲、绒线草（又名小飞蓬）、血见愁（又名铁苋菜）、地锦草、阴地蕨等，均可选用。

黄连、黄芩、葛根是治疗本病的最佳中药，黄芩、葛根可用至 30 g。

绒线草、血见愁、地锦草等，与黄芩、黄连同用能增效，剂量都可用至 30 g。

（2）肠道溃疡的治疗：土茯苓、金雀根、徐长卿、苦参是抑制肠道溃疡的最佳中药，并且还具有免疫抑制作用。剂量都可用至 30 g，甚至更大。

（3）大便脓血的治疗：大便脓血是肠道炎症与溃疡的表现，清热解毒、凉血化瘀才能有效，而不是仅仅止血。中药以生地、郁金、牡丹皮、蒲黄、地榆、水牛角等为主。

经验方有连芩土茯苓汤。

四、西医治疗

1. 皮质激素

对结肠病变广泛的急性重症病例，用氢化可的松 100～300 mg，静滴，或口服泼尼松 60 mg/d，2 周为一疗程，病情缓解后，逐渐减量，3 个月内停用。慢性病例激素疗效较差，一般不宜使用。

2. 抗感染药

首选柳氮磺吡啶(SASP)，每次 1.0～1.5 g，每日 4 次。病情好转后，减少为每日 3～4 g。1～2 个月后，再减少为每日 2 g，服用 1 年。不良反应有恶心等消化道反应和药疹，适用于中轻症患者。对磺胺过敏者，可用氨苄青霉素，或头孢氨苄，每日均为 2～4 g。有厌氧菌繁殖者可用甲硝唑(灭滴灵)口服治疗。

3. 免疫抑制剂

用激素药和磺胺药无效者，可用免疫抑制剂，如硫唑嘌呤和 6-巯基嘌呤治疗，或与泼尼松同用。

五、医案医话

(一) 关于病证名称

腹泻一类病证的名称在古代有一个演变的过程。

1.《内经》的病名

有泄、下泄、飧泄、洞泄、溏泄、濡泄、吐利、下利、暴注、泄注赤白、肠澼等名称，各病证都有不同的含意。

2.《伤寒论》和《金匮要略》

《伤寒论》三阴病论述的主要就是利、下利、下利脓血。另尚有霍乱一证，有呕吐下利症状。

《金匮要略》有“呕吐哕下利”一节，有下利便脓血症状。

腹泻一证，古代有多种证名，《内经》主要称泄和飧泄。飧字的意思是夕食也。飧泄引申为进餐后泄泻，俗话说食物吃坏了肚子。张仲景称为利和下利。

下利更符合痢疾，飧泄更符合肠炎。

3. 痢病和肠疮的提出

《诸病源候论》称为痢病，由汉代的利字变成了痢字。其中有“下痢口中及肠内生疮候”:“凡痢口里生疮则肠间亦有疮也……此由挟热痢,脏虚热气内结,则疮生肠间,热气上冲,则疮生口里。然肠间口里生疮,皆胃之虚热也。”

“下痢口中及肠内生疮候”之病证,当为溃疡性结肠炎和贝赫切特综合征的最早记载。肠内生疮可简称为肠疮。

4. 泄泻和痢疾分开提出

宋代许叔微《普济本事方》“脏腑泄滑”及“诸痢篇”中既有飧泄、泄泻之证,又有诸痢、血痢之证。已初步将泄泻和诸痢区分开来。南宋严用和《严氏济生方》大便门有“泄泻论治”和“痢疾论治”各一篇,明确将泄泻和痢疾分为两个疾病,可能是痢疾病名最早的记载。

明代《明医杂著》《景岳全书》将泄泻和痢疾分为两篇两个病证论述。张景岳认为“痢疾一证即《内经》之肠澼也。古今方书因其闭滞不利,故又谓之滞下。其证则里急后重,或垢或血,或见五色,或多红紫,或痛或不痛,或呕或不呕,或为发热,或为恶寒”。

《景岳全书》对痢疾症状的描述与细菌性痢疾、阿米巴痢疾、溃疡性结肠炎都是符合的。

5. 关于肠风和脏毒

肠风的病名在宋代的著作中最先提到。《普济本事方》有“肠风泻血痔漏脏毒”一篇,有肠风泻血、肠风脏毒、肠风痔漏三个病证,都是肠道出血之证。《严氏济生方》有“肠风脏毒论治”一篇,“血渗肠间,故大便下血,血清而色鲜者肠风也,浊而色黯者脏毒也”。

严氏将肠风和脏毒分为两个病证。肠风出血鲜红,脏毒出血黯红或褐色。溃疡性结肠炎之出血鲜红或黯红都有可能发生,肠风、脏毒都是符合的。

(二) 中医治法

中医传统对腹泻可归纳为十大治法。

1. 清热解毒

适用于急性腹泻腹痛,如急性肠炎、急性细菌性痢疾,代表方剂有白头翁汤、葛根芩连汤等。

2. 通因通用

适用于急性细菌性痢疾、阿米巴痢疾、有里急后重症状,代表方剂有小承气汤、温脾汤等。

3. 健脾和胃

适用于慢性消化不良、肠易激综合征，以及服用抗生素过量后肠道菌群失调者，有大便稀薄、先干后稀、食欲不良等症状，代表方剂有参苓白术散、七味白术散、保和丸等。

4. 温中理中

适用于慢性腹泻、腹中隐痛以及服用中药滑肠者，有大便泡沫、次数增多症状，代表方剂有理中丸、连理丸、小建中汤等。

5. 补肾益火

适用于中老年人有半夜大便、便稀而不畅快、先干后稀症状者，代表方剂有四神丸、右归丸等。

6. 利水化湿

适用于腹水初起，肠黏膜水肿，以及夏天多食生冷而引起的大便稀薄、泡沫者。代表方剂有胃苓汤、藿朴夏苓汤、藿香正气丸等。

7. 理气燥湿

适用于有胃肠功能紊乱、腹痛腹胀、大便时干时稀、食欲不振等症状者。代表方剂有连朴饮、实脾饮、纯阳正气丸等。

8. 祛风解表

适用于感冒腹泻以及过敏性肠炎引起的腹泻腹痛者。代表方剂有痛泻要方、黄芩汤等。

9. 凉血化瘀

适用于紫癜性肠炎、大便有血者，代表方剂有槐花散、四生丸等。

10. 固肠止血

适用于急性水泻，次数频多，或胃肠病变、血液病引起的大便出血较多者。代表方剂有真人养脏汤、黄连阿胶汤、黄土汤等。

十大治法对于溃疡性结肠炎患者来说，绝大多数的方药都能使用。其他著名的方剂尚有香连丸、戊己丸等。

（三）古人论述清热解毒

《伤寒论》提出白头翁汤，是最早记载使用清热解毒法治疗急性腹泻。

1. 腹泻首先应祛邪而不是补益

急性肠炎腹泻清热解毒以祛邪，中医的认识是一致的。但慢性肠炎的腹泻认识常常是不一致的。有主张祛邪，有主张健脾，有主张二者结合同用的。

古代名医对于腹泻和肠风便血的治疗首先考虑的是祛邪，而不是补益。明代王纶《明医杂著·泄泻篇》提出"有是病必用是药，须以淡渗疏导其湿热。"《严氏济生方·肠风脏毒论治》有 6 个方剂，加减四物汤、蒜连丸、香梅丸、断红丸、椿皮丸、石榴散，没有一个是补方。

明代汪绮石《理虚元鉴》中提出肠风便血一证"不同怯症"，意思是不同于虚怯之证，为"客风邪火，流入肠胃，气滞血凝，腐败溃乱……治法如何？不过散其风，燥其湿，宽其肠，行其气，活其瘀，止其血，或升其陷而已。"药物有炒防风、荆芥、炒蒲黄、炒地榆、紫菀、升麻、柴胡、白术、泽泻、茯苓。

可见中医早就认识了肠风便血一证是肠胃由于风火之邪，气滞血凝而引起的腐败溃乱。治疗这类疾病需用祛邪为主的治法，清火、祛风、燥湿、行气、化瘀等，而不是补法。明代汪绮石虽是论述虚证和补虚的大家，但能认识到肠风便血不是虚证。

为什么如此强调清热解毒？这是因为中医临床遇到慢性腹泻极易认为是脾虚，或者是脾肾两虚，导致辨证治疗出现差错。

2. 溃疡性结肠炎首要清热解毒

溃疡性结肠炎有肠道炎症、溃疡、免疫、功能四个方面的病情。因此，治疗应考虑到四个方面的用药，消除炎症，愈合溃疡，抑制免疫，调节功能。

因此，清热解毒当为首要的治疗方法。清热解毒的中药兼具多种功效。

这类方药很多，按需选用。需选用对于肠道效果好，不良反应小，并且不会引起滑肠与腹泻的中药。

3. 清热解毒的传统方药

清热解毒方药以葛根芩连汤、白头翁汤经方最为著名。是中医治疗急性肠炎和细菌性痢疾的主方。这些方药溃疡性结肠炎可参考使用，但尚不能解决本病的慢性炎症和溃疡。

对于溃疡性结肠炎，笔者常选用的中药为黄连、黄芩、葛根、秦皮、马尾莲、绒线草（又名小飞蓬）、血见愁（又名铁苋菜）、地锦草、阴地蕨、苦参、土茯苓等。其中大多数中药不导致滑肠或导致滑肠的不良反应较轻。

黄连、黄芩、葛根是治疗本病抗炎的佳药，黄芩、葛根可用至 30 g。

绒线草、血见愁、地锦草等，与芩连同用能增效。剂量都可用至 30 g。

苦参、土茯苓为抗炎和抑制肠道溃疡的最佳中药，剂量都可用至 30 g，甚至更大。

4. 黄连的应用

黄连清热解毒，苦寒燥湿，常小量用于治疗湿热之证，以及肠胃肝胆的慢性疾病。《本草备要》说黄连“益肝胆，厚肠胃”。其意思并不是补益肠胃肝胆，而是将慢性病治好，就能使薄弱的肠胃增厚，功能恢复。可与叶天士所说的“六腑以通为用，胃肠以通为补”相互印证。因此，古代治疗胃肠病的黄连名方尤多，而且小复方多，如左金丸、香连丸、戊己丸、连理丸、泻心汤等。笔者黄连的常用剂量为 9 g。

5. 苦参、土茯苓的应用

苦参治疗肠病和狐惑是传统的用法，治疗贝赫切特综合征溃疡和溃疡性结肠炎的剂量是 15～30 g。土茯苓治疗口腔黏膜溃疡、肠道黏膜溃疡都是比较有效的药物。剂量是 30～60 g。

6. 中医传统对于腹泻有那么多的治法方药，为什么还要设计新的方药？

中医传统的十大治法对于腹泻的各种临床表现，应当说是很全面了，包括急性腹泻、慢性腹泻、大便脓血、大便出血、里急后重、水样便、先干后稀、便稀而不畅快、腹泻便秘交替、老年人的半夜大便以及腹痛腹胀、食欲不振等都能治疗。但对于溃疡性结肠炎既可以使用，又不完全适合，使用下来总觉得只能参考，不能照搬。下面结合临床再展开研讨。

古代由于科学技术条件的限制，对于肠黏膜的一些病变尚缺少认识，现代对疾病的治疗，不但要求症状缓解，大便成形；而且要求肠黏膜病变的改善及消除。对于药物引起的滑肠便稀也必须得到解决。因此，必须研制新方，以适应新的要求。

笔者的经验方土茯苓汤就有抑制及消除黏膜溃疡和肉芽肿的效果。

经验方固泻汤适用于减少大便次数和水分，是针对中药滑肠的。

（四）再谈白头翁汤

白头翁汤有白头翁、秦皮、黄连、黄柏四药，具有清热解毒功效，本病可以使用。

白头翁汤对于杆菌感染所致的各种急慢性疾病都有疗效。笔者曾治疗过的病种有急性肠炎、急性细菌性痢疾、急性尿路感染、肺部顽固的杆菌感染、急性胆囊炎、大肠埃希菌感染导致的肝脓疡、阿米巴原虫感染导致的肝脓疡等，剂量是 15～30 g，都是可以治愈的。患者都是留观或住院，同时给予支持疗法，并且没有严重的并发症。

白头翁剂量过大可能会引起滑肠便稀，可适用于大便不畅的患者，以及肠道继发感染的患者。

秦皮是笔者常用的中药，有效的剂量是 15～30 g，胃不舒和滑肠反应很轻微。

黄柏剂量过大可有恶心反应。

（五）关于化瘀

化瘀和止血是不同的治法。溃疡性结肠炎有较顽固的大便脓血和出血症状，不要一见到出血就去止血。脓血是要用祛瘀方法治疗的。

瘀血有寒瘀和热瘀两类。本病大多有瘀热相结的表现，要用清热化瘀和清热凉血的方法治疗，而不是止血。

1. 关于清热化瘀

清热药中既有清热解毒，又有清热化瘀双重功效的中药，如地锦草、血见愁、红藤、地榆、虎杖、徐长卿、檵木叶、金雀根等。

2. 关于凉血化瘀

凉血化瘀中药有生地、水牛角、郁金、牡丹皮、赤芍、丹参、槐花米等。

这两类中生地、徐长卿、金雀根、羊蹄根、虎杖、郁金、牡丹皮、赤芍，具有免疫抑制作用，而且无不良反应，应首先考虑使用。

（六）关于止血

1. 关于凉血止血

溃疡性结肠炎止血是有其适应证的。如果没有脓，只有血，或血多脓少，或出血量较多，已经影响到了全身情况，止血的方法是要采用的。地榆、槐花米、血见愁、地锦草、羊蹄根等既清热化瘀，又凉血止血，可以选择使用。但只能用于少量出血，对于大便出血较多的患者常常是不够的。

2. 关于蒲黄、阿胶、灶心土、白及

蒲黄与蒲黄炭性平，既有止血作用，又有抑制肠道溃疡的效果，应考虑结合使用。蒲黄剂量过大可有恶心反应。

经方有黄连阿胶汤。阿胶是止血生血的主要中药，可用于出血较多的患者。有效即止，不宜久用。

灶心土，中药房有配方，用于两种情况，一是大便水样，用于吸附水分；二是止血，对于大便出血的效果是很好的，而且无不良反应。

白及不仅止血效果好，而且能在溃疡面形成一层胶状膜，保护和堵塞溃疡和创面，并促进创面肉芽生长，从而起到止血和促进创面愈合的效果。

（七）健脾益气需合理使用

1. 健脾中药细分有10类，各有其适应证

（1）健脾益气：人参、党参、黄芪、灵芝、太子参、甘草等，适用于气虚乏力，病后康复，无病调理。

（2）健脾化湿：苍术、白术、扁豆、薏苡仁、茯苓、半夏等，适用于湿滞纳呆，口淡乏味，大便溏薄，舌苔白腻。

（3）健脾利水：白术、茯苓、猪苓、泽泻、车前子等，适用于肿胀积液。

（4）健脾理气：木香、砂仁、枳壳、丁香、香橼皮、高良姜等，适用于脘腹胀痛。

（5）健脾和胃：刀豆、竹茹、藿香、半夏、丁香、紫苏、佛手等，适用于食欲不佳，泛泛欲吐。

（6）健脾固涩：芡实、山药、炮姜、煨诃子、白莲须、金樱子、乌梅等，适用于大便不成形，次数增多；或白带稀薄增多。

（7）健脾温中：干姜、炮姜、高良姜、姜黄、吴茱萸、桂枝等，适用于脘腹冷痛，便稀泡沫。

（8）健脾养阴：黄精、明党参、南沙参、石斛、玉竹等，适用于脾阴不足，口干咽燥，大便干结。

（9）健脾统血：党参、白术、阿胶、仙鹤草、灶心土、地榆等，适用于大便慢性中小量出血。

（10）健脾补血：党参、黄芪、当归、白芍、桂圆肉、阿胶等，适用于面色不华，贫血。

其他尚有健脾升陷，适用于内脏下垂，现临床意义不大。

这些治疗方法除少数中药外，大都可用于本病。

2. 关于辨证

不要公式化地认为，只要慢性大便次数多不成形就辨证为脾虚泄泻和脾肾两虚。健脾益气的方药，如参苓白术散，参、芪、术、苓一类药物是有适应证

的，长期服用虽能改善体质，提高肠功能，但是医治不了肠道溃疡，而且有时还会加重胃肠湿热和胀气。

溃疡性结肠炎首先要消除炎症，解决湿热瘀滞引起的脓血和腹痛，这才是主要的。健脾只能在炎症溃疡治愈的基础上调理康复时使用。这时患者身体已经康复，属可用可不用。

3. 参芪治泄是误区

明代王纶《明医杂著·泄泻篇》中指出："凡泄泻病误服参、芪等甘温之药，则病不能愈。甘温之药能生湿热，故反助病邪。惟用苦寒泻湿热，苦温除湿寒则愈。泄止后脾胃虚弱，方可用参芪等药以补之。"

王纶从临床实践中得出的经验。说明在四五百年之前，中医已经认识了慢性腹泻以湿热为多，健脾益气是康复时使用的。

笔者为什么如此强调健脾益气的问题，因为临床上遇到的滥用参、芪的情况太多了，就连西医消化病老专家巫协宁教授都提出来了，黄芪能加重溃疡性结肠炎和克罗恩病的病情。

笔者感到许多中医医生治疗溃疡性结肠炎的效果不好的原因就在于是没有辨证清楚应该是以扶正为主还是祛邪为主，是应该用健脾益气药还是使用清热化瘀药。

（八）关于补肾

长期的慢性腹泻有时会辨证为肾虚泄泻，溃疡性结肠炎康复期部分患者需要补肾；长期服用激素的患者，需要减量者就需要补肾。笔者常用的补肾中药有鹿角片、炙龟甲、五味子、吴茱萸、肉苁蓉、淫羊藿等。肉苁蓉滑肠是轻微的，使用时可稍加注意。

1. 关于五更泄泻

五更天相当于后半夜3～5时。老年人早醒，四五点钟就醒了，第一件事就是小便大便。后半夜的泄泻因此被称为五更泄泻，可以是正常的生理反应，也可能是患有慢性泄泻。许多中老年人都可能会发生，中医提出为肾虚或脾肾两虚。有的青年人也有发生。青年人多是脾虚或脾虚影响到肾，主要还是脾虚。

2. 关于四神丸

四神丸（补骨脂、吴茱萸、肉豆蔻、五味子）是治疗肾虚五更泄泻的代表性方剂。有补益和调节胃肠功能的效用。

补骨脂含补骨脂酚，具有雌激素样作用。吴茱萸温中止痛，五味子益肾固肠，都是腹痛腹泻的常用药，本病与其他胃肠疾病都可使用。

笔者在年轻时，曾看到有患者使用肉豆蔻后，大便次数反而增多稀薄了。对药汤进行了观察，发现药汤上面有一层油，因此引起了滑肠。当时就怀疑肉豆蔻不是固涩药，而是与杏仁、郁李仁那样属于滑肠药。

肉豆蔻含多量脂肪，能增强肠管收缩，可致滑肠及便稀。古人用的是煨肉果，炮制以后，可能去掉了部分脂肪。煨肉果对于老年人肠功能衰退，大便次数多而难解，后半夜大便者，是适合的。但这种情况较少。由于五更泄泻的概念较为含糊，但今人不应扩大使用范围，对于溃疡性结肠炎与一般的脾虚腹泻都是不适宜的，会使大便更加稀薄。不知道前人为什么将肉豆蔻分类在固涩药一节中。

3. 五更泄泻不都是肾虚

肾虚有五更泄泻之症，五更泄泻是肾虚诸多表现之一。但五更泄泻不都是肾虚。患有慢性结肠炎的中青年人，大便次多，也有后半夜大便的情况。大多数是急性细菌性痢疾和急性肠炎治疗不彻底所引起的，辨证为湿热未净；也可能是溃疡性结肠炎所引起，也可能是肠易激综合征、肠功能紊乱所引起。治疗应继续清热解毒和理气化湿，调节肠功能。不能辨证为脾肾两虚之腹泻，也不宜使用四神丸为主治疗。这类患者服用四神丸后会加重症状。

即使中老年人慢性腹泻的病程很长，湿热已净，没有瘀毒，辨证为脾肾两虚时，肉豆蔻还需谨慎使用。此外补骨脂短期内看不出效果，时间一长，剂量稍大，也会产生不舒服的症状。

4. 关于激素减量

溃疡性结肠炎患者服用激素后病情有部分好转，但未痊愈。激素减量后病情反跳，使用中药可以配合激素减量。方以补肾为主，在使用经验方促激素汤的基础上加用清热凉血、温中理气药。补肾药可使用鹿角片、炙龟甲、淫羊藿、肉苁蓉、冬虫夏草，它们都具有促进皮质功能的作用。

巴戟天、黑大豆、坎炁等有雌性激素样作用，也可适当选用。

(九) 关于通因通用

1. 通因通用的含意

用生大黄、芒硝等通下的方法治疗里急后重之下利，称通因通用法。这是中医抗感染祛邪外出的重要治法，对急性细菌性痢疾有很好的疗效。

溃疡性结肠炎也有里急后重的症状，或大便不畅干结的情况，适当用一些弱的通下药，如制大黄、马齿苋、虎杖、羊蹄根、胡黄连等，虽然次数可能增多，但能使大便通畅，对改善里急后重或大便干结的症状是有利的。如果大便次数过多过稀，剂量要控制，还可以加用炮姜炭来收涩水分，也可与固涩药芡实、石榴皮等同用。

含蒽醌苷类的中药，如虎杖、生首乌较羊蹄根、马齿苋、萹蓄草滑肠作用明显，但都没有腹痛反应。焦决明基本上不影响大便。生首乌有肝毒性，尽量不要使用。

芒硝和大承气汤攻下是最强的通因通用方药，宜谨慎使用。治疗腹水的十枣汤等攻下方药，一般不用于通因通用。笔者善用商陆治疗血小板减少，商陆 30 g 煎服后大便、小便一般正常，很少引起腹泻。

2. 关于大黄

常有一种说法，生大黄是泻下的，制大黄是固涩的。因生大黄加热后所含的大黄泻素被破坏，其鞣酸是收涩的。临床使用并不是这么简单。经常大便稀薄的人，使用制大黄也会使大便次数增多，更加稀薄。只是由强泻转为弱泻罢了。对于溃疡性结肠炎里急后重或大便干结是适合的，但是，对于脾虚泄泻的人，制大黄也是不宜使用的。

3. 关于马齿苋

笔者年轻时听老师说，马齿苋能治疗腹泻，但没有讲清楚是什么样的腹泻。临床用于慢性肠炎腹泻，结果大便更稀，次数更多，效果适得其反。后查阅了资料，《本草经疏》早有记载，马齿苋“滑肠作泄者勿用”。马齿苋含少量蒽醌苷类、大黄泻素，当然会引起腹泻加重。马齿苋治疗腹泻与大黄通因通用是一致的，只是较大黄作用弱一些而已。

马齿苋能滑肠致泻，但药力较弱。治疗急性肠炎、细菌性痢疾，以及溃疡性结肠炎，对排便次数多而不畅、里急后重轻症有效。

4. 关于苦寒伤脾之说

中医有苦寒伤脾之说。苦寒的清热解毒药长期服用会损伤胃肠功能。临床上发现有治疗慢性腹泻者，不明确诊断，不分虚实，多药混用，引起了滑肠，加重了腹痛腹泻。所以对中医中药的理论和经验，要不断深化细化理解，不断提高。

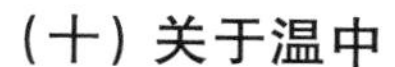

（十）关于温中

温中理中是治疗脾肾虚寒的常用方法。古方有大建中汤、小建中汤、理中丸、附子理中汤。主药有附子、桂枝、肉桂、干姜、炮姜、吴茱萸、高良姜、丁香、川椒等。其中除附子外均含挥发油，对胃肠道有显著的解痉止痛作用。对溃疡性结肠炎虚寒型腹痛比理气药的效果更好。

吴茱萸对胃肠之隐痛，有较强的解痉止痛效果。剂量不宜超过 3 g。剂量过大其所含之皂苷对胃有刺激作用。炮姜炭 9～12 g，解痉止痛的同时可抑制肠液分泌，收涩肠道水分，比其他药效果好。吴茱萸、炮姜与黄连同用，对胃肠道的炎症、疼痛、腹泻有很好的治疗作用。

具有解痉止痛、抑制肠液分泌、能使大便成形的温中理气药尚有姜黄、高良姜、丁香，使用剂量均不宜过大。

附子、桂枝除对肠道起作用外，尚能促进肾上腺皮质功能，从而能提高体内激素水平。由于药性温热，对虚火内热的患者不宜使用。

（十一）关于理气

理气细分有疏肝理气、和胃理气、健脾理气、温中理气等诸种。溃疡性结肠炎患者都可使用。理气药可以调节胃肠功能，可用于各种胃肠道疾病的腹痛腹胀。对于溃疡性结肠炎患者来说，理气是常用的方法。

1. 一般理气药

木香、砂仁、枳壳、枳实、青皮、陈皮、佛手、乌药、香附、白芍等能对抗乙酰胆碱，松弛胃肠道平滑肌，从而发挥解痉止痛作用。佛手以松弛胃和十二指肠痉挛为好。白豆蔻、陈皮于胃通气效佳，木香、砂仁解痉有协同作用，可用于全消化道并以肠道为佳。芳香理气药调节胃肠平滑肌的主要成分为挥发油。白芍的主要成分是芍药苷与牡丹皮酚。

2. 厚朴破气

厚朴的理气作用强于木香、砂仁，可达到破气的程度。与枳实同用，能加强其解痉作用。厚朴用于实证气滞为宜，虚实用错，剂量用错，会加重腹胀、痞闷。

厚朴主要成分为挥发油和生物碱，具有双向调节胃肠平滑肌作用。厚朴 3 g 以下的小剂量为兴奋作用，能使松弛的胃肠道平滑肌加强收缩，从而改善腹胀、痞闷。9 g 以上的较大剂量为抑制作用，能使痉挛的肠道平滑肌逐渐松弛，从而能解痉止痛。因此，对于腹绞痛的效果比较好。剂量在 30 g 以上可能会出现厚朴碱使肌肉麻痹的作用。

厚朴具有抑制唾液分泌的作用，能改善舌苔厚腻，口淡乏味，中医称为湿滞或湿阻。但对于激素引起的舌苔厚、口干的患者则不宜使用，否则会使口干更加严重，患者会更加难过。

3. 大腹皮、槟榔促进收缩

大腹皮、槟榔理气与木香、枳壳等不同，是破气。主要成分不是挥发油，而是槟榔碱，能兴奋脊后神经，反射性地促进肠管收缩，促进排气、排便。

理气药应适当选用。一般松弛与收缩同用，以双相调节胃肠功能为好。

4. 关于香附、乌药

制香附主要含挥发油，尚含雌激素样成分，松弛子宫平滑肌调经效果较好，对胃肠道平滑肌也有松弛作用，但较弱。因此，古方九制香附丸和妇科十珍片，主药都是香附。香附也是妇科治疗痛经的常用药。

乌药主要含挥发油，能用于全消化道和泌尿道；尚含去甲基乌药碱，有强心作用，能增强代谢功能。

5. 川楝子有毒

川楝子主要含生物碱，对胃肠道黏膜有刺激作用，能引起胃痛和腹泻；并有肝毒性，能引起转氨酶升高，应避免使用。

（十二）关于祛风和祛风湿

祛风解表药防风、葛根、升麻也具有松弛肠道平滑肌的解痉作用，且都具有抗过敏与抗变态反应作用。柴胡有双相调节肠平滑肌的作用。四药在中医古方中常用来治疗肠病腹泻，也可用于免疫性肠道疾病。

肠风下血用槐花散，方中荆芥炭祛风止血，荆芥具有抗过敏作用，可能就是祛风功效之意。

祛风药对于溃疡性结肠炎的治疗是有效的，但一般不是作为主药，而是作为增效药使用。

合并肠病性关节炎者可用祛风湿药，如岗稔根、金雀根、五加皮、威灵仙、菝葜、羌活等。

（十三）关于利水化湿

中医有利小便所以实大便的治法。通过利小便的方法来解决大便稀薄、

腹胀腹痛的症状。这是中医治疗腹泻的一个特殊方法，是有其适应证的。利水的治法在本病辨证时可参照使用。

1. 脾胃湿阻之腹泻

溃疡性结肠炎患者夏季胃肠功能紊乱，黏膜轻微水肿，纳谷不香，大便溏薄，腹胀痞闷，小便短赤，舌苔白腻，辨证是脾胃湿阻。可以用芳香燥湿、健脾利水的方法治疗，以调节胃肠功能，利水湿而止泻。

常用方药为胃苓汤、藿朴夏苓汤，常用药物为藿香、半夏、陈皮、白豆蔻、白术、茯苓、猪苓、泽泻、车前子等。

2. 免疫病腹水

腹水在免疫病中有几种情况：狼疮性肾炎和肾病综合征伴发低蛋白血症；胆汁性肝硬化伴发门静脉高压；SLE 浆膜炎伴发胸腔积液、腹水、盆腔积液等。

溃疡性结肠炎长期腹泻，食欲不振，又长期地不当忌口，由于营养不良引起的腹水虽较少见，但临床确实存在。

3. 腹水初起之腹泻

免疫病腹水初起时，肠壁黏膜水肿，往往有大便稀薄，次数增多、腹胀腹痛，小便短少的症状。此期可以用健脾利水的方法，增加小便次数，减轻肠壁水肿，抑制渗出，以使大便成形。常用方药为五苓散、五皮饮。常用药有泽泻、车前子、桑白皮、葶苈子、白芥子、桂枝、炮姜炭、吴茱萸、高良姜等。

在急性肠道炎症水泻的情况则需要输液和止泻，而不是利水。

（十四）关于固涩

用固涩的方法治疗腹泻需辨适应证。

（1）免疫性肠病，腹泻过多，可适当加一些固涩药。

（2）急性感染性腹泻，使用抗生素后炎症已基本得到控制，但水泻仍然不止者，可用固涩的方药。真人养脏汤使用罂粟壳就是针对这种情况的。

（3）慢性腹泻，肠功能紊乱，有急性肠道感染史，在健脾理气、清热化湿的同时，可加用一些固涩药。

（4）养阴生津药、清热解毒药和泻下药引起滑肠、大便稀薄或水样者，可加用固涩药。

笔者经验方固泻汤就是针对以上这几种情况的，并且借用了治疗便血的黄土汤中的主药灶心土，既能收涩止血，又能收涩止泻。

急性肠道感染性炎症要用清热解毒、通因通用之法，是不宜使用固涩法的。免疫性肠病如有继发肠道感染导致的腹泻也不宜加用固涩药。

许多固涩药理论上是通用的，固涩药大多可以用在肠道，但临床上是有侧重点的。大便稀薄宜用炮姜炭、高良姜，可收涩水分；大便次数多宜用芡实、石榴皮以减少次数；金樱子、覆盆子收涩小便为好，也能减少大便次数，可同用。

诃子、罂粟壳用以固脱收涩，适用于重症水样便次数过多并出现脱水的情况，不宜用于一般的腹泻，否则容易引起排便困难，加重胀气。

诃子既含鞣酸有固涩功效，又含蒽醌苷类成分，生诃子有缓泻作用。古人是用煨诃子，小火煨过后，蒽醌苷被破坏，仅发挥鞣酸作用，以固涩功效为主。

免疫性肠病大便次数多，有时排便不畅或便秘，又有脓血。治疗上既需固涩，又要通利；既要活血，又要止血，必须掌握好分寸。必要时生大黄与石榴皮同用；黄连、生地与炮姜同用；血见愁与马齿苋同用。

（十五）笔者经验

1. 重视辨证

中医对肠道疾病的辨证论治是比较详细的。对大便稀薄，次数增多，要仔细观察和辨证——是清热解毒还是健脾温中，通因通用还是益肾固涩，治疗上不能搞错。临床上辨证不当，治疗上就会张冠李戴，这种情况还是常有发生的。

2. 笔者的经验

绝大多数溃疡性结肠炎患者是先看西医的，已经用了柳氮磺吡啶（SASP）和硫唑嘌呤（AZP），有的甚至用了泼尼松。为了减少或停用此两类西药，宜选用清热化瘀、温中理气的中药，并在药理上具有免疫抑制、消除炎症、抑制溃疡、调节胃肠功能等作用，综合作用组方。

笔者常用的中药为生地、黄连、黄芩、徐长卿、金雀根、土茯苓、郁金、白芍、蒲黄炭、吴茱萸、炮姜、木香、枳壳、甘草等。

其次选用的为血见愁、金银花、羊蹄根、秦皮、苦参、茅莓根、牡丹皮、赤芍、莪术、高良姜、姜黄、熟地、芡实、藿香、丁香、白豆蔻、陈皮、佛手、红枣等。

虎杖、羊蹄根、马齿苋、萹蓄均含蒽醌苷类成分，都有缓泻作用，生地、秦皮能滑肠，使大便增多变稀。这些中药用于里急后重、大便不畅的患者，能使大便畅快，也可与固涩药同用。

（十六）病例体会

上海一家三甲医院消化科曾介绍给笔者一批溃疡性结肠炎患者，都是已经使用了较长时期的西药，病情基本得到控制，临床表现较轻。但西药产生了一定的耐药性与依赖性。其目的是服用中药后能将西药减撤。

患者大便较软或不成形，每日 1～3 次，有时腹胀腹痛，没有或偶有白色黏冻，无脓血。肠镜复查溃疡大多数已经消除，或者尚有 1～3 个溃疡，比较顽固，长时期没有愈合。

服用中药 1～3 个月，症状完全消除，原服用西药逐渐减量并全部停用。肠镜复查原溃疡完全愈合。建议患者继续服用中药 3 个月左右，以巩固疗效，今后可以间断服药。

六、病例介绍

马××，女，63 岁（慢性溃疡性结肠炎合并溃疡性食管炎）。

2007 年 10 月 12 日初诊。2003 年由于吞咽时胸痛，腹泻隐痛，做了食管镜和肠镜检查。诊断：溃疡性食管炎与溃疡性结肠炎。长期服用小剂量泼尼松和柳氮磺吡啶（SASP），病情基本控制。泼尼松和 SASP 停服已久。

患者前来初诊时，最近 1 月再次出现吞咽时胸痛，大便次数多而不畅，有时腹胀。病情可能出现反复。刻下苔薄白腻，舌偏红，脉细数。患者不愿再做内镜检查，愿意服用中药治疗。观其曾服之中药以参苓白术散为主加减。

【临床诊断】慢性溃疡性结肠炎。

【中医辨证】胸脘痛，泄泻（脾胃湿热，血瘀气滞）。

【治则】清热化湿，理气化瘀。

【方药】泻心汤合经验方土茯苓汤加减。

黄连 9 g，黄芩 30 g，土茯苓 30 g，徐长卿 15 g，金雀根 30 g，血见愁 30 g，莪术 30 g，望江南 30 g，半夏 12 g，石菖蒲 12 g，陈皮 6 g，佛手 6 g，甘草 3 g。

【治疗过程】14 剂后二诊，胸痛已缓，大便仍稀，腹胀。加用炮姜炭 12 g、枳壳 12 g，14 剂。

三诊，上方服之较舒，连续服用 2 个月，胸部无感觉不舒，大便每日 1 次，较软，通畅，计服 3 个月，无特殊，停止治疗。

【按语】(1) 慢性溃疡性结肠炎西医的治疗是有效的。问题是应用激素和磺胺时间一长,不良反应就出来了,停药后病情会出现波动,甚至反跳。因此,长期治疗必须有中医参与。

(2) 慢性溃疡性结肠炎为自身免疫病。属于中医泄泻范畴,是脾虚泄泻,还是瘀热泄泻?辨证上还需要仔细分辨。

患者大便次数多而不畅,有时腹胀腹痛,或有白色黏液,或带有暗红色血液。主要是湿热瘀滞。因此,治疗上应以清热化瘀为主。

(3) 溃疡性食管炎常为自身免疫所引起,单发性或多发性。食管溃疡可能为单独的一个疾病,也可由贝赫切特综合征引起,或慢性溃疡性结肠炎所并发。这些都为临床诊断增加了复杂性。

溃疡性食管炎属于中医胸脘痛范畴,可见胸部和胃脘部的疼痛。

食管、肠道两个部位的多发性溃疡宜一起治疗。食管炎治以清热化瘀为主,仅用理气宽胸是不够的,可以结合使用。

(4) 笔者曾介绍给西医消化病专家使用土茯苓、金雀根、莪术、徐长卿、血见愁,并告知了剂量,他们做了单味观察。后来告诉笔者,其中前 4 味中药单用就有效,5 味中药合在一起使用的效果更好。

黄芩、黄连已经用过,单用解决不了。但芩连与上述中药同用能增效。

第五节　克罗恩病

克罗恩病(Crohn disease, CD)易发生在回肠末端和右半结肠,临床表现有腹泻、腹痛,有的便血,或脐周、右下腹有包块。部分患者有发热、消瘦、乏力、贫血、关节痛等症状。α_1 和 α_2 -球蛋白增高。X 线和内镜检查可见肠黏膜充血、水肿、溃疡、管腔狭窄、假息肉形成。血中可检测到结肠抗体、CIC、C2、C4 升高。一方面体液免疫功能亢进,同时细胞免疫功能低下。

一、病名、病机与治则

病名:本病属于中医“肠癖”“腹内积聚”范畴。

病机:湿热瘀血,胶结成块,久则肾阴虚损。

治则:清热化瘀,软坚散结。

二、治疗思路与用药

(1) 使用清热解毒、具有消除炎症、抑制溃疡作用的中药，如黄连、黄芩、秦皮、苦参、土茯苓、水牛角、徐长卿、血见愁、绒线草、望江南、凤尾草、野葡萄藤、阴地蕨、红藤等。

(2) 使用化瘀散结、具有免疫抑制、抑制假息肉、肉芽肿作用的中药，如生地、莪术、三棱、郁金、牡丹皮、羊蹄根、金雀根、生蒲黄、天南星、半夏等。

(3) 使用清热降温、具有降温退热作用的中药，如生石膏、寒水石、青蒿、黄芩、知母、金银花、牛黄、羚羊角等。

(4) 理气、止血、固涩等用药，参照溃疡性结肠炎。

三、临床体会

1. 关于疾病

克罗恩病以前曾翻译为克隆氏病，曾名局限性肠炎，为小肠黏膜的免疫病。

巫协宁教授指出，克罗恩病急性损伤一旦终止，肠管结构可恢复正常。如果出现慢性损伤，纤维原性细胞不断增殖，可发生肠壁纤维化。溃疡性结肠炎的纤维化则发生于黏膜下层。

2. 关于病证

克罗恩病中医病证名称以什么为宜？笔者提出肠癖、癖结、腹内积聚，但不宜再次使用下利、肠疮、肠风等证名。

3. 关于治疗

笔者常用的中药为生地、黄芩、黄连、秦皮、金银花、莪术、郁金、牡丹皮、土茯苓、徐长卿、金雀根、羊蹄根、天南星、半夏、血见愁、绒线草、木香、砂仁、枳壳、吴茱萸、高良姜、炮姜等。

经验方有芩连土茯苓汤、三黄苦参汤。

四、西医治疗

(1) 柳氮磺吡啶(SASP)：每日 4 次，每次 0.5～1.5 g，有效后，维持量为每日 1～2 g。

(2) 皮质激素药：用于活动期较重的病例。泼尼松 30～60 mg/d，10～

14 d,对大部分患者有效。以后逐渐减量,每日 5 mg 维持。重症病例可用甲泼尼龙冲击疗法。

五、医案医话

(一) 关于病证名称

关于肠癖、癖结

克罗恩病大多腹软,有触痛,在右下腹至胁下或脐下,可能会扪及并不坚硬的肿块,包括肠型、气块、增大的炎性肿块。

《诸病源候论》中有“癖”“癖结”的证候名:“结积在于胁下,时有弦亘起,或胀痛,或喘急短气,故云癖结。”癖传统有癖结、癖积、癖块的名称,都是指腹部的肿块,包括气块、炎性肿块与肿瘤。因此,笔者提出将肠癖作为克罗恩病的病名。

《普济本事方》中有“痰癖”“酒癖”的病名,应是良性的。

《内经》有“积”“积气”“大积”“瘕聚”等病名。《金匮要略》有“癥瘕”“积聚”的病名。古代有六郁七积。只有癥积为推之不移的硬块,一般指恶性肿瘤。其他气、血、痰、食、湿、火诸种郁积都是良性的。瘕聚的意思是假的能聚能散的肿块,是气块,为肠胃功能性改变。整个腹部都可能发生,部位并不固定。积聚的范围比较宽,本病也可采用。

(二) 中医治疗克罗恩病

克罗恩病为免疫性炎症性肠溃疡,并有抗体存在。中医辨证为肾虚瘀热。应使用清热化湿、化瘀散结,并具有消除炎症、抑制溃疡、抑制抗体的中药。本病为慢性病例,大多可单用中药治疗。

清热解毒药黄连、黄芩、秦皮、苦参、土茯苓、血见愁、望江南等是笔者的常用药。除黄连外,剂量大多可用至 30 g。

为了抑制抗体还宜使用具有免疫抑制作用的中药,如生地、熟地、土茯苓、金雀根、羊蹄根、莪术、苦参等。

(三) 关于发热、大便与腹痛、腹胀

克罗恩病部分患者可能有发热,以低热、中等热为多。免疫性发热使用生石膏、生地、金银花、青蒿、黄芩、黄连等有效。感染性发热可用抗生素。

克罗恩病患者有的腹泻,有的便秘,有的交替出现。通便则泻,固涩则秘。

具体而言，生地、虎杖缓泻能通；芡实、石榴皮、金樱子、覆盆子固涩；煨诃子既能缓泻，又能缓秘。临床上仔细观察，谨慎用药，可以调节到大便正常状态。

腹痛是瘀，腹胀是气。治疗腹痛中医有理气、温中、化瘀、祛风四大法。理气又分胸腹部上中下三焦之气，即胸部、上腹部、下腹部。用于肠道的理气常用药有木香、砂仁、枳壳、厚朴、大腹皮等。温中常用药有桂枝、丁香、吴茱萸、高良姜、干姜等。肠道化瘀的常用药有牡丹皮、赤芍、郁金、姜黄、三棱、莪术、徐长卿、金雀根等。肠道祛风的常用药有荆芥、防风、香薷、葛根、柴胡等。

中医有既能理气、又能化瘀具双重功效的中药，如郁金、姜黄、徐长卿、莪术、三棱、赤白芍、延胡索等。前四味是笔者的常用药。

（四）腹泻有瘀

克罗恩病症状有腹泻或便秘、腹隐痛、胀气、便血，或有肉芽肿，甚或腹块；有的有发热、消瘦、乏力、面色不华等。中医辨证为湿热瘀滞，胶结成块，久而肾阴虚损。

使用化瘀的方法治疗慢性腹泻是王清任《医林改错》中提出来的。用膈下逐瘀汤治疗肾泻和久泻，《医林改错》："泻肚日久，百方不效，是总提瘀血过多。"

溃疡性结肠炎和克罗恩病长期腹泻的患者，有瘀热，有气滞，有肾虚。因此，使用健脾的治法常常无效。因为脾虚不是主要的，主要是瘀热肾虚。绝不可一遇到大便次数增多，形态改变就认为脾虚。

（五）关于白色黏液

患者大便中常有白色黏冻，是由于肠壁炎症而脱落的肠黏膜。长期的脱落会使肠壁逐渐变薄，大便不成形，营养吸收不良，人体逐渐消瘦。

《景岳全书·痢疾篇》论积垢中指出，腹中积聚之辨，积聚为"腹内结聚成块"，有"胀满硬痛"的症状，当用"逐之"的方法治疗。"饮食滞留蓄于中，或结聚成块，或胀满硬痛，不化不行，有所阻隔者，乃为之积。""有粗粕成形之属，所当逐之"。

大便"如脓垢者"，为肠中脂膏，不是积聚。"此非粗粕之属，而实为附肠着脏之脂膏。""凡患泻痢者，正以五内受伤，脂膏不固，故日剥而下，若其脏气稍强，则随去随生，犹无足虑。若脏气至败，剥削至尽……则败竭极危之候也"。不可使用攻逐的方法治疗。

张景岳对于慢性腹泻排出的粪便，观察分辨得非常仔细，大便中带有脂膏样的东西，是人体自身肠中剥落下来的，而不是外来的积聚之属。实质上即是脱落的肠黏膜。

（六）关于溃疡与肉芽肿、肿块

克罗恩病有炎症溃疡、假息肉、肉芽肿，辨证为肾虚瘀热。因此，治疗上首先是清热化湿，化瘀散结，并且所使用的中药必须具有消除炎症溃疡，并具有免疫抑制、抑制假息肉、肉芽肿作用的中药。

清热解毒、化瘀散结中的部分中药就有这方面作用。笔者常用的有生地、熟地、黄连、黄芩、秦皮、苦参、土茯苓、水牛角、徐长卿、血见愁、绒线草、马齿苋、莪术、三棱、姜黄、郁金、牡丹皮、赤芍、羊蹄根、金雀根、天南星、半夏、猫爪草、猫人参等。

肠壁假息肉、肉芽肿以多发性的居多，也有形成巨大肿块的患者。因此，需要使用软坚消积、化瘀散结的中药，其中以三棱、莪术最佳，尚可选用郁金、水红花子、天南星、半夏、猫爪草、猫人参、山慈菇等。

（七）关于减撤西药

SASP、AZP 等西药的减撤不可突然全部停用，会引起病情反复。需要在病情稳定的基础上，每 2～8 周减量一次，并需一种一种地减少，一片一片地减量。至于先减磺胺，还是先减免疫抑制剂，一般先减磺胺或二药交替减量。

对于皮质激素减量更需谨慎缓慢。对于血浆皮质醇水平低下的患者，还需使用补肾药，以提高体内激素水平，中西药物同用一段时间后，待病情稳定时再将激素缓慢地减量，以免发生病情反跳情况。这与红斑狼疮减撤激素的方法相同。

（八）巫协宁教授的治疗经验

上海交通大学著名西医消化病专家巫协宁教授曾在中度与重度克罗恩病三联疗法的远期疗效的论文中，报道使用了经验方（CD 方）。药物组成：徐长卿 30 g，金雀根 30 g，马齿苋 15 g，白及 10 g，丹参 15 g，生地榆 15 g，姜黄 10 g，桃仁 10 g，汉防己 10 g，炒谷芽 10 g。高度活动期还加败酱草、半枝莲、五倍子，加强消炎消肿作用。全方有免疫抑制、减低血管通透性、抗氧化、抑制炎性因子及抗纤维化的多靶点效用。该方有患者最长已服用 8 年而无不良反应。有 2 例轻中度上皮肉瘤变者，方中加白英、莪术、菝葜、白花蛇舌草，3 个月后复查均消失。中药 CD 方对止便血和止腹泻起效迅速。凡禁忌使用泼尼松或硫唑

嘌呤者，可采用两者中的另一种药与该中药方联合服用以维持缓解，也有一例仅服中药CD方长期维持缓解。

巫教授提出中药黄芪易促发或加重发病，宜避免使用。

巫教授临床总结病例计有40例，临床缓解率92.5%(37/40)，表现为症状体征消失，红细胞沉降率、CRP正常；肠镜缓解率45.9%(17/37)，肠镜好转率21.6%(8/37)，无效者3例(3/40)。

（九）病例体会

笔者曾治疗5例克罗恩病患者，都是由西医消化科肠镜检查诊断的，并且都服用了激素，病情有所控制好转。

求治于中医一是还有临床表现，经常的腹部隐痛，大便不成形或者便干不畅，次数增多，有时带有白色黏液；二是减停激素和其他西药。

笔者的治法是清热化瘀，基本方是经验方土茯苓汤。

生地15～30g，熟地15～30g，土茯苓30g，金雀根30g，黄芩30g，黄连9g，秦皮30g，徐长卿15g，血见愁30g，莪术30g，郁金12g，白芍12g，木香6g，枳壳6g，炮姜12g，姜黄12g，芡实12g，甘草3g。

方解：生地、土茯苓、金雀根、黄连、黄芩、徐长卿，清热化瘀，用以抑制抗体。土茯苓、血见愁、黄连、黄芩、秦皮以消除肠道炎症，抑制溃疡。

生地、秦皮剂量大能滑肠，为了能使大便通畅，有的还需加用羊蹄根或虎杖。黄连、炮姜、姜黄、吴茱萸能减少大便中的水分，促进大便成形。芡实、石榴皮可以减少大便次数。这样的用药，又通便又固涩，岂不是矛盾的吗？是的，既矛盾又统一，只有这样，才能使大便好转。白芍、木香、枳壳、炮姜、姜黄、吴茱萸调节胃肠功能，解痉止痛。熟地除食欲不良者外，一般都是使用的。

经3～6个月治疗，腹痛、腹胀、大便等症状都可以调节到基本正常状态。继续服药，2～3年才能将激素逐渐减量直至停用。

六、病例介绍

病例一　罗××，女，28岁，2007年10月初诊(克罗恩病)。

腹泻腹痛3年余，肠镜检查回盲部肠黏膜有多发性溃疡、糜烂、出血点，并有多个息肉形成，回肠痉挛，诊断为克罗恩病。已经服用了波尼松30mg/d，逐渐减量至10mg/d，继续减量病情有加重的情况。SASP由于过敏已停用。

就诊时大便每日3次，不成形，但又不通畅，常有腹部隐痛、乏力。今年肠镜复查，肠黏膜尚有小溃疡2个，息肉多个；未见糜烂，出血点，较前有明显好转。

【诊断】 克罗恩病。

【辨证】 肠癖(湿热瘀血，胶结成块)。

【治则】 清热化瘀，软坚散结。

【方药】 经验方芩连土茯苓汤加减。

生地30g，土茯苓30g，黄连3g，黄芩30g，金雀根30g，莪术30g，制天南星30g，制半夏30g，徐长卿15g(后下)，血见愁30g、郁金12g，炮姜12g，吴茱萸3g，木香6g，枳壳6g，陈皮6g，白豆蔻3g(后下)，甘草3g。

【加药】 煨葛根30g，秦皮30g，芡实12g，石榴皮12g。

【减药】 徐长卿、血见愁。

【治疗过程】 中药不断进行调整，3个月后，大便每日2～3次，基本成形，通畅，无腹痛腹胀，食欲、精神明显好转。2008年6月肠镜复查，肠黏膜溃疡消除，息肉尚有1个。患者信心倍增，希望长期服药，直至痊愈。

病例二　张××，女，30岁(巨块型克罗恩病)。

患者发现腹部逐渐增大的肿块1年余，1976年3月前来就诊，有时大便稀薄，脓血，腹痛，消瘦，乏力，面色苍白。舌苔薄白，舌质一般，脉细偏数(88次/分)。

当时查体：腹部脐右有一约10cm×10cm大小的肿块，质偏硬。

X线摄片提示：十二指肠至回肠、升结肠有广泛的狭窄和弥漫性多发性溃疡，巨大的占位性病变使小肠移位。

当时的放射科医生为了该病的诊断，翻阅了美国出版的有关放射学英文原著，对照了记载与图谱，并与其他医院的放射科医生进行了会诊，认为X片提示为肿块型小肠肉芽肿病，并打了疑似克罗恩病的报告。笔者又将全部片子请教了著名消化科老专家巫协宁教授阅读，他也认为这是克罗恩病，但这种小肠肉芽肿之肿块如此之巨大非常少见。当时笔者尚不认识这个疾病，翻有关西医书籍后才有所了解。后来腹部肿块治愈了，X片上提示小肠肉芽肿和溃疡也得到消除。巫教授问我使用的是什么中草药？我说主要药可能是三棱、莪术。后来体会多了，才知道主要药物是莪术和土茯苓。当时的剂量都是30g，较书上大了很多，他又问我，是否有不良反应，我说什么反应都没有。他说应总结一下并报道出来。

药用三棱、莪术各 30 g，黄芩、黄连、七叶一枝花、土茯苓、血见愁、阴地蕨、望江南、天名精、羊蹄根各 30 g，广郁金 12 g、木香 6 g、枳壳 6 g 等。

治疗 3 个月，症状渐减，腹块渐软渐小，治疗 6 个月腹块基本消除。钡灌 X 片显示病情有明显好转。治疗 1 年左右临床症状、体征完全消除，体重增加 5 kg。钡灌 X 片显示肠道狭窄、肠壁溃疡完全消除，恢复正常。在治疗全程没有使用任何西药。

该病例之整套 X 片由上海消化病专家读片后，确认应是国内治愈的第一例巨块型克罗恩病，并载入江绍基教授主编的《临床胃肠病学》一书的第十部分案例分析中。

疗效评定：治愈，恢复正常工作。

2001 年笔者与患者在医院中相遇，患者诉 20 多年来身体一直健康，腹块再没有发作过。

【按语】（1）患者巨大腹块，当时的条件，只有钡餐造影。本院放射科医生也是第一次遇到，他为患者造影了 12 个小时，从胃十二指肠、空肠、回肠、升结肠、降结肠，全部拍了片子，并且翻阅了美国当时刚出版的专业著作，又邀请院外放射科和消化科专家做了会诊，据临床表现和 X 线片，一致诊断为巨块型克罗恩病。遗憾的是没有活检。

（2）中医诊断为癖块、癥积，不是瘕聚。病机为瘀热痰胶结成癥块，患者体质较虚，是由长期疾病消耗所致，邪去则正安，病邪不去身体不会康复。治以清热化瘀，软坚散结。

至于是否健脾益气，那是康复问题，待以后病愈后再予调理。事实上随着病情的好转，患者的健康状况也逐渐好转，虚弱未调自健，参芪术苓一剂也没有使用过。放少量甘草、大枣也是调味而已。

（3）对于这种初次遇到的疑难疾病，是其他患者介绍来的。患者信任医生，是医生的荣耀，也是自身学习提高的机会，绝不能推却。诊断、治疗、用药，都需要钻研。

当时还不了解克罗恩病为消化系统的自身免疫性疾病。参照治疗消化道肿瘤的经验，采用了上述之中草药。三棱、莪术是传统的化瘀散结药，药力强而反应小。七叶一枝花是治疗各种肿瘤的常用药；望江南、天名精可治疗慢性胃炎，对消除胀痛，增加食欲有效；血见愁、阴地蕨、土茯苓治疗慢性肠炎，大便稀薄，次数多脓血有效。这些药都是笔者治疗胃肠道疾病的常用药。该患者服用14剂后，腹胀、大便次多脓血就得到改善，以后症状消除较快，肿块逐渐变软缩小，最终得到治愈。

按现代理解，所使用的清热解毒、化瘀散结的莪术、羊蹄根等中药，具有消除炎症、消除溃疡、抑制抗体以及改善血管通透性、促进炎症吸收等作用，并且剂量较大，经过较长时期的治疗，故而腹块逐渐地软化缩小，最后完全消除，恢复正常。

(4) 至于哪些清热药在方中起什么作用呢？是不是一定要用这些药？这些清热药有助于消除炎症，长期服用不影响脾胃之气，即没有胃肠道不良反应，而且不太苦。如果换了其他清热药如何？如红藤、败酱草、秦皮、白头翁、苦参、白花蛇舌草、蒲公英等。这些药更为常用，效果是相似的，其中部分药太苦，部分药会滑肠。

在1975—1980年期间，曾治疗了数例慢性胃炎和溃疡，有的甚至是胃十二指肠糜烂性胃炎和多发性溃疡，就是使用这些清热解毒药，如望江南、天名精、阴地蕨、羊蹄根、藤梨根、金丝草、蒲公英等，没有使用一味疏肝药、理气药、止痛药、止酸药，服用3～6个月，胃痛缓解，胃镜复查，炎症和溃疡完全消除而达到治愈的效果。从现代来理解这些清热解毒药可能是解决了幽门螺杆菌，因而治愈了胃病。

第六节　肠病性关节炎

肠病性关节炎有四肢关节疼痛肿胀表现，以膝、踝、肘等大中关节滑膜炎为主，膝肿大B超示有积液，但不变形。

溃疡性结肠炎、克罗恩病、贝赫切特综合征、强直性脊柱炎、细菌性痢疾等都可并发肠病性关节炎。

临床还可能有口腔溃疡、结节红斑、葡萄膜炎等表现。

检查可见RF阴性，贫血，红细胞沉降率增速，如并发强直性脊柱炎，HLA-B27阳性。

一、病名、病机与治则

病名：本病属于中医“肠痹”“痢后风”范畴。

病机：风湿瘀热，痹阻大肠经脉。

治则：清热化瘀，祛风通络。

二、治疗思路与用药

(1) 使用清热化瘀、具有抗变态反应、免疫抑制作用的中药，如生地、水牛角、牡丹皮、郁金、赤芍、莪术、黄连、黄芩、秦皮、徐长卿、羊蹄根、虎杖、金雀根、土茯苓、血见愁、马齿苋等。

(2) 使用祛风通络、具有抗炎镇痛作用的中药，如羌活、独活、岗稔根、忍冬藤、青风藤、海风藤、白附子、制川乌、姜黄等。

(3) 使用蠲饮消肿、具有消除滑囊积液作用的中药，如白芥子、葶苈子、桂枝、炮姜炭、鹿角片等。

(4) 使用和胃理气、健脾固涩、具有调节胃肠功能作用的中药，如白术、白芍、木香、枳壳、厚朴、大腹皮、炮姜、芡实、石榴皮等。

(5) 强直性脊柱炎患者宜加用鹿角片、炙龟甲、淫羊藿、川续断、杜仲、狗脊、骨碎补等。

三、临床体会

1. 关于疾病

感染性肠炎与免疫性肠炎的部分患者可伴发关节炎，统称为肠病性关节炎。原发的肠炎可能仍然存在，或者已经缓解。患者可能没有肠道症状，也可能有肠功能紊乱，表现为腹胀或隐痛，大便次数增多，不成形；也有的患者大便干结不畅。大便化验一般没有红白细胞。

2. 关于病证

中医病证可用“肠痹”和“痢后风”。肠痹经典的证名。肠痹不可与现代的肠麻痹症相混淆。痢后风是由朱丹溪、张景岳提出来的。

3. 关于治疗

肠痹为风湿瘀热所致，治疗上需祛风化湿，清热化瘀。肠病性关节炎重在关节炎，由变态反应所引起。应给予抗变态反应、抗炎镇痛治疗，可参照类风湿关节炎的治疗方案。

笔者常用的中药有生地、羌活、独活、岗稔根、忍冬藤、海风藤、白附子、制川乌、姜黄、牡丹皮、郁金、赤芍、莪术、黄芩、黄连、徐长卿、羊蹄根、虎杖、金雀根、土茯苓、白芥子、葶苈子等。

《本草纲目》记载土茯苓“健脾胃，强筋骨，去风湿，利关节，止泄泻。治拘挛骨痛，恶疮痈肿”。土茯苓既能治疗慢性腹泻，又能治疗关节炎和疮疡，对于本病是很适合的，临床上也是有效果的。土茯苓的剂量为 30～60 g，没有不良反应。

经验方有芩连土茯苓汤、羌活地黄汤。

四、西医治疗

可使用甲氨蝶呤、磺胺类、非甾体类抗炎药及小剂量泼尼松等。

五、医案医话

（一）关于肠痹和痢后风

既有飧泄，又有风湿痹痛者称为肠痹。《素问·痹论》提出：“肠痹者，数饮而出不得，中气喘争，时发飧泄。”《痹论》的肠痹有泄泻症状，没有直接提出关节痛症状，但既是痹就应有痹痛症状。

痢后风在《丹溪治法心要·痛风》记载：“痢后脚软，骨痛或膝肿者，此亡阴也。”说明在元代已认识到痢疾后会发生关节肿痛的病情，但尚未提出痢后风的概念。

《景岳全书·鹤膝风》中明确提出痢后风的概念：“其有痢后而成者，又名痢后风。”

（二）重点治疗关节炎，兼顾肠病

肠病性关节炎既有肠病，又有关节炎。肠炎未愈的患者，既需治疗肠病，又需治疗关节炎。肠炎已经缓解的患者，可重点治疗关节炎，并兼顾肠病。但是祛风湿药常有胃肠道反应，肠黏膜经受不了祛风湿药的刺激，从而影响治疗。

为什么将肠炎称为肠病？肠病的范围较肠炎要宽一些。肠黏膜疾病虽然已经基本缓解，但不是治愈，大便化验虽已正常，但肠道还比较脆弱，有时可能还会出现腹痛腹泻或大便干结的情况。治疗上润肠容易导致泻下，固肠容易导致干结。用药常有矛盾的情况。因此，方中既有生地、羊蹄根、葶苈子等滑肠药，又有炮姜、姜黄、芡实、石榴皮等温涩药。润涩同用，保持大便基本正常，以达到治疗关节炎的用药不影响胃肠功能的目的。

(三)是否需要补肾

《景岳全书》痢后风的治法明确提出为益肾:“此以泻痢亡阴,尤宜壮肾。”腹泻时间稍长,耗损肾阴。因此,需要补养肾阴,顾及肾阳。补肾药要选择那些既能调节内分泌功能,又能祛风湿、调节肠功能,而且不滑肠、不涩便的中药。

可使用熟地、炙龟甲、鹿角片、川续断、杜仲、狗脊、五味子等。其他如淫羊藿、仙茅、巴戟天、补骨脂、沙苑子、黑大豆、菟丝子等也可以使用。

肉豆蔻、肉苁蓉因含不被人体吸收的脂肪,可能会引起滑肠,临床使用时应注意。

(四)是否需要健脾

肠病性关节炎以风湿、瘀热为主,治疗上当以除邪、祛邪、祛风、化湿、清热、化瘀为主,而不是健脾,更不是益气。

《景岳全书》痢后风有寒胜、湿胜、热胜、阳气不足,治疗有祛寒、化湿、清热以及温补肾阳等法,就是没有提及脾虚,没有使用健脾之法。

人参、党参、黄芪益气健脾,不宜使用,使用了会让人胀气生火。灵芝、扁豆也不宜使用。这五药有可能会激活抗体。

其他各类健脾中药没有益气功效,或者益气较弱,都可以使用。

(五)关于关节炎的治疗

由于肠道比较脆弱,祛风通络的中药中,凉药容易导致滑肠,热药容易导致干结。在处方选药时必须考虑到凉药与热药的平衡、润肠与固涩的平衡。既能治疗关节炎,又不影响肠道。

笔者常用药有生地、羌活、独活、岗稔根、忍冬藤、海风藤、白附子、制川乌、姜黄、徐长卿、羊蹄根、虎杖、金雀根、土茯苓等。青风藤有许多不良反应,以前是使用的,过去的医案中可能会有,现在已不用。

六、病例介绍

病例一 蔡××,女,40岁。2007年10月初诊(溃疡性结肠炎合并关节炎)。

溃疡性结肠炎10多年,合并关节炎5年余,每日大便4~5次,不成形,而且不畅，有时腹胀腹痛。四肢关节疼痛，手指中节、掌指、腕、踝等稍有肿胀，有晨僵，但时间较短。RF 阴性，抗 CCP 阴性，ANA 阴性，CRP18 μg/L，阳性，红细胞沉降率最高时达 101 mm/h，就诊时为 43 mm/h。

【诊断】 肠病性关节炎。

【辨证】 肠痹(肠道瘀热，风湿痹阻)。

【治则】 清热化瘀，祛风化湿。

羌活 30 g，生地 30 g，黄芩 30 g，黄连 30 g，川芎 12 g，土茯苓 30 g，金雀根 30 g，莪术 30 g，徐长卿 15 g，白附子 12 g，姜黄 12 g，炮姜炭 12 g，木香 6 g，佛手 6 g，枳壳 6 g，甘草 3 g。

断续服药半年，关节肿痛基本缓解。大便虽烂但通顺而畅快，无腹痛，偶有腹胀。红细胞沉降率下降至 16 mm/h，CRP 下降至 6 μg/L。

病例二 李××，女，32 岁。2008 年 1 月初诊。

从小就患有溃疡性结肠炎，曾多次做肠镜检查，经长期服用 SASP 与小剂量泼尼松后，病情已基本控制。目前有时腹部隐痛，大便不畅。除非饮食不当会有腹泻，大多时间大便尚可。西药已停用多年。近一年以来，经常有口腔溃疡，四肢关节疼痛肿胀，双膝肿大，B 超示有积液左侧 8 mm 与右侧 6 mm，ESR 56 mm/h。

【诊断】 溃疡性结肠炎，并发肠病性关节炎。

【中医辨证】 肠痹(风湿瘀热，痹阻大肠经脉)。

【治则】 清热化瘀，祛风通络。

【方药】 经验方土茯苓汤、羌活三根汤加减。

羌活 30 g，生地 30 g，黄芩 30 g，黄连 30 g，土茯苓 30 g，金雀根 30 g，岗稔根 30 g，白附子 12 g，独活 12 g，青风藤 30 g，白芥子 12 g，葶苈子 30 g，川芎 12 g，姜黄 12 g，炮姜炭 12 g，木香 6 g，佛手 6 g，枳壳 6 g，甘草 3 g。

【加药】 制川乌 9 g，海风藤 30 g，鹿角片 9 g。

【减药】 独活、岗稔根。

服药 3 帖后，口腔溃疡减少，疼痛减轻；14 帖后，关节疼痛稍有减轻。大便通畅，稍烂，日一次，便时腹隐痛，便后无腹痛。

断续服药半年，关节肿痛明显减轻，双膝肿大减轻，B 超示有积液左侧 7 mm，右侧无积液，ESR 20 mm/h。继续治疗至 2008 年 12 月，双膝关节已不肿，B超示双膝无积液。

第七节　自体免疫性溶血性贫血

自体免疫性溶血性贫血（autoimmune hemolytic anemia，AIHA）是由免疫引起的慢性溶血性贫血，有两型。①温抗体型：起病缓慢，有贫血、轻度黄疸、肝脾肿大，可伴发血小板减少。②冷抗体型：有冷凝集素综合征和阵发性冷血红蛋白尿。前者发生于中老年人为多，进展缓慢，冬季加重，肢体末端可发绀，有贫血和黄疸，受冷可有血红蛋白尿。AIHA网织红细胞增多，可达5%～20%。抗人球蛋白试验（Coombs）阳性。

此外，SLE抗红细胞抗体引起的红细胞破坏和溶血，Coombs阳性，按红斑狼疮治疗。改善贫血可参照本篇。由遗传和其他因素引起的溶血性贫血不属本篇讨论范围。

一、病名、病机与治则

病名：本病属于中医“血虚”“血损”“血虚瘀疸”范畴。

病机：肝瘀血热，精血亏损。

治则：清热化瘀，填补精血。

二、治疗思路与用药

（1）使用具有清热化瘀、抗变态反应、免疫抑制与减少红细胞破坏作用的中药，如生地、水牛角、牡丹皮、郁金、赤芍、莪术、黄芩、黄连、金银花、徐长卿、羊蹄根、虎杖、金雀根等。

（2）使用具有补益精血、促进骨髓造血、增加红细胞数量作用的中药，如熟地、鹿茸、鹿角胶、炙龟甲、龟甲胶、制首乌、山萸肉、当归、女贞子等。

（3）使用具有补益肾精、提高激素水平作用的中药，如淫羊藿、肉苁蓉、巴戟天、海马、紫河车、坎炁、蛤蚧、冬虫夏草等。

（4）冷抗体型可加用附子、桂枝等。

三、临床体会

1. 关于疾病

免疫性溶血性贫血有原发性患者，也有继发于 SLE 的患者，Coombs 都是阳性。贫血、黄疸、肝脾肿大是非特异性的。SLE 有标志性抗体。自体免疫性溶血性贫血为临床诊断，但有其自身的临床表现。

2. 关于病证

血虚的范围较大，包括各种原因引起的血细胞减少。本病寻找一个更加符合的名称较难。患者既有贫血，又有溶血性黄疸，还有血小板减少、发绀等瘀滞表现，因此，病证名称为血虚瘀疸可能更恰当。

3. 关于治疗

中医的适应证为慢性轻症，无严重并发症的患者，以及与激素相配合，可在病情控制的基础上，配合激素减量。

笔者常用中药有生地、熟地、黄芩、黄连、忍冬藤、水牛角、牡丹皮、郁金、金雀根、羊蹄根、鹿茸、鹿角胶、炙龟甲、龟甲胶、山萸肉、制首乌等。

笔者经验方有红斑汤、地黄生血汤。

四、西医治疗

(1) 皮质激素：泼尼松 40～60 mg/d，适用于温抗体型，部分患者能较快起效。待血细胞恢复正常后，逐渐减量，每日 10～15 mg，维持 2～3 个月，继续减量，直至停服。

(2) 免疫抑制剂：如应用泼尼松 3 周无效，则加用或改用硫唑嘌呤。每日 100～150 mg，分 2～3 次口服，待病情缓解后逐渐减量，最长用半年，但只对部分患者有效。其他可选用环磷酰胺、甲氨蝶呤、苯丁酸氮芥(瘤可宁)、环胞素 A、长春花碱等。

五、医案医话

(一) 关于生血

中医理论认为，心主血、肝藏血、脾统血。这三脏均与血有关，但都没有说这三脏能生血。血是由哪里产生的？中医认为生血有三：气生血、精生血、心

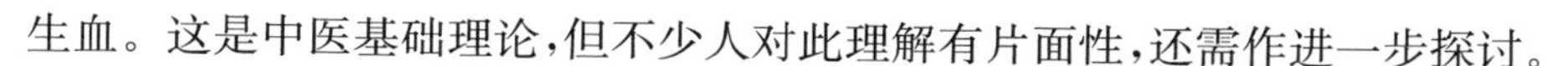

生血。这是中医基础理论，但不少人对此理解有片面性，还需作进一步探讨。

1. 关于血生气、气生血

（1）血生气。

血为气之母何意？非常明确血是母，气是子，是血产生了气，血滋养了气，气依赖于血。血充则气也盛，血少则气也弱。无血则无气，气血充盛则健康，气血两亏则虚弱，血流尽了随之而会气绝。

补血药当归、熟地、制首乌、阿胶、山萸肉、女贞子、旱莲草等长期少量服用，就会达到血充气盛的健康状况。

（2）气生血。

气是无形的，怎么能生血？补气生血的理论如何理解？

气是无形的，血是有形的，无形怎么能生出有形？实际上不是气直接生血，而是由脾胃消化吸收了水谷之精微营气，即营养物质化生而变为血。气起到了化生的作用。水谷之精微自身没有气化作用，是不会自行转化的，是在气的作用下才会转化。这是指气的功能促进了生血。不是气能直接转化为血。气生血的物质基础还是营养物质。

（3）关于补气补血。

临床中有补气而益血，补血而益气，以及气血双补之法。

当归补血汤重用黄芪以生血，是气能生血的代表方剂。黄芪、当归二药同用治疗贫血能增效。人参、党参、白术等均有气血双补的功效。现代药理研究证实黄芪、人参、党参、白术、当归、熟地等药及其组成的复方，如归脾汤、八珍汤等，既具有抗疲劳作用，又具有促进造血的功能，从而既能改善气虚乏力症状，又能增加血细胞，达到气血双补的效果。

临床用于治疗营养性贫血、出血性贫血、药物性贫血等的效果是很好的，包括红细胞、血红蛋白、白细胞、血小板都能升高。

四君子汤、归脾汤、八珍汤、十全大补汤等都是宋代方书中的方剂，只载方药不谈理论。自汉末张仲景以后，晋代南北朝唐代五代至宋代只有方书，如葛洪的《肘后备急方》、孙思邈的《千金方》、北宋的《太平惠民和剂局方》等。书中有许多传世的好方名方。但缺少理论上的阐述，直到金元四大家才有了重大的理论创新，尤其是朱丹溪，提出"阴不足阳有余"的观点，明代王纶加了一个常字，成为"阴常不足阳常有余"，这一理论几百年来一直指导着中医的临床。其著名方剂大补阴丸、健步虎潜丸一直为中医临床所使用。

(4) 关于助气耗血的观点。

王纶《明医杂著》论述了朱丹溪提出的观点，参芪等补气药，非但不能补血，反而能助气而耗损阴血，引起气血俱虚。《明医杂著·丹溪治病不出乎气血痰郁》中记载："丹溪又云，近世治病，多不知分气血，但见虚弱，便用参、芪，属气虚者固宜矣。若是血虚，岂不助气而反耗阴血耶？是谓血病治气，则血愈虚耗，甚而至于气血俱虚。"

朱丹溪的原文笔者没有看到，但王纶的阐述是清楚的。那么，参、芪究竟是气血双补，还是助气耗血？

首先是临床上有没有这种情况？回答是有的，这在免疫病中是存在的。笔者曾多次看到有中医的处方每帖中使用黄芪 30～60 g，治疗溶血性贫血与 SLE 白细胞减少，以及免疫性血小板减少症，服药后红细胞、白细胞、血小板反而下降得更多。为什么，因为免疫病中医辨证为瘀、热、毒，大剂量的黄芪在补气的同时，还补瘀、补热、补毒，即古人所说的助气耗血。

2. 精生血

中医有精血同源理论，补精就是补血，补肾精就是补肝血。主药为鹿角胶、龟甲胶、阿胶、紫河车、坎炁以及熟地、山萸肉。填补精血的中药，中医又称其中有的药为血肉有情之品。

补肾有 20 法，补精是其中一法。不是所有的补肾药都有填补精血功效，只有少数有血有肉的动物类中药才有填补精血功效。现已证实上述中药既有促进骨髓造血的功能，又有促进内分泌的功能。

3. 心生血

《内经》提出心主血理论，没有提到心生血。心生血的观点是李时珍提出来的，《本草纲目》当归条目记载：当归为"心经本药"有"补心益血"功效。当归"入手少阴，以其心生血也。"这就说明心生血的主药是当归。

心不是造血器官，《内经》上并没有提出这样的观点。即使这是李时珍提出来的，也只是他的一家之说，应如何理解？心怎么会生血呢？这是李时珍从临床中观察而来的，是李时珍的创新发展。临床上确有补益心气而生血的一法，药用人参、党参；直接补益心血的一法，药用当归、桑椹子、龙眼肉、炒枣仁等，都是入心经益心血的中药。当归既是益心血，又是心主血、肝藏血、脾统血之药。既然有治疗的药物，那就有这方面的理论。

阿胶虽然在中草药书中未入心经，但阿胶却是古方炙甘草汤和加减复脉汤的重要药物，用以治疗虚劳不足、脉结代之心悸证，是一味重要的滋养心血药。阿胶是治疗心血不足的重要养血药，阿胶应该归入心经。

（二）再谈气和血

1. 健脾补血

中医理论认为，气能生血，脾为生血之源。补血需要补气健脾，这些理论是正确的，但不是所有的情况都能使用，那在什么情况下运用才是正确的？

对由出血、营养不足、药物及环境等因素引起的贫血、血细胞减少、骨髓抑制、造血功能不良，使用益气生血、健脾补血的方法是正确的。当归补血汤、归脾汤等气血双补是有效的方药，而且复方同用较单味药能明显增效。

2. 自体免疫性溶血性贫血补气无效

对于免疫病引起的溶血性贫血，这不是气血双补就能够解决的。人参、黄芪常常无效，而且由于人参、黄芪能增强体液免疫，有激活抗体的可能，故临床要仔细观察，谨慎使用。

由于免疫病是由抗体的破坏而造成溶血，骨髓穿刺是正常的，因此，主要不是促进骨髓造血，而是需要抑制抗体，减少破坏，减少溶血。

3. 其他补血中药

党参、白术能促进造血功能，虽能增强免疫功能，但临床观察其药力较弱，补血效应不大。

补血药效果最好是阿胶、熟地。当归、制首乌都有升高红细胞效果，都可使用。

女贞子、鸡血藤有弱的升高白细胞效果，对红细胞基本无效。中医书上将白芍、桑椹子、旱莲草、益母草归在补血药一类中，但临床观察下来，只可用于体弱者保健与妇科调理，对本病的生血基本无效。

（三）关于脾不统血、气不摄血

中医理论认为，气为血帅，气能摄血，脾能统血。

脾虚而出血，称脾不统血。主要是指消化道慢性中小量出血，血红蛋白和红细胞会持续缓慢地下降。归脾汤并没有止血功效，黄土汤才是健脾止血生血的最佳方药。

笔者过去曾对紫癜性肠炎、溃疡性结肠炎以及胃十二指肠溃疡之慢性中小量出血，在使用中西药物止血无效的情况下，采用黄土汤加减治疗，3 日后出血逐渐减少，7～10 日后出血停止，大便隐血试验转阴。继续服用后血红蛋白和红细胞会较快地逐渐上升。方中最有效的止血生血药是阿胶。止血有效的尚有地黄、灶心土；生血有效的尚有地黄、白术。附子与维持血压有关，黄芩与抗炎、抗变态反应有关。

大出血会引起气脱，即虚脱，也就是血压下降。在休克的情况下，使用独参汤、参附汤，益气摄血，回阳救逆，这是先抢救血压问题。现代有了升压药，注射后立即有效。如果同时服用独参汤、参附汤，能使血压维持稳定。笔者过去曾抢救一例 SLE 鼻腔大出血患者，血压下降至 0，已测不出，血红蛋白下降为 1.0 g/L。一方面局部压迫止血，同时输液升压，继而输血，以增加血容量，同时服用独参汤，较快地控制了病情。

（四）关于精血同源论

1. 精血同源论的提出

精血同源论是明代李中梓在《医宗必读》中提出来的，又称肝肾同源论。补精就能补血，补肾精就能补肝血，通过补肝肾、填精血的方法来补血。

2. 精与血的共同点和区别

精与血的共同点都是液——精液与血液，但二者不是同一物质。既能补精又能补血的中药，有熟地、鹿角、龟甲等。但不是所有的补精中药都能补血，如淫羊藿等；也不是所有的补血中药都能补精，如当归；更不是所有的补精中药都能用于本病。

3. 血肉有情之品

清初叶天士又进一步提出了填补精血的中药应使用血肉有情之品。

血肉有情之品是有血有肉的动物类中药。如龟甲胶、鹿角胶、鹿茸、阿胶、胎盘、猪脊髓、海马、蛤蚧、哈士蟆油以及紫河车、坎炁等。

血肉有情之品还需进一步分为两类，一类是既补精，又补血，在本病的治疗中主要是使用这一类中药，如鹿角片、鹿角胶、炙龟甲、龟甲胶以及紫河车、坎炁。另一类为补精并不补血，如菟丝子、胡芦巴等，主要用于肾虚与性功能减退的病症。

4. 关于既补精，又补血

鹿茸、鹿角胶、龟甲、龟甲胶既补精又补血，现代药理研究证实既具有促进内分泌激素分泌的作用，又有促进骨髓造血的作用。

熟地、制首乌、山萸肉等滋腻之品，虽不是血肉有情之品，但也是补肝肾、填精血之药，具有促进骨髓造血的作用，可与之相配。

5. 关于补精

紫河车、坎炁、海马、蛤蚧、哈士蟆油都含有激素和可促进激素分泌的成分，包括雌激素、雄激素、促肾上腺皮质激素等，临床使用对补血是有效的，但是否具有促进骨髓造血的作用尚不清楚。

6. 关于其他补肾中药

仙茅、淫羊藿、肉苁蓉、巴戟天、补骨脂、杜仲等，补肾阴，补肾阳，补肾精，具有增强男女性功能与肾上腺皮质功能的作用，临床能提高体内雌激素、雄激素与肾上腺皮质激素的水平。对促进骨髓造血功能可能是有帮助的。

紫河车、坎炁、巴戟天、补骨脂，具有促进雌激素样的作用。雌激素能诱发SLE，只可短期使用，有效即停，但对于本病可以长期使用。

（五）关于慎用阿胶

阿胶也为血肉有情之品，是一味效果显著的补血止血中药。临床曾多次观察到治疗 SLE 已经缓解的患者，由于长期冲经而贫血，血红蛋白下降至 4 g/L 以下，方中加入阿胶后，1～3 个月上升至 8～10 g/L。

接下来观察到患者的面部红斑逐渐明显，再现蝴蝶状红斑与手足红斑皮疹，复查 ANA 强阳性，抗 SM、抗 ds - DNA 由阴性均转为阳性，说明 SLE 复发。

也曾看到 SLE 患者服用阿胶后，Coomb's 试验由阴性转为阳性的案例。

阿胶对于溶血性贫血(HIHA)的患者是否有影响？笔者曾看到有患者在冬季服用了膏滋药(含大量阿胶)，Coomb's 试验由阴性转为阳性。虽然只有少数几例，且仅仅是笔者的临床经验，但在 HIHA 患者和 SLE 患者中都看到了有复发的情况，故必须要予以重视。

阿胶影响免疫病的机制是什么？尚需进一步研究。

牛肉与牛皮煎熬的黄明胶不影响红斑狼疮，但是否能生血，尚缺少经验。

（六）关于清热化瘀与疏肝利胆

本病是由于抗体引起的血细胞破坏而减少，不是骨髓造血功能抑制或障碍。因此，笔者认为治疗方面仅仅以促进造血功能是不会有效的，或者仅有短期效果；而是需要抑制抗体，辅以促进造血，二者结合才会有效。许多清热化瘀药就具有这方面的作用。

本病因为患者体内有抗红细胞抗体引起溶血而致贫血。黄疸、肝脾肿大为湿热瘀热所致。清热化瘀，抑制抗体，减少红细胞的破坏，较生血补血更为重要。

生地、水牛角、牡丹皮、郁金、赤芍、莪术、黄芩、金银花、徐长卿、羊蹄根、虎杖、金雀根等可选用。这些中药大多数具有抑制免疫与抑制抗体的作用。

有黄疸者，可结合使用疏肝利胆药，如柴胡、郁金、白芍、茵陈、焦山栀、虎杖、败酱草等。焦山栀能抑制溶血并能利胆，剂量大可能有消化道反应，宜多用些和胃药。

六、病例介绍

病例一 吕××，女，22岁(慢性溶血性贫血)。

10年前曾诊治一例慢性溶血性贫血，患者患溶血性贫血已有10年之久，“三系”均减少。面色苍白，血红蛋白4 g/L，红细胞 1.4×10^{12}/L，白细胞 2.2×10^{9}/L，血小板 3.0×10^{9}/L，TBIL30 μmol/L，CoomB's试验阳性，B超示肝脾肿大，骨穿报告“三系”均正常。诊断为慢性溶血性贫血。

药用生地、熟地、山萸肉、柴胡、焦山栀、郁金、金雀根、羊蹄根、莪术、黄芩、黄连、炙龟甲、鹿角片等。便稀加了芡实，石榴皮、炮姜等。5年后，门诊遇到该患者，告知连续服用了3年前述的中药，后又断续服用2年，目前病情已经完全缓解，HB、RBC、WBC、PLT三系与TBIL都恢复正常，CoomB's试验阴性。还在断续服药，能正常生活和正常工作。

病例二 吴××，女，30岁(慢性溶血性贫血)。

江苏来诊。患病已有3年之久，“三系”均减少。血红蛋白5.0 g/L，红细胞 2.2×10^{12}/L，白细胞 2.6×10^{9}/L，血小板 3.2×10^{9}/L，TBIL40 μmol/L，CoomB's试验阳性，B超示肝脾肿大，骨穿报告“三系”轻度增生活跃。诊断为慢性溶血性贫血。

中医辨证为精血虚损，湿郁瘀滞。

【治则】 清热化瘀，补益精血。

生地、熟地、柴胡、焦山栀、虎杖、水牛角、郁金、金雀根、莪术、徐长卿、黄芩、龟甲胶、鹿角胶、山萸肉等。

治疗3～6月，“三系”均有缓慢上升。血红蛋白80 g/L，红细胞3.2×10^{12}/L，血小板5.4×10^{9}/L，TBIL下降为18 μmol/L，还在继续治疗。CoomB's试验曾转阴性，感冒后又转阳性，继续服药，4个月后再次转为阴性。

病例三　李××，女，45岁(SLE并发溶血性血细胞减少)。

白细胞减少，至3000左右，病情持续已10年以上，骨穿报告“三系”增生均为正常。长期单用中药治疗，没有使用过皮质激素，抗ds-DNA已下降至正常范围，病情基本缓解并稳定，可正常生活与工作，已多年没有感冒及感染。

2007年冬，在一次肺炎高热后血细胞迅速下降。在肺炎控制后，仍有低热，精神萎靡，血红蛋白下降至40 g/L，红细胞下降至1.4×10^{12}/L，白细胞减少为1.2×10^{9}/L，Coomb's试验阳性，抗ds-DNA 156 IU/ml。诊断为SLE感染后复发，并发溶血，血细胞减少。

笔者提出使用中西医结合治疗，短期服用泼尼松30 mg/d以控制急性发作，同时使用中药。

中医辨证为精血亏虚，热郁瘀滞。治则为清热化瘀，补益精血。

生地、熟地、生石膏、水牛角、牡丹皮、郁金、羊蹄根、金雀根、莪术、黄芩、龟甲胶、鹿角胶、山萸肉等。

7日后低热退清，精神好转，血细胞均有上升，泼尼松减量为15 mg/d，14日起减量为10 mg/d，21日起减量为5 mg/d，28日起泼尼松停服。单服中药，血细胞继续上升。1个月后血红蛋白、红细胞、白细胞均恢复至肺炎之前的数量。现继续长期服用中药，病情稳定。CoomB's试验已转阴性，抗ds-DNA已下降至正常范围。

病例四　王××，女，25岁(SLE并发溶血性贫血激素减量反跳)。

患有SLE并发溶血性贫血已有5年，长期在某三甲医院治疗，曾用甲泼尼龙冲击疗法，血红蛋白、红细胞都上升至正常范围。以后改服泼尼松60 mg/d，缓慢减量，每次减量至25 mg/d时，病情出现反跳，血细胞明显下降，已经发生过两次。至2007年9月前来服用中药。当时泼尼松40 mg/d，血常规、尿常规在正常范围，ANA 1∶3200，阳性，抗SSA阳性，抗ds-DNA 88 IU/ml，阴性，Coomb's试验阴性，血浆皮质醇30 nmol/L，肝肾功能正常。苔薄腻，舌红，脉细数。

【临床诊断】 SLE 并发溶血性贫血。

【中医辨证】 胸脘痛，泄泻(脾胃湿热，血瘀气滞)。

【治则】 清热化瘀，填精生血。

【方药】 红斑汤合地黄生血汤加减。

生地 30 g，熟地 30 g，生石膏 30 g，黄芩 30 g，山萸肉 30 g，炙龟甲 12 g，鹿角胶 9 g，肉苁蓉 12 g，水牛角 30 g(先煎)，金雀根 30 g，羊蹄根 30 g，莪术 30 g，黄连 9 g，郁金 12 g，牡丹皮 12 g，陈皮 6 g，佛手 6 g，甘草 3 g。

【治疗过程】 14 剂后二诊，药后大便偏稀，加用吴茱萸 3 g、炮姜炭 12 g、石榴皮 12 g。14 剂后无不舒症状，减炮姜炭、石榴皮。两个月后，开始泼尼松减量 30 mg/d，中药继续服用 2 个月，进行复查。血红蛋白 140 g/L，红细胞 4.84×10^{12}/L，ANA 1∶3 200，阳性，抗 SSA 阳性，抗 ds-DNA 75 IU/ml，阴性，Coomb's 试验阴性，血浆皮质醇 85 nmol/L。病情稳定，皮质醇上升。

泼尼松 30 mg/d 每次减量后，病情会发生反复。因此中药再继续服用 4 周，后给予减量为 25 mg/d。2 周后复查血红蛋白 130 g/L，红细胞 4.2×10^{12}/L，Coomb's 试验阳性。患者担心会再次出现反跳，故而劝说患者坚持服用中药，激素不加量。2 周后复查血红蛋白、红细胞均稳定。4 周后 Coomb's 试验阴性。患者这才放心，信心倍增，认为中药也能使 Coomb's 试验转阴。此后泼尼松每次减量 5 mg/d，Coomb's 试验就会阳性，中药继续服用 1 个月，Coomb's 试验就会转阴。目前患者泼尼松已减量至 10 mg/d，Coomb's 试验阴性，ANA 1∶1 000，阳性，抗 ds-DNA 阴性，血红蛋白、红细胞正常。精神食欲良好。患者希望泼尼松减量至 5 mg/d，同时长期服用中药。嘱患者这可能需要 3 年以上的时间才能达到目的，故不可过于急躁。

第八节　免疫性血小板减少症

免疫性血小板减少症(idiopathic thrombocytopenic purpura，ITP)又称原发性血小板减少症、突发性血小板减少性紫癜。急性型多见于儿童，慢性型多见于女性。本病起病缓慢，临床可见下肢皮肤出血、鼻衄、齿衄、月经过多、血小板计数减少。急性型多发生在病毒感染恢复期，血清中有较高的抗病毒抗体，血小板表面的 IgG 明显增高。慢性型是由抗血小板抗体破坏所引起。大多数为 IgG 型，少数合并有 IgA 型、IgM 型。

一、病名、病机与治则

病名：本病属于中医“衄症”“肌衄”“紫斑”“紫癜”“葡萄疫”范畴。

病机：热迫血行，瘀滞脉外，肝肾不足，精血亏虚。

治则：清热化瘀、补精生血。对慢性非重症病例可以中药为主治疗。

二、治疗思路与用药

(1) 使用清热化瘀、具有抗变态反应、免疫抑制作用的中药，如生地、牡丹皮、赤芍、郁金、莪术、徐长卿、羊蹄根、虎杖、金雀根、黄芩、黄连、金银花、苦参等。

(2) 使用补精生血、具有促进骨髓造血能升高血小板作用的中药，如熟地、制首乌、山茱肉、鹿角片、鹿角胶、炙龟甲、龟甲胶等。

(3) 使用凉血止血、具有保护血管减少出血作用的中药，如水牛角、生地、槐花、藕节、白茅根、侧柏叶等。

三、临床体会

1. 关于疾病

严重的免疫性血小板减少常见于 ITP 与 SLE，二者的抗血小板抗体都可以阳性。因此，血小板减少必须检查 ANA、抗 ENA、抗 ds-DNA，只有排除了由于 SLE 导致的血小板减少，且骨髓穿刺报告排除了由于骨髓增生不良或再生障碍引起的血小板减少，才能诊断为 ITP。

临床常有血小板减少的患者，ANA 阳性，但抗 ENA、抗 ds-DNA 都是阴性，抗血小板抗体阳性，临床并不符合 SLE 的诊断标准。对于这种情况，有两种可能，第一，以后可能会演变为 SLE；第二，还有可能仍然诊断为 ITP，需要反复检查及随访。但 ANA 阳性，如何解释？血液病专家提出血液本身属于结缔组织，ITP 应属于结缔组织病范围，据说至今尚在争论之中。

2. 关于病证

衄症、肌衄、紫斑、紫癜、葡萄疫的病证名，中医古籍中都有记载。

发生皮下出血症状的疾病较多，除血小板减少症之外，还有过敏性紫癜、过敏性血管炎、红斑狼疮、皮肌炎等疾病。衄症、肌衄作为病名不够精准。因此,还需要在有关的几个疾病中作较详细的阐述。

3. 关于治疗

血小板减少不似贫血那样面色苍白,而是四肢出现瘀点及瘀斑。中医辨证既有内热,又有瘀滞。因此,清热化瘀才是主要的治疗方法,并且需选用具有免疫抑制、抑制抗体作用的中药。即使抗体阴性或者没有条件检查抗血小板抗体,也要使用这类中药。

笔者常用中药为生地、熟地、制首乌、山萸肉、鹿角片、鹿角胶、炙龟甲、龟甲胶、莪术、金雀根、羊蹄根、牡丹皮、赤芍、郁金、黄芩、黄连等。

经验方有紫斑汤、牛角地黄汤、地黄生血汤。

四、西医治疗

(1) 本病急性期重症病例首选药物是皮质激素。主要是泼尼松,每日40～60 mg,分 3 次口服。出血停止,血小板上升后,逐渐减量,维持量为 5～10 mg/d。服 3～6 个月停用。

(2) 免疫抑制剂:长春新碱(VCR)每次 1～2 mg,静注或静滴,每周 1 次。一周即能使血小板上升,但疗效不稳定、不持久,可与环磷酰胺或硫唑嘌呤合用。

五、医案医话

(一) 衄血与肌衄

中医古籍中对于鼻、口、舌、耳、眼、肌肉、皮肤、毛孔等部位的出血都称为衄、衄证、衄血证,对应有齿衄、舌衄、鼻衄、目衄、耳衄、脑衄、肌衄、汗血、大衄等概念。

1. 衄、衄血

衄字在《内经》中单独出现较多。《素问・气厥论》:“脾移热于肝,则为惊衄。”《素问・厥论》:“阳明厥逆,喘咳身热,善惊衄呕血。”《灵枢・邪气脏腑病形》:“肝脉大甚,为内痈,善呕衄。”《素问・至真要大论》:“少阴司天,民病鼽衄嚏呕。”惊衄、呕衄、鼽衄,应理解为惊、呕、鼽、衄四个不同的病证。鼽为鼻衄。

关于衄血最早的记载出现在《灵枢・百病始生》篇中,“阳络伤则血外溢,血外溢则衄血”。但《内经》中还没有肌衄、鼻衄、齿衄等病名。

2. 衄家、目衄

“衄家”最早是由《伤寒论》提出。《金匮要略》记载了衄家、衄血及其治疗方药，但衄血一证尚未按部位进行细化；书中还最早提出目中之衄血症，但尚未称为目衄。

《金匮要略·惊悸吐衄下血胸满瘀血病脉证治第十六》记载：“目睛晕黄，衄未止。晕黄去，目睛慧了，知衄今止。”“衄家不可汗。”“黄土汤亦主吐血衄血。”“心气不足，主吐血衄血，泻心汤主之”等。记载衄血、吐血、下血、便血、瘀血五个血证。

3. 鼻衄、鼻大衄、汗血、目飞血、舌上出血

《诸病源候论》有鼻衄候，鼻大衄候中有“口耳鼻皆出血”之证的记载；还有“吐衄”“汗血”“九窍四肢出血”“目飞血”“舌上出血”与妇人“口舌出血”，具体部位出血。

汗血候为“血从肤腠而出也”，目飞血候为“血脉生于白睛之上”。此时未明确提出舌衄、齿衄、肌衄、目衄等名称。

4. 齿衄

《景岳全书》提到“鼻衄”“齿衄”二证为鼻出血与牙龈出血。明《外科正宗》有鼻出血、牙缝出血二篇，但都没有提到衄字和肌衄的名称。

清初《临证指南医案》在鼻、牙二篇中提到了“鼻柱衄衄”“牙宣衄血”，没有提到肌衄。

5. 肌衄、耳衄、脑衄、大衄

肌衄的概念可能为明代戴元礼和李时珍相继提出。戴元礼《证治要诀》诸血门：“血从毛孔而出，名曰肌衄”。

李时珍将毛孔出血又称为血汗。《本草纲目》主治第三卷吐血衄血篇中记载：“耳血曰衈，眼血曰衈，肤血曰血汗，口鼻出血曰脑衄，九窍俱出曰大衄”，书中还提出“血汗即肌衄，又名脉溢，血自毛孔出”。血汗就是汗血，为毛孔出血，肌衄也是毛孔出血，可见当时肌衄和汗血两个概念尚未分清。（按：衈字音耳，为鼻耳出血的意思）。

清代《医宗金鉴》记载：“皮肤出血，曰肌衄。”较毛孔出血更为明确；“发于全身，唯腿胫居多。”描述更符合临床。

血小板减少的患者齿龈、鼻腔、眼睛、皮下等部位都有可能发生出血的

状况。

（二）紫斑、紫癜、葡萄疫

紫斑、紫癜的概念是谁第一次提出来的？《诸病源候论》《景岳全书》《本草纲目》都没有记载，是明代陈实功最先提出来的。

（1）紫斑载于《外科正宗·冻风》一证中："初起紫斑，久则变黑。"

（2）紫癜载于《外科正宗·天泡》一证中："此不早治，变为顽风紫癜。"

（3）葡萄疫一证载于《外科正宗·葡萄疫》："葡萄疫其患多生小儿，感受四时不正之气，郁于皮肤不散，结成大小青紫斑点，色若葡萄，发在遍体头面。"

（三）关于病证名称

对于四肢有紫斑一证，有三种证名——肌衄、紫癜、葡萄疫。笔者认为以肌衄和紫癜较为符合。但现代肌衄一词常为中医所用，紫癜一词常为西医所用。实际上这些都是中医提出来的医学概念。

紫癜常理解为皮下细点状和斑片状出血，血小板减少症较为符合。

紫斑常理解为皮下斑片状出血，多见于血管炎的患者，是系统性红斑狼疮、贝赫切特综合征、皮肌炎等常见的临床表现。这些疾病都各有其中医名称。

过敏性紫癜也常有皮下斑片状出血，用紫斑作为病名较为符合。

葡萄疫也有著作采用，但陈实功论述的葡萄疫是外感的疫病，用于过敏性血管炎较为符合。ITP 显然不是由外感引起的疫病，葡萄疫的病名用之比较勉强。

（四）关于瘀滞

《伤寒论》第 124 条最早提出"瘀热在里"的观点。书中只有化瘀的方药，没有写出治疗法则，抵当汤、抵当丸（水蛭、虻虫、桃仁、大黄）是化瘀方，方中虽用大黄，但整方化瘀有余，清热不足。

《明医杂著》提到了瘀血，但治法还是凉血止血，尚未提出清瘀的治法。

《红炉点雪》中提出"滋阴降火"和"清瘀血"的概念，这可能是最先提出对该类疾病采用该治法的书籍。

《外科正宗》紫白癜风篇中提出"紫因血滞"的观点。在葡萄疫篇中提出"清热凉血"的治法，方用羚羊角散。《本草纲目》有瘀血一证的专篇治疗。

《温疫论》中提出"血为热搏"与"瘀热"的概念。《温病条辨》中提到瘀血与热入营血的辨证与清营凉血的治法和用药，但都尚没有提出清热化瘀的治法。对发热、瘀血理论上的认识还停留在"伤寒蓄血"的水平。

清热化瘀治法，究竟是谁第一个明确提出来的？笔者的印象是温病学派提出来的。但在《温疫论》《临证指南医案》《温病条辨》三书中竟一时找不出来。也可能是近代中医提出来的。

笔者为什么那么认真地查找是谁第一个提出，因这是国际惯例。但有的中医常常是辗转相抄，不讲出处，因查找出处非常麻烦，个别的竟然认为是自己提出来的，说明这是他知识浅薄，这不是中医的传统。《本草纲目》都写明摘录自哪部著作，李时珍作出了榜样，这才是中医的优良传统。

（五）关于经验方紫斑汤与牛角地黄汤

1. 关于凉血诸药

生地是笔者经验方红斑汤、紫斑汤与牛角地黄汤的主药。生地的剂量必须重用至 30～60 g 才能有效。牡丹皮、赤芍、郁金，凉血祛瘀，与之配伍可以增效。

羊蹄根、金雀根为治疗本病化瘀的重要中药，一凉一温，以使之平衡。

凉血止血中药还有很多，如白茅根、生藕节、槐花米、侧柏叶等，对于皮下紫癜都可使用，但效果较弱。这可能与其祛瘀力量不足有关。

2. 关于水牛角

传统方犀角地黄汤是清热祛瘀、凉血止血最佳的方药，犀角已淘汰，现用水牛角替代。笔者经验方牛角地黄汤临床运用下来同样有较好的效果。水牛角虽不及犀角，没有退热效果，但对本病凉血止血是有效的。水牛角 30 g，先煎，煎煮的时间越长效果越好，冷却后如胶冻状者最佳。

3. 关于莪术

祛瘀药最强的是莪术，性温，可与生石膏、生地、黄芩等寒凉药配伍，使整方以清瘀为主。这些中药的剂量都可以为 30 g，剂量小了效果也弱了。

莪术具有较强的抗凝血、抗血栓作用与细胞毒作用，是一味药性较强的免疫抑制药，无明显的不良反应，极少会因活血化瘀而引起出血。

4. 其他活血药

中医传统凉血化瘀的犀角地黄汤、清瘟败毒饮使用的是生地、牡丹皮、赤芍；清营汤使用了丹参；安宫牛黄丸使用了郁金；都是凉性的化瘀药。

为了抑制免疫抗体，在凉血化瘀方面，笔者选用了生地、牡丹皮、赤芍、郁金、莪术等药。在治疗痹证和伤痛的方剂中就常用温性的当归、川芎、红花。

当归、川芎、红花性温，丹参性凉，四药活血化瘀的适用范围较广。四药对于本病并不禁忌，也是可以使用的。

活血药很多，四药都是治疗月经不调的好药。临床各有其适应证，还需选择性地使用。当归补血活血调经，并能治疗各种瘀滞病症。丹参入心经，用于治疗心脏病和调经最佳。川芎善行经络，以治疗关节炎头痛为好。红花祛瘀力强，治疗损伤血肿、闭经效好。

（六）关于生血

抑制破坏，增加生血，两手并抓，有助于本病血小板数量快速回升。

补益精血远比益气生血的效果为好，重用熟地、制首乌、山萸肉、羊蹄根、虎杖等，既可促进造血功能，又有免疫抑制作用。如再结合使用促进骨髓造血功能更强的血肉有情之品，则效果更佳，如鹿角片、炙龟甲，或鹿角胶、龟甲胶等。

（七）关于止血

中医理论认为，血溢脉外为出血，体内可能有瘀；血溢体外为失血，体内可能无瘀。血小板减少皮下出血当以瘀滞为主，而不是以出血为主，一般不必使用止血药。即使需要止血，也是选用既能祛瘀，又能止血的中药，如牡丹皮、郁金、水牛角等。

血管炎之瘀滞出血，紫癜瘀斑，是陈血不是鲜血。陈血为瘀，鲜血为衄。牡丹皮、郁金、赤芍、莪术，均为化瘀药而非止血药，适用于既有皮下出血点，又有皮下瘀点、瘀斑的紫癜、紫斑。现已证实这些药都具有抗凝血、抗栓塞作用，并具有免疫抑制作用，以及抑制免疫复合物引起的瘀点、瘀斑的效用。

牡丹皮、赤芍、郁金、莪术诸药对于其他疾病引起的咯血、吐血、便血、尿血、衄血等鲜血失血则不适用，可能会增加出血。

水牛角临床效果较好，但尚不清楚其药理机制。

蒲黄祛瘀止血，具有免疫抑制作用。茜草有祛瘀、止血、生血三方面的功效。二药治疗瘀斑、紫癜都有效果，但剂量过大有恶心反应，限制了其使用。

三七为祛瘀止血药，用于骨伤科疾病出血的效果非常显著，用于 ITP 并发出血效果也是显著的，血止即停用，不宜久用。熟三七因含有人参皂苷，不宜

使用于体内有抗体的免疫病之紫癜。

（八）关于 SLE 血小板减少

SLE 与 ITP 都有血小板减少，轻重不一。检查都有抗血小板抗体，PA－IgG、PA－IgA、PA－IgM，1～3 项阳性，骨髓正常或增生活跃，临床常有误诊的情况。

有 ANA 阳性，抗 ds－DNA 阳性，或抗 Sm 阳性，就能确诊 SLE。但有的患者，ANA 阳性，抗 ds－DNA 与抗 Sm 都是阴性，抗 PA－Ig 也是阴性，一时还确诊不了，只能继续观察或进行复查。因为临床检验都有假阴性。假阴性的原因可能是患者的相关检验指标一时尚未显示，也可能是检验上的技术及操作问题。

治疗都是清热化瘀，不论抗 PA－Ig 是否阳性，都需选用具有免疫抑制作用及抑制抗体的中药，并配合使用具有促进造血功能的中药。

SLE 的临床表现比较复杂，治疗还需要多方面考虑。

（九）关于龟甲胶、鹿角胶与阿胶

龟甲胶、鹿角胶是古方龟鹿二仙膏的主药，是补益精血的最佳中药。现代药理研究已证实龟甲胶、鹿角胶单用与同用都可促进骨髓造血功能，对红细胞、白细胞、血小板“三系”都有提高作用，临床效果显著，笔者常用于治疗血细胞减少之重症。

临床上发现阿胶长期使用能使 SLE 患者重现面部红斑，并可能会激活抗体。不宜长期用于 SLE 血小板减少和贫血，必要时只能短期使用。冬令进补服用膏滋药也能加重病情。

对于 ITP，阿胶也可能会激活抗血小板抗体。因此，应加强观察，谨慎使用。

六、病例介绍

病例一　陈××，男，30 岁（ITP，泼尼松停用反跳）。

2006 年 3 月，出现皮下和齿龈出血，腿上瘀点，在当地人民医院血液科就诊，检查示：PLT 5.0×10^{9}/L，白细胞、红细胞均在正常范围，ANA、ENA、ds－DNA 均阴性，抗血小板抗体 PA－IgG 阳性，骨髓穿刺提示巨核细胞显著增多。诊断：原发性血小板减少性紫癜。服用泼尼松 20 mg/d，7 天后 PLT 上

升至 12×10^9，患者改去中医科服用中药治疗，以归脾汤加减，主药黄芪 30 g，并停用泼尼松。

2007 年 5 月 16 日由该人民医院血液科转来笔者处诊治，面色萎黄，乏力，舌偏红，脉细偏数。当天查 PLT 5.0×10^9/L，PA－IgG 阳性，ANA、ENA、ds－DNA 全部阴性。

【临床诊断】免疫性血小板减少症。

【中医辨证】精血亏损，血热瘀滞。

【治则】填补精血与化瘀清热并重。

【方药】经验方地黄生血汤加减。

生熟地各 30 g，山萸肉 30 g，鹿角胶 12 g，炙龟甲 12 g，水牛角 30 g，金雀根 30 g，羊蹄根 30 g，黄芩 30 g，莪术 30 g，郁金 12 g，牡丹皮 12 g，佛手 6 g，陈皮 6 g，甘草 3 g。7 剂。

【治疗过程】5 月 23 日复诊，PLT 8.0×10^9/L。原方，14 剂。

6 月 6 日复诊，PLT 4.3×10^9/L。原方去女贞子、水牛角，14 剂。以后持续服用上方，PLT 逐渐上升为 $(84\sim104)\times10^9$/L。

7 月 10 日复诊，PLT 为 202×10^9/L，已在正常范围，去鹿角胶。

生熟地各 30 g，山萸肉 30 g，炙龟甲 12 g，金雀根 30 g，羊蹄根 30 g，黄芩 30 g，莪术 30 g，郁金 12 g，牡丹皮 12 g，佛手 6 g，甘草 3 g。

8 月 8 日 PLT 为 $(215\sim305)\times10^9$/L，复查 PA－IgG 阴性。7 月 10 日方，去炙龟甲、鹿角胶，加藿香 9 g。

10 月 12 日复诊，PLT 225×10^9/L，病情完全缓解。

为了巩固疗效，以后每帖中药煎 3 次，分两日服用，14 剂中药服用 28 日，并恢复正常工作。2009 年春，因患感冒，咽痛，咳嗽，PLT 下降至 50×10^9/L。感冒治愈后，继续服用中药上方，一个月后上升至 220×10^9/L。随访至今，病情稳定。

【按语】(1) 中医血虚辨证有脾虚气血亏损与肾虚精血亏损二类。对于失血性营养性血虚大都辨证为气血亏损，无瘀滞，用归脾汤，重用黄芪是对的。

(2) 对于免疫性血虚，有抗体者，笔者辨证为精血亏损与血热瘀滞并重，没有传统方剂。归脾汤基本无效，重用黄芪有时还会加重病情。笔者经验方地黄生血汤，采用益精血与清瘀热同治。

(3) 笔者治疗 SLE 血小板减少病例较多，ITP 病例较少，对其轻症，效果较好。其重症，一般在类固醇激素原剂量基础上，加用中药，血小板是会慢慢上升的，然后将激素慢慢减量，过程最少 6～24 个月。使用过大剂量类固醇激素冲击的患者，中药的疗效则更慢。

(4) 该病例中医辨证应当是精血亏损与血热瘀滞，治疗非常顺利的原因，除了辨证用药正确外，尚有二个其他因素，一是病程短；二是使用激素的时间短，剂量小，已经停用多时；三是患者配合，中药的煎药时间，每剂药 2 次，每次 1 小时左右，药汁很浓。

(5) 该病例的诊断、检查、观察，全部由当地市人民医院血液科进行。

病例二　李××，女，44 岁(ITP，PA－Ig 阳性转阴)。

血小板减少 3 年余，最少 12×10^9/L，当地市人民医院血液科骨髓穿刺报告显示骨髓无异常改变，服用美卓乐 40 mg/d 后，血小板曾上升至 245×10^9/L。当美卓乐减量至 12 mg/d 后，血小板下降为 32×10^9/L，经人介绍前来中医院治疗。当天查 PLT 22×10^9/L，ANA、抗 ENA、抗 ds－DNA 均阴性，PA－IgG 阳性、PA－IgM 阳性、PA－IgA 阳性。

【诊断】ITP。

【中医辨证】精血亏损，血热瘀滞。

【治则】清热化瘀与填补精血并重。

【方药】经验方地黄生血汤加减。

生熟地各 30 g，山萸肉 30 g，鹿角胶 12 g，炙龟甲 12 g，水牛角 30 g，金雀根 30 g，羊蹄根 30 g，黄芩 30 g，莪术 30 g，郁金 12 g，牡丹皮 12 g，佛手 6 g，陈皮 6 g，甘草 3 g。

【治疗过程】服用中药 28 帖后，查血小板为 45×10^9/L，上升不明显，服用 2 个月时，血小板仍然在 40×10^9/L 左右。考虑 PA－Ig 阳性，可能没有得到抑制，能否进一步用药，以抑制抗体？于是方中加入虎杖 30 g，苦参 30 g，黄连 9 g，恐药汁太苦，嘱放入红枣 5～10 枚同煎。28 帖后，血小板为 68×10^9/L，开始上升了。患者诉说胃不舒，便稀，方中加入吴茱萸、白豆蔻、藿香、半夏、炮姜炭、芡实等，胃肠不舒缓和。服药半年多，血小板为 123×10^9/L，复查 PA－IgG、PA－IgM、PA－IgA 全部转为阴性。开始美卓乐减量 2 片/日，建议患者继续服药 1～2 年以巩固疗效，美卓乐的维持量为 1 片/日，不再减少。

【按语】免疫病是由于抗体的存在而引起各种各样的临床表现，单纯地着眼于治疗临床表现常常解决不了根本问题。针对抗体的问题,西医是使用免疫抑制剂。笔者一直在留意哪些中药具有免疫抑制作用,并且临床有效。笔者找到了生地、黄芩、金雀根、羊蹄根、虎杖、莪术、郁金、苦参、黄连、土茯苓等药。如果使用单味药,对某些轻症可能有效,但对于顽固的、较重的患者,单味药是远远不够的,必须给予复方治疗才可能有效。

笔者观察能降下来的抗体有 ANA、抗 ds-DNA、PA-Ig、TPO 等。

病例三 张××,男,12 岁(ITP,激素减量)。

患血小板减少症 4 年,最少为 3.0×10^9/L,多次住院,冲击疗法用甲泼尼龙或地塞米松,还用过环磷酰胺、长春新碱、环孢素 A、丙种球蛋白等。现有全身骨质疏松,胸椎、腰椎压缩性骨折 3 处。由于每次激素减量,病情会出现反复、反跳。患者先后到省城、北京、上海等地求医。发病了在西医院住院做激素冲击治疗。出院了寻找中医,希望用中药治疗,能将激素减量。

2008 年 1 月找笔者就诊,来时满月脸,矮胖如 8 岁儿童。服用美卓乐 6 片/日,羟氯喹 2 片/日。带来中药方绝大多数是归脾汤加减,黄芪 30 g 或党参 30 g 或太子参 30 g,或三药同用;有的还用阿胶,已用 2～3 年,激素减量至 1～2 片,血小板就下降。后来患儿看到中药就想吐,但中药仍在间断服用。

当天查血小板 150×10^9/L,PA-IgG 阴性。上午 8:30 的血浆皮质醇只有 3.1 nmol/L(正常值 171 nmol/L 以上),非常低下。说明病情已得到了控制,但肾上腺皮质功能受到严重抑制。这种情况,既是激素的疗效,又是激素产生的不良反应。

笔者的意见和经验,原来服用的所有西药继续服用,同时服用中药,并且在病情稳定的基础上,必须将患儿自身的肾上腺皮质功能恢复。待皮质功能恢复后,再考虑美卓乐减量,不能操之过急。

【诊断】ITP。

【中医辨证】肾精亏损,血热瘀滞。

【治则】填补肾精与化瘀清热并重。

【方药】经验方地黄生血汤加减。

生熟地各 30 g,鹿角胶 12 g,炙龟甲 12 g,肉苁蓉 12 g,水牛角 30 g,金雀根 30 g,羊蹄根 30 g,黄芩 30 g,郁金 12 g,牡丹皮 12 g,佛手 6 g,陈皮 6 g,藿香 9 g,半夏 12 g,茯苓 12 g,白豆蔻 3 g(后下),甘草 3 g。

【加药】莪术 30 g，黄连 9 g，吴茱萸 3 g。

【减药】半夏、茯苓。

【治疗过程】先服用 7 剂，无不适反应，方中加入川续断 12 g、杜仲 12 g。连续服用 3 个月，复查血浆皮质醇上升至 40.2 nmol/L。但尚未达到半数，继续服用中药。6 个月时，复查血浆皮质醇上升至 82.4 nmol/L，复查血小板 178×10^9/L，PA－IgG 阴性。这种情况下，美卓乐可减量 1 片，中药继续服用。

每两周检查一次血小板，每 3 个月复查一次血浆皮质醇、PA－Ig。在血小板、皮质醇均稳定，PA－Ig 阴性的情况下，美卓乐每 3 个月减量 1 片，由 5 片/日减至 4 片/日再减至 3 片/日。

与家属讲明，美卓乐 3 片/日以后减量应更加谨慎。当 3 片/日减为 2 片半/日时，查血小板下降了，为 78×10^9/L，PA－IgG 阳性，说明病情活动了。

这时美卓乐加量还是减量，加量则恢复为 6 片/日，不加量则中药需要加重。与家属商量后，希望激素不加量，使用中药来控制。愿意坚持服用中药。

生熟地各 30 g，山萸肉 30 g，鹿角胶 12 g，龟甲胶 12 g，水牛角 30 g，金雀根 30 g，虎杖 30 g，黄芩 30 g，苦参 30 g，莪术 30 g，郁金 12 g，牡丹皮 12 g，黄连 9 g，吴茱萸 3 g，佛手 6 g，陈皮 6 g，藿香 9 g，白豆蔻 3 g（后下），甘草 3 g，大枣 12 g。

服用 3 个月后，血小板为 187×10^9/L，PA－IgG 阴性。说明在美卓乐为 2 片半/日原量基础上，使用中药后病情得到了控制，患儿身高长了 3 cm。

再次给家属讲明，美卓乐减至 1 片/日后，减量需要更长的时间，或者不再减量，这时已经不影响孩子的生长发育了。

【按语】中医补血有大补气血和填补精血二法。前者治脾，用于治疗营养不良性、失血性，以及增生不良性之血细胞减少。这些患者临床表现有：乏力，脸色苍白，但没有抗体破坏。中医辨证气血两亏，并且无瘀，可用归脾汤、八珍汤、黄芪补血汤等大补气血以促进造血，并且不需要祛瘀。

后者治肾，用于治疗由于抗体破坏引起的血细胞减少。这些患者临床表现有：乏力，但脸部腿部可能有紫癜、瘀点。中医辨证精血两亏，并有瘀热。可用龟鹿二仙膏、左归丸、血肉有情之品等大补精血，并需祛瘀生新。但由于没有找到填补精血与清热祛瘀相结合的古方。因此，必须另制新方，名曰地黄生血汤，一方面用以抑制抗体，减少破坏；另一方面促进造血。

血浆皮质醇是肾上腺皮质所分泌，反映肾上腺皮质的功能。糖皮质激素类药物大剂量使用或长期使用，患者的肾上腺皮质功能会受到严重抑制，甚至出现皮质萎缩。这时,美卓乐减量则体内激素含量更加不足,病情会出现反跳。美卓乐加量则肾上腺皮质功能抑制更加严重,血浆皮质醇含量更低,处于两难的境地。因此必须使用中药,以使皮质功能得到恢复,才能将美卓乐继续减量,否则很容易出现病情反跳。

由于患儿需要生长发育,激素不得不减量,减量了又容易出现病情反跳,不减量患儿会推迟生长发育。因此,首先是控制病情,在病情好转并稳定的基础上,激素慢慢地减量。临床看到西医和中医都有操之过急而引起病情反跳的情况,要引以为鉴。

补肾中药能使皮质功能恢复,血浆皮质醇上升,但不是所有的补肾药都有这种效果。熟地、鹿角胶、炙龟甲、肉苁蓉等的效果较好。仙茅、淫羊藿、巴戟天、补骨脂、紫河车等,虽然也具有肾上腺皮质功能,但由于能增强雄激素或雌激素的分泌,促进儿童性成熟提前,身高会受到影响,因此不宜使用。

第九节　IgA 系膜增生性肾小球肾炎

IgA 系膜增生性肾小球肾炎又称 IgA 肾病、Berger 病、IgA - IgG 肾病。临床表现有感染后出现反复的肉眼血尿,尿镜检有红细胞、尿蛋白,并有低热、腰痛、肌痛、尿痛。部分患者出现大量蛋白尿、浮肿、高血压或高血脂、肾功能不全等表现,血清 IgA 可增高。

一、病名、病机与治则

病名:本病属于中医“尿血”“水肿”范畴。

病机:由于外感风寒化热,心移热于小肠而尿血;病久则脾肾两虚,精血亏损,水液聚积而成水肿之证。

治则:清热凉血,健脾补肾。可单用中药治疗。

二、治疗思路与用药

(1) 使用清热化瘀、具有抗炎抗变态反应、抑制血管通透性作用的中药,如生地、生石膏、黄芩、水牛角、牡丹皮、广郁金、莪术、羊蹄根、益母草、六月雪、落得打、扦扦活、白茅根、大蓟、小蓟、槐花米、藕节等。

(2) 使用清热解毒、具有免疫抑制作用的中药，如金雀根、土茯苓、苦参、黄芩、黄连、山豆根等。

(3) 使用健脾补肾、具有抑制蛋白尿作用的中药，如熟地、炙龟甲、川续断、杜仲、沙苑子、锁阳、黄芪、白术、猪苓等。

利水药可用泽泻、车前子、桑白皮等。

三、临床体会

1. 关于疾病

IgA 肾病临床必须排除狼疮性肾炎，肾穿刺病理活检可明确诊断。

2. 关于病名

中医传统有"尿血""水肿"的病名，可采用。

3. 关于治疗

IgA 肾病，有蛋白血尿，有的以蛋白尿为主，有的以血尿为主。辨证是肾虚，并有瘀、热、湿、毒。笔者的经验借用了狼疮性肾炎的治疗方法。清热、化瘀、利水、解毒，结合补肾。经验方清肾汤为主，药用生地、熟地、黄芩、金雀根、羊蹄根、牡丹皮、广郁金、落得打、扦扦活、川续断、杜仲等。

蛋白尿为主者加重清热解毒药，血尿者加重凉血止血化瘀药。

四、西医治疗

无特殊治疗方法，使用抗生素、利尿药、降压药、降脂药等，属对症处理，以中药治疗为主，结合西药对症治疗。

五、医案医话

(一) 关于尿血

尿血在《内经》中又称为溲血，《素问・痿论》："胞络绝则阳气内动，发则心下崩，数溲血也。"这是关于尿血的最早的记载。

《金匮要略》水气篇和淋病篇中，没有提到尿血，也没有血淋的论述。

《诸病源候论》"小便血候"："若心家有热，结于小肠，故小便血也，下部脉急而弦者，风邪入于少阴，则尿血，尺脉微而芤，亦尿血。"将小便出血称为尿血。

在"淋病候"一篇中有"血淋候"："血淋者，是热淋之甚者，则尿血，谓之血淋。”尿血与血淋虽然都有血尿的症状，但是书中分为两个病证论述的。

《千金方·尿血篇》，有尿血、溺血、小便出血的记载，并有 13 方。书中还有“淋闭”和“妇人淋渴”各一篇，有“血淋”和“气淋溺血”的记载。

《丹溪治法心要》有溺血篇，“属热，血虚”“尿血，实者可下”“大抵溲血、淋血、便血，三者虽以前后阴所出之不同，然于受病则一也。故治法分标本亦一也”。将尿血又称溲血，又称溺血，并且与淋血不同。

发生尿血的疾病较多，IgA 肾病可能发生肉眼血尿的症状，因此，借用作为病名。

（二）尿血与瘀滞

《灵枢·百病始生》：“阴络伤则血内溢，血内溢则后血。肠胃之络伤，则血溢于肠外，肠外有寒，汁沫与血相搏，则并合凝聚不得散，而积成矣。”这一段经文说明血溢于肠外，能凝聚而成积血。因此，移用过来以解释尿血有可能发生瘀血。

血溢体外，应无瘀滞。但产生血尿的肾脏，由于免疫性病变，肾内有瘀滞。因此，运用止血为主的方法是远远不够的，常是止了又出。因此，需要在清热凉血化瘀的基础上，同时凉血止血。但化瘀不能影响止血，止血不能影响化瘀。

（三）关于凉血止血

止血中药分为 4 类：凉血止血，化瘀止血，收敛止血，温经止血，各有所用，各有其适应证。其他还有清热止血，健脾止血，益气摄血等法，但所用药物并不分类在止血药中。不是所有的止血药都能治疗血尿。

IgA 肾病有热、瘀、血，治疗上需用清热止血、凉血止血、化瘀止血，药物在这几类中选用。既有清热、凉血、化瘀功效，又有止血功效的中药有很多，并且还需结合归经，需选用入心经、肝经、肾经、膀胱经的止血中药才会有效；如果入肺经、脾胃经者常常无效。笔者常用的有生地、水牛角、牡丹皮、广郁金、蒲黄炭、白茅根、藕节炭、羊蹄根、落得打、扦扦活、卷柏、茜草炭等。

（四）蛋白尿之补肾与健脾

患者有泡沫尿，腰痛、腰酸、夜尿增多，属肾虚，治当以补肾为主，健脾为辅。熟地、炙龟甲、川续断、杜仲、沙苑子、锁阳等，可抑制蛋白尿，改善症状，与清热凉血药相配伍使用。

夜尿次数增多，辨证为肾阳虚损，可选用沙苑子、锁阳、金樱子，以改善症

状为好。

黄芪具有抑制蛋白尿的效用，但没有止血效用，能用于蛋白尿，不宜用于血尿。白术、猪苓有弱的增加利尿的效果。

（五）关于免疫

本病属于免疫性疾病，虽然没有明确抗体问题，但如 IgA、IgG 亢进则必须予以抑制。中医有没有这类中药呢？笔者临床体会：生地、熟地、金雀根、土茯苓、羊蹄根、虎杖、黄芩、黄连、苦参、莪术、牡丹皮等选择结合使用，能降免疫球蛋白。健脾药黄芪、白术、茯苓能升免疫球蛋白。

六、病例介绍

病例一　陈××，男，33 岁，广州市人（IgA 肾病，中小量蛋白血尿）。

蛋白尿及血尿 3 年余，肾穿刺活检诊断为 IgA 肾病。3 年来经中西医不间断治疗，蛋白尿及血尿由大量转为中小量，尿蛋白（＋）～（＋＋），尿红细胞（＋）～（＋＋），感冒后各为（＋＋）～（＋＋＋）。患者在书店翻阅中西医学著作，看了笔者的《现代中医免疫病学》一书，前来上海对笔者说，许多中药都服用过了，看处方有大剂量的黄芪、白术、猪苓、茯苓、川续断、杜仲、益母草、鹿蹄草、黄毛草、过路黄等。看到笔者书中的某些治法和中药没有服用过，因此想尝试一下是否有效。

治法采用清热凉血，补肾化瘀。前后曾用的中药有生地、熟地、炙龟甲、川续断、杜仲、沙苑子、金雀根、羊蹄根、黄芩、水牛角、牡丹皮、广郁金、落得打、扦扦活、白茅根等。

处方后回广州，常托朋友前来复诊，并带上当地医院的检验单，1 个月后，腰酸、夜尿、乏力等症状改善，约半年后症状消除，蛋白、血尿均下降为（＋）～（±），一年后尿蛋白转阴，尿红细胞（±）～（－）。后断续服药，随访 3 年余，24 小时尿蛋白、24 小时尿红细胞都是阴性，病情稳定。

病例二　患者，女，45 岁，江苏人（IgA 肾病，长期镜检血尿）。

2005 年 4 月初诊，血尿 4 年余，肾穿刺活检诊断为 IgA 肾病。西医曾用泼尼松及止血剂治疗，肉眼血尿已除，镜检血尿长期解决不了，泼尼松已停用。当地医院尿常规检查报告，示：尿蛋白（±）～（＋），红细胞（＋＋＋），24 小时尿红细胞数量为4万～5万个/1 500～2 500 ml。

【诊断】IgA肾病。

【中医辨证】肾阴不足，血热瘀滞。

【治则】滋阴益肾，清热化瘀。

【方药】经验方清肾汤加减。

生熟地各30 g，水牛角30 g，黄芩30 g，金雀根30 g，羊蹄根30 g，落得打30 g，扦扦活30 g，川续断12 g，杜仲12 g，郁金12 g，牡丹皮12 g，蒲黄炭12 g(包煎)，白茅根30 g，藕节炭30 g，茯苓12 g，佛手6 g，陈皮6 g，甘草3 g。

【加药】莪术30 g，卷柏30 g，炙龟甲9 g，黄连9 g，吴茱萸3 g。

【减药】水牛角、茯苓、蒲黄炭、藕节炭。

【治疗过程】患者每月来沪一次，带回中药30帖，复诊：当地尿常规检查报告，示：尿蛋白(±)～(－)，红细胞(＋＋)，有所好转。以后红细胞每月减少一些，但仍常有反复(＋)～(＋＋＋)，尚不稳定。约治疗半年，尿常规示红细胞4～8个/HP，24小时红细胞数量明显下降，为1万～2万个，尿蛋白多次阴性。一年左右24小时尿红细胞数量已达正常范围，5 000个以下，但有时还会上升超量至1万个以上，尤其在感冒和疲劳后。服用中药2年左右，尿常规红细胞1～3个/HP，24小时红细胞数量已稳定在正常范围。坚持正常工作，说明病情完全缓解并已稳定，劝告患者以后还需断续服药，以巩固疗效，满3年后才可停止服药。

【按语】中医过去没有化验，看到的都是肉眼血尿，这是鲜血，无瘀，可使用止血的方法治疗。现代要求高了，要求治愈镜下血尿，肉眼尿是清的，中医必须跟上时代。镜下血尿使用止血的方法常常无效，西医的止血药比中药快，但中西医止血药都解决不了。为什么？因为这不是热迫血行的急性出血，而是慢性出血，肾内有瘀有热，瘀热郁积，久而损肾。因此，必须以清热化瘀法治疗，结合益肾止血，益肾以改善腰酸腰痛症状，止血宜选用有化瘀止血功效的中药，只有二者结合，才能取得比较满意的疗效。

第十节　非IgA系膜增生性肾小球肾炎

非IgA系膜增生性肾炎是我国最常见的肾小球肾炎，起病隐匿，常有上呼

吸道感染，有蛋白尿，持续的镜下血尿或肉眼血尿，轻度高血压。部分患者以 IgM 沉积为主的称 IgM 肾病，其临床表现为肾病综合征。

一、病名、病机与治则

病名：本病属于中医“尿血”“水肿”范畴。

病机：外感风寒化热，心移热于小肠。病久则脾肾两虚，精血亏损，三焦气化失司，水液泛滥。

治则：清热化瘀，凉血止血。顽固病证宜清热化痰，祛瘀益肾；轻症可单用中药治疗。

二、治疗思路与用药

（1）使用清热化瘀、具有抗变态反应、免疫抑制作用的中药，如生地、黄芩、黄连、金银花、金雀根、羊蹄根、郁金、牡丹皮以及积雪草、扦扦活、六月雪等。

（2）使用化痰散结、具有细胞毒作用的中药，如天南星、半夏、山豆根、苦参、莪术等。

（3）使用有益肾利水作用，可以改善症状的中药，如熟地、炙龟甲、川续断、杜仲、沙苑子、锁阳、白芥子、桑白皮、车前子等。

三、临床体会

1. 关于疾病

本病过去曾称作隐匿性肾小球肾炎。

2. 关于病名

《金匮要略》中有水气病一节。有风水、正水、皮水、石水、黄汗共五个水气病证。此外，还有里水一证，均有肿胀、小便不利的症状，现笼统地称为水肿证，并大都与肾炎有关。

3. 关于治疗

对于本病的蛋白尿及血尿，笔者常使用治疗狼疮性肾炎的理法方药，治以清热化瘀，益肾利水，以经验方清肾汤为主加减。选用生地、熟地、黄芩、水牛角、牡丹皮、赤芍、郁金、金雀根、羊蹄根、落得打、扦扦活、六月雪、白茅根、卷柏、川续断、杜仲、桑白皮、车前子等。

四、西医治疗

肾病综合征可用皮质激素治疗，但疗效不确定，可能疗效很好，可能疗效差者，且预后不良。免疫抑制剂的作用也不确定。

抗感染、利尿、降压等对症治疗可用西药为主。

五、医案医话

（一）关于补肾

肾病的治疗自古以来就有益肾与健脾两种观点。笔者医治了大量狼疮性肾炎患者，益肾与健脾的结果正反两方面都看到了，因此坚决主张只可益肾，不可健脾。对于本病，笔者经验不足，只治疗了少量患者，主张益肾，但并不否定健脾。

补肾中药很多，需要选用一些具有抑制蛋白尿，或者能改善腰酸、腰痛、夜尿、乏力症状的中药。生地、熟地、山萸肉、炙龟甲、制首乌、川续断、杜仲、沙苑子、锁阳、冬虫夏草等可加以选用。

生地、熟地均能抑制蛋白尿，提高体内激素水平，并能调节免疫。制首乌能调节免疫功能，抑制体液免疫，临床对抑制肾病蛋白尿有效。生地、熟地、制首乌的剂量可用至 30 g，但比较滋腻，要注意保护胃肠功能。

杜仲能促进肾小球微循环，有利于改善肾功能，与川续断同用能缓解腰酸与腰痛。

沙苑子、白蒺藜、锁阳能减少夜尿频多，改善症状。

（二）关于健脾

中医肾病专家普遍使用益气健脾的方法治疗慢性肾炎和肾病综合征，并且获得了许多成果。

健脾利水中药很多，需要选用一些具有抑制蛋白尿，或者能改善浮肿症状的中药，如黄芪、白术、猪苓、薏苡仁、桑白皮、车前子、泽泻等。

临床普遍使用黄芪治疗慢性肾炎蛋白尿，有效，且用量较大。黄芪能抑制蛋白尿，并能增强免疫功能。

免疫性肾病宜免疫增强与免疫抑制一起使用。

（三）关于免疫抑制中药

免疫抑制、抗变态反应的中药有金雀根、羊蹄根、虎杖、黄芩、黄连、忍冬藤、苦参等。

黄柏中医临床常用于治疗肾炎，有免疫抑制作用。在明代许多著名医家的著作包括《本草纲目》中均早已提出黄柏有小毒，能“损肾”。现已证实黄柏有肾毒性，肾病患者还宜谨慎使用。

鉴于西医使用免疫抑制剂的疗效尚不确定，本病对于免疫究竟是增强还是抑制，需要进一步研讨，同用不失为一种方法。

（四）关于清热化瘀，凉血止血

不论是肉眼血尿还是镜检红细胞，单用止血药是难以消除的。笔者主张以清热化瘀、凉血止血的方法为主治疗。

一些中药如扦扦活、落得打、猫爪草、石龙芮、六月雪、鹿含草、益母草、石打穿、薏苡仁根、玉米须等都有报道曾经用于治疗慢性肾炎蛋白尿。每味药笔者临床都观察过，尤其是扦扦活、落得打是笔者常用的中药，猫爪草、石龙芮、六月雪用得也多，在复方中使用可能有一定的效果。

利水药车前子、桑白皮、猪苓，都有弱的利尿效果，可参合使用。泽泻是补肾还是泻肾，这在古代就有争论。有人提出泽泻泻肾水，一方认为泻肾水是泻肾水之本；另一方认为泻肾水，是泻水邪，而不是泻肾水之本。笔者观点认为泽泻在常规剂量内是安全的，大剂量使用是否有肾毒性，临床还需进一步观察；药理实验报道是无毒的，但还需药理专家进一步做深入研究。

防己、茺蔚子有肾毒性，益母草大剂量久用也有一定的肾毒性。这三味中药过去都曾作为慢性肾炎的常用药，笔者主张不宜使用为好。

（五）病例体会

笔者以治疗结缔组织病为主，对于慢性肾病的病例较少，经验不多。只有少数患者为经人介绍过来。由于都是免疫病，免疫方面的改变可能会有共同的特点。因此，都采用了治疗狼疮性肾炎的方药，现就所取得的疗效谈一些临床体会。

某狼疮性肾炎患者缓解后，介绍了她的姨妈来就诊。陈××，女，50岁，患慢性肾小球肾炎已5年余，曾服用过泼尼松、雷公藤、金水宝等中西药物，均有效，但仅是短期有效。病情总是反复。2002年前来就诊时，只服用降压药，其他中西药物均已停用多时。当时下肢轻微浮肿，泡沫尿，尿蛋白（＋＋）～（＋＋＋），24 h 尿蛋白 2 334 mg/1 800 ml。尿红细胞均（＋＋）～（＋＋＋），肾功能正常，高血压已获得控制。

笔者将治疗狼疮性肾炎的清肾汤移用了过来，药用生地、黄芩、金雀根、羊蹄根、郁金、牡丹皮、莪术、苦参、川续断、杜仲、落得打、扦扦活等，服用一年余，蛋白尿及血尿全部转阴，血压正常，停用降压药，以后又断断续续服用中药一年余以巩固疗效。

2008 年 5 月由女儿陪同前来就诊，说自己每年体检都是正常的，并且可以出国旅游，精力也充沛。

六、病例介绍

陆××，女，44 岁（慢性肾炎，轻度肾功能不全）。

2006 年 1 月初诊，长期在某三甲医院肾病科治疗。下肢轻度浮肿、泡沫尿已 4 年余，诊断为慢性肾小球肾炎。曾服用过泼尼松、雷公藤、金水宝等中西药物。高血压服西药已控制。

检查：尿蛋白（＋＋＋），24 h 尿蛋白 3 540 mg/2 000 ml。肌酐 146 mmol/L，尿素氮 9.6 μmol/L，尿酸 402 μmol/L。肝功能正常，血清白蛋白 33 g/L，胆固醇、甘油三酯均偏高。ANA、抗 ENA、抗 ds－DNA 全部阴性。

【诊断】慢性肾小球肾炎，肾功能不全轻度。

【中医辨证】水肿（脾肾两虚，瘀热水毒，多邪侵害）。

【治则】清热化瘀，益肾利水，解毒排毒。

【方药】经验方清肾汤为主加减。

生熟地各 30 g，黄芩 30 g，金雀根 30 g，虎杖 30 g，秦皮 30 g，落得打 30 g，扦扦活 30 g，川续断 12 g，杜仲 12 g，郁金 12 g，牡丹皮 12 g，车前子 30 g(包)，黄连 9 g，吴茱萸 3 g，佛手 6 g，陈皮 6 g，甘草 3 g。

【加药】莪术 30 g，羊蹄根 30 g，桑白皮 30 g。

【减药】车前子。

【治疗过程】服药后大便一日 2～3 次，尿量变化不大，但 6～7 日后，大便一日 1 次，较稀。14 帖后，对患者说明大便必须增多，毒有出路方可有效，加用羊蹄根 30 g，郁李仁 30 g。

3 个月后，复查肌酐、尿素氮均有下降，24 h 尿蛋白 2 230 mg/1 800 ml，血清白蛋白 38 g/L，浮肿消退。再过 3 个月，24 h 尿蛋白 1 500 mg/2 300 ml，肌酐 115 mmol/L，尿素氮 6.2 μmol/L，均进入正常范围。血压正常，停服降压药。服用中药一年余，尿蛋白（±）～（+），24 h 尿蛋白 55～230 mg。共服药 3 年余，2008 年 8 月～2009 年 1 月，尿蛋白阴性，尿红细胞 1～2 个/HP，24 h 尿蛋白 10～22 mg。建议患者可以停止治疗，以后每年前来复查。至 2019 年由家属陪同前来就诊，说病情稳定，没有再服药。

第十一节　膜性肾病

膜性肾病（membranous nephropathy，MN）又称膜性肾小球肾炎，大部分为原发性，也可继发于红斑狼疮等结缔组织病，或由乙肝病毒、恶性肿瘤、药物等因素导致。

本病起病隐匿，大多表现为肾病综合征，有蛋白血尿，部分有高血压。常有肾静脉栓塞的并发症，表现为腰痛、肉眼血尿、高血压、肾功能受影响等。补体 C3 正常，免疫复合物 CIC 部分增多。

一、病名、病机与治则

病名：本病属于中医“水肿”范畴。

病机：心火移热，热郁瘀滞；脾肾两亏，精血亏损；三焦气化失司，水液聚积泛滥。其顽固病证为热郁于肾，痰瘀胶结。

治则：清热化瘀，凉血止血。可单用中药治疗。顽固病证宜清热化痰，祛瘀益肾。

二、治疗思路与用药

（1）使用清热化瘀、具有抗变态反应、免疫抑制作用的中药，如生地、黄芩、黄连、金银花、金雀根、羊蹄根、郁金、牡丹皮以及积雪草、扦扦活、六月雪、鹿含草等。

（2）使用化痰散结、具有细胞毒作用的中药，如天南星、半夏、山豆根、苦参、莪术等。

（3）使用益肾利水可以改善症状的中药，如熟地、炙龟甲、川续断、杜仲、沙苑子、锁阳、白芥子、桑白皮、车前子等。

三、临床体会

1. 关于疾病

膜性肾病常由肾穿刺病理活检而明确诊断。狼疮性肾炎Ⅴ型也为膜性肾炎，但有 ANA、抗 ds－DNA 抗体阳性，也必须经由肾穿刺病理活检以明确诊断。

2. 关于病名

慢性肾炎的中医病名应由肾病专家去确定，笔者就都笼统地称为水肿或水气病。

3. 关于治疗

慢性肾炎笔者都是按照狼疮性肾炎的治疗方法，清热化瘀，益肾利水，经验方以清肾化瘀汤为主。

四、西医治疗

泼尼松有助于病情的缓解，减少肾衰竭的发生率，用量为 40～60 mg/d。对疗效差的患者可用免疫抑制剂。

抗感染、降压、利尿等对症治疗可中西医结合用药。

五、医案医话

（一）关于病证

急性肾炎及慢性肾炎有浮肿症状者多，因此，都称为水肿病。狼疮性肾炎绝大多数患者没有浮肿症状，只有极少数患者，以及低蛋白血症的患者才有水肿。因此，不能称为水肿病。

膜性肾小球肾炎为较顽固的肾病。狼疮性肾炎Ⅴ型为膜性肾炎，也是较为顽固的类型，对激素和免疫抑制剂的敏感性较低，效果较差。

（二）补肾健脾

水肿是由于脾肾两亏、水液代谢失常所致。健脾补肾是传统的公认的治疗方法。但有效吗？

补肾健脾中只有部分中药是有效的。使用熟地、麦冬、龟甲、杜仲、川续

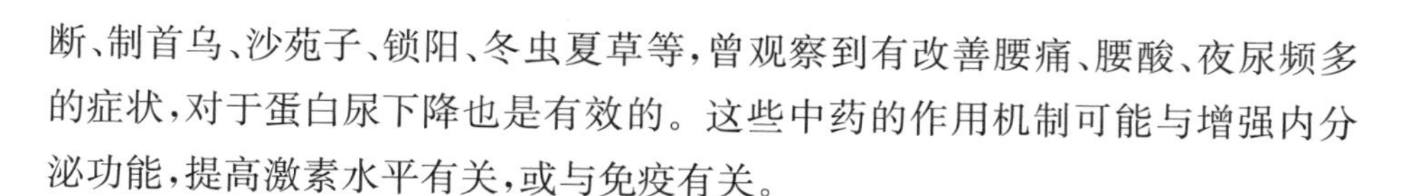

断、制首乌、沙苑子、锁阳、冬虫夏草等，曾观察到有改善腰痛、腰酸、夜尿频多的症状，对于蛋白尿下降也是有效的。这些中药的作用机制可能与增强内分泌功能，提高激素水平有关，或与免疫有关。

黄芪具有抑制蛋白尿的效用。临床曾普遍大剂量使用，甚至静脉滴注。白术、茯苓、猪苓，虽有免疫增强和利尿作用，但其效果是比较弱的。临床上还有许多患者的病情没有解决，说明临床只盯着黄芪一药及健脾一法是远远不够的，必须进一步探索治疗方法与筛选药物。

（三）抑制蛋白尿

1．关于清热化瘀，凉血活血

清热化瘀，凉血活血类中药可有效抑制蛋白血尿。但这类中药很多，还需筛选具有抗变态反应、免疫抑制作用的中药。临床观察到生地、熟地、金雀根、羊蹄根、牡丹皮、郁金、黄芩、苦参、六月雪、落得打、扦扦活、山豆根等同用，是有效的。

2．关于山豆根

临床中发现山豆根不但治疗扁桃腺炎咽喉肿痛有效，而且蛋白尿也同时下降了。山豆根有两个品种，一是北方使用的蝙蝠葛科的北豆根，另一是南方使用的豆科的广豆根。二药都名山豆根，功效主治是相同的。上海地区使用的是北豆根。

广豆根含苦参碱、氧化苦参碱、甲基金雀花碱等。北豆根含山豆根碱、蝙蝠葛碱、汉防己碱等。药理方面均具有免疫抑制作用。

由于二药是不同科属的植物，所含的成分不同，不良反应有很大的差别。北豆根剂量稍大，就有胃痛、恶心、呕吐、腹泻反应，必须同时使用许多具有保护胃肠道作用的药物。如果胃肠道反应严重，只能停药。广豆根出在华南地区，上海仅在个别中药店中有配。广东患者持方回当地配药使用后有效，并且基本上没有胃肠道反应。

苦参也含苦参碱、氧化苦参碱，对于蛋白尿也有效果，但不及山豆根。说明主要的有效成分不是苦参碱、氧化苦参碱。

山豆根是什么成分所起的作用，尚需进一步研究。

（四）关于化痰散结

化痰散结治疗蛋白尿如何解释？中医理论，怪病皆属痰，顽症皆属瘀。本病久治不愈，必有痰瘀胶结。因此，在清热化瘀的同时，还需使用化痰散结的方法。

化痰散结的代表中药是天南星、半夏，化瘀散结的代表中药是莪术、三棱。笔者曾使用天南星、半夏、莪术治疗顽固的蛋白尿，包括狼疮性肾炎、膜性肾炎、肾病综合征。其中最难于下降者，用了生天南星、生半夏后取得了疗效，并观察二药生品的效果较制品好得多。二药都具有细胞毒作用，但具体抑制蛋白尿的机制尚不清楚。生天南星、生半夏属于剧毒药范围。笔者临床用了40多年，大量的病例，包括肿瘤患者，没有一例发生中毒，少数年老体弱的患者服用汤液后有短时的轻微口麻肢麻感觉，能自行消除。生天南星、生半夏的药渣仍然有剧毒，说明其毒性成分并不溶解于水或极少溶解于水。

六、病例介绍

徐××，女，25岁（膜性肾小球肾炎，大量蛋白尿）。

患蛋白血尿4年余，住多家医院，曾做肾穿刺，出院诊断均为膜性肾小球肾炎。用过美卓乐8片/日，CTX冲击治疗总量8g，由于转氨酶升高，疗程提前结束。蛋白尿一度下降。第三年起，美卓乐减量为4片/日时，蛋白尿又上升了。2006年8月经人介绍前来就诊，近期24h尿蛋白为3 550～4 600 mg。当日查尿蛋白为（＋＋＋＋），红细胞15～30个/HP，颗粒管型2～3个/LP，ANA、抗ENA、抗ds-DNA均阴性。肌酐136 mmol/L，尿素氮6.1 μmol/L。泡沫尿，夜尿3～4次，小腿轻度肿胀，苔薄，舌红，脉细数。

【诊断】 膜性肾小球肾炎。

【中医辨证】 水肿病（热郁损肾，痰瘀毒结）。

【方药】 经验方清肾化瘀汤加减。

生地30g，熟地30g，黄芩30g，莪术30g，制天南星30g，制半夏30g，金雀根30g，羊蹄根30g，秦皮30g，川续断12g，杜仲12g，炙龟甲9g，牡丹皮12g，郁金12g，落得打30g，扦扦活30g，车前子30g，陈皮6g，佛手6g，甘草3g。

【治疗过程】 服药28帖，腰酸改善，尿蛋白仍然（＋＋＋）～（＋＋＋＋），24h尿蛋白为4 000 mg左右。方中减车前子，加入苦参30g，大枣12g。28帖后，尿蛋白仍然（＋＋＋）～（＋＋＋＋），复查肌酐112 mmol/L，尿素氮5.6 μmol/L，有所下降。

改方为：生地30g，熟地30g，黄芩30g，莪术30g，生天南星30g，生半夏

30 g，金雀根 30 g，羊蹄根 30 g，秦皮 30 g，川续断 12 g，杜仲 12 g，牡丹皮 12 g，郁金 12 g，落得打 30 g，扦扦活 30 g，陈皮 6 g，佛手 6 g，甘草 3 g。

并再加入山豆根 15 g，后增至 30 g；再加入黄连 9 g，吴茱萸 3 g，白豆蔻 3 g（后下），藿香 12 g，炮姜 12 g。

28 帖后，尿蛋白略有下降，为（＋＋）～（＋＋＋），24 h 尿蛋白为 2 200～3 300 mg。再 2 个月后 24 h 尿蛋白下降为 950～1 800 mg，有了明显效果。这时，医院有通知生天南星、生半夏限制使用，为每帖不能超过 9 g，每次最多 3 帖，只能改为制品。28 帖后，24 h 尿蛋白有所上升，为 2 000～2 500 mg，说明制品的效果不及生品好。家属与上海郊区中药房熟悉，从内部购买了生天南星、生半夏各 5 kg，每次各使用 30 g。28 帖后，24 h 尿蛋白下降为 550～900 mg。这时山豆根又断货 2 周，24 h 尿蛋白又上升为 1 500 mg。家属又自费到其他中药店购买了 2 kg，以作医院断货时的备用。前后服药了 2 年左右，尿常规均正常，尿蛋白（－），肝肾功能均正常。患者已恢复工作。

目前巩固治疗的药方为：生地 15 g，熟地 15 g，黄芩 30 g，莪术 12 g，制天南星 30 g，制半夏 30 g，金雀根 30 g，羊蹄根 30 g，川续断 12 g，杜仲 12 g，牡丹皮 12 g，郁金 12 g，扦扦活 30 g，陈皮 6 g，佛手 6 g，藿香 12 g，甘草 3 g。一帖中药服 3 日。

【按语】笔者体会：全方从热、痰、瘀、毒、肾虚，“4＋1”五个方面着手，每一味药能起半分到一分力量，就能集体达到 5～10 分的效果，其中以生天南星、生半夏、山豆根所起的作用可能更多一些。这三药初步了解都具有免疫抑制作用或细胞毒作用，联合使用类似于联合化疗，能增效。

中医中药不像皮质激素那样起效快速，中医中药的效果是缓慢的，逐渐积累的，只要治则的大方向与用药正确，每次复诊就能将病情减少 1～2 分，日积月累就能将病情控制缓解。有的患者家属曾经很形象地比喻说，中医中药好像是用传统方法造房子，由泥瓦工手工劳动将砖头一块一块砌上去的，虽然很慢，但很牢固。

第十二节　肾病综合征

肾病综合征（nephrotic syndrome，NS）是肾小球疾病的一组症候群。其临床特点为：①大量蛋白尿，成人＞3.5 g/24 h；②高脂血症，血清胆固醇＞

6.5 mmol/L；③低白蛋白血症，血清白蛋白成人<30 g/L；④浮肿，轻者有眼睑、足踝浮肿，重者浮肿常伴胸腔积液、腹水。γ-球蛋白正常低限或降低，体内免疫功能紊乱。

原发性肾病综合征有原发性肾小球肾病和原发性肾小球肾炎。前者主要是微小病变性肾病；后者有膜性肾病、系膜增生性肾小球肾炎、局灶增生性肾炎等。

此外，尚有继发性肾病综合征，是由结缔组织病、过敏性疾病、感染、肿瘤等疾病所引发。

一、病名、病机与治则

病名：本病属于中医“水肿”范畴。

病机：脾肾两虚，精血亏损，三焦气化失司，水液运行阻滞而积聚泛滥。其顽固病证为热郁于肾，痰瘀胶结。

治则：健脾补肾与蠲饮利水。其顽固病证宜清热化痰，祛瘀益肾。

二、治疗思路与用药

(1) 使用清热化瘀、具有抗变态反应、免疫抑制作用的中药，如生地、黄芩、黄连、金银花、金雀根、羊蹄根、郁金、牡丹皮等。

(2) 使用化痰散结、具有细胞毒作用的中药，如天南星、半夏、莪术、苦参、山豆根等。

(3) 使用益肾利水、可以改善症状的中药，如熟地、炙龟甲、川续断、杜仲、沙苑子、锁阳、白芥子、桑白皮、车前子以及积雪草、扦扦活等。

三、临床体会

1. 关于疾病

肾病综合征为临床诊断，狼疮性肾炎Ⅳ型大量蛋白尿的患者常表现为肾病综合征，必须排除。

2. 关于病名

本病肿胀明显，并可能有腹水，水肿的病名是比较符合的。

3. 关于治疗

笔者按照狼疮性肾炎肾病综合征的方法治疗本病，以清热化瘀为主，益肾利水为辅。以经验方清肾汤加减，常用药有生地、熟地、川续断、杜仲、金雀根、羊蹄根、黄芩、黄连、郁金、牡丹皮、莪术、苦参、山豆根、积雪草、扦扦活、白芥子、桑白皮等。重要药物的剂量大都为 30 g。

四、西医治疗

(1) 皮质激素：泼尼松 60～80 mg/d，经 4～8 周治疗，有效后逐渐减量，至 15 mg 以下为维持量。如病理有纤维化者和有氮质血症者，不宜使用激素。

(2) 免疫抑制剂：环磷酰胺 200 mg 静注，或分 2 次口服。苯丁酸氮芥每次 3 mg，每日 3 次。硫唑嘌呤每次 50 mg，每日 3 次。可与激素合用，以增效和激素减量。

(3) 雷公藤多苷片：为中草药所提取的免疫抑制药，对减少蛋白尿有效，可与激素合用，但毒副反应较大，甚至会出现尿蛋白下降，肌酐、尿素氮上升的情况，停药后尿蛋白又会反跳。这时还需治疗肌酐、尿素氮。因此，雷公藤制剂宜谨慎使用。

五、医案医话

(一) 关于水肿

肿胀一证，肿和胀是两个概念。肿有水肿、血肿、气肿等。浮肿、水肿都与水液积聚，流动不畅有关。胀有水胀、气胀之分。本病主要与水肿、水胀有关。

《内经》对于水液、水肿、肿胀、积水、水胀、肿满有较多的记载，并且主要与肺脾肾三脏有关。其观点可归纳如下。

(1) 水肿病其本在肾，其标在肺。《素问·水热穴论》：“肾何以主水？……故其本在肾，其末在肺。皆积水也。”

(2) 三焦水液流通不畅，上迫为喘证和咳证，下溢为肿证和腹水。《素问·水热穴论》：“故水病下为胕肿大腹，上为喘呼，不得卧者，标本俱病。”《灵枢·五癃津液别》：“阴阳气道不通，四海闭塞，三焦不泻，津液不化……留于下焦，不得渗膀胱，则下焦胀，水溢为水胀。”《素问·平人气象论》：“颈脉动，喘疾咳，曰水。目窠微肿，如卧蚕起之状，曰水……面肿曰风。足胫肿曰水。”《灵枢·水胀》：“水始起也，目窠上微肿。”《素问·逆调论》：“不得卧，卧则喘者是水气之客也。夫水者,循津液而流也。肾者水藏,主津液,主卧与喘也。”

(3)肿满与脾有关。《素问·至真要大论》:“诸湿肿满,皆属于脾。”

(4)关门不利,聚水而肿。《素问·水热穴论》:“帝曰,肾何以能聚水而生病?曰,肾者胃之关也,关门不利故聚水而从其类也。”

此关门在肾中还是在胃中?据王冰注,应在肾中。肾之关门不利,水既不能由中焦脾胃输送下焦入肾,则脾胃胀满,甚至则水胀腹大;肾关不利,水又不能下泄膀胱,水聚水溢而肿胀。有人认为关门在脾胃中,是理解错了。

王冰注:“关者,所以司出入也。肾主下焦,膀胱为府,主其分注;关窍二阴,故肾气化则二阴通,二阴闭则胃填满,故云肾者胃之关也。关闭则水积,水积则气停,气停则水生,水生则气溢。气水同类,故云关门不利故聚水而从其类也。”

(二)关于慢性肾炎的病机

巢元芳提出水肿的病机是经络痞涩与脾胃虚弱,但什么病邪引起经络痞涩,没有讲清。后世提出与热、湿、血、浊腐之气有关。

《诸病源候论·肿胀篇水肿候》:“夫水之病,皆生于府藏……寻其病根,皆由经络否涩,荣卫不调,脾胃虚弱,使水气流溢,盈散皮肤,故令遍体肿满,喘息上气,目窠浮肿,颈脉急动,不得眠卧,股间冷,小便不通,是其候也。”

朱丹溪据《内经》“诸湿肿满,皆属于湿”“诸胀腹大,皆属于热”的观点,提出了经络阻塞是由于浊腐之气,窒碍津液,血化为水。治法宜清心经之火,补养脾土,明确提出清火与健脾并重。

《丹溪治法心要》:“盖脾土衰弱,内因七情,外伤六气,失运化之职,清浊混淆,郁而为水,渗透经络,流注溪谷,浊腐之气,窒碍津液,久久灌入隧道,血亦化水……治法,宜清心经之火,补养脾土,全运化之职。”

张景岳说“方书所载有湿热寒暑血气水食之辨”,这说明当时有一种认识为水肿与湿热与血气有关。《景岳全书·肿胀篇》:“虽方书所载有湿热寒暑血气水食之辨,然余察之经旨验之病情,惟气水二字。”但所说的方书不知哪一本,查了《千金方》《普济本事方》《济生方》都没有这方面的内容。但朱丹溪已经明确提出来了。

慢性肾炎的病机究竟怎么理解?慢性肾炎与狼疮性肾炎虽然发病机制不同,但都是肾炎,是有相同之处的。狼疮性肾炎笔者提出主要是热瘀痰毒与肾虚。因此，推而论之，慢性肾炎主要也是热瘀痰毒与肾虚，与中医传统认知是一脉相承的；不同之处为还有脾虚水肿，但仅仅认为脾虚水肿是片面的、不够的。

（三）关于祛除病邪的治法

热瘀痰毒和水邪都必须祛除。祛除了病邪，炎症才有抑制消除的可能。

笔者将治疗狼疮性肾炎（SLE、LN）之肾病综合征（NS）成功的经验移用至慢性膜性肾炎肾病综合征，主要为清热化瘀，蠲饮利水，化痰除毒和滋肾健脾。经验方有复方金雀根汤。

一家之言，也不是没有传统依据，并且主要是从临床中摸索出来的，也有成功的案例。

（四）关于复方金雀根汤

采用清热化瘀、化痰散结、补肾利水的方药治疗，没有使用西药免疫抑制剂，或激素加量，只用中药取得了成功的病例。

主药为生地、熟地、黄芩、金雀根、羊蹄根、天南星、半夏、莪术、山豆根等。对于体质较好者，天南星、半夏用生品。

金雀根、羊蹄根、莪术化瘀除毒；黄芩、山豆根清热解毒；天南星、半夏燥湿化痰；地黄与川续断、杜仲益肾。利水则据症加减用药。利水药只是有利于减轻肿胀，解决不了蛋白尿，可用可不用。

该方不但对于狼疮性肾炎之蛋白尿有效，对于膜性肾炎蛋白尿也有效。

（五）关于补肾

补肾是有效的治法，但不是所有的补肾中药均有效。还需要筛选择用。生地、熟地、炙龟甲、山萸肉、制首乌等有直接的治疗效果。笔者曾观察到，用生地、熟地、制首乌单味大剂量应用不但能改善症状，还能降尿蛋白。复方使用能增效。治疗机制尚不清楚，可能与促进肾上腺皮质功能以及调节免疫功能有关。

（六）关于黄芪与冬虫夏草

重用黄芪能抑制尿蛋白排出。因此，临床上大剂量黄芪单味或复方每日服用者有之，静脉滴注者有之，服用黄芪药膳者有之。可能有部分患者取得了疗效，但仍有大量患者需要寻求更好的方法治疗。说明黄芪不是万灵药，也是有局限性的。

冬虫夏草及其培养品金水宝现已普及为辅助治疗之用。冬虫夏草价格昂贵，服用的患者太少，尚没有观察到明显好转的病例。

（七）关于激素减量

本病中医能在配合免疫抑制剂、皮质激素时发挥作用。泼尼松需要减量时，还必须测定血浆皮质醇的含量，如过于低下者，还需用补肾的中药来提高体内激素水平。龟甲、鹿角、熟地、肉苁蓉四药最为有效。待血浆皮质醇上升并稳定后才能将泼尼松减量。

六、病例介绍

本院肾病科邀请笔者会诊一例顽固的肾病综合征。

男，61岁，2005年6月因浮肿而住入某三甲西医院，尿蛋白(＋＋＋＋)，24 h尿蛋白12.26 g，血清白蛋白18 g/L，总胆固醇14.5 mmol/L。肾穿活检诊断为膜性肾炎Ⅰ、Ⅱ期。临床诊断为原发性肾病综合征。先后使用了泼尼松60 mg/d，雷公藤多苷片60 mg/d，CTX冲击4次，治疗2月余效果不明显，2005年9月12日出院。

当日随即住入本院肾病科，予甲泼尼龙静滴，后改为泼尼松＋CTX＋雷公藤多苷片。在长达8个多月的治疗中，CTX累计7.8 g。曾有3次肺部感染，1次肝损害，1次上消化道出血。

2006年6月8日请笔者会诊，患者浮肿，泡沫尿，腰酸乏力，尿蛋白(＋＋＋＋)，少量颗粒管型，24 h尿蛋白6.24 g。

【中医辨证】脾肾两虚，痰瘀热毒胶结。

【治疗】益肾化痰，清热化瘀。经验方复方金雀根汤。

药用生地、熟地、金雀根、羊蹄根、生天南星、生半夏、莪术、山豆根、川续断、杜仲，前七味均为30 g，后三味均为12 g。

【治疗过程】上方服用至2007年2月，浮肿消退，尿蛋白(＋＋)，颗粒管型(—)，24 h尿蛋白0.367 g，血清白蛋白32 g/L，肝肾功能正常。停用雷公藤多苷片、CTX，并泼尼松减量，3个月内全部停用。

2007年9月，24 h尿蛋白0.15 g。为巩固疗效，继续在肾病科门诊治疗，该病例总结已发表于《上海中医药杂志》。

第十三节　重症肌无力

重症肌无力(myasthenia gravis，MG)是由神经肌肉接头传递障碍导致的慢性自身免疫病，常伴有胸腺组织异常，多由乙酰胆碱受体(AchR)致敏而引起，有遗传因素，我国与DR4有关。该病起病隐匿，常以眼睑下垂、复视为首发症状，随着受累肌群逐渐扩大，全身骨骼肌均可累及。如累及延髓控制的呼吸肌，从而影响正常通气者，可出现危象。患者血清免疫球蛋白增高，AchR抗体增高。X线胸片、CT、MRI中可见胸腺增大或有肿瘤。肌电图可见肌肉动作电位振幅降低。

一、病名、病机与治则

病名：本病属于中医“痿证”“肌痿”以及“睢目”范畴。

病机：肾虚精亏，血热瘀滞，奇脉受损，肌络痿软。

治则：补肾通络，清热化瘀。

二、治疗思路与用药

(1) 使用补益肾气肾精、具有提高体内激素水平作用的中药，如熟地、麦冬、炙龟甲、鹿角片、鹿茸、水牛角、川续断、杜仲、淫羊藿、补骨脂、骨碎补等。

(2) 使用清热化瘀、具有免疫抑制作用的中药，如生地、忍冬藤、黄芩、金雀根、虎杖、羊蹄根、广郁金、川芎、徐长卿等，以抑制抗体升高。

三、临床体会

1. 关于疾病

重症肌无力为神经系统的免疫病，一般都是临床诊断。上海部分三甲医院能检测抗AchR抗体。

2. 关于病证

《素问·痿论》专题论述痿证，有脉痿、筋痿、骨痿、肉痿，计有四痿，没有皮痿，此外，《内经》尚有足痿和痿躄，总称为五痿。

3. 关于治疗

对于眼肌型等非重危病例可单用中药治疗，以益肾化瘀通络为主。

笔者常用中药有生地、熟地、麦冬、川续断、杜仲、鹿角、炙龟甲、附子、忍冬藤、川芎、鬼箭羽、当归、金雀根、羊蹄根、广郁金、牡丹皮、川芎、白僵蚕、川牛膝、甘草等。

本病是肌肉痿证，以肾虚为本，脉络瘀滞，而致肌肉痿软松弛，是肾虚络瘀表现在肌肉之上，故治疗以益肾化瘀通络为主。

四、西医治疗

(1) 皮质激素：泼尼松 30～60 mg/d，早晨一次口服。适用于全身肌无力患者。对仅有眼肌下垂者不宜用激素。出现危象时要用大剂量激素，甲泼尼龙 240～500 mg，静脉滴注或推注。地塞米松 10～15 mg，静滴。

(2) 免疫抑制剂：环磷酰胺静注或口服，硫唑嘌呤 50～150 mg/d，分次口服，环孢霉素 A0.25～0.5 g/d，分次口服。

(3) 抗胆碱酯酶药：新斯的明、溴吡斯的明、安贝氯铵，口服可改善肌力，但不良反应较大。

(4) 要及时控制呼吸道感染。

五、医案医话

(一) 关于痿证

痿是什么意思？痿是痿软、痿弱、松弛的意思，并不是体积缩小。痿证是肉、筋、脉、骨之痿软松弛之症，并没有肌肉萎缩的病情。痿与萎不同，痿是软弱，萎是植物枯萎；萎缩是指动物、植物器官体积缩小松弛。因此，肌肉萎缩是指局部的肌肉枯萎缩小。萎缩与肌肉羸瘦还不同，羸瘦是全身性的消瘦，肌肉缩小，力小乏力，但不是无力，肌肉并不松弛疲软，完全无力。

《内经》提出五痿，为脉痿、筋痿、骨痿、肉痿、足痿，足痿又称为痿躄，但没有皮痿。《内经》并又提出肺热叶焦，则皮毛虚弱急薄者，则生痿躄。

《素问・痿论》："肺主身之皮毛，心主身之血脉，肝主身之筋膜，脾主身之肌肉，肾主身之骨髓。故肺热叶焦，则皮毛虚弱急薄者，则生痿躄也。"

《素问・痿论》："心气热……虚则生脉痿。肝气热……筋膜干则筋急而挛，发为筋痿。脾气热，则胃干而渴，肌肉不仁，发为肉痿。肾气热，则腰脊不举，骨枯而髓减，发为骨痿。”“五藏因肺热叶焦，发为痿躄。”“阳明虚则宗筋纵，带脉不引，故足痿不用也。”

《素问·生气通天论》载：“因于湿，首如裹，湿热不攘，大筋软短，小筋弛长，软短为拘，弛长为痿。”

躄是跛行，痿躄之意是痿软而跛。足痿是双足痿软，宗筋松弛，足痿筋弛不能使用之症。任督二脉会聚于宗筋，是指男性的前阴。宗筋松弛则成阳痿之证。

痿证包括了许多神经系统疾病，如脊髓炎之下肢瘫痪、脊髓灰质炎后遗症等，脑梗死后遗症也应属于痿证。

重症肌无力有肌肉痿软松弛症状，较符合痿证四痿中之肉痿；没有筋挛急的症状，因此不是筋痿。

痿证的病因病机以肺热、湿热、阴虚内热为主。《丹溪心法》：“痿有五等，诸痿皆起于肺热，传入五脏，散为诸症。”“有热、湿痰、血虚、气虚。专注养肺气，养血清金，不可作风治。”《医学心悟》记载：“治痿之法，不外补中祛湿，养阴清热而已矣。”

《素问·痿论》有“治痿独取阳明”，后世有许多解释。独是语气词，不是单独之独。总的意思是阳明湿热为患，治疗都以清热化湿为主。肺热叶焦这是急性期的，有发热，短时的上呼吸道感染症状，辨证为阳明壮热，清热化湿是对的。这是针对感染性的痿证。清阳明壮热宜用生石膏。生石膏对于脾胃肺肾之热，发热之内热都是有效的。

（二）关于睢目

《诸病源候论》有“睢目候”：“若血气虚则肤腠开而受风。风客于睑肤之间，所以其皮缓纵，垂覆于目，则不能开。世呼为睢目，亦名侵风。”

睢（音 sui）是张目仰视的意思。睢目为眼睑皮肤缓纵松弛，下垂覆目，不能张开。这些症状的描述与眼肌型重症肌无力是较为一致的。

眼眶属于奇经八脉所分布，眼睑下垂与奇脉阻滞有关。由于重症肌无力不是内科常见病，睢目也不是经典著作上的记载，因此常被中医药专家所忽略。

（三）关于重症肌无力为肾虚之痿

五脏气血虚损都能致痿。张景岳提出了以金燥水亏为主。《景岳全书·

痿证篇》论述："五脏之证，又总于肺热叶焦，以致金燥水亏，乃成痿证。"在治疗上，采用了朱丹溪、薛立斋等人的方药，有虎胫骨丸、大补阴丸、鹿角胶丸、金刚丸、还少丹、六味丸、八味丸等，基本都是补肾壮筋骨的方药。与朱丹溪用二妙散有不同的意见。

叶天士提出疏通奇经八脉的治法，也需要结合临床实际。

笔者的经验也是以补肾为主，选用的药物有生地、熟地、鹿角、炙龟甲、川续断、杜仲、骨碎补等，并结合清热化瘀的治法。目前，虎骨已被淘汰。

鳖甲有滋阴潜阳、软坚散结之功效，不适宜用于本病。

（四）关于脾主肌肉

中医传统理论认为脾主肌肉。这是指脾气虚弱者，形体消瘦；脾气衰竭时，大肉尽脱。脾气虚弱，消瘦乏力者，当用健脾补气药，如人参、黄芪、甘草、大枣等能使人长肌肉、长精神。用在手术后、化疗后消瘦乏力最为适宜。如用在本病常常无效。这也是中医理论辨证论治过于宏观，容易产生不易掌握和张冠李戴情况的原因。参芪之类，本病不宜单方大剂量使用。如辨证需要，可在复方中使用，黄芪注射液可与免疫抑制剂配合使用。如无指征，也不要随意滥用。

肺和肾主一身之气，该病乏力、无力之气虚，为金燥水亏之痿证，当以肺肾两虚为主，不是脾虚为主。因此，本病当以补肾滋水为主，而不是以健脾益气为主。

（五）叶天士的治痿观点

《临证指南医案》提出痿证为"肝肾肺胃之病"，不考虑为脾主肌肉之病；并提出了痿证是热瘀湿滞损害肝肾，进而损害奇经诸脉，是创新的观点。

《临证指南医案》的用药在总论风湿理论中已有阐述。

治疗奇经诸脉损害的常用药物有生地、熟地、鹿茸、龟甲、肉苁蓉、杜仲、狗脊、枸杞子、麦冬、补骨脂、巴戟天、牛膝、刺蒺藜、天麻等。

叶天士的医案中，对于人参、黄芪等健脾益气药明确指出"未能救下"为无效，并且进一步指出"升阳益胃，似乎相悖"，是治疗的误区。

叶天士还指出虫类中药有毒，痿证不宜使用："䗪虫、蜈蚣等物，吸收秽浊毒气，与湿热纠蓄，沉伏下焦"。

叶天士对于参、芪和虫类中药的认识，对现今的临床仍有指导意义。临床上滥用这类中药的现象实在很多，并且出现无效和不良反应还不自知。

（六）关于湿、热、瘀

本病之湿热前人有较多的论述，观点一致，用药则有不同。朱丹溪提出使用二妙散（苍术、黄柏）。张景岳提出“不宜轻用苍术……亦恐伤阴也”。

叶天士提出痿证与“热瘀湿滞”有关，清化湿热是重要的治法，常用药有萆薢、防己、薏苡仁等。活血化瘀也是重要的治法，但叶天士对化瘀并不重视。

重症肌无力是慢性病，内热是明显的，但湿多数是不明显的，湿热则是针对急性感染性的痿证。苍术是与本病无关的药物。

笔者治疗重症肌无力的患者不多，就诊者治法为清热化瘀与补肾。常用的清热药为生地、忍冬藤、黄芩、黄连、金银花、秦皮等。

重症肌无力有没有瘀？眼睑下垂，肌肉痿软，既与肾虚有关，也与经脉瘀滞有关。因此，在治疗方面必须要考虑化瘀。

《景岳全书》治疗痿证提出使用四物汤和加味四物汤（四物加山栀、柴胡、牡丹皮）。虽然没有明确活血化瘀，但已经有了这方面的考虑。

笔者常用的活血化瘀药有川芎、赤芍、牡丹皮、郁金、莪术、金雀根、虎杖、羊蹄根等。

（七）关于增强肌力

中草药是否有类似于新斯的明类抗胆碱酯酶药功效，笔者这方面缺少经验。具有抗疲劳作用的许多中药，可以改善乏力的症状，虽然不一定能增强肌力，但长期使用还是有帮助的。这些中草药分布在补气药、补血药、补肾药、活血药等大类中。临床长期使用中药调理的患者会感到精神振作，体力充沛。这方面绝大多中医都有这样的体会。笔者 20 多年前曾在少年体校中观察，发现使用中药能增强运动员的肌肉力量，提高运动员的成绩。尤其是以补肾药龟鹿的效果最佳。

马钱子含番木鳖碱（士的宁），具有兴奋脊髓的作用，能促使肌肉强直性收缩，从而有致惊厥的作用。马钱子又含马钱子碱，具有箭毒样的肌肉松弛作用。临床使用马钱子每次 3 g，起初似有肌力增强的效果，时间稍长，就失效了。而且马钱子属于剧毒药管理范围，笔者过去常用，现基本上不用了。

槟榔、大腹皮含槟榔碱，具有兴奋脊后神经的作用，能增强腹肌收缩，有利于大便的排出，可在复方中煎服以治疗便秘的患者，对于全身的肌肉松弛效果不明显。

川朴所含的箭毒碱，防己所含的总生物碱，能松弛横纹肌，都不宜使用。

六、病例介绍

病例一 董××，男，56岁（眼肌型重症肌无力，轻症）。

2009年7月初诊，患者双眼睑下垂1个月，上海某三甲医院神经科MRI检查可见胸腺增大，抗AchRAb阳性，诊断为重症肌无力，给服药片（具体不详），效果不明显，而且胃和全身很难过，已经停用。希望服用中药治疗，未服用激素。

【中医辨证】肾阴不足，痰瘀热毒胶结。

【治疗】益肾化痰，清热化瘀。

【方药】经验方复方金雀根汤加减。

生地30g，熟地30g，黄芩30g，忍冬藤30g，金雀根30g，羊蹄根30g，莪术30g，郁金12g，徐长卿20g，白蒺藜30g，蔓荆子12g，川续断12g，杜仲12g，半夏12g，陈皮6g，甘草3g。

【治疗过程】14帖后复诊，上眼皮下垂有好转，继续服药14帖。复诊两侧上眼睑已能完全睁开。笔者意见需服用中药3～6个月，待胸腺相关指标正常了才能停药，现仍在服药。

【按语】该病例好转那么快是意想不到的，这说明免疫病的治疗方法是相通的，是可以借用的。

病例二 黄××，女，44岁（重症肌无力，较重）。

2008年6月初诊。患者四肢无力已多年，上眼睑下垂、复视，上海某三甲医院神经科MRI检查可见胸腺增大，抗AchRAb阳性，诊断为重症肌无力，长期服用泼尼松10mg/d，以及新斯的明类药物。四肢无力有所改善，但眼睑下垂没有明显效果。

【中医辨证】脾肾两虚，痰瘀热毒胶结。

【治疗】益肾化痰，清热化瘀。

【方药】经验方复方金雀根汤。

生地30g，熟地30g，黄芩30g，忍冬藤30g，生天南星30g，生半夏30g，金雀根30g，羊蹄根30g，郁金12g，徐长卿20g，白蒺藜30g，蔓荆子12g，天麻

9 g，川续断 12 g，杜仲 12 g，陈皮 6 g，甘草 3 g。

【加药】山豆根、莪术、鹿角片。

【减药】忍冬藤、天麻。

【治疗过程】服药 3 月余，精神和体力有所增强。患者有了信心，服药半年余，精神和体力有明显增强。上眼睑下垂的情况逐渐改善。眼睛能睁了。服药一年左右，上眼睑已恢复至病前的情况，但肌力仍不及以前。

【按语】笔者医治的重症肌无力病例不多，是将治疗其他免疫病的方法移用过来的。疾病的抗体必须得到抑制，基础方药是相同的，但对病、对症治疗的用药是不同的，同时还结合了神经系统的用药。

病例三 王××，女，34 岁(SLE＋重症肌无力重叠)。

患者由于长期无力，眼睑下垂，蛋白尿(＋＋＋)，于 2005 年在上海某三甲医院检查，ANA 阳性，抗 ds－DNA＞100 IU/ml(放免法，正常值为 0～7 IU/ml)，诊断为 SLE＋重症肌无力重叠，服用泼尼松 40 mg/d，羟氯喹 0.2 g 每日 2 次。后用 CTX 冲击疗法，疗程已结束，改泼尼松 20 mg/d，羟氯喹 0.2 g/d，尿蛋白已明显减少，但尚未转阴。乏力和眼睑下垂曾一度好转，后下垂仍然如初。于 2007 年 11 月到笔者医院初诊。检查 ANA 1∶3 200，阳性，抗 ENA 阴性，抗 ds－DNA 210 IU/ml(荧光法，正常值为 10～100 IU/ml)，尿蛋白(＋)～(＋＋)，24 h 尿蛋白 1 000 mg 左右。

【诊断】狼疮性肾炎、重症肌无力重叠。

【中医辨证】肾气虚损，瘀热胶结。

【治疗】益肾滋阴，清热化瘀。

【方药】经验方红斑汤、清肾汤加减，控制狼疮性肾炎，二病同时治疗。

生地 30 g，熟地 30 g，忍冬藤 30 g，黄芩 30 g，金雀根 30 g，羊蹄根 30 g，川续断 12 g，杜仲 12 g，炙龟甲 9 g，接骨木 30 g，积雪草 30 g，莪术 30 g，苦参 30 g，郁金 12 g，川芎 12 g，陈皮 6 g，佛手 6 g，甘草 3 g。

【治疗过程】泼尼松、羟氯喹维持原量，服中药 3 个月，无明显好转，去掉接骨木、积雪草、忍冬藤，加用山豆根 12 g，逐渐加量至 30 g，并加入吴茱萸、白豆蔻、藿香、半夏、大枣等药以和胃。3 个月后 24 h 尿蛋白下降为 300～600 mg。ANA 1∶1 000，阳性，抗 ds－DNA 78 IU/ml，阴性，明显下降。乏力症状明显改善。泼尼松减量 5 mg/d，改为 15 mg/d，羟氯喹减少 1 片/日，继续治疗1年余，蛋白尿为(一)～(±)，24 h尿蛋白为30～75 mg，抗ds-DNA 52 IU/ml，阴性。乏力症状消除，眼睑下垂有明显好转。患者继续中药治疗，希望进一步好转。

【按语】SLE+重症肌无力重叠的患者只能来免疫科就诊。两个疾病的治疗方向是一致的，用药大致相同，因此在治疗SLE为主的同时，也可治疗重症肌无力。该病例取效良好。为笔者治疗该病积累了一定的经验。

第十四节　多发性硬化病与脱髓鞘症

多发性硬化病(multiple sclerosis，MS)是一种中枢神经系统自身免疫性脱髓鞘病。患者可出现视力障碍、眼球胀痛、眼球震颤、复视、面疼、面瘫、头晕、肌力减退、步态不稳、吞咽困难、尿急、尿失禁、三叉神经痛、眼肌麻痹、肢体麻木、刺痛、瘫痪、共济失调等，可有Babinski征阳性。脑脊液检查IgG增高，IgG指数增高以及IgG单克隆带出现。病情一般进展缓慢，有缓解与复发交替发作倾向。

脱髓鞘症为多发性硬化病的早期表现。在肌电图和脑MRI与临床中仅有一些轻的表现。

一、病名、病机与治则

病名：本病属于中医“痿证”“痿痹”范畴。

病机：肾虚髓损，肝风内动，奇经瘀痰，筋脉痿软。

治则：补肾填精，平肝息风，清热化瘀，祛痰化湿。

二、治疗思路与用药

(1) 使用平肝息风、开窍安神，具有镇静、抗惊厥作用的中药，以改善神经系统的症状。如天麻、钩藤、天南星、半夏、白蒺藜、石菖蒲、珍珠粉、全蝎、僵蚕、牛黄、羚羊角等。

(2) 使用具有抗变态反应、免疫抑制作用的中药，如生地、熟地、黄芩、金雀根、羊蹄根、徐长卿、土茯苓、郁金、牡丹皮、赤芍、川芎、莪术等。

(3) 使用能松弛肌肉、可以改善胸背四肢绷紧僵硬症状的中药，如忍冬

藤、防己、厚朴。

(4) 使用补肾填精、可以提高体内激素水平的中药，如熟地、龟甲、鹿角、鹿茸、肉苁蓉等。

(5) 对症用药。①头晕头痛：重用白蒺藜，并与天麻、蔓荆子同用。②抽搐：重用钩藤、天南星、半夏、僵蚕、蝉衣以及天麻、全蝎、蜈蚣，抗抽搐、抗癫痫。③吞咽困难：重用刀豆子，以及藿香、苏梗、黄连、吴茱萸、威灵仙。诸药能舒张食管和贲门，减少食管分泌从而改善吞咽功能。④尿急、尿失禁：轻症用芡实、白莲须，稍重用金樱子、覆盆子、沙苑子、锁阳。⑤肢体麻木、刺痛：用天麻、徐长卿、制川乌、白附子、青风藤。

三、临床体会

1. 关于疾病

多发性硬化症为中老年人多发的疾病，我国的发病率没有西方国家高。欧美患者常找中医进行针灸治疗。

2. 关于病名

临床症状复杂，恰当的病名是什么？笔者提出“痿痹”的病名。

3. 关于治疗

多发性硬化病与脱髓鞘症笔者常用清热化瘀、祛痰化湿、益肾平肝的方法治疗，并疏导奇经八脉，常用药有生地、熟地、龟甲、黄芩、金雀根、羊蹄根、天麻、钩藤、白蒺藜、天南星、半夏、白芥子、僵蚕、牡丹皮、赤芍、川芎、金樱子、沙苑子等。

经验方有清脑汤、红斑汤。

四、西医治疗

目前尚无有效治疗方法，通常使用泼尼松和ACTH，或激素与免疫抑制剂如环磷酰胺、硫唑嘌呤合用进行治疗，有短期效果；但不能延缓病情进展。干扰素、转移因子、前列腺素等有辅助治疗作用。

五、医案医话

(一) 关于痿痹

痿痹见于《素问·气交变大论》：“暴挛痿痹，足不任身。”可解释为突然发生的挛、痿、痹三个病证。既有痿证的表现,又有痹证的表现,还有挛证的表现,也可理解为痿痹挛一个病证。

《丹溪治法心要·身体痿痹第十九》:"小儿精神不爽,身体痿痹。"这里当然不可拆为痿和痹两个病证。儿童脱髓鞘症则既有痿的症状,又有痹的症状,还有挛的症状。

《临证指南医案·痹》有三个病例辨证为痹痿或痿痹,有疼痛和痿废症状。病机为湿热痰三者壅塞经脉。沈案,"辛解汗出,热痛不减……斯清阳流行不息,肢节脉络舒通,而痹痿之根尽拔"。洪案,"湿盛生热生痰,渐有痿痹之状,乃阳明经隧为壅……今有痛处,治在气分"。宋案,"此由湿痹之症失治,延为痿废沉疴矣……考古圣治痿痹,独取阳明"。

"痿篇"中也有痿痹医案。沈案,"仪容日瘦,语言出声,舌络牵强,手足痿弱,不堪动作,是肝肾内损,渐及奇经诸脉,乃痿痹之症"。这些症状更似痿证,当为神经系统的症状,说明古人对于痿证和痿痹证的区分并不严格。

(二)关于补肾填精

患者大多是老年人,有乏力、肌肉与神经系统方面的症状,由肾精不足、脑髓虚损所引起。治疗应该是补肾填精,以提高体内激素水平,而不是健脾补气。

补肾填精中药,尤其是血肉有情之品,以龟甲、鹿角、鹿茸、肉苁蓉等最好。

该病患者通常有乏力、肌肉与神经系统方面的症状。中医理论认为脾主肌肉,因此,当患者出现上述症状时,很容易让医生首先考虑要给患者健脾补气。临床上看到的中药方中很多使用黄芪 30～60 g,并长期服用西洋参和灵芝孢子粉的案例。可是疗效不显,并且患者的病情还在继续发展。这是对中医理论片面理解所致。

(三)关于平肝息风

该病患者有肢体麻木、震颤等症状,辨证为肾虚肝风内动,补肾是治本,临床还需要平肝息风,使用具有镇静、抗惊厥作用的中药,如天麻、钩藤、天南星、半夏、白蒺藜等,后四味中药可大剂量使用,可用至 30～60 g,能改善早期轻症患者的头晕、头痛、震颤等症状,也是经验方清脑汤的主要用药。

僵蚕、蝉衣、全蝎、蜈蚣与上药同用能增效,但需注意全蝎、蜈蚣易致过敏,因而需慎用。

（四）关于清热化瘀

本病为自身免疫性疾病，必须使用抑制抗体、抑制免疫球蛋白、抑制变态反应的中药。

清热化瘀中药都具有免疫抑制作用，如生地、黄芩、金雀根、羊蹄根、徐长卿、土茯苓、郁金、牡丹皮、赤芍、莪术等，这些也是笔者的常用中药。

生地、熟地既能益肾，又能抑制免疫，是治疗本病的主药，剂量为15～30 g。

忍冬藤既能松弛肌肉，又能抗变态反应，可大剂量长期使用，效果虽弱，但无不良反应。

（五）关于清化痰湿

患者有流涎，即口腔、咽喉、食管等处的痰液，治宜清化痰湿，药用天南星、半夏、白芥子、葶苈子、莱菔子为主。

（六）关于疏导奇经八脉

痿证和痿痹损害的经脉，既有十二经脉，也有奇经八脉。十二经脉以肺胃肝肾为主，胃有阳明经证；肺肝肾三脏，一般都以脏虚进行辨证，通常有肺虚和肝肾两虚，较少考虑三脏之经脉。临床辨证一般很少提及肝肾经脉阻滞。

奇经八脉只有经脉，没有自身所属的脏器，只有联络的脏器。只需辨别是经脉空虚还是经脉阻塞，或是经脉空虚和经脉阻塞二者兼有。因此，治疗上需要考虑是以补益为主，还是以疏导疏通为主，或是补益与疏导同用。

《本草纲目》只有十二经脉归经，但也有许多中草药没有注明归经，并且没有提到归于奇经八脉。只能按照《临证指南医案》论述痿证、痹证和痿痹证的奇经八脉的用药辅以笔者的临床经验。如入督脉的药有鹿茸、鹿角、杜仲、狗脊、熟地等；入任脉的药有炙龟甲、熟地、川续断、补骨脂、巴戟天等。其他如生地、姜黄、郁金、当归、水牛角、牛膝、独活、防己、木瓜、天麻、白蒺藜、沙苑子、骨碎补、萆薢、金雀根、虎杖、羊蹄根、菝葜、远志、石菖蒲等也可归入奇经八脉。

（七）关于改善其他症状

（1）绷紧僵硬：忍冬藤、防己、厚朴使用得当，能改善胸背四肢绷紧僵硬的症状。防己剂量稍大，即会有明显的胃肠不舒反应。

（2）流涎：厚朴既能抑制调节食管贲门的功能，又能抑制唾液、食管的分泌功能，能改善吞咽和流涎，而且具有松弛肌肉的作用，能改善绷紧僵硬的症状，剂量为 9～30 g，并需与炙苏子、枳壳、木香等药同用以增效。

(3) 尿急尿频：金樱子、覆盆子、沙苑子、锁阳同用，能改善尿急、夜尿频多、尿失禁的症状，剂量为 12～30 g，煅龙骨、煅牡蛎同用能增效。

(八) 关于和胃理气

患者一般有明显的胃肠道症状，使用和胃理气药以改善胃肠功能也是必需的，而且还可减少主药导致的胃肠道不舒反应，如可使用黄连、吴茱萸、藿香、佛手、陈皮、白豆蔻、丁香等。

(九) 病例体会

笔者单独治疗多发性硬化病的病例较少，都是神经科诊断后，并且服用了激素，但病情还在缓慢加重。患者抱着既控制病情的发展和改善症状，又希望激素减量的目的，来到笔者处就诊。

2006 年曾有一老年女性患者前来就诊，主诉有：头晕，腰背四肢肌肉僵硬如被捆绑，难以跨步行走，吞咽困难，流涎，便秘。在上海某三甲医院神经科诊断为多发性硬化病。

中医辨证为肾亏肝风，痰瘀凝滞，经脉僵硬。治以益肾平肝，化痰祛瘀。

先后使用的中药有生地、熟地、忍冬藤、黄芩、金雀根、羊蹄根、虎杖、郁李仁、郁金、牡丹皮、天麻、钩藤、天南星、半夏、白蒺藜、僵蚕、黄连、吴茱萸、藿香、佛手等。服用中药 3 个月，病情既没有改善，也没有加重。

考虑流涎为气滞湿滞上逆，加入理气燥湿之厚朴 6～15 g，14 剂后，双腿似有放松的感觉。服药 6 个月，双腿足跟足踝绷紧僵硬的感觉明显好转，腿部肌力也有所改善，能够跨步上下二级台阶，吞咽、流涎、便秘均有明显改善。

六、病例介绍

病例一　张××，女，62 岁(多发性硬化症)。

患多发性硬化症已 6 年，视力减退渐渐加重。2006 年 5 月，发生第三胸椎(T_3)压缩性骨折，继而 T_1～T_5 缩小，体检巴宾斯基征阳性。上海某三甲医院神经科诊断为 MS。曾用丙种球蛋白与激素长期治疗。

2007 年 4 月到笔者处初诊。刻下患者感视力模糊，头痛，有时抽搐，胸部紧束无感觉，双膝以下麻木，感觉减退，走路不稳，跨不上台阶，曾有针刺状疼痛和烧灼感。长期服用泼尼松，目前剂量为每2日使用30 mg。

面红，纳可，二便正常偏少，脉弦数，舌红，苔薄。

【临床诊断】多发性硬化病。

【中医辨证】肝肾虚损，风动瘀滞。

【治则】益肾平肝，息风化瘀。

【方药】经验方清脑汤合地黄三根汤加减。

生地30 g，熟地15 g，川续断12 g，杜仲12 g，金雀根30 g，虎杖30 g，莪术30 g，郁金12 g，黄芩30 g，忍冬藤30 g，天麻9 g，白蒺藜30 g，制天南星30 g，蝉衣9 g，石菖蒲12 g，佛手6 g，甘草3 g。

【治疗过程】服用中药两个月左右，头痛已明显缓解，双腿绷紧的感觉和行走有改善，没有发生过一次抽搐。患者需长期服用中药。

泼尼松维持原来剂量。中药服用一段时间，在病情稳定的基础上可考虑泼尼松慢慢减量。

患者坚持服药一年余，病情稳定，患者再三提出激素减量，笔者仅减少了一片。

【按语】(1) 该病例诊断明确，为MS视神经脊髓型，长期服用泼尼松后，病情发展比较缓慢。

(2) 遗传问题是改变不了的。病毒感染早已过去，要解决的就是免疫问题，本病有IgG单克隆带增高，西医治疗方法是使用免疫抑制剂和类固醇激素。

(3) 该病例中医辨证肝肾虚损是本，但仅用益肝补肾的方药是不够的。有风、热、瘀、痰等病邪，病程较长，虽有肝肾虚损，但正气尚充，治疗当以祛邪与补肾并重。肾虚宜补；肝有风，宜平、宜息、宜疏，而不宜补。目的是改善症状，延缓病程。

(4) 笔者对于免疫问题，使用对抗体有效的经验方复方地黄汤，以控制IgG的增强。地黄、川续断、杜仲既能提高肾上腺皮质功能，又能改善腰酸腰痛的症状。

(5) 平肝息风药天麻、白蒺藜、钩藤、制天南星、蝉衣、僵蚕、蔓荆子等，可加减使用。头晕、头痛、抽搐等症状，治疗1个月左右就缓解了。头晕肢麻效果最好的是天麻、白蒺藜；头痛头胀效果最好的是白蒺藜、蔓荆子；抽搐震颤效果最好的是天麻、钩藤、天南星。剂量方面，白蒺藜、蔓荆子、钩藤、天南星都是30 g，剂量加大后效果能明显提高，而且无不良反应；天麻、蝉衣、全蝎、蜈蚣都宜用常规剂量。尤其是全蝎、蜈蚣需注意过敏反应。

(6) 患者每次都诉说胸腹部和双腿紧束感，步履艰难。曾考虑使用具有肌肉松弛作用的中药，如防己、厚朴等。但这些药可能会出现不良反应，就在笔者犹豫不定的时候，患者诉说服药2个月后，觉得症状有所改善，有放松感。这可能通过化瘀、息风药物疏通了经脉有关。至于是什么药、什么机制使其有松弛感的，尚不清楚。

笔者观察到加用厚朴后能改善捆绑感、僵硬、绷紧、吞咽困难、流涎等症状，剂量宜从9g开始，逐渐增大，一般为15g，笔者最大是用至30g。厚朴既能改善症状，也能使人产生非常不舒服与难过的感觉。

病例二 沈××，女，56岁(SLE+MS重叠)。

患多发性硬化症已有30多年，SLE有10多年，长期服用泼尼松10～15 mg/d治疗，病情时轻时重，时发时缓。近6年以来经常流涎，全身肌肉捆紧感越来越明显，有语言障碍，常有抽筋，关节酸痛，右侧肢体瘫痪，大便困难。

2008年10月15日本院初诊，查血白细胞 2.7×10^9/L，血小板 127×10^9/L，红细胞沉降率23 mm/h，尿常规正常，ANA 1∶320，阳性，抗SSA阳性，抗SSB阳性，抗ds-DNA 272.3 IU/ml，阳性。患者1年前已将激素和免疫抑制剂等西药全部停用。

苔白腻，舌红，脉细数。

【诊断】 SLE+多发性硬化症。

【中医辨证】 肝肾两虚，瘀滞风动。

【治则】 益肾化瘀，平肝息风。

【方药】 经验方红斑汤合清脑汤加减。

生地30g，熟地30g，黄芩30g，忍冬藤30g，天麻6g，白蒺藜30g，制天南星30g，金雀根30g，虎杖30g，生大黄12g，秦皮30g，水牛角30g(先煎)，莪术30g，郁金12g，牡丹皮12g，佛手6g，甘草3g。

【加药】 郁李仁30g，羊蹄根30g，苦参30g，陈皮6g。

【减药】 白蒺藜、郁李仁、秦皮。

【治疗过程】 服药2月余，大便略有通畅，流涎、抽筋和全身捆紧感有好转。服药至2009年2月流涎、抽筋、捆紧感已基本消除。2009年6月，复查血白细胞 4.6×10^9/L，血小板 220×10^9/L，尿常规正常，抗ds-DNA 76.3 IU/

ml,尚在继续治疗。

【按语】该患者诊断为SLE是符合的,有关节酸痛,白细胞减少,ANA阳性,抗ds-DNA阳性,早在上海某三甲医院免疫科诊断清楚了。曾使用小剂量泼尼松和羟氯喹。笔者给予复查仍然抗ds-DNA阳性,但SLE的病情较轻。

多发性硬化病既可单独成病,也可与SLE等免疫病重叠,对于抗体的治疗两个病是一致的。笔者治疗多采用清热化瘀,并结合平肝息风,一方面将抗ds-DNA降下来,另一方面改善神经症状。

这两个病都是终身性疾病,必须长期服药,使病情长期处于稳定状态,才能改善健康状况。如果一旦发作,不但是健康状况下降,而且会危及生命。

病例三　李××,男,5岁(儿童脱髓鞘症,激素减量)。

由于视力、听力明显减退半年左右,伴走路不稳而就诊,做了肌电图、MRI检查,儿科与神经科会诊后诊断为脱髓鞘症。患儿有时头晕头痛,有轻的震颤,没有抽搐。已服用了泼尼松15 mg/d,体重明显增加,身高停止生长。2009年1月来笔者处就诊。

苔白腻,舌红,脉细数。

【诊断】儿童脱髓鞘症。

【中医辨证】肝风内动,肾虚瘀滞。

【治则】平肝息风,益肾化瘀。

【方药】经验方复方地黄汤加减。

生地12 g,熟地12 g,黄芩15 g,忍冬藤15 g,天麻6 g,白蒺藜20 g,蔓荆子12 g,制天南星12 g,制半夏12 g,蝉衣9 g,僵蚕12 g,金雀根15 g,羊蹄根15 g,川芎9 g,石菖蒲9 g,佛手6 g,甘草3 g。

【加药】焦决明子12 g,白菊花12 g。

【减药】蝉衣,僵蚕。

【治疗过程】泼尼松维持原来剂量。服用中药14帖,头晕、头痛、行走均有明显改善,28帖后头晕、头痛缓解,震颤消除,走路明显有力而稳定。服药3个月后,泼尼松开始减量,每3个月减少半片。准备1年内减少至5 mg/d,这时就不影响生长发育了。

一年后患儿症状基本消失,走路稳定,体力恢复,身高已开始长高。

【按语】(1) 本病是慢性病、终身性疾病，长期服用泼尼松会影响患儿的生长发育。家长提出希望激素能少用甚或不用，单用中药治疗。这虽然难度较大，但应尽力而为。泼尼松 2.5～5 mg/d，可作为患儿的终身用量，但也有可能全部停用。这需要视病情稳定的程度而定。

(2) 笔者治疗成人免疫病的中药剂量较大，对于儿童在成人剂量的基础上减半，但这个半量仍相当于成人的常规剂量。患儿服用后没有不良及不适反应，这符合古人所说的“有病则病受之”的道理。

第十五节　艾迪生病

艾迪生病(Addison's disease)又名原发性肾上腺皮质功能减退症，本篇只谈由自身免疫引起的原发性肾上腺皮质萎缩症。本病起病缓慢，主要症状有：疲倦，乏力，酸痛，衰弱，消瘦；纳少，腹胀，腹痛，腹泻；头晕目花，血压降低；全身皮肤色素沉着，尤其是暴露部位色素沉着，如棕黑色、棕黄色、古铜色；血钠降低，血钾、血钙升高。

实验室检查可见血浆抗肾上腺皮质细胞抗体阳性，抗甲状腺球蛋白抗体(TGAb)阳性。

一、病名、病机与治则

病名：本病属于中医“虚损”“肾痹”范畴。

病机：肾阳虚损，阴阳两虚。

治则：补肾益精。本病慢性非危重病例可单用中药治疗。

二、治疗思路与用药

(1) 使用补肾益精、具有增强肾上腺皮质功能、提高激素水平作用的中药，如鹿茸、鹿角片、鹿角胶、炙龟甲、龟甲胶、肉苁蓉、淫羊藿、巴戟天、熟地、麦冬、制附子、桂枝、甘草等。

(2) 使用具有调节免疫、抑制抗体作用的中药，如生地、黄芩、黄连、忍冬藤、金雀根、羊蹄根、徐长卿、土茯苓、郁金、牡丹皮、赤芍、莪术等。

(3) 使用健脾和胃、具有保护胃肠功能作用的中药，如吴茱萸、高良姜、白芍、姜黄、炮姜、木香、丁香、藿香、白豆蔻、佛手、半夏、芡实等。

三、临床体会

1. 关于疾病

艾迪生病一般属于内分泌系统的疾病。本病由抗体所引起，因此，将本病分类在风湿病与免疫病大类中。

药物性肾上腺皮质功能减退症，在皮质激素减量停用时会发生假性风湿病的症状，全身会出现酸痛和乏力。

2. 关于病证

艾迪生病属于虚损、肾虚范畴，部分患者有全身酸痛、乏力，因此，也可属于肾痹范畴。

3. 关于治疗

笔者常用的中药有生地、熟地、鹿角片、鹿茸、炙龟甲、肉苁蓉、黄芩、黄连、金雀根、赤芍、白芍、吴茱萸、姜黄、炮姜、藿香、白豆蔻、半夏等。

经验方有促激素汤。

中医治疗慢性轻症患者，可与皮质激素联合应用。

四、西医治疗

泼尼松或泼尼龙 5～15 mg/d，氢化可的松 5～30 mg/d，餐后分 3 次口服。如出现艾迪生病危象，用氢化可的松 100～200 mg 静滴，在 6 h 内滴完，总量可达 500～600 mg。第 2 天起，逐渐减量，并改口服，1～2 周后，用泼尼松 15～5 mg 维持。地塞米松和甲泼尼龙也可使用。盐皮质激素类药可用去氧皮质酮 2.5～5 mg/d，肌注，维持量为 1～2 mg/d。

维生素 C，可长期使用，可使黑色素减退，每日 1 g，静滴。

五、医话与临床经验

（一）标实本虚之肾痹

《内经》中对肾痹有多处记载。《素问·痹论》："痹聚在肾，淫气乏竭。"《素问·四时刺逆从论》："太阳有余，病骨痹身重，不足病肾痹。"《素问·五脏生成》："黑脉之至也，上坚而大，有积气在小腹与阴，名曰肾痹。"《灵枢·五邪》：

“邪在肾，则病骨痛阴痹。”

《内经》这几段有关肾痹的记载，说明肾痹在下焦，有邪气积聚，什么邪气？当为风湿之邪，而有身重、骨痛等痹的症状，应属于实证。同时尚有乏力、衰竭等体虚的症状。《内经》也有记载体虚不足之肾痹，明确肾痹属于虚证范畴。因而本病应属于标实本虚之证。这些记载之临床表现与艾迪生病有相似之处。

因此，笔者提出艾迪生病中医可采用“肾痹”的病名。

（二）关于辨证

原发性肾上腺皮质功能减退症，中医辨证既有瘀热风湿内郁，又有肾阴不足，还有阳虚内寒等不同。治疗以清瘀化热，兼以补肾。

结缔组织病长期服用皮质激素类药物易引起继发性慢性肾上腺皮质功能减退症，血浆皮质醇低下，最低时，有患者晨8时测定仅有0.5 nmol/L。患者呈向心性肥胖，儿童可停止生长发育，身高长期不生长。临床辨证以阴虚内热为多。治疗以补肾阴为主，兼以补肾阳。原发性与继发性的补肾之法，即古人所说的阴中求阳，阳中求阴，调节阴阳之理。

（三）补肾二十法

补肾方法较多，可归纳为二十法。

（1）滋补肾阴：药用熟地黄、炙龟甲等，适用于肾阴不足、内热乏力之证。

（2）滋补肾水：药用生地、麦冬等，适用于肾水亏损、火旺阳亢、面赤易怒之证。

（3）滋补肾津：药用生地、五味子等，适用于肾精不足、口干咽燥之证。

（4）温补肾阳：药用鹿茸、肉苁蓉等，适用于肾阳不足、腰膝酸冷之证。

（5）温补命火：药用附子、肉桂等，适用于命门火衰、畏寒面黯之证。

（6）补肾益气：药用人参、冬虫夏草等，适用于肾气不足、精神萎靡、未老先衰之证。

（7）补肾纳气：药用人参、蛤蚧等，适用于肾不纳气、肾虚气喘之证。

（8）补肾填髓：药用海狗肾、紫河车等，适用于髓海不足、精少液亏之证。

（9）补肾填精：药用龟甲胶、鹿角胶等，适用于精血不足、精亏血少之证。

（10）调补肾督：药用鹿角、杜仲等，适用于肾督不足、腰脊酸冷之证。

（11）补肾壮阳：药用仙茅、淫羊藿、锁阳等，适用于肾阳不足、阳痿不育

之证。

(12) 调补冲任：药用巴戟天、补骨脂等，适用于冲任不足、经衍不孕之证。

(13) 补肾壮腰：药用川续断、狗脊等，适用于肾虚腰酸、喜按喜敲之证。

(14) 补肾壮骨：药用川续断、骨碎补等，适用于肾气不足、骨质疏松之证。

(15) 补肾固尿：药用沙苑子、益智仁等，适用于肾气不足、夜尿频多之证。

(16) 补肾固精：药用菟丝子、金樱子等，适用于肾关不固、尿淋遗滑之证。

(17) 补肾固肠：药用五味子、肉豆蔻等，适用于老人肾虚、五更泄泻之证。

(18) 益肾润肠：药用肉苁蓉、胡桃肉等，适用于老人肾虚、大便干结之证。

(19) 补肾聪耳：药用骨碎补、沙苑子等，适用于肾虚耳鸣之证。

(20) 补肾乌发：药用制首乌、熟地黄等，适用于肾虚脱发之证。

由于中医的许多概念并不严谨，长期以来笼统地称为补肾药，补肾中药应是各有所用，但常有交叉混用的情况，正确地细分使用补肾药可以提高疗效。市场上常有由于分不清中草药的细分使用方法，因而就出现了六七十味的特大复方，这样已经分不清君臣佐使了。

(四) 补肾的目的

艾迪生病补肾的目的，不是补肾壮阳，不是为了增强男女性功能，因此不宜使用以壮阳为主的补肾药，尤其是儿童更加不宜使用此类药，否则有可能会促使儿童提前性发育。因此，上述的各种补肾药不是全都能使用，而是应有选择地使用。

本病应以滋补肾阴、温补肾阳、温补命火为主，需选择具有提高肾上腺皮质功能的中药。作用机制有两条路径，一是通过兴奋垂体分泌 ACTH，促进肾上腺皮质功能代偿，从而提高皮质激素的分泌，有些还同时加强了性功能和甲状腺功能。二是直接兴奋肾上腺皮质，增强皮质分泌功能。

补肾阳滋肾阴中药以鹿茸、鹿角片、炙龟甲、熟地、肉苁蓉效最佳。这些中药都需要长期使用才会有效。附子、肉桂温补命火，过于热性，能较快地改善畏寒症状，但容易上火，需注意寒热平衡。

(五) 关于抗体

艾迪生病为自身免疫病，有自身抗体。但绝大多数医院尚没有条件开展血浆抗肾上腺皮质细胞抗体检查，而且阳性率也不高。即便如此，抑制抗体的中药还是需要使用。熟地、金雀根、徐长卿、土茯苓、莪术、郁金、赤芍、牡丹皮等很少有胃肠道反应，可以选用。

生地、羊蹄根容易滑肠而增加腹泻，应注意使用。

使用皮质激素类药物引起的继发性皮质功能减退症，没有抗肾上腺皮质细胞抗体，而有原发的结缔组织病的抗体。

人参既有促进肾上腺皮质功能的作用，也有激活抗体的作用，不宜使用；黄芪不是补肾药，更不宜使用。

（六）胃肠道症状的处理

原发性艾迪生病常有食欲不良、恶心、厌食、腹泻等症状。鹿角胶、炙龟甲、生地、熟地等很容易加重胃肠道症状。因此，必须使用健脾和胃、保护胃肠功能的中药，甚至方中一半以上都可是此类中药。

服用皮质激素引起的继发性皮质功能减退症，一般不影响胃肠道功能。

（七）皮质激素的应用

泼尼松等糖皮质激素类药，能迅速提高体内激素水平，从而能较快地控制免疫病病情，改善症状。但长期应用，反而会抑制皮质功能。加用中药治疗后，也要有一个比较长的时间进行中西医结合治疗，待取得疗效，病情改善后，再将泼尼松慢慢减量，直到停用。但还需继续服用中药，以巩固疗效，防止反跳，直至痊愈。

（八）继发性慢性肾上腺皮质功能减退的治疗经验

对于 SLE，由于使用大剂量甲泼尼龙冲击疗法后，继续服用较大剂量的泼尼松，容易引起继发性慢性肾上腺皮质功能减退，血浆皮质醇明显降低，对于10 nmol/L 以下的患者，大都在红斑汤治疗 SLE 的同时，加入熟地、炙龟甲、鹿角片、肉苁蓉、淫羊藿等中药，一般需 3～6 个月血浆皮质醇可明显上升，达到正常值的一半以上，并需稳定二次以上，才可以减量泼尼松。如要达到正常值，可能还需更长的时间。

影响中药升高血浆皮质醇速度的因素较多，快的只有 1～2 个月就正常了，慢的需要 1～2 年。

成年患者不必着急。每人的病情、心态都不一样，即使符合了激素减量的条件，也必须让患者下定决心、能够配合后才能减量。否则减量了，病情一旦出现波动，西药还会加上去，有的甚至于加得比原来剂量更大。

笔者这方面有大量的治疗病例，在 SLE 一节中已有介绍。

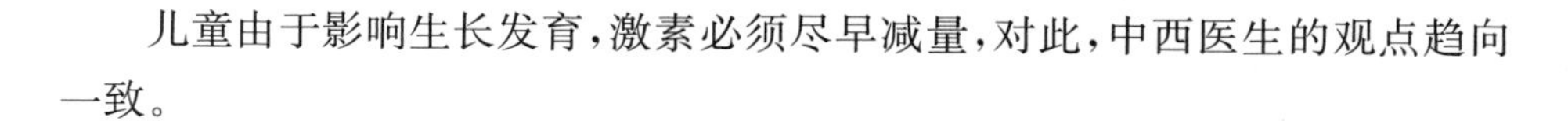

儿童由于影响生长发育，激素必须尽早减量，对此，中西医生的观点趋向一致。

六、病例介绍

病例一　徐××，男，50多岁（原发性慢性肾上腺皮质功能减退症）。

患者长期卧床不起，症见消瘦乏力、畏冷、阳痿、食欲不振。尿17-羟皮质类固醇、尿17-酮类固醇分别为4.25～9.8 mg%、7.6～1.93 mg%，基础代谢率低，吸碘131试验低。X线摄片蝶鞍无异常。诊断为慢性肾上腺皮质功能减退症，伴甲状腺功能减退症，男性性功能减退症。当时尚缺少许多相关的检查条件。

治以温补肾阳为主，阴阳并补，并给予健脾和胃的中药。药用红参、鹿角片、炙龟甲、肉苁蓉、淫羊藿、巴戟天、熟地、制附子、桂枝、吴茱萸、高良姜、炮姜、木香、藿香、白豆蔻、佛手、半夏、陈皮、芡实、甘草等。

当时还服了2周的泼尼松，后由于胃痛，就全部停用。中药服了3个月，症状和尿复查均有明显好转，治疗6个月，已能上班，并恢复轻度工作。全过程服用中药2年，身体恢复健康，尿17-羟皮质类固醇、尿17-酮类固醇检查和吸碘131试验均在正常范围。现年已80多岁，身体健康。

病例二　李××，男，12岁（儿童继发性血浆皮质醇低下）。

因高热、关节肿痛住入上海市某三甲医院，诊断为JRA，经激素冲击后，高热退清。

于2006年8月来笔者处就诊，服用美卓乐6片/日，HCQ 1片/日，MTX 4片/周。患儿呈满月脸，腹部肥胖，双手关节仍然肿胀，家长希望激素减量。

查红细胞沉降率12 mm/h，RF阴性，CRP阴性，抗CCP阴性，IgG 25 g/L，血浆皮质醇13.5 nmol/L（本院正常值为171 nmol/L以上）。向家长说明，孩子病情已经得到有效控制，但体内分泌激素的器官受到了严重的抑制，如果美卓乐继续减量，病情必然会出现反跳。必须将血浆皮质醇的水平提高到80 nmol/L以上才能进行激素减量。

西医冲击了ACTH 4次，血浆皮质醇上升为45.6 nmol/L。中药在羌活地黄汤控制原发病的基础上，加入温阳益肾的促激素汤。

生地15 g，熟地15 g，羌活30 g，黄芩30 g，金雀根30 g，羊蹄根30 g，制川乌

9 g，白附子 12 g，白芥子 12 g，葶苈子 30 g，川续断 12 g，杜仲 12 g，肉苁蓉 12 g，炙龟甲 9 g，鹿角片 9 g，陈皮 6 g，佛手 6 g，甘草 3 g。

3 个月后，血浆皮质醇为 50.2 nmol/L。向家长分析，由于 ACTH 只是暂时地将皮质醇提高，停药后会再次下降。遗憾的是没有每月查血浆皮质醇，因此，此次检测值可能包含了 ACTH 反跳后的上升。

由于病情稳定，可以先将 HCQ 停用，MTX 减少剂量，每个月减少 1 片，从 4 片/周减到 3 片/周、2 片/周、1 片/周，直至停用。关节疼痛时可以临时服用莫比可等药物。

同时服用中药，3 个月后，血浆皮质醇上升至 152.2 nmol/L。开始美卓乐减量，每月减少 1 片，3 个月后，为 3 片/日。告诉家长，3 片/日以下减量速度要放慢，为每 3 个月减量一片。并且还需要检测有关指标，如果稳定，可在 9～12 个月内停用。中药每天要服，一天不能停，而且回到家乡后，可抄原方，但不能随意加药减药(笔者最担心加用大剂量黄芪)。

至 2009 年 2 月，双手关节肿痛消除，查 ESR 2 mm/h，RF 阴性，CRP 阴性，抗 CCP 阴性，IgG18 g/L，临床完全缓解。美卓乐已在半年前全部停用，血浆皮质醇为 312.5 nmol/L，药物性库欣综合征消除，患儿身材明显长高。

第十六节　葡萄膜炎

葡萄膜炎又名色素膜炎、虹膜睫状体炎，是自身免疫病。本病视力损害严重，前葡萄膜炎有红眼，后葡萄膜炎不一定有红眼，患者目糊目眩，视力下降，甚至可导致失明。

贝赫切特综合征、莱特尔综合征、强直性脊柱炎、韦格纳肉芽肿病、溃疡性结肠炎等均可伴发葡萄膜炎。

一、病名、病机与治则

病名：本病属于中医“眼丹”范畴。

病机：真阴不足，瘀热损目。

治则：清热化瘀，养肝益肾。

二、治疗思路与用药

(1) 使用清热化瘀、具有免疫抑制作用的中药,如生地、熟地、黄芩、金雀根、虎杖、土茯苓、郁金、莪术等以抑制抗体。

(2) 使用清热明目、具有抗变态反应、抗炎作用的中药,如秦皮、密蒙花、蔓荆子、青葙子、决明子、金银花、菊花、桑叶、黄连、生石膏等以治疗眼炎。

(3) 使用凉血化瘀、具有抗血管炎作用的中药,如生地、水牛角、牡丹皮、赤芍、徐长卿、蒲黄、羊蹄根以治疗血管炎。

三、临床体会

1. 关于疾病

葡萄膜炎为眼科的自身免疫病。来免疫科就诊的大都是其他免疫病所伴发的病例,须请眼科专家检查会诊。

2. 关于病证

本病的中医病名,难以确定。笔者提出眼丹,较为勉强。

3. 关于治疗

笔者是从免疫的角度治疗葡萄膜炎的,并结合了眼科的常用中药。一方面是控制免疫和抗体,另一方面是消除眼的炎症。

常用药有地黄、生石膏、黄芩、金雀根、羊蹄根、徐长卿、水牛角、郁金、牡丹皮、秦皮、密蒙花、青葙子、金银花、黄连等。

经验方秦皮密蒙花汤、牛角地黄汤。

四、西医治疗

重症病例应及时局部注射地塞米松制剂。

五、医案医话

(一) 关于眼丹

《诸病源候论·目病诸候》凡三十八论,找不到与本病相类似的描述。"目飞血候"一证记载有"血脉生于白睛之上"的情况,但这种巩膜充血、血管扩张的情况较多,而且不一定有病。

眼丹见于《外科正宗》:"眼丹脾经有风,胃经多热,共结为肿。风多者则浮肿易消;热甚者则坚肿难消。"书中描述的眼丹似乎为感染性疾病,用于本病并不是特别恰当。

(二) 关于患者来源

笔者是内科医生,过去对于眼科疾病并不涉及。由于免疫病的需要才接触,由不懂到略知一二。但对于眼疾的检查并不掌握,还需要完全依靠眼科专家。

笔者曾去某省市第一人民医院讲课会诊,一例贝赫切特综合征患者一年后来上海找笔者复诊,说口腔溃疡与葡萄膜炎均有明显好转。后来该市多家三甲医院的眼科每年都有介绍葡萄膜炎患者前来服用中药,患者说都有效果,有 10 多例。

笔者近三年诊治本市葡萄膜炎患者 10 例,其中 2 例是原发性的,8 例是贝赫切特综合征、强直性脊柱炎、莱特尔综合征、韦格纳肉芽肿病、溃疡性结肠炎伴发的。其中 4 例是某三甲医院眼科转诊过来的,并长期局部注射地塞米松。

(三) 原发较继发性葡萄膜炎难治

风湿性免疫病伴发的 7 例经治疗 6～12 个月,病情都得到了控制,关节疼痛、腰痛、僵硬、口腔溃疡大都在半年之内缓解。

治疗葡萄膜炎没有那么容易,需要更长的治疗时间和过程,一般在一年之内会逐渐好转。先是红眼、目糊目眩会明显改善,眼内出血也会减少直至停止,视力不再下降。以后地塞米松局部注射间隔时间延长,剂量逐渐减小。激素局部注射要停用很难,取决于病情的轻重与对激素的依赖程度。

观察下来,原发性葡萄膜炎较继发性葡萄膜炎更为难治。笔者治疗风湿病、免疫病伴发的葡萄膜炎都是有效的。但对于原发性葡萄膜炎最初的 2 例都是失败的。10 年前曾有一例本市的原发性葡萄膜炎患者前来就诊,是笔者治疗的第一例葡萄膜炎。当时尚缺少经验,治疗 3 个月,患者眼红、目糊的症状改善不明显,患者就中断治疗了。考虑其病因,故而以红斑汤为基础治疗,这是对的,是针对免疫和抗体的,但是不够,还必须治疗眼的血管炎症和出血。

后来笔者在治疗贝赫切特综合征伴发葡萄膜炎的过程中,积累了一定的经验。必须抗眼炎与抗血管炎的中药结合起来使用才能有效。抗眼炎经验方为秦皮密蒙花汤,抗血管炎经验方为牛角地黄汤。

后来2例原发性的葡萄膜炎患者经6～12个月的治疗，有了明显好转。

（四）关于明目中药

《中药学》有“清热明目药”一节，眼科也有许多常用药，每一味药各有所用，其机制也是多方面的。

1. 抗炎作用

密蒙花、桑叶、菊花、龙胆草之明目，与抗炎作用有关。

蔓荆子明目，与抗炎和促进球结膜微循环有关。

秦皮明目，与抗炎、抗过敏、抗光敏作用有关。

青葙子明目，与抗炎和降低眼压有关。

决明子明目，与抗炎和增强睫状体酶作用有关。

千里光明目，与抗炎和抗菌有关，但有肝毒性，不宜多用。

2. 明目作用

枸杞子明目，与保护视神经有关。

石斛、菟丝子、石决明、谷精草明目，与抗白内障作用有关。

夜明砂、石斛治疗雀盲，与含有维生素A和胡萝卜素有关。

3. 关于石斛

石斛和枫斗是眼科的常用药，著名方剂石斛夜光丸组方中有石斛、生熟地黄、麦冬、枸杞子、青葙子、决明子、白蒺藜、菟丝子、黄连等25味中药，有滋肾养肝、明目的功效，主治肝肾两虚、视物昏糊、内障夜盲之症。方中诸药药亦为笔者所常用。

石斛有明目功效，与主治夜盲有关，现今夜盲症已不再需要使用石斛。石斛与葡萄膜炎是无关的药物，因此不用。石斛对于眼疾是否还有其他作用，尚不清楚。

4. 其他

中医眼科常用的中药还有白蒺藜、木贼草等，药理机制不明。

临床观察，对于葡萄膜炎抗炎有效的中药为密蒙花、桑叶、菊花、秦皮、青葙子、蔓荆子、决明子，且无不良反应，可以大剂量长期使用，应为首选的药物。其他各类中药虽然也有明目功效，可用于葡萄膜炎，但与直接的治疗关系不大。

六、病例介绍

病例一 李××,男,25岁(贝赫切特综合征伴发葡萄膜炎)。

口腔溃疡从小就有,常用锡类散、西瓜霜、维生素等,后来就用一口贴,都有短期效果,但时间都不长,再用就失效了。最近3年,眼红,出血,目糊,视力下降得很快。上海市某三甲医院诊断贝赫切特综合征,伴发葡萄膜炎。右眼较左眼更重。局部注射地塞米松能控制,但需经常注射。

2007年8月前来就诊,口腔溃疡和葡萄膜炎经常发作。

【诊断】贝赫切特综合征伴发葡萄膜炎

【中医辨证】眼丹(真阴不足,瘀热损目)。

【治疗】清热化瘀,养肝益肾。

【方药】经验方土茯苓汤合秦皮密蒙花汤加减。

生地30g,生石膏30g(先煎),黄芩30g,金银花30g,金雀根30g,羊蹄根30g,土茯苓30g,秦皮30g,密蒙花30g,水牛角30g(先煎),决明子30g,郁金12g,牡丹皮12g,黄连9g,陈皮6g,佛手6g,甘草3g。

【加药】熟地、莪术、虎杖。胃肠不舒加用藿香、白豆蔻、吴茱萸、姜黄、炮姜、芡实。

【减药】金银花、羊蹄根、决明子。

【治疗过程】经1个月左右的治疗,口腔溃疡明显好转,发得小了,也少了,疼痛也减轻了。双眼无明显好转。经过3个月左右的治疗,口腔溃疡基本好转,偶尔下唇有一个小的溃疡,疼痛很轻。双眼红减轻,目糊明显改善,视力没有继续下降。地塞米松局部注射第一个月中只有一次,第二月没有注射过。

服药半年,口腔溃疡消除,双眼不红,左眼视力有所恢复,但右眼视力很差,恢复的可能性已经很小。继续服药1年,口腔溃疡、双眼葡萄膜炎基本缓解。要求患者服药3年。

病例二 范××,女,44岁。2006年4月初诊(原发性葡萄膜炎)。

患双眼红肿已3年余,眼科诊断为葡萄膜炎。地塞米松局部注射能迅速控制,但逐渐耐药,缓解时间越来越短,注射由原来的每月1次,增加为每周1次,有时一周注射2次。

初诊时笔者提出是否检查一下是原发性还是继发的。患者说西医眼科专家从来没有说过葡萄膜炎还有伴发的。患者复诊时说回去问过了，是原发的，不是其他疾病继发的。

患者问激素如何处理？笔者回答继续进行局部注射，今后如何治疗由西医眼科医生决定。接受过去的教训，激素不论是口服还是局部注射，都必须是非常缓慢地减量。只有在中药有效的基础上，才能慢慢地减量，不能操之过急，急了病情会反跳，会更加严重。

【方药】经验方红斑汤合秦皮密蒙花汤加减。

生地 30 g，生石膏 30 g(先煎)，黄芩 30 g，金银花 30 g，金雀根 30 g，羊蹄根 30 g，秦皮 30 g，密蒙花 30 g，青葙子 30 g，水牛角 30 g(先煎)，郁金 12 g，牡丹皮 12 g，黄连 9 g，陈皮 6 g，佛手 6 g，甘草 3 g。

【加药】蔓荆子 30 g，虎杖 30 g。

【减药】金银花、羊蹄根。

【治疗过程】眼红增加龙胆草 12 g、白菊花 15 g，药很苦，但尚能接受。观察了 1 个月，没有进展，就将这二味药去掉了。由于大便干结，用力排便容易眼内出血。于是加入了虎杖，后又加用了生大黄 9～12 g，郁李仁 30 g，大便才通畅了。

治疗半年左右，目赤、眼内出血有明显改善，地塞米松局部注射还在继续进行。目糊情况有所加重，眼科检查认为是玻璃体混浊加重。与使用激素有关。眼科提出地塞米松局部注射改为两周 1 次，并口服美卓乐 2 片/日。中药服用一年多，目赤已消除，眼科检查眼内没有出血。地塞米松局部注射改为四周 1 次。患者长期服用中药，目前有了明显的好转。地塞米松局部注射已减少到偶然一次。

第四章 过敏性免疫性皮肤病

过敏性免疫性皮肤病是一组复杂的皮肤病，包括荨麻疹、丘疹性荨麻疹、皮肤划痕症、接触性皮炎、虫咬性皮炎、痒疹、湿疹、多形红斑、结节性红斑、自体敏感性皮炎、药物过敏、天疱疮、类天疱疮、血管炎水肿、坏死性血管炎等。其中部分疾病已作单病种介绍，部分疾病综合在一起予以简单介绍。

笔者是内科医生，以前很少接触皮肤病。过去诊治的皮肤病都是由系统性红斑狼疮、皮肌炎等患者介绍过来的。这些过敏性免疫性皮肤病患者都是久治不愈比较顽固的病例。笔者的诊治方法是从诊治系统性红斑狼疮、皮肌炎等疾病各种各样的皮肤黏膜损害中移用过来的，在治疗中逐渐积累了一定的经验。

第一节 过敏性紫癜

过敏性紫癜(anaphylactoid purpura)又称 Schonlein－Henoch 综合征，是一种过敏性血管炎。主要表现为在下肢、臀、手、肘部的伸侧出现紫红色皮疹、荨麻疹、片状紫斑、瘀斑、大疱、溃疡。皮疹对称性，略高于皮肤。可见关节痛、肿胀、腹绞痛、恶心、便血。有皮肤型、肠型、肾型、综合型等多种类型。如出现蛋白尿、血尿，称为紫癜性肾炎。临床检查可发现红细胞沉降率增速，血小板正常，IgA、IgG 免疫复合物增多，RF 阳性，ANA 阴性。

一、病名、病机与治则

病名：本病属于中医“衄证”“肌衄证”“紫斑”范畴。

病机：血热瘀滞，热迫血行，血不循经。

治则：清热解毒，凉血化瘀。

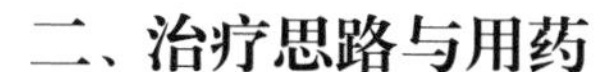

二、治疗思路与用药

(1) 使用清热凉血、具有抗过敏、抗血管炎作用的中药，如重用生地、水牛角、黄芩、生石膏，另选用牡丹皮、赤芍、郁金、莪术、金雀根、羊蹄根、徐长卿、土茯苓、秦皮等以治疗过敏性血管炎。

(2) 使用化瘀和止血相结合的方法，选用具有抗凝作用、止血作用的中药如槐花米、生藕节、白茅根、鬼箭羽、蒲黄以治疗瘀点、瘀斑与血尿。

(3) 使用清热化瘀、益肾、具有治疗肾炎效果的中药，如生地、熟地、川续断、杜仲、炙龟甲、落得打、接骨木等以治疗蛋白血尿。

三、临床体会

1. 关于疾病

本病为临床诊断，必须排除结缔组织病。红斑狼疮、皮肌炎之血管炎。上肢下肢皮下紫斑、紫癜是常见的症状。

血尿患者必须排除狼疮性肾炎和 IgA 肾炎才能诊断为紫癜性肾炎。

肠型出血需排除胃肠道器质性病变、溃疡性结肠炎。本病血小板正常，与 ITP 较易鉴别。

2. 关于病证

现代中医书上衄证可分为肌衄、齿衄、鼻衄等，肌衄为皮下出血，齿衄为齿龈出血，鼻衄为鼻腔出血。本病属于衄证范畴，但衄证较为笼统，对于皮下出血(肌衄)不及紫斑更为确切。如果是多发性出血，称为衄证也可。

3. 关于治疗

本病大多数病例可单用中药治疗，少数重症疗效不佳时可中西医结合治疗。

紫癜和血尿，辨证上通常是血热瘀滞，热迫血行。笔者常用的中药有生地、黄芩、生石膏、水牛角、郁金、牡丹皮、金雀根、羊蹄根、生藕节、白茅根等。

四、西医治疗

皮质激素：一般用泼尼松或美卓乐。免疫抑制剂硫唑嘌呤、环磷酰胺可与激素同用。

五、医案医话

（一）关于紫癜、紫斑、葡萄疫

《内经》已有“衄”“衄血”的记载。明代《证治要诀》、清代《医宗金鉴》都有“肌衄”的病名。

紫斑、紫癜、葡萄疫的概念见于明代陈实功《外科正宗》。紫斑、紫癜是非常接近的两个概念，紫癜可理解为皮下细点状和斑片状出血，紫斑是皮下斑片状出血，不包含细点状出血。葡萄疫概念不太切合，一不似葡萄那么大，二不是疫病。

血小板减少性紫癜多为皮下细点状出血，中医可称为紫癜。过敏性紫癜多为皮下斑片状出血，中医可称为紫斑或紫癜。

过敏性血管炎可能有发热的症状，与感染有关，可称为葡萄斑、葡萄疫。这样就可以将肌衄分得更细更精准。

这些内容在ITP一节中已有较详细的阐述，可参考。

（二）关于辨证

近年来笔者治疗过敏性紫癜积累下来有20多例。皮肤型、肠型、肾型、综合型、肠道大出血、鼻腔大出血都曾治疗过。大出血时需要使用西药。

如果患者有血尿、便血和齿鼻出血，是新血无瘀；如果患者有皮下出血，紫斑紫点，是陈血瘀滞。肌衄既有新血出血，又有陈血瘀血。

对于肌衄，新鲜出血、陈血瘀血交叉一起的，称为大衄。中医辨证为有热有瘀，热迫血行而出血衄血，血滞皮下，积而成瘀。

对于出血，中医理论有热迫血行与脾不统血、气不摄血几种情况。本病临床上绝大多数是热迫血行而血不循经。脾不统血一般指消化道的出血，气不摄血是指大出血并发休克。本病较少出现脾不统血的情况。因此，不宜随意使用补气摄血、健脾止血的方法。

（三）化瘀与止血

葡萄疫一证，陈实功提出清热凉血的治法，方用羚羊角散，药用羚羊角、玄参、麦冬、黄芩、知母等。这些方药用于本病治疗有效。

凉血一法，凉法显然是清热；但对于血，没有讲清楚是化瘀，还是止血。羚羊角散清热凉血，方中既不是化瘀，也不是止血。

对于新血衄血，陈血瘀血，治疗上是化瘀还是止血？笔者的治疗经验为清热凉血、化瘀与止血同时使用。出血为主者用清热凉血与止血为主的治法，皮下紫斑瘀点者用清热凉血与化瘀为主的治法。经验方是红斑汤与紫斑汤，药用生地、黄芩、生石膏、水牛角、金雀根、羊蹄根、牡丹皮、赤芍、郁金，较重者加用蒲黄、莪术。门诊上的慢性病例服用中药的效果是非常好的。

分析经验方中的中药，生地、黄芩、生石膏、水牛角清热凉血，偏于止血。金雀根、羊蹄根、牡丹皮、赤芍，有温有凉，偏于化瘀。郁金清热化瘀，凉血止血。蒲黄生用化瘀，焦用止血。郁金、蒲黄是化瘀止血的药物，还有三七也是。

（四）单用止血是止不住血的

本病紫癜是由变态反应引起的血管内皮炎症，由于血管通透性发生改变而致皮下出血。患者血小板正常，凝血机制正常，骨髓正常。治疗上通过缩短出凝血时间，缩短凝血酶原时间，加速血小板聚集等机制而止血，不能解决血管炎之出血。这也是为什么使用止血药效果不好的原因。

止血是治标，抗过敏、抗血管炎、抑制血管通透性才是治本的方法。

对于大出血，西医的方法更为快速有效，包括输血，中医也应当采用。

（五）关于紫癜性肾炎

蛋白尿、血尿能缓解，但常有复发。过敏性紫癜患者必须检查尿常规和尿沉渣。皮肤型紫癜可能与肾炎型紫癜同时累及。

紫癜性肾炎的治疗为清热凉血，化瘀止血，滋阴益肾。选用具有抗过敏、抗变态反应，同时提高体内激素水平、抑制肾小球小血管通透性作用的中药。

经验方红斑汤、紫斑汤，药用生地、黄芩、生石膏、水牛角、金雀根、羊蹄根、牡丹皮、赤芍、郁金、川续断、杜仲、接骨木、落得打等。

血尿加用白茅根、生藕节、大小蓟、槐花米等。

（六）关于紫癜性肠炎

慢性过敏性紫癜有以肠道出血为主者，主要累及小肠，大便带有暗褐色，严重者有呕血与黑便。初次发病者容易误诊。住院后对于急性出血，采用止血、输血、激素等处理，以后慢性的少量出血，可在中医门诊治疗。

笔者经验以红斑汤、紫斑汤为主，加入治疗肠道的止血药，如血见愁、檵木叶、灶心土等，剂量宜用 30 g。

（七）关于齿衄鼻衄

口鼻出血是本病的常见表现。这是热迫血行，是全身性疾病的局部表现，需要针对进行全身性治疗。

在红斑汤、紫斑汤养阴清热、凉血化瘀的基础上，可加用止血药白茅根、藕节炭、槐花炭、蒲黄炭等。

（八）关于关节炎

中小关节疼痛肿胀，以膝、踝关节为多见。这是由瘀热风湿引起，不要教条地认为关节肿痛都是由风寒湿三气导致。本病治疗当以清热化瘀、祛风化湿为主，能选择的中药不多，有生地、忍冬藤、桑枝、海风藤、菝葜、岗稔根、秦艽、豨莶草等。这些祛风湿药的止痛效果很弱，只能慢慢治疗。羌活、独活、白附子性温，虽然可用，但需观察。

消肿可用葶苈子、白芥子。

不可随意使用温通的药物，主要是指乌头、附子、桂枝等性热的中药。热药能生火，热迫血行，有增加出血的可能。

（九）疑难解答

止血药很多，主要有四类。

1. 凉血止血药

生地、水牛角、槐花米、大蓟、小蓟、白茅根有抑制血管通透性作用，临床止血有效，并且都可以大剂量使用。

其他如侧柏叶、地榆炭、血余炭、旱莲草，以及凉血止血的草药，水苦荬、血见愁、檵木叶等也可用，可促进凝血，对本病肠型出血有效，并且都可以大剂量使用，对紫癜和血尿基本无效。

2. 化瘀止血药

蒲黄化瘀止血，具有免疫抑制、抗炎消肿作用，也有促凝血和止血作用，对紫癜和血尿、便血都有止血效果，剂量大有胃不舒反应，但能克服。

茜草能用，剂量小则效果不明显；剂量大则会引起胃不舒，并且较难克服。

参三七用途较多，对于免疫病紫癜和出血的治疗难以掌握。有时能止血，有时能增加出血，对肠道出血可短期使用。

卷柏是治疗血尿的常用药，可用。花蕊石无效。

3. 收敛止血药

白及、仙鹤草、棕榈炭、灶心土是收敛止血药。中医理论认为出血可以收敛止血，瘀滞不可收敛。因此，这类中药不宜用于紫癜和血尿，但可用于肠型出血。

4. 温经止血药

艾叶、阿胶是温经止血药，不宜用于此类病症。紫癜性出血为血热瘀滞而出血，宜用清热的方法，因此，温经止血药不宜使用。

阿胶治疗肠道出血和血尿有很好的止血效果。但是，阿胶含胶原蛋白，具有抗原性，能引起过敏。因此，过敏性免疫性疾病之血尿和肠型出血，以不使用为宜；即使要用，只可短暂使用，有效即止。

艾叶对肠道止血基本无效。

（十）用药的误区

1. 关于脾不统血

本病病机不是脾不统血。由于过去的书上没有讲清楚，临床上常会辨证为脾不统血，使用归脾汤者有之，使用黄土汤者有之，但效果并不好，难以止血。

2. 容易用错的中草药

紫草能促进血管炎和增加蛋白尿和血尿，应禁忌使用。

青风藤治疗关节炎，止痛虽可，但常有过敏反应，不宜使用。

（十一）病例体会（过敏性紫癜大出血）

20 世纪 80 年代，曾收治一青年女性患者，患者不停地流鼻血及呕血，出血量达一面盆之多，血压迅速下降到 0。后仔细询问病史，腿上长期存在过敏性紫癜，没有胃肠溃疡病史，没有血液病病史，没有肿瘤病史，没有肝病病史。诊断为过敏性紫癜大出血，部位可能在鼻腔或肠腔，一方面输液输血，维持血容量，注射止血药，同时请五官科会诊，找到了出血灶，鼻腔局部压迫止血。出血迅速停止，血压、血红蛋白随之而上升。

出院后腿上有紫癜，血尿，故长期在笔者处继续治疗，治以清热凉血的方药，药用生地、水牛角、黄芩、羊蹄根、牡丹皮、赤芍、郁金、槐花米、白茅根、藕节炭、蒲黄炭等，服用一年多，腿上紫癜完全消除，后已结婚生育。

有学生问，患者大出血时中医能有作为吗？

大出血血压下降，中医辨证是气不摄血，脾不统血，如果处在 100 多年之前，在只有中医的情况下，使用独参汤、参附汤、黄土汤、十灰散等，笔者相信有些高明的中医治疗是会有效的，会有一些患者能抢救过来。这些在一些医案医话中都有所记载。

但现今时代不同了，当然应该使用更快速、更有把握的西医方法，中医只能作为辅助的方法来使用，或者在慢性阶段作为治本的方法，中医在这方面可能较西医更为有效。

（十二）病例体会（过敏性紫癜，血尿使用莪术）

曾治疗一例反复发作10多年的紫癜和血尿的患者，去了许多三甲医院，诊断是一致的——过敏性紫癜。曾用过泼尼松和硫唑嘌呤，只有短期效果，早已停用多年。服用中药多年，观其方药以凉血止血为多，止血有余，化瘀不足，都是短暂有效。

2004年由笔者治疗，治以清热凉血、化瘀止血之法，经验方红斑汤、紫斑汤加减，药用生地、生石膏、忍冬藤、水牛角、黄芩、羊蹄根、牡丹皮、赤芍、郁金、槐花米、白茅根、藕节炭等，腿上紫癜减少较快，但尿中红细胞变化不大。先后用了大小蓟、侧柏叶、地榆炭、旱莲草、接骨木、落得打、金雀根等都没有效果。用了阿胶、三七血尿反而加重。可见止血药不对症，必须另辟蹊径。

本病辨证是瘀热，清热、凉血、止血均已充分考虑，但化瘀不足。还有什么中药能加强化瘀力度呢？莪术。笔者喜欢使用莪术治疗狼疮性肾炎之蛋白血尿，有一些效果，并且不会由于莪术破血化瘀而加重出血。方中加入莪术，先15 g，后用30 g，服用了14帖后，尿中红细胞减少了，服用3个月后，尿中红细胞转阴。此后继续服药一年以巩固疗效。3年后介绍其他患者来诊时说，病情一直稳定，尿化验各项指标正常。

莪术化瘀止血有依据吗？《本草纲目》："止扑损痛下血。"即治疗损伤引起的出血，是化瘀止血。莪术药理是否有止血作用，尚未见相关报道。

莪术具有细胞毒作用、抗炎作用、抗肾炎作用，并且笔者一直将莪术作为免疫抑制药与抗变态反应药使用。因此，莪术治疗尿中红细胞的作用是间接的，通过治愈过敏性紫癜起效，并不是直接的止血作用。如果是肉眼血尿笔者是不用的。

六、病例介绍

郭××，男，38岁（过敏性紫癜伴痛风、高脂血症、脂肪肝）。

2005年3月31日初诊。2004年4月起大腿出现紫斑，服用泼尼松后消退。8月份复发，泼尼松未效，改用地塞米松控制。2006年2月再次发作，服用地塞米松片7.5 mg/d，效果不明显，前来就诊。有痛风史（经常发作），有脂肪肝病史。

查：体型肥胖，两大腿小腿、背部、臀部满布瘀点、瘀斑。大便每日3次。B超：严重脂肪肝。

苔厚腻，脉滑数。

本院查：胆固醇9.49 mmol/L，甘油三酯4.02 mmol/L，低密度脂蛋白胆固醇6.41 mmol/L，尿酸679 mmol/L，空腹葡萄糖6.62 mmol/L。

【临床诊断】①过敏性紫癜；②痛风；③高脂血症；④脂肪肝。

【中医辨证】湿热痰瘀，血脉阻络。

【治则】清热凉血，化瘀通络。

【方药】经验方紫斑汤合固泻汤加减。

第一方：生地黄30 g，黄芩30 g，水牛角30 g（先煎），金雀根30 g，牡丹皮12 g，郁金12 g，生槐米15 g，川连9 g，炮姜12 g，芡实12 g，石榴皮12 g，陈皮6 g，佛手6 g，伸筋草30 g，车前子30 g，甘草3 g，大枣12 g。

【治疗过程】14剂后，身上瘀点、瘀斑明显减少，药后大便未受影响。地塞米松片患者自己改为7.5毫克/次，两日服1次。近两日足背踝部红肿疼痛，由于痛风发作，方药改为经验方紫斑汤合复方马齿苋汤加减。

第二方：生地30 g，黄芩30 g，水牛角30 g，牡丹皮12 g，郁金12 g，秦皮30 g，马齿苋30 g，土茯苓30 g，伸筋草30 g，白茅根30 g，旱莲草12 g，川黄连9 g，炮姜12 g，芡实12 g，石榴皮12 g，车前子30 g，甘草3 g。

4月14日，4月28日，5月12日复诊：地塞米松片已停用3天，痛风未发，紫点时发时退，且渐减轻。大便4～5次/日。

【加药】生蒲黄18 g，羊蹄根30 g，地肤子30 g。

【减药】白茅根、旱莲草、土茯苓。

6月份痛风又发作一次，2～3日即红肿消退，紫癜完全消退。

治疗至10月份，紫癜和痛风均未发作，已有3个月，尿酸359 mmol/L，空腹血糖5.9 mmol/L，疗效稳定。

以后转为重点治疗高脂血症和脂肪肝。现体重及血脂都已下降，肝内脂肪基本消除。

【按语】(1) 同为瘀热：紫癜和痛风中医辨证均为瘀热，治以清热化瘀，选用共适药物，同时进行治疗。因此，紫癜和痛风基本上同时得到缓解。

(2) 腹泻与紫癜无关：该病例有慢性肠炎致大便不成形病史，患者没有腹痛和便血症状，因此不是肠型紫癜。腹泻当为单独的病症，与过敏性紫癜和痛风均无关。

(3) 便稀不是脾虚：便稀次多常辨证为脾虚。脾虚者可能有泄泻的症状，但便稀次多不一定就是脾虚。大便问题不能作为辨证的唯一依据，只能参考，不要加重即可。这种病例不宜使用健脾益气中药。

(4) 可以固泻：清热药滑肠，可能会加重泄泻，但又不能不用，因此，笔者就设计了固泻汤，用以克服由于中药引起的滑肠泄泻。

(5) 该患者的高脂血症和脂肪肝笔者用医院自制制剂，肝脂消胶囊、舒肝灵、降脂茶治疗。临床使用20多年，疗效较好。

第二节 过敏性血管炎

过敏性血管炎(hypersensitivity vasculitis)又名变态反应性血管炎，其特征性损害为毛细血管和小静脉的炎症性浸润。临床表现有皮肤紫癜、出血、结节、丘疹、大疱、溃疡、荨麻疹等。其重症可累及肾、胃肠道、神经系统。

本病常由感染和药物所诱发。

一、病名、病机与治则

病名：本病属于中医“肌衄证”“葡萄疫”“葡萄斑”范畴。

病机：真阴不足，瘀热内郁。

治则：清热解毒，凉血化瘀。

二、治疗思路与用药

(1) 使用清热凉血、具有免疫抑制、抗血管炎作用的中药，如生地、生石膏、黄芩、黄连、水牛角、金雀根、羊蹄根、虎杖、郁金、牡丹皮、生蒲黄、赤芍等以治疗血管炎、紫癜。

(2) 使用清热祛风、具有抗过敏、抗变态反应作用的中药，如白鲜皮、地肤子、忍冬藤、土茯苓、紫草等以治疗荨麻疹、皮肤溃疡。

(3) 使用清热解毒、具有抗感染作用的中药，如紫花地丁、秦皮、黄芩、黄连、金银花、连翘、苦参、贯众等。

三、临床体会

1. 关于疾病

过敏性血管炎常由病理活检而明确诊断，结节性红斑病理报告也常为过敏性血管炎，但二者临床表现有所不同。

2. 关于病证

中医记载有衄血、肌衄、紫癜、紫斑、葡萄疫等病名，笔者提出将“葡萄疫”改为“葡萄斑”作为过敏性血管炎的病名。

3. 关于治疗

过敏性血管炎需要抗过敏，抗血管炎症。中医清热解毒、凉血化瘀的许多中药具有这方面的作用。笔者常用的中药有生地、黄芩、黄连、水牛角、金雀根、羊蹄根、虎杖、郁金、牡丹皮、生蒲黄、赤芍、秦皮、紫草、苦参等。

经验方有红斑汤、紫斑汤。

四、西医治疗

重症患者使用大剂量皮质激素进行治疗。

五、医案医话

(一) 过敏性血管炎的诊断

过敏性血管炎是少见病，为各类型血管炎中比较轻的一种，大多由感染和药物引起，也有少数为原发性的。皮质激素是有效的药物，能控制急性发作。但有部分患者在使用皮质激素后长期效果不佳，致而寻求中医进行治疗。

有皮下出血、紫斑、紫点、网状青斑、皮疹、红斑，是很多结缔组织病常见的临床表现。因此，出现上述症状必须排除 SLE 等疾病。

本病是什么性质的血管炎？必须进行检查，活检可明确诊断。本病 ANA 阴性，因此，不属于结缔组织病。

过敏性血管炎皮肤损害较严重。过敏性紫癜与过敏性血管炎相似，有认为属于过敏性血管炎的亚型。

结节性红斑皮下结节活检报告常常是过敏性血管炎或变态反应性血管炎，但结节性红斑临床表现与过敏性血管炎不同。

（二）关于衄血和肌衄

衄、衄血首见于《内经》，以后医家才陆续提出肌衄、鼻衄、齿衄等概念。《金匮要略》衄病篇，有衄血、吐血、下血、便血、瘀血五个血证。但衄血尚没有明确出血部位。《诸病源候论》记载了鼻衄、吐衄、九窍四肢出血，部分衄证标记了出血部位。

肌衄一证，明代戴元礼和李时珍提出是毛孔出血，与汗血尚未分清。清代《医宗金鉴》肌衄的记载更为明确是皮肤出血，并且以腿胫居多，可发至全身。

皮下出血属于肌衄证范畴现代是公认的，但出现皮下出血症状的疾病较多，如过敏性紫癜、过敏性血管炎、血小板减少症、红斑狼疮、皮肌炎等都有皮下出血症状，因此，肌衄尚不够专一。

（三）关于紫癜、紫斑、葡萄疫

紫癜、紫斑、葡萄疫见于明代陈实功《外科正宗》。笔者已提出将紫癜作为血小板减少症的中医病名，紫斑作为过敏性紫癜的中医病名。

葡萄疫，《外科正宗・葡萄疫》："其患多生小儿，感受四时不正之气，郁于皮肤不散，结成大小青紫斑点，色若葡萄，发在遍体头面……邪毒传胃，牙根出血，久则虚人，斑渐方退。"

葡萄疫一证是由外感诱发，小儿为多，头面和遍体皮肤发生如葡萄样的青紫斑点，虽然称为疫，书中没有说是在人群中发病，没有传染性，但容易使人误解为是一种疫病，因此，改为葡萄斑为好。

笔者提出本病以"葡萄斑"或"紫斑"作为中医的病名。

（四）经验方红斑汤、紫斑汤有效

本病中医辨证为瘀热，治法为化瘀清热。最适宜的方剂应是犀角地黄汤（犀角已被禁用）。笔者的临床体会是过敏性免疫性之发热用生石膏和羚羊角。血管炎用水牛角。重用生地，在绝大多数情况下是有效的。

经验方红斑汤是最适合的。曾治病患服药 3 剂就感到舒适，7 剂后，症状基本消退，起效不比西药慢。

凉血化瘀的中药，以生地、郁金、羊蹄根、牡丹皮、赤芍为最佳，既治瘀血，又治出血。现知这些药都具有抗过敏、抗变态反应、抗血管炎、抗凝血、抗栓塞以及免疫抑制作用，这些就是本方取得疗效的机制。

（五）本病不需要扶正

患者如果按其体质来辨证，可能会有肾虚、脾肾两虚、气阴两虚等证情。治疗上就会采用扶正祛邪、益气养阴、健脾益肾等法。这是一种从概念出发的公式化的辨证，不是从临床实际出发的辨证。这些治疗方法都是有其适用范围的，不是所有的疾病都要使用体质辨证，需要使用扶正祛邪。

笔者在临床上对过敏性免疫性疾病，常常是以病邪辨证为主，体质辨证为次，有时甚至将体质问题暂时搁下。治疗就是祛邪，而不需要扶正。待病情缓解后，健康状况会自然恢复，或者再予适度调理。诸多病例很快取得疗效，健康恢复得很快。再次证实中医邪去而正复的理论是正确的。古人早就说过，只会调理补虚不会祛邪治病的是庸医。

为什么如此强调不需要扶正？因为中医有一个认识上的误区，这是广告效应所造成的。中医扶正是多方面的，可是广告宣传最多的就是补虚，如服用西洋参、黄芪、灵芝、枫斗等，用以增强免疫功能。可是正是这些补药是过敏性疾病所不宜使用的。天花粉、鳖甲，以及虫类中药所含的蛋白质也常能引起过敏。

六、病例介绍

病例一　李××，男，11 岁。2008 年 7 月 22 日初诊（过敏性血管炎发热）。

反复发热 3 月余，高热 40～41℃，全身皮肤紫癜、结节、丘疹、大疱、溃疡，破了有渗液、结痂。曾在某三甲医院住院，使用抗生素治疗无效。皮肤活检报告为有组织炎症和血管损伤，提示为变应性血管炎。家长拒绝使用激素治疗，自动出院，经人介绍找笔者行中医治疗。

来诊时体温 40℃，面色不华，精神萎靡，消瘦。家长诉说，发热一退，精神食欲就好。检查单中 ANA、抗 ENA、抗 ds－DNA 均为阴性，红细胞沉降率 62 mm/h。

脉细数，苔薄舌红。

【诊断】过敏性血管炎。

【中医辨证】 肌衄证、葡萄斑(瘀热内郁,血络损伤,气营两燔,热迫血行)。

【治则】 清热透营,凉血化瘀。

【方药】 经验方石膏退热汤合紫斑汤加减。

【一诊】 生地 60 g,生石膏 90 g(先煎),黄芩 30 g,青蒿 30 g,水牛角 30 g(先煎),牡丹皮 12 g,郁金 12 g,甘草 3 g。7 帖。

【二诊】 体温 36.3℃,服 3 帖中药热退,家里没有体温表,不知多少度,身上摸之不热,紫斑、皮疹也减少了,大便稀薄,一天 1 次,精神食欲都较好。

生地 30 g,生石膏 60 g(先煎),黄芩 30 g,青蒿 30 g,水牛角 30 g(先煎),牡丹皮 12 g,郁金 12 g,甘草 3 g。14 帖。

【三诊】 体温 36.5℃,14 天内没有发热,皮肤上结节、疱疹、溃疡已大多数消除,没有渗液。

生地 30 g,生石膏 30 g(先煎),黄芩 30 g,羊蹄根 30 g,水牛角 30 g(先煎),牡丹皮 12 g,郁金 12 g,黄连 9 g,炮姜 12 g,芡实 12 g,甘草 3 g。14 帖。

【四诊】 没有发热,皮肤基本治愈,尚留有一些紫癜痕迹,大便正常。

基本上完全缓解,家长问后续如何治疗,笔者建议继续服用中药 3～6 个月以巩固疗效。

【五诊】 停药 1 个月,孩子又高热 40℃,全身广泛的皮肤紫癜,红斑再次出现。服用一诊时的方药,14 帖。3 帖热退,皮肤紫癜、红斑明显减少。改用二诊时的方药,14 帖。体温 37.5～38℃。低热,仍用一诊时的方药,14 帖,低热退清。由于有了教训,中药坚持服用了 4 个多月,疗效巩固后才停药。

可见生石膏退热是有效的,但与剂量有关,必须达到 60～90 g 才能有效。生地抗血管炎是有效的,但也与剂量有关,必须达到 30～60 g 才能有效。

病例二 龚××,男,55 岁(过敏性血管炎)。

2006 年 3 月 29 日初诊,自述 2005 年 8 月因发热住某医院,使用抗生素后热度未退,反而出现四肢紫斑、出血点,服用泼尼松 40 mg/d 后,热退清,泼尼松减量为 30 mg/d 而出院。半年多来四肢紫斑、瘀点从未间断。在某三甲医院行皮肤活检,提示为血管炎。临床诊断为过敏性血管炎。

既往患有肾结石和尿路感染,曾用抗生素和碎石治疗。2005 年 8 月 B 超发现左肾缩小,肾功能减退。

自觉胸闷、胸热、气急、乏力、下肢关节肿痛。查:双臂满布网状血管和紫斑，双腿满布片状紫斑，踝关节肿胀。本院查 ANA(－)，抗 ENA(－)，ds-DNA(－)，ACA(－)，RF(－)，BUN 9.8 mmol/L，Cr 237 μmol/L，UA 457 mmol/L。

苔根腻，舌偏红。脉濡偏数。

【临床诊断】过敏性血管炎，慢性肾功能不全。

【中医辨证】肌衄证、葡萄斑(阴虚血热，脉络瘀滞)。

【治则】清热凉血，化瘀通络。

【方药】经验方红斑汤合紫斑汤加减。

生地 30 g，生石膏 30 g，黄芩 30 g，忍冬藤 30 g，水牛角 30 g，羊蹄根 30 g，郁金 12 g，赤芍 12 g，牡丹皮 12 g，陈皮 6 g，佛手 6 g，甘草 3 g。

【加药】秦皮、川牛膝。

【减药】赤芍。

【治疗过程】14 剂后胸闷、胸热、气急、关节疼痛、乏力等症状明显减轻，精神好转。4 月 28 日复诊，四肢关节疼痛已缓解，踝部肿胀消退。四肢紫斑完全消除，上臂还能见到网状血管和充血。现还在继续治疗慢性肾功能不全。

【按语】患者同时患两种病，需分清主次，先治疗主病，中医讲“急则治其标，缓则治其本”，二者虽然不是标本关系，但有轻重缓急之分。

该病例的慢性肾功能不全，患者诉说可能是由于药物和碎石引起的，在当时发热和抗生素双重作用下，可能加重了。所以肾功能问题只能暂时放在一边，待过敏性血管炎主病缓解后，再依据患者需要，再做进一步治疗。

在治疗主病时，可以加一些有利于肾功能改善的中草药，但必须避免使用对肾功能有影响的中草药，如紫草、黄柏、防己等。因为这几味也是清热凉血、清热解毒、清热利水的常用药，但临床和药理都已证实具有肾毒性，常规剂量短期内使用可能问题不大，如果大剂量或长期使用就有可能会加重肾功能损害。

第三节　荨麻疹

荨麻疹(urticaria)由过敏引起，发病突然，可成批出现大小不等鲜红色风团，奇痒，有的患者可有消化道症状和咽喉水肿，有堵塞感；慢性者长达数月至数年，反复发作；IgE 增高，嗜酸性粒细胞增多。

一、病名、病机与治则

病名：本病属于中医“风疹”“斑疹”范畴。

病机：风血相搏，热郁瘀滞。

治则：清热祛风，凉血化瘀。

二、治疗思路与用药

(1) 使用清热祛风、凉血活血、具有抗过敏作用的中药，如白鲜皮、地肤子、黄芩、黄连、荆芥、蝉衣、麻黄、当归、牡丹皮、赤芍、丹参、郁金、秦皮、忍冬藤等。

(2) 使用清热解毒、凉血化瘀、具有免疫抑制的中药，如生地、土茯苓、徐长卿、金雀根、苦参、羊蹄根、虎杖、大黄等。

三、临床体会

1. 关于病证

临床上既有红斑，又有瘾疹，并有瘙痒症状的疾病，中医称斑疹。斑疹的病名与荨麻疹是较为符合的。

荨麻疹古籍未见记载，可能是西医提出来的，中医引进了就作为自己的名称了。

皮肤瘙痒为风毒，红斑瘾疹为血热，中医辨证为风血相搏，热郁瘀滞。

2. 关于治疗

清热凉血、祛风解毒的中药有很多，需选用同时具有抗过敏作用的中药。笔者常用的有生地、牡丹皮、赤芍、黄芩、黄连、白鲜皮、地肤子、土茯苓、羊蹄根、虎杖、大黄、荆芥、防风、甘草等。

经验方有抗敏汤。

四、西医治疗

(1) 皮质激素：适用于急性重症、顽固的病例。泼尼松 30～40 mg/d，分次口服，氢化可的松 100～200 mg/d，静滴，只宜短期使用。

(2) 对喉头水肿的急性病例，用肾上腺素 0.5～1.0 ml，皮下注射。6 h 后口服麻黄素，但对高血压和心脏病患者使用应谨慎。

（3）抗过敏药：如氯雷他定（开瑞坦）等。

（4）对肠道荨麻疹或有隐性感染的病例，可口服抗生素治疗。

五、医案医话

（一）关于荨麻疹

1. 疹、丹轸、瘾轸、斑疹等概念的衍变

《素问·气交变大论》："病寒热疮疡疿胗痈痤。""疿"为"痱"的异体字；"胗"为"疹"的异体字，疡为溃疡。

《诸病源候论》有丹轸、瘾疹的记载，"丹轸者，肉色不变，又不热，但起瘾轸，相连而微痒，故谓为丹轸也。""轸"为"疹"的异体字。

宋代《小儿药证直诀》"疮疹候""惟斑疹病后"和金元《丹溪治法心要》"斑疹篇"，明确了斑疹的概念。

明薛己《外科发挥》瘫疹篇中记载："洁古曰，斑疹之病，其为证各异，发焮肿于外者，属少阳三焦也，谓之斑。凡小红靥行皮肤之中不出者，属少阴君火也，谓之疹。"初步定义了斑疹。

"红斑或瘾疹，瘙痒或作痛"。所描述的症状红斑、皮疹、瘾疹，痒感，符合过敏性皮炎和荨麻疹的临床表现。常用的药物有黄芩、黄连、金银花、山栀、大黄等清热解毒药与祛风药，笔者自拟的方剂为消毒犀角饮子，药用牛蒡子、荆芥、防风、甘草等（方中犀角用水牛角代替）。

2. 风疹块和荨麻、荨麻疹

风疹块是民间俗称，是否有书籍记载，尚需查阅。

为什么风疹块取名荨麻疹？荨麻是一种中草药，是不是荨麻能引起过敏性皮疹，或者能治疗过敏性皮疹，因此才将该病称为荨麻疹。

中药荨麻首载于宋代苏颂《本草图经》。《本草纲目》记载："辛苦寒，有大毒，吐利人不止。主治风疹初起，以此点之，一夜尽失。"古书记载荨麻外用，主治风疹初起，为治疗过敏性皮疹有效的中草药，而不是引起皮疹的药物。荨麻内服有毒，能引起吐泻不止。

荨麻疹是中医名称还是西医名称？中医书籍尚未看到，可能是西医提出来的名称。

（二）风血与热毒相搏

荨麻疹中医认为是风血相搏而成。瘙痒属风，因此中医强调风邪。实际上进一步辨证应是瘀热与风邪相搏，首先是瘀热。

本病有热邪、风邪、瘀邪，亦有毒邪。那些引起过敏的物质就是毒邪，例如虫毒、化学毒、粉尘毒、花粉毒、食物毒、药物毒等。

（三）关于清热解毒，凉血化瘀

清热解毒、祛风凉血、活血化瘀之中药，如生地、黄芩、黄连、白鲜皮、秦皮、土茯苓、徐长卿、苦参、羊蹄根、虎杖、大黄、当归、牡丹皮、赤芍、丹参、郁金等，均具有抗过敏作用。其中尤以大剂量的生地、黄芩、白鲜皮、羊蹄根的临床效果更为显著。

清热解毒、凉血化瘀的治法较祛风化湿更为有效。

（四）关于祛风化湿

1. 祛风药不都可抗过敏

中医理论认为皮肤瘙痒是风血相搏，传统很重视祛风药的运用，许多祛风药已证实具有抗过敏的作用，但不是全部，甚至有许多花类祛风药能引起花粉过敏，如菊花。因此必须选择性地使用。

麻黄、荆芥、蝉衣、秦艽、防己、细辛等祛风化湿药都证实具有抗过敏作用。临床有效，但效用不及清热化瘀药，其中有些药物有不良反应，不宜大剂量使用。

麻黄、秦艽、防己、细辛有不良及不舒反应，宜用常规剂量。

防风、蚕沙是有名的治疗瘙痒传统用药，但临床效果并不明显，现代药理研究没有证实其具有抗过敏作用。笔者临床曾观察全方只用清热凉血药，不用一味祛风药，同样有效。如果全方只用祛风药，不用清热凉血药，则效果很慢且较差。

2. 荆芥穗能引起过敏

荆芥穗用的是花穗。荆芥应是全草，不含花穗，但在开花期采集的荆芥全草带有花穗。花穗含花粉，可能会引起过敏。临床上曾遇到荆芥引起过敏，可能是全草中带有花穗。因此，笔者虽然做了介绍，但临床中还是谨慎使用为宜。

3. 使用虫类药治痒是个误区

虫类药有祛风通络功效，许多虫类药能引起过敏。虫类药是祛风止痛而不是祛风止痒，使用虫类药治疗荨麻疹和过敏性皮炎是个误区。

（五）治风先治血，血行风自灭

年轻时曾听老师说过皮肤瘙痒是风血相搏，中医有“治风先治血，血行风自灭”的观点。后《明医杂著·风症篇》：“临川陈先生云，医风先医血，血行风自灭。”可见，治疗皮肤瘙痒主要是治血。

年轻时也有老师带教时说瘙痒是由风引起的，强调要治风。由于过去很少接触皮肤病，就没有去深入思考。自从从事了免疫病治疗工作以后，诊治皮疹、红斑、瘙痒的患者多了，就涉及治血还是治风的问题。笔者从长期临床实践中体会，治风先治血的观点是正确的。

笔者过去是只用清热化瘀药，不用祛风药，皮疹、红斑可以消退。如果只用祛风药，不用清热化瘀药，就解决不了。但对于瘙痒加入清热化湿的白鲜皮、地肤子能增效。白鲜皮本草书介绍兼有祛风功效。如果加入上述的一些祛风药，作为引经药，也有弱的效果。

（六）关于通利二便

通利大便小便，或者发汗，或者增强清热凉血，如方中加入生石膏、水牛角、车前草、桑白皮等，不一定是直接的抗过敏，但是祛邪外出，使邪毒有出路，有助于增效。

本病是常见病，不属于疑难病。经常有患者前来就诊，都是几年都没有看好的、非常顽固的病例，有 10 多例，快的 2～3 周就治愈了，慢的 3～6 个月也都治愈了。疗程的长短与病程的长短和是否服用激素有关。

（七）关于中西医结合

中药起效较慢，需要服用一段时期后才能有效。已使用皮质激素者，待病情起效后，慢慢将激素减量，最后激素可全部停止使用。

笔者的经验是服用激素的患者，中药的敏感性会降低，疗程会延长。中药开始起效的时间虽然较慢，但只要坚持服药，一段时间后，效果会越来越显著。而且没有激素减量和反跳的过程，总的疗程算下来，还是不服用激素的患者疾病会先治愈。

抗过敏西药有即时的、短期的、10 个小时左右的效果，药性过了就发，并不能治愈。对于瘙痒影响睡眠的患者，可在晚间服用一次以帮助入睡。同时服用中药治疗，待中药有效后就减量或停药。笔者的经验是服用抗过敏西药的患者对中草药疗效的影响不大。

(八) 关于抗过敏中药

中医传统采用清热活血、祛风化湿的治法治疗荨麻疹。现代药理研究证实在清热药、祛风药、化湿药、活血药等大类中有许多中药具有抗过敏、抗变态反应作用。临床用于过敏性疾病治疗是有效的。

这四大类共有300多种中药,每味中药都各有所长,各有所用,但不是每味药都具有抗过敏作用。辨证论治只不过是宏观的、方向性的。对于不同病症,还必须选择最确切、最符合的药物。

临床有效常用,并且药理证实的只有30多种。可以分成三个档次。

(1) 第一档次:生地、黄芩、秦皮、白鲜皮、地肤子、羊蹄根,效果好,反应小,可以大剂量使用。

(2) 第二档次:黄连、当归、牡丹皮、赤芍、丹参、郁金、荆芥、蝉衣、麻黄、秦艽、防己、细辛、黄柏、大黄、甘草等,具有抗过敏作用,临床治疗有效,但一般都是常规剂量作配伍药使用。

(3) 第三档次:防风、菊花、桑叶、薄荷、知母、玄参、生石膏、蚕沙、薏苡仁、茯苓、猪苓、车前子、车前草、萹蓄、焦山栀、龙胆草等,是中医传统治疗皮疹的常用中药,是否具有抗过敏作用尚需进一步研究。

菊花、金银花等花类中草药都含花粉,尽量不要使用。

(4) 苦参、土茯苓、金雀根、徐长卿、虎杖、莪术,具有免疫抑制作用和细胞毒作用,是笔者的常用药,可选用加入复方以增效。

(九) 病例体会(荨麻疹西药减停)

笔者2008—2009年初,治疗了2例非常顽固的荨麻疹,发作时荨麻疹遍布全身。一为男性,一为女性,都是40~50岁。一例患者每天晚上必须服用开瑞坦2片,一例患者每天下午必须服用泼尼松15 mg,否则晚上不能入睡。

两病例第一个月继续服用原量西药,中药一天服用2次,荨麻疹稍有好转。第二个月起西药开始减量,一例开瑞坦减为1片/晚,一例泼尼松减为10 mg/d。减量的前三天,很不适应,荨麻疹都增多了,全身瘙痒难忍。但患者都坚持了西药没有加量。第四天起,瘙痒和荨麻疹都减轻了。第三个月起一例患者开瑞坦停用。另一例患者泼尼松减为5 mg/d。减量首晚病情有所反复,但较轻。第四个月起开瑞坦停用的患者,荨麻疹基本退清,但还有瘙痒感觉,继续服用了一个月,瘙痒和荨麻疹全部消除,痊愈而停药。另一例患者泼尼松全部停服。停服后的第一周，瘙痒和荨麻疹有反复，坚持没有恢复服用泼尼松。第二周起，瘙痒和荨麻疹逐渐减轻，患者共服用中药5个月，瘙痒和荨麻疹全部消除，痊愈，但患者担心复发，又继续服用中药1个月，病情没有反复，停止治疗。

六、病例介绍

病例一 魏××，男，45岁(荨麻疹顽固病例)。

患荨麻疹3年，中西药物服了很多。2002年经人介绍前来就诊。初诊问笔者中医能否治好，需要多少时间？回答说，中医肯定能治愈；中医有许多抗过敏药，效果很好，不良反应很小。但即刻效果不及西药，比西药慢，其效果是缓慢积累，渐渐地好转，这个过程一般是3个月，病程长的，病情重的，疗程可能为6个月。笔者给予经验方抗敏汤加减。

生地30 g，黄芩30 g，生石膏30 g，地肤子30 g，白鲜皮30 g，羊蹄根30 g，金雀根30 g，牡丹皮12 g，郁金12 g，防风12 g，陈皮6 g，甘草3 g。

持续服用了2个月，病情进展不大，我告诉他是3个月。又服了14剂，病情一下子好转了一半，至3个月身上皮疹全部消除。继续再服用1个月以巩固。

他又介绍一位病程更长的患者前来诊治，也是3个月全部消除。该患者由于有便秘症状，羊蹄根改虎杖后还是不畅，加用了生大黄后，大便每日2～3次，解后有轻松的感觉。

2005年冬天这二人均告诉说一直都没有发作。2009年前来拜访，说至今都没有发过。问:今后还会发吗？答:如不注意，当然可以发的。

2009年夏天，发生手背足背湿疹，皮肤瘙痒，微小水疱，与上方之用药大致相似，只看了2次，全部消除。

【按语】观察患者带来以前医生开具的中药处方，地肤子、白鲜皮、防风、虎杖、当归都用了。这些都是正确的，都具有抗过敏作用。那为什么没效呢？问题有二:其一药的剂量不足，都是常规剂量，对轻症患者可能会有效果，但对于病程长的并已服用过西药的顽固性病例，可能会有中西药物交叉耐药的情况，因此剂量需增大。其二方中又用了黄芪、党参等，这些药虽然不会引起过敏，但中医理论“气有余便是火”，益气药能增加内火，显然与辨证不相符。从药理来看，这些药具有增强免疫球蛋白的作用，削弱了抗过敏药的效果。

本方都是祛邪药，集中了具有抗过敏作用的中药，而且是大剂量使用，没有一味药是增强免疫的，因此取得了满意疗效。

病例二 钱××，男，16岁（荨麻疹、IgE增高、嗜酸性粒细胞增多症）。

患者2005年发全身瘙痒，上海某医院查嗜酸性粒细胞（EOS）总数为2 220×10^6/L，IgE 2 250 mg/L。诊断为嗜酸性细胞增多症，给服泼尼松20 mg/d，瘙痒消除，泼尼松逐渐减量，2008年5月EOS百分比下降至29%，总数为880×10^6/L，泼尼松停服。7月全身瘙痒发作，给服泼尼松20 mg/d，患者未服，由家长陪同前来就诊。我院查EOS百分比为3.6%，IgE 3 340 mg/L。

苔薄，舌红，脉濡偏数。

【诊断】 荨麻疹（IgE增高，嗜酸性粒细胞增多症）。

【中医辨证】 丹疹（风血相搏，热毒瘀滞）。

【方药】 经验方抗敏汤加减。

生地30 g，黄芩30 g，黄连9 g，地肤子30 g，白鲜皮30 g，秦皮30 g，虎杖30 g，土茯苓30 g，牡丹皮12 g，赤芍12 g，郁金12 g，陈皮6 g，佛手6 g，甘草3 g。

【治疗过程】 服药1个月后，皮肤瘙痒消除，2009年1月21日复查EOS百分比为2.7%，IgE为2 080 mg/L。2009年4月16日EOS百分比为1.97%，IgE为1 400 mg/L。7月20日EOS百分比为0.85%，IgE为840 mg/L，已有明显效果，但尚未达到正常水平，继续服药治疗。

第四节 过敏性皮炎

以皮疹、瘙痒为主的一组过敏性皮肤病统称为过敏性皮炎，包括痒疹、自体敏感性皮炎、丘疹性荨麻疹等。有的患者临床表现并不典型，难以分清，就笼统地称为过敏性皮炎。荨麻疹也可归于过敏性皮炎范围，由于荨麻疹最为常见，因此独立设置章节进行阐述。

中药也能引起皮肤过敏反应，复方煎汤内服致过敏者较少，注射剂过敏较常见的。

（1）痒疹（prurigo）：特征为瘙痒性风团样丘疹，类似荨麻疹。常由过敏反应和变态反应引起。痒疹、皮疹与瘙痒剧烈，是过敏性皮炎所共有的表现。

（2）自体敏感性皮炎（auto - sensitization dermatitis）：特征为先有原发之

皮肤病，当受到刺激后引起过敏，局部病情加重，然后全身出现红色粟粒状皮疹和小水疱。

(3) 丘疹性荨麻疹(urticaria papulosa)：为蚊、螨等昆虫叮咬后或进食鱼虾等食物后引起的过敏反应。虫咬者一般就称为虫咬性皮炎。鱼虾过敏者一般就称为过敏性皮炎。皮肤出现纺锤形风团状水肿性红斑，鲜红色，中有小水疱，随之出现小丘疹，剧痒。病程5～7天，能自愈。

一、病名、病机与治则

病名：本病属于中医"瘾疹"范畴。

病机：风血相搏，热毒瘀滞。

治则：清热化瘀，祛风解毒。

二、治疗思路与用药

(1) 使用清热祛风、凉血活血、具有抗过敏作用的中药，如白鲜皮、地肤子、黄芩、黄连、荆芥、蝉衣、麻黄、当归、牡丹皮、赤芍、丹参、郁金、秦皮、忍冬藤、甘草等。

(2) 使用清热解毒、凉血化瘀、具有免疫抑制作用的中药，如生地、土茯苓、徐长卿、金雀根、苦参、羊蹄根、虎杖、大黄等。

经验方是抗敏汤。

三、临床体会

1. 关于疾病

过敏性皮炎细分有好几个病种，临床上可笼统称为过敏性皮炎。

2. 关于病证

属于中医瘾疹、风疹、丹疹范畴，湿热、风热与血热相搏而成，且有毒邪。

3. 关于治疗

这类疾病辨证论治是一致的，中医治疗与荨麻疹也是一致的。

经验方抗敏汤、红斑汤加减对本病有很好的疗效。治疗中大便次数需增至2～3次，使病邪有出路。

四、西医治疗

一般采用抗过敏药治疗，重症使用皮质激素治疗。

五、医案医话

(一) 关于瘾疹

瘾疹最早见于《素问·四时刺逆从论》:“少阴有余病皮痹瘾轸。”

《诸病源候论》有风瘙隐胗生疮候、风瘙身体隐胗候、风瘙痒候、风痒候,以及小儿风瘙隐胗候。

“人皮肤虚,为风邪所折,则起隐轸。”“风瘙隐轸,若赤轸者,由凉湿折于肌中之极热,热结成赤轸也……白轸者,由风气折于肌中热,热与风相搏所为。”“此由游风在于皮肤,逢寒则身体疼痛,遇热则瘙痒。”“故肉痒也,凡痹之类,逢热则痒,逢寒则痛。”“小儿害汗,解脱衣裳,风入腠理,与血气相搏,结聚起相连成隐胗,风气止在腠理浮浅,其势微,故不肿不痛,但成隐胗瘙痒耳。”

瘾与隐,轸与胗、疹都为同音通假字。瘾现代含义为嗜好上瘾成癖。疹为皮疹、疹子,显然不是斑。瘾疹为隐隐约约可以见到的皮疹,并且有瘙痒的症状,皮肤红色或白色,应属于过敏性皮炎一类疾病,而不是荨麻疹。

《千金方》瘾疹又分赤疹和白疹。“赤疹者,忽起如蚊蚋啄,烦痒剧者重沓垄起,搔之逐手起。又有白疹,赤如此。赤疹热时即发,冷即止。白疹天阴冷即发。”赤疹如虫咬、痒剧、隆起,这显然就是虫咬性皮炎。

(二) 关于虫咬性皮炎

20 世纪 70 年代大批中学生下乡时,普遍发生了全身性皮炎,出现红斑、皮疹、水疱、剧痒。西药外用洗剂无效。

笔者被派去治疗,第一次遇到数百名学生患上皮炎,不发热,不是传染病。当地农民说是水土不服,访问了当地的农村医生,他们说可能是过敏。实际上是虫咬性皮炎。农村医生介绍使用当地野生的辣蓼草或者葎草,新鲜的一大把,单方一种煎汤,每人服用一大碗,有人还清洗,一两天就好了。

辣蓼草和葎草中药房有配,是干燥的,30 g 煎服,有效,但不及野生的、新鲜的效果好。

夏天孩子被蚊、螨叮咬后,有些人不只是出现局部的一块,而是会出现全身性皮疹、瘙痒。这是蚊、螨的毒素引起的全身性皮肤过敏反应、六神丸化开后皮肤涂抹有效。

（三）疑难解答

1. 过敏性皮炎、荨麻疹为什么不选用金银花、忍冬藤？

答：金银花含有花粉，有可能会引起过敏，宜谨慎使用。

现代药理研究，金银花、忍冬藤主要成分为绿原酸。绿原酸能引起动物过敏，但并不引起人体过敏。这是因为绿原酸在人体的肠道中被一种酶破坏了，转变为没有致敏性的其他物质。

忍冬藤不含花粉，笔者在临床上大量用于治疗免疫病风湿病患者，临床从未发生过敏的情况。但对于高敏体质状态的患者，如没有使用的指征，一般是不用的。

2. 生石膏是否可以使用？

答：当然可以用。内热重的患者必然要用。

3. 黄芩与黄连，荆芥与防风，蝉衣与蚕沙药效如何？

答：黄芩与黄连都有抗过敏作用，临床都有效果。黄芩可以大剂量使用，无不良反应。黄连宜常规剂量使用，剂量过大有胃不舒反应。黄芩的效果好一些。二药同用能增效。

荆芥与防风、蝉衣与蚕沙，四药抗过敏的效果都很弱，药理证实荆芥、蝉衣有抗过敏作用，防风、蚕沙的抗过敏作用尚没有得到证实。

4. 地肤子与白鲜皮药效如何？

答：地肤子与白鲜皮性味都是苦寒，有清热解毒、祛风利湿功效；传统主治皮肤斑疹、瘙痒、湿疮；都具有抗过敏作用，临床治疗银屑病、过敏性皮炎、荨麻疹、湿疹的效果都较好，剂量都是 15～30 g。白鲜皮较地肤子的药力更强一些，二药同用能增效，而且地肤子还能减轻白鲜皮的胃不适反应。

但二药稍有区别。地肤子主要含生物碱和三萜皂苷等成分，能抑制真菌可治疗手足癣之瘙痒，外用效果更好。

白鲜皮苦寒，主要含生物碱和内酯等成分，具有免疫抑制作用和抗炎作用；并能促进紫外线吸收。因此，对于各种皮肤免疫病都有效果，尤其是治疗银屑病和银屑病关节炎的效果更好，但对于光敏性皮炎就不适合。

（四）关于花类中草药过敏

随着城市绿化的普及，被发现的花粉过敏患者正逐渐增多，其中女性尤多，可见过敏性皮炎、荨麻疹、过敏性鼻炎、哮喘等，但尚未引起人们的重视。

花类中草药，如菊花、金银花、旋覆花、荆芥穗等可引起花粉过敏，临床遇到的患者有发生过敏性皮炎、荨麻疹的。

（五）关于防治

对于过敏体质容易发生过敏性皮炎、荨麻疹的患者，平时经常用生地、地肤子、黄芩、羊蹄根等，取其中1～4味药煎汤代茶饮服，可减轻症状，减少和预防过敏性疾病的发作。

六、病例介绍

张××，男，50多岁（过敏性皮炎）。

从小就有皮肤过敏史，一不小心就会发作。长期不敢进食鱼虾海鲜等食物。2008年2月过年时，不知吃了什么食物，出现全身性皮疹，头顶、面部、耳朵、颈部、胸背部、四肢皮肤瘙痒，一抓就有淡红色大小不等的皮疹。

苔薄，舌偏红，脉濡。二便如常。检查IgE达1000 mg/L以上。

【诊断】过敏性皮炎，痒疹。

【中医辨证】丹疹（风血相搏，热毒瘀滞）。

【方药】经验方抗敏汤加减。

生地30 g，黄芩30 g，黄连9 g，地肤子30 g，白鲜皮30 g，秦皮30 g，虎杖30 g，土茯苓30 g，牡丹皮12 g，赤芍12 g，蝉衣12 g，陈皮6 g，佛手6 g，甘草3 g。

【治疗过程】服用14帖后，似乎痒得时间短一些了，大便稍稀薄，每日1次，畅快。

继续服用3个月，皮疹、瘙痒好转了一半。IgE下降为500 mg/L多，大便干，加羊蹄根30 g，去掉蝉衣、赤芍、秦皮，加荆芥12 g、郁金12 g、生石膏30 g。

又继续服用2个月，皮疹基本消除，唯头上还感到瘙痒。患者愿意长期服用中药，直到疗效巩固不发。后IgE下降为100 mg/L多。

第五节　皮肤划痕症

皮肤划痕症也属于过敏性皮炎范围，又称人工性荨麻疹，用指甲在皮肤上划过后，皮肤上会出现风团状隆起之划痕。部分患者为生理性的，能自行消退。部分患者为症状性的，有痒感，持续时间较长，血清 IgE 可升高。

一、病名、病机与治则

病名：本病属于中医“瘾疹”范畴。

病机：风血相搏，热毒瘀滞。

治则：清热化瘀，祛风解毒。

二、治疗思路与用药

（1）使用清热祛风、凉血活血、具有抗过敏作用的中药，如白鲜皮、地肤子、黄芩、黄连、荆芥、蝉衣、麻黄、当归、牡丹皮、赤芍、丹参、郁金、秦皮、忍冬藤、甘草等。

（2）使用清热解毒、凉血化瘀、具有免疫抑制作用的中药，如生地、土茯苓、徐长卿、金雀根、苦参、羊蹄根、虎杖、大黄等。

经验方有抗敏汤。

三、关于治疗

这类疾病辨证论治是一致的，中医治疗与荨麻疹也是一致的。

经验方抗敏汤、红斑汤加减对本病有很好疗效。治疗中大便次数需增至 2～3 次，使病邪有出路。

四、医案医话与防治

皮肤划痕症一般不作治疗，其较重而需治疗者可参照过敏性皮炎。临床上就有患者坚持要求治疗，并且很有耐心地服用中药。曾治疗一病例服用 3 个月左右没有治愈。2009 年治疗的一例服用了半年左右中药治愈了。但以后是否还会复发？答案是有可能的。所用的中药与过敏性皮炎是一致的。家庭可用生地、地肤子、黄芩、羊蹄根等，取其中 1～4 味药煎汤代茶饮服，可减轻症状，减少和预防过敏的发作。

第六节　接触性皮炎

接触性皮炎为人体皮肤黏膜接触某些物质引起的过敏性炎症反应。

接触性皮炎的表现有瘙痒、红斑、丘疹,水疱、大疱、糜烂、渗出、结痂等,严重者可出现全身症状,如畏寒、发热,乏力等。

引起接触性皮炎的外界物质很多,尤其是化学物质及其产品。本篇重点介绍中草药引起的接触性皮炎。

有些干燥的中药饮片研末外敷,中药制剂外敷,以及新鲜的中药接触皮肤后能引起接触性皮炎,出现皮疹及瘙痒。

(1) 新鲜中药:蒲公英乳汁、泽漆乳汁;新鲜的泽泻、苍耳草、豨莶草;以及某些新鲜花粉,如杨柳絮、蒲黄能引起接触性皮炎。蒲黄粉末吞服能引起咽喉部过敏性水肿。

(2) 单方外敷:白芥子、白头翁、大蒜、苍耳草、苍耳子、鸦胆子、斑蝥、商陆、毛茛、巴豆,研末外敷能引起接触性皮炎。

(3) 外敷制剂:狗皮膏、金黄散、伤湿止痛膏、麝香止痛膏、麝香虎骨膏、奇正消痛贴、辣椒膏、天南星膏等新老剂型的外敷药膏,以及医院自制的某些中药外敷制剂,都能引起接触性皮炎。

(4) 其他:芦荟、防风、没药、板蓝根、金樱子、沉香、枯矾、龙舌兰、追风草、脚癣一次净、神功元气袋、骨友灵搽剂、正红花油、五虎丹、六神丸、洁尔阴、按摩乳等。这些药物在采摘、加工、外敷接触时常有患者出现局部皮肤过敏,出现瘙痒、红斑、丘疹。

一、病名、病机与治则

病名:中医有“漆疮”“膏药风”“马桶风”等名称。这是本病不同部位的接触性皮炎,统一的名称是否可用“丹疹”,供参考。

病机:风热湿毒,血郁体内,搏于肌肤。

治则:清热燥湿,祛风解毒,凉血化瘀。

二、治疗思路与用药

(1) 使用清热燥湿、凉血祛风、具有抗过敏作用的中药,如黄芩、黄连、苦参、黄柏、地肤子、白鲜皮、秦皮、水牛角、牡丹皮、赤芍、郁金、当归、荆芥、防风、蝉衣、薏苡仁、绿豆衣、泽泻、车前草、甘草等。

(2) 使用清热解毒、凉血化瘀、具有免疫抑制作用的中药,如生地、土茯苓、徐长卿、金雀根、金银花、虎杖、羊蹄根、大黄等。

经验方有红斑汤、抗敏汤。

三、临床体会

1. 关于疾病

临床最常见的中药引起接触性皮炎的是外敷药。现今中医医院的外敷药越来越少的原因较多,可能与外敷药皮肤过敏也有关。个别药农在采药过程中也有可能引起接触性皮炎,个别儿童在春天采花时也会引起皮肤过敏。

2. 关于病证

接触性皮炎找一个中医相应的统一的名称有点困难。丹疹的范围比较宽,丹是红色,有皮疹相连,有痒感,只要有这种症状的就可称为丹疹。什么名称更为确切,还需由中医皮肤病专家去研究。

3. 关于治疗

接触性皮炎有皮疹、瘙痒,中医辨证为风热、血热,药毒与风血相搏。如出现发热,则为药毒化火。

笔者常用的中药有生地、黄芩、黄连、秦皮、地肤子、白鲜皮、羊蹄根、土茯苓、生石膏、牡丹皮、赤芍、郁金、大黄、甘草等。

经验方有抗敏汤,石膏退热汤。

膏药外敷引起的皮肤过敏性反应是很多的,属于接触性皮炎,立即去掉外敷药,同时内服中药抗敏,效果是显著的。

四、西医治疗

接触性皮炎内服以抗组胺药物为主,其重症可使用皮质激素治疗,如继发感染者可使用抗生素治疗。

五、医案医话

(一)关于丹疹和漆疮

中医传统的外科书中接触性皮炎是依照部位而命名的,名称较多。笔者提出统一的名称丹疹,但也不是最恰当的病名。

丹疹在《诸病源候论》上记载:“丹疹者,肉色不变,又不热,但起隐疹,相连而微痒,故为丹疹也。”

漆疮为常见的接触性皮炎。最早记载于《诸病源候论》:“漆有毒,人有禀性畏漆,但见漆便中其毒。”“亦有性自耐者,终日烧煮,竟不为害也。”说明古人已认识到漆疮中毒与人的体质有关。

漆疮中毒的症状有轻有重,轻者“皆悉瘙痒,面为起肿,绕眼微赤……生细粟疮。”重者“遍身作疮,小者如麻豆,大者如枣杏,脓焮疼痛”。

《外科正宗》中漆疮的症状皮肤有瘙痒、瘾疹、渗出、疼痛、发热。“先发为痒,抓之渐以瘾疹出现,皮肤传遍肢体,皮破烂斑,流水作痛,甚者寒热交作。”治疗方法用三白散(杭粉、生石膏、轻粉)外敷,可作参考。

(二) 关于外敷中药治疗接触性皮炎

膏药风为外敷膏药引起的接触性皮炎。膏药是一种特制的中药外敷剂型,现代医院和中药房中已基本上看不到了。外敷中药的其他剂型临床有时还在使用。接触性皮炎还时有发生,此类皮炎是否可改称为“敷药风”尚待讨论。

传统中医及上海民间有中药捣烂捣泥,外敷治疗一些久治不愈的慢性病的传统,如治疗慢性支气管炎、哮喘、慢性肾炎、慢性肝炎、类风湿关节炎、晚期癌症及其并发症等,有一定的效果,可能是一种免疫疗法。但局部皮肤会发生接触性皮炎。

(1) 白芥子泥单方或复方外敷治疗肺支气管疾病,包括老年慢性支气管炎、肺气肿、成人和小儿哮喘、肺炎不完全吸收等,效果良好,但局部的皮炎是普遍的,出现瘙痒、丘疹、肿胀、水疱。一般可不作处理,能自行康复。

(2) 上海民间使用新鲜毛茛(老虎脚爪草),捣烂外敷膝部,治疗慢性肾炎、慢性肝炎、类风湿关节炎,如发生皮炎后会留有永久性的紫癜痕迹。

(3) 上海民间使用田螺、巴豆、新鲜的商陆(野人参),单方捣泥外敷脐周,治疗肝硬化腹水、肿瘤腹水,腹胀会减轻,小便有时也能增多。但局部皮肤会发生接触性皮炎。

(4) 上海民间使用大蒜、鸦胆子、斑蝥等,单方捣烂外敷治疗晚期癌症,能改善症状,但局部皮肤会发生皮炎,出现瘙痒、皮疹。

(5) 上海民间使用活的蟾蜍与新鲜的蟾蜍皮,外敷肝区,治疗肝癌疼痛,临床看到是有效的,患者会感到肝区凉快舒适,疼痛立即减轻。但局部皮肤会发生较严重的接触性皮炎,出现瘙痒、丘疹、肿胀、水疱。

(三) 过敏体质以阴虚者为多

有人接触了过敏原过敏,有人接触了过敏原不过敏,有人接触了一次过敏

原就过敏了，有人多次才过敏。同样接触了过敏原发生的皮炎也有轻有重。这说明每一个人体质的内在情况是不一样的。

笔者总的体会是阴虚体质容易过敏，阳虚体质不容易过敏。因此，在辨证方面就出现阴虚内热的患者多，不只是接触性皮炎，整个免疫性过敏性疾病，都是阴虚内热的患者多。因而清热是第一位的。

抗过敏的中药也绝大多数是清热的，包括清热解毒、清热凉血、清热养阴、清热祛风、清热化湿，即使有少量的温性中药，总观全方，清热还是占了优势。

六、病例介绍

上海冬病夏治开展已有30多年，每年都有大量的哮喘、慢性支气管炎的患者采用复方白芥子泥外敷肺俞、膏肓治疗哮喘，背部普遍会发生接触性皮炎，一般都能自行康复。但也有少数患者久不自愈，必须治疗。

张××，男，22岁，自小就有哮喘，常需急诊使用激素才能平复。曾长期服用中药，仍久治不愈，四季均有发作情况。2000年夏，进行敷贴疗法，肺俞、膏肓外敷复方白芥子泥，一次背部皮肤即发生了较严重的接触性皮炎，出现瘙痒、丘疹、肿胀、水疱。服用中药7帖，无效。水疱破后担心感染，经人介绍前来找笔者治疗。

【诊断】接触性皮炎。

【辨证】风热湿毒，血郁体内，搏于肌肤。治以清热燥湿，祛风解毒，凉血化瘀。

【方药】经验方红斑汤、抗敏汤加减。

生地30 g，生石膏30 g，黄芩30 g，金银花30 g，秦皮30 g，水牛角30 g，虎杖30 g，牡丹皮12 g，郁金12 g，地肤子30 g，土茯苓30 g，黄连9 g，陈皮6 g，佛手6 g，甘草3 g。

【治疗过程】服药7帖，瘙痒好转，大便仍然干结，加用生大黄9 g、郁李仁30 g，14帖，大便通畅，丘疹、肿胀明显减少，水疱吸收。继续服用14帖，基本痊愈。

有人会说一个多月，即使不服中药也应该基本痊愈了，也许是的。但病情顽固者，是不会自行痊愈的。

第七节　光敏性皮炎

光敏性皮炎是由日光、紫外线照射所引起或诱发加重的一大类皮肤病，常见的有日光性皮炎、外源性光敏性皮炎、慢性多形性日光疹等。某些药物、化妆品、香料、防腐剂等也能诱发或加重本病。

（1）日光性皮炎：日光曝晒，由紫外线引起的急性晒伤。尤其是长期室内工作，皮肤色淡的人更易被晒伤。一周左右能自愈。

（2）慢性多形性日光疹：由日光、紫外线引起的慢性晒伤，常常反复发作。

（3）外源性光敏性皮炎：由光敏性药物、化学品并与光线接触后所引起的光敏性皮炎。

笔者诊治的大量是系统性红斑狼疮、皮肌炎所伴有的光敏感和面部红斑。单纯的光敏性皮炎多为西医皮肤科久治不愈的少数患者。对于这一大类皮肤病，这里不细分各个单病种，只是综合地笼统地介绍治疗经验。

临床表现有暴露部位发红、肿胀、红斑、皮疹、疱疹、脱屑、色素沉着等。

一、病名、病机与治则

病名：本病属于中医“日晒疮”范畴。

病机：真阴不足，日毒光毒，血热瘀滞，郁于肌肤。

治则：清热解毒，凉血化瘀。

二、治疗思路与用药

（1）使用清热解毒、凉血活血、具有抗过敏作用的中药，如生地、生石膏、黄芩、黄连、秦皮、地肤子、桑叶、连翘、金银花、水牛角、牡丹皮、赤芍、郁金、甘草等。

（2）使用清热解毒、凉血化瘀、具有免疫抑制作用的中药，如土茯苓、徐长卿、金雀根、苦参、羊蹄根、大黄等。

三、临床体会

1. 关于疾病

皮肤病学著作中细分有好几类单病种，临床上笼统地称为光敏性皮炎。

2. 关于病证

属于中医“日晒疮”范畴，日毒光毒，毒热湿热与血热瘀热相搏而成。

3. 关于治疗

生地、生石膏、黄芩、黄连、秦皮、水牛角、牡丹皮、赤芍、郁金、金雀根、羊蹄根、徐长卿、土茯苓、桑叶、连翘、金银花、甘草、黑大豆、绿豆衣、大黄等都可以选用。

经验方有红斑汤、紫斑汤。

四、西医治疗

羟氯喹、B族维生素对光过敏有效。重症者可用皮质激素、沙利度胺等。

五、医案医话

（一）关于日晒疮

明代申拱良的《外科启玄》载有“日晒疮”的病名，是由“受酷日曝晒”引起，说得比较明确，相当于现代的光敏性皮炎。

（二）关于红斑狼疮光敏性

笔者积累了近40年中医治疗系统性红斑狼疮（SLE）、皮肌炎（DM）的经验，对于光敏性与蝴蝶状红斑，抗Sm抗体阳性的患者，通过长期服用中药是可以消除蝴蝶斑的，抗Sm抗体也能转阴。

光敏性皮炎抗Sm抗体阴性，与SLE不同，可能体内存在着光敏性物质。笔者曾治疗过少量的光敏性皮炎患者。按照清热解毒、凉血化瘀的方法是有效的。

笔者在长期治疗系统性红斑狼疮的过程中，使用经验方红斑汤、紫斑汤，在消除红斑、紫斑时，无意中发现对光敏感有效。患者经过2～3年的用药，光敏感可在不经意中消除。

哪些中药对光敏感有效，笔者曾作了观察。

笔者治疗红斑狼疮最常用中药有生地、生石膏、忍冬藤、黄芩、秦皮、水牛角、牡丹皮、赤芍、郁金、金雀根、羊蹄根、甘草等，相信在这些中药中有部分对光敏感有效。

（三）青蒿等无效

西药羟氯喹是抗疟药，对光敏感和面部红斑有效。青蒿素是国际公认的抗疟药，那么中药青蒿是否对光敏感和面部红斑也有效？笔者将青蒿 30 g 加在复方中水煎服使用，观察了较长的时间，发现对狼疮低热有效，对儿童和成人斯蒂尔病发热有效，但对光敏感无效，也无不良反应。可能这是由于青蒿与羟氯喹药理的作用机制不同吧。

由于本病与荨麻疹不同，不是风邪所致，祛风药地肤子、白鲜皮、荆芥、防风、菊花等无效。

（四）使用中药会使人皮肤颜色变深变黑吗

民间传说长期服用中药能使人皮肤颜色变深变黑，甚至胎儿也会发生这种情况。因为中药汤是黑褐色的，因而有些孕妇不愿意服用中药，这是真的吗？有少数中草药确有这种不良反应，主要是含有内酯成分的中药。药汤黑褐色成分主要是黄酮类、蒽醌类、色素类以及内酯类等，多糖类、油脂类、蛋白类、挥发油类、生物碱类等成分则没有此种作用。

含有内酯成分的中药，如紫草、紫苏、紫浮萍、紫花地丁、补骨脂、独活、白芷、麻黄、白蒺藜、荆芥、芸香、马齿苋、无花果、仙鹤草等，具有促进紫外线吸收的作用，治疗银屑病、白癜风有效，但是能诱发光敏性皮炎。常规剂量短期使用问题不大，但长期服用会引起皮肤色素增深，这就是有人说的长期服用中药能使人皮肤变深发黑的原因。由于中医使用的是复方，因而绝大多数患者长期服用后并不会发生这种情况。

（五）容易误用的中药

紫草、白鲜皮、虎仗是治疗皮肤病的常用药，但不宜用于光敏感的患者。

（1）紫草：有清热凉血功效，中医用于治疗血热、瘀热，临床表现为发热、斑疹、痘疹、麻疹、湿疹等一类的病症。现代药理研究证实紫草具有解热、抗炎、免疫抑制与抗癌作用，但是紫草还具有促进紫外线吸收的作用。服用紫草后能较快出现红斑。

（2）白鲜皮：是免疫性皮肤病的常用药。现代药理研究证实白鲜皮具有免疫抑制、抗过敏、抗变态反应、抗炎与解热作用等，但是白鲜皮所含的白鲜碱、白鲜内酯成分能使紫外线在体内发挥作用。

（3）虎杖：是笔者治疗免疫病风湿病的常用药。现代药理研究证实虎杖具有免疫抑制、抗变态反应、抗炎及保肝降酶等作用，但是虎杖所含的白藜芦醇有光毒性作用。

虎杖、白鲜皮对于绝大多数免疫性皮肤病都是可以使用的，并不会诱发光敏性皮炎，只是对于已经患有光敏性皮炎的患者不宜使用。

紫草、虎杖、白鲜皮三药都是治疗银屑病和银屑病关节炎的有效中药。

（六）阿胶是否有光敏性作用

阿胶的原料是驴皮，是一味重要的补血止血药。笔者在长期的使用过程中，从临床上发现阿胶不但能引起皮肤过敏，而且还会促使 SLE 患者诱发和加重面部蝴蝶状红斑；甚至有部分正常人食用了驴肉后也会发生全身皮肤过敏，如是 SLE 患者，则全身皮肤红斑发作。这是由于阿胶和驴肉的胶原蛋白作为一种抗原，会引起皮肤过敏反应；同时阿胶具有免疫增强作用，激活了 SLE 的抗体，从而诱发和加重了 SLE 患者的病情。

临床还发现长期服用阿胶能促使正常人面部色素变深，那么，阿胶是否还具有促进紫外线吸收的作用呢，这方面需要后人做进一步的观察和研究。阿胶具有促进钙吸收的作用，是一味良好的补钙药，其补钙的机制中是否包括促进紫外线吸收的作用，这也需要做进一步的研究。

（七）食物禁忌

香菇、芹菜、苜蓿、蓊菜、紫菜、芥菜、马兰头、灰菜（灰藋）、莴苣笋、黄泥螺等，长期食用也能促进紫外线吸收。经常进食这些食物对于儿童生长有利，对有光敏感者不利，应少食或忌食。

六、病例介绍

笔者曾治疗过少量的反复发作的慢性光敏性皮炎患者，按照清热解毒、凉血化瘀的方法，使用经验方红斑汤、紫斑汤治疗。

张××，男，50 岁，2005 年 4 月初诊（光敏性皮炎）。

患慢性光敏性皮炎已有 10 多年，夏重冬轻，每年夏天出现皮疹、红斑、水疱、痒痛等皮炎表现，长期在上海市某三甲医院皮肤科治疗。曾服用过 B 族维生素、羟氯喹、沙利度胺等，都有效果，但时间一长，效果就变差，停药后仍然反复发作，没有服用过激素。

【诊断】慢性光敏性皮炎。

【中医辨证】日晒疮(真阴不足,日毒光毒,血热瘀滞,郁于肌肤)。

【方药】经验方红斑汤、紫斑汤加减。

生地30g,生石膏30g,黄芩30g,忍冬藤30g,秦皮30g,水牛角30g,羊蹄根30g,牡丹皮12g,赤芍12g,郁金12g,陈皮6g,佛手6g,绿豆衣12g,甘草3g。

【治疗过程】服药后开始大便稀薄,次数增多,加用黄连9g、炮姜12g、芡实12g后,大便仍稀,每日1次,便后有轻松感。

持续服药一年多,2006年即第二年的夏天,皮炎略有好转。继续服药,2007年即第三年的夏天,皮疹、水疱、痒痛等皮炎表现明显减轻,日晒后仍然发红。至2007年冬天病情基本缓解而终止服药。2008年夏天没有复诊,情况不明。

第八节 湿 疹

湿疹有急性、慢性之分。急性湿疹有丘疹疱疹、红肿渗出、瘙痒、结痂等表现;慢性湿疹由急性湿疹演变而来,有瘙痒、渗出、糜烂、结痂、表皮肥厚、苔藓样改变等表现。本病全身各个部位的皮肤都可发生,常久治不愈。湿疹发病可能与过敏、理化等因素有关。

一、病名、病机与治则

病名:本病属于中医“浸淫疮”范畴。部位不同又有不同的名称,耳部湿疹称“旋耳疮”;阴囊湿疹称“肾囊风”;臂弯腿弯湿疹称“四弯风”;慢性手掌湿疹也称“鹅掌风”。

病机:风热湿毒,郁于体内,浸淫肌肤。

治则:清热燥湿,祛风解毒,凉血化瘀。

二、治疗思路与用药

(1) 使用清热燥湿、凉血祛风、具有抗过敏作用的中药,如黄芩、黄连、苦参、黄柏、地肤子、白鲜皮、秦皮、水牛角、牡丹皮、赤芍、郁金、当归、荆芥、防风、蝉衣、薏苡仁、绿豆衣、泽泻、车前草、甘草等。

（2）使用清热解毒、凉血化瘀、具有免疫抑制作用的中药，如生地、土茯苓、徐长卿、金雀根、金银花、虎杖、羊蹄根、大黄等。

三、临床体会

1. 关于疾病

湿疹为临床诊断，与皮炎（没有渗出、结痂）表现不同。

2. 关于病证

采用“浸淫疮”作为病名，可概括全身各部位的湿疹。后世有许多名称，都可以不用。

3. 关于治疗

治以清热解毒，祛风化湿，凉血化瘀。

经验方红斑汤、抗敏汤。

四、西医治疗

内服药治疗以脱敏疗法为主，对于重症使用皮质激素治疗，继发感染者使用抗生素治疗。西医局部外用药物较多。

五、医案医话

（一）关于浸淫疮

浸淫的概念在《神农本草经》上已有记载，积雪草“浸淫赤熛，皮肤赤，身热。”

浸淫疮的病名见于《金匮要略》：“浸淫疮从口流向四肢者，可治；从四肢流来入口者不可治。”“浸淫疮，黄连粉主之。”只有治疗和预后，没有症状，过于简略。

《诸病源候论》浸淫疮候，其描述比较符合湿疹：“浸淫疮，是心家有风热，发于肌肤，初生甚小，先痒后痛而成疮。汁出侵溃肌肉，浸淫渐阔，乃遍体。其疮若从口出流散四肢则轻，若从四肢生，然后入口者则重，以其渐渐生长，因名浸淫也。”

浸淫疮在《千金方》中也有记载，所描述与湿疹也比较符合：“浸淫疮者，浅搔之蔓延长不止，搔痒者，初如疥，搔之转生汁相连者是也。”《千金方》还有水丹一证，易患于股部和阴部，皮肤中有水湿，黄赤色，似为股阴部的湿疹。“有水丹者，由遍体热起，遇水湿搏之结丹，晃晃黄赤色，如有水在皮中，喜著股及阴处，此虽小疾，不治令人致死。”

《外科正宗》有肾囊风记载，“其患作痒，甚者疙瘩顽麻，破流脂水。”这也符合阴囊湿疹的表现。

浸淫疮的病因病机，《诸病源候论》认为是风热，现中医外科学认为是湿热。笔者认为都是对的，但尚不够，是湿、热、风、瘀、毒五者交感。

（二）湿与化湿

中医“湿”的概念是什么？湿是水的一种形态，积聚之水称饮、积饮、水饮、饮邪。弥漫的、浸润的水称湿、湿滞、水湿、湿邪，还有风湿、湿热、寒湿、暑湿、痰湿、湿毒等。

化湿用什么方法？化湿有苦寒燥湿、淡渗利湿、清热利湿、清化水湿、化痰祛湿、清暑化湿、理气化湿、芳香化湿、健脾燥湿、和胃化湿、温阳化湿、祛风化湿等。这些化湿、利湿、祛湿、燥湿方法，总称为化湿。化湿的方剂和药物很多，各有其针对的病证。对于本病不是都有效果的。

由于名为湿疹，中医常首先考虑是湿，并且病灶表面确实有渗液，又湿又痒。治湿是重要的，但常常是不够的。治湿中药有好几类，必须有所选择。

（三）本病之化湿选药

苦寒燥湿、清热利湿可选用黄芩、黄连、黄柏、秦皮、土茯苓、白鲜皮、地肤子、连翘、金银花、焦山栀、紫花地丁等。这些药物对于本病有直接的针对性治疗作用，是有效的。能起到抗炎、抗过敏、免疫抑制的作用。在消除炎症的同时，抑制了渗出。

化痰祛湿药白芥子、葶苈子、半夏、天南星具有抑制渗出、减少渗液的作用，对于本病也是有效的。

苍术、厚朴、白术、白扁豆、猪苓、茯苓、泽泻、车前子、桑白皮、萹蓄、萆薢、薏苡仁、绿豆衣、白豆蔻、藿香、佩兰等，都是燥湿利湿化湿药，如果辨证论治需要，这些药适当加入一些也是可以的，主要治疗食欲不振等胃肠病症，以及浮肿、小便不畅，对于本病不具有直接的、针对性的治疗作用。

温阳化湿是热药与清热不符，祛风化湿主要用于关节炎的治疗。

（四）关于治风先治血

本病瘙痒难忍，抓破了疼痛，结痂后又痒。瘙痒是风血相搏，因此，还需治风治血。中医有“治风先治血，血行风自灭”的观点，是明代王纶提出来的。说明行血化瘀较治风更为重要，更有效果。

常用药有荆芥、防风、蝉衣、薄荷、麻黄、连翘、水牛角、羊蹄根、虎杖、当归、牡丹皮、赤芍、郁金、丹参、川芎、蒲黄、徐长卿、金雀根等。其中大多数中药具有抗炎、抑制渗出、减少渗液的作用，也具有抗过敏、抗变态反应、免疫抑制的作用。中药起效虽然比较慢，但只要坚持治疗，本病是能够治愈的。

六、病例介绍

过去有少数湿疹患者前来就诊，大多是上海某三甲医院皮肤科久治不愈、反复发作的病例。湿疹有头皮面部的，有四肢的，有胸背部的，有腹股部的，有广泛性的。笔者给予内服中药治疗，效果都是显著的，大多数患者需服药 3～12 个月，其中最快的一例只服用 了 14 剂中药就治愈了。

李××，男，40 岁，2007 年 9 月初诊。

全身广泛性皮疹水疱，增厚似癣，瘙痒难忍，抓破了黏湿，结痂，已 5 年余，西医诊断为湿疹。西药内服外用，也服过一年多中药，都有效果，但容易反复发作。

【诊断】湿疹。

【辨证】浸淫疮（风热湿毒，郁于体内，浸淫肌肤）。

【治则】清热燥湿，祛风解毒，凉血化瘀。

【方药】经验方红斑汤、抗敏汤加减。

生地 30 g，黄芩 30 g，黄连 9 g，苦参 30 g，金银花 30 g，白鲜皮 30 g，地肤子 30 g，土茯苓 30 g，虎杖 30 g，牡丹皮 12 g，赤芍 12 g，郁金 12 g，荆芥 12 g，白芥子 12 g，陈皮 6 g，佛手 6 g，甘草 3 g。

【治疗过程】服药 14 帖后没有不舒反应，药虽苦，但能忍受，大便稀薄，次多，瘙痒似乎好一些，虎杖改为羊蹄根 30 g，加炮姜 12 g、石榴皮 12 g。

持续服药 3 月余，瘙痒、疱疹、糜烂、渗出明显减轻。

继续服药半年余，瘙痒、皮疹好转，渗出完全吸收，继续服药一年余以巩固疗效。

第九节　多形红斑

多形红斑(erythema multiforme)又名多形渗出性红斑,其特征为皮肤和黏膜上出现多种形状的红斑、丘疹、水疱和渗出,常急性发作,容易复发。通常由皮肤小血管过敏引起。

一、病名、病机与治则

病名:本病属于中医“血风疮”范畴。

病机:真阴不足,湿热瘀毒,风血相搏。

治则:清热解毒,化湿祛瘀。

二、治疗思路与用药

(1) 使用清热解毒、祛风化湿、具有抗过敏抗变态反应作用的中药,如生地、玄参、生石膏、知母、黄芩、黄连、黄柏、秦皮、地肤子、连翘、金银花、焦山栀、紫花地丁、生薏苡仁、甘草等。

(2) 使用清热解毒、凉血化瘀、具有免疫抑制、抗血管炎作用的中药,如土茯苓、徐长卿、金雀根、苦参、白鲜皮、水牛角、羊蹄根、当归、牡丹皮、赤芍、郁金、大黄等。

经验方红斑汤、抗敏汤。

三、临床体会

1. 关于疾病

多形红斑为临床诊断,除皮肤、黏膜有红斑、皮疹外,尚有水疱和渗出,与结缔组织病由血管炎所引起之红斑、皮疹但没有渗出不同。

2. 关于病证

血风疮的表现有顽疮、瘙痒、渗出,患处可呈红色、紫黑色、白色,并为多发性,流注性,与本病临床表现有较多的相似之处。

3. 关于治疗

中医辨证风热、湿热、血热,主次顺序应为血热、湿热、风热。热、瘀、湿、风、毒五者交感，治以清热解毒，凉血化瘀，祛风化湿，可能更为全面。

皮肤科比较重视局部外用药治疗，但也用内服治疗。笔者是内科医生，没有外用药，不论皮肤黏膜都只能使用中药内服治疗。

上面介绍的中药经一段时期的服用，病情是会逐渐好转的。

四、西医治疗

以局部外用药为主，重症使用皮质激素治疗，继发感染者使用抗生素治疗。

五、医案医话

（一）关于血风疮

《外科正宗》有“血风疮”描述：“血风疮乃风热湿热血热三者交感而生，发则瘙痒无度，破流脂水，日渐沿开。”“风湿流注，腿脚致生血风顽疮，紫黑瘙痒。”“待其自脱，脱后色红，再敷之，以色白为度。”“年久紫黑，血风顽疮，流水作痒不绝。”

血风疮与多形红斑临床表现是比较符合的。

（二）关于红斑

SLE 有各种各样的顽固的红斑。SLE 的红斑是由血管炎引起的，不痒或轻痒，没有渗出，与本病不同。

经验方红斑汤以治疗血管炎红斑为主，对皮肤炎红斑也有效。经验方抗敏汤以治疗皮肤炎斑疹为主，对血管炎斑疹也有效。本病有红斑，有瘙痒，有渗出，二方合用能增效。

（三）关于选药

清热解毒，凉血化瘀，祛风化湿，需要综合平衡，还需选用疗效最确切的中药。

清热化瘀选生地、牡丹皮、赤芍、郁金、羊蹄根、金雀根等为最佳。

清热解毒、苦寒燥湿，选黄芩、黄连、秦皮、土茯苓、苦参等为最佳。

化湿有苦寒燥湿、清热利湿、清化水湿、淡渗利湿、理气化湿、芳香化湿、温阳化湿、祛风化湿等诸法。针对本病，只有清热解毒药中的部分苦寒燥湿药、清热利湿药有效，可选用地肤子、白鲜皮、黄芩、秦皮、土茯苓、苦参、黄连、黄柏、大黄。

（四）疑难解答

1. 上述中药的剂量是多少？

地肤子、白鲜皮、黄芩、秦皮、土茯苓、苦参都可以使用 30 g，甚至更大剂量。黄连、黄柏、大黄三药只宜常规剂量使用，不宜大剂量使用，因有胃肠道不适反应。

2. 黄连常用，黄柏、大黄二药很少用，这是为什么？

黄连清热解毒，苦寒燥湿，对于湿热之证，皮肤黏膜血管之慢性炎症长期使用都是有效的。不论是感染性炎症还是风湿性、免疫性炎症都可以长期使用。其治疗机制尚不能完全阐述清楚。

黄柏清热解毒，苦寒燥湿，其药力优于黄连，二药同用能增效。但黄柏剂量稍大，有明显的胃不舒反应。明代赵献可、李时珍等都指出黄柏久服“损肾”。现已证实黄柏具有肾毒性和生殖毒性，因而不宜长期服用，也不宜大剂量使用。

大黄是泻药，使用得当是很好的，但多泻能伤人正气。

六、病例介绍

林××，女，42 岁，2007 年 7 月初诊（多形红斑）。

腿、手臂出现多种形状的红斑、丘疹和水疱，常反复发作，已有 4 年余，口腔内有时也有。一直在上海某三甲医院皮肤科诊治，临床诊断为多形红斑。曾做皮肤活检，提示为皮肤炎症、血管损伤。使用外用药与内服抗过敏药均有效，用药后皮疹、水疱、瘙痒、渗出能很快好转，但停药后就又复发。

【诊断】 多形红斑。

【中医辨证】 血风疮（真阴不足，湿热瘀毒，风血相搏）。

【治则】 清热解毒，凉血化瘀，祛风化湿。

【方药】 经验方红斑汤、抗敏汤加减。

生地 30 g，生石膏 30 g，黄芩 30 g，白鲜皮 30 g，地肤子 30 g，土茯苓 30 g，羊蹄根 30 g，水牛角 30 g，牡丹皮 12 g，赤芍 12 g，郁金 12 g，黄连 9 g，陈皮 6 g，佛手 6 g，甘草 3 g。

【治疗过程】 服药 14 帖后瘙痒好一些，皮疹、渗出仍未见好转，加用苦参 30 g，持续服药 3 月余，皮炎有明显好转，水疱、渗出明显减少。

继续服药1年，至2008年夏天，皮疹、水疱、痒痛等皮炎表现基本上完全缓解，即停药。

第十节　环形红斑

环形红斑为皮肤上出现的圆环状红斑，有的中间皮肤颜色正常，有的呈圆片状或多种形状的红斑，多发性，有痒感，可能与变态反应性的皮肤炎症、血管扩张充血有关。

一、病名、病机与治则

病名：本病属于中医"斑疹""红靥斑"范畴。

病机：血热瘀滞，风血相搏。

治则：清热化瘀，凉血祛风。

二、治疗思路与用药

(1) 使用清热解毒、祛风化湿、具有抗过敏抗变态反应作用的中药，如生地、玄参、生石膏、黄芩、黄连、秦皮、白鲜皮、地肤子、连翘、金银花等。

(2) 使用清热解毒、凉血化瘀、具有免疫抑制、抗血管炎作用的中药，如土茯苓、徐长卿、金雀根、水牛角、羊蹄根、虎杖、当归、牡丹皮、赤芍、郁金等。

经验方红斑汤、抗敏汤。

三、临床体会

1. 关于疾病

环形红斑是临床诊断，在系统性红斑狼疮等免疫性疾病中是常见的临床表现，因此，必须排除结缔组织病。

2. 关于病证

环形红斑难以找到一个恰当的中医病证名称，根据《外科发挥》的描述，就用了斑疹、红靥斑的名称。

中医另有"猫眼疮"一证，症状有些相似，但名称与鸡爪风、鹤膝风一样，过于通俗，因此不采用。

3. 关于治疗

中医辨证为风热血热，并有毒邪。治以清热解毒，祛风化瘀。

中医治疗有效。

四、西医治疗

内服抗过敏药为主，其重症使用皮质激素治疗。

五、医案医话

(一) 关于红斑的诊断

环形红斑是许多疾病的一个临床表现，如系统性红斑狼疮、风湿热、贝赫切特综合征、多形红斑等都有典型的环形红斑，因此有些专家认为这不是一个独立的疾病，在治疗原发病取得效果时，环形红斑随之就会消除了。

临床上有些患者胸背四肢有多发性的红斑，有圆圈状的，有圆片状的，这些都是环状红斑，平的，没有丘疹，没有结节，没有凹陷，没有水疱渗出；没有关节痛，没有口腔溃疡，ANA 阴性，RF 阴性，排除了结缔组织病，但也没有做皮肤活检。这种情况临床就诊断为环形红斑，但也可能是多形红斑的一个类型。中草药的治疗效果是比较好的。

(二) 关于斑疹、红靥斑

(1) 斑疹：明代薛己《外科发挥・斑疹篇》中记载："洁古曰，斑疹之病，其为证各异，发焮肿于外者，属少阳三焦也，谓之斑。凡小红靥行皮肤之中不出者，属少阴君火也，谓之疹。"

(2) 红靥斑：斑疹所描述的形状似面部酒靥之状，当为圆环形，红色，在皮肤之中，不高出皮肤，称为红靥斑。红靥斑的名称虽然是笔者所提，但是根据古代记载，似与环形红斑更为符合。靥字的原意为螺蛳口上一片红褐色薄盖，称为靥。有人微笑时面部口角两旁会出现一片微凹称为笑靥、面靥。

(3) 丹疹：《诸病源候论・丹疹候》："丹疹者肉色不变，又不热，但起瘾疹，相连而微痒，故谓为丹疹也。"

斑疹、丹疹已在荨麻疹和过敏性皮炎篇中用过。

(4) 丹毒和天火：《千金方・丹毒篇》中有天火一证，"丹毒一名天火，肉中忽如丹涂之色，大者如手掌，甚者遍身有痒有肿，无其定色。"其描写的症状红斑，有大有小，遍身痒肿。西医丹毒为下肢链球菌感染，因此，丹毒和天火的病名不宜用于本病。

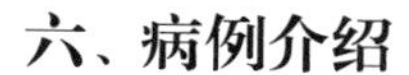

六、病例介绍

张××，女，18岁，2007年7月初诊。

主诉四肢红斑3月余，有时胸腹部也有，微痒，圆片状、圆环状的都有，共有10多个。检查血尿常规、红细胞沉降率、免疫球蛋白、补体均在正常范围，RF阴性，ANA阴性，抗ENA阴性，抗ds-DNA阴性。

【诊断】环形红斑。

【辨证】红靥斑(瘀滞热毒，风血相搏)。

【治则】清热化瘀，凉血祛风。

【方药】经验方红斑汤、抗敏汤加减。

生地30g，生石膏30g(先煎)，黄芩30g，金银花30g，白鲜皮30g，秦皮30g，羊蹄根30g，水牛角30g(先煎)，牡丹皮12g，赤芍12g，郁金12g，黄连9g，陈皮6g，佛手6g，甘草3g。

【治疗过程】服药14帖后四肢红斑明显减少，再服14帖红斑完全消除。

第十一节　扁平苔藓

扁平苔藓是皮肤黏膜疾病，有紫红色扁平丘疹，瘙痒，皮损消退后有色素沉着，需活检以进行诊断。少数患者与红斑狼疮重叠。本病原因不明，可能与免疫、遗传、感染等因素有关。

一、病名、病机与治则

病名：本病属于中医“紫癜风”范畴。

病机：瘀滞热毒，风血相搏。

治则：清热化瘀，祛风解毒。

二、治疗思路与用药

(1) 使用清热解毒、祛风化湿、具有抗过敏、抗变态反应作用的中药，如生地、玄参、生石膏、黄芩、黄连、秦皮、地肤子、连翘、金银花、荆芥、生薏苡仁、甘草等。

(2) 使用清热解毒、凉血化瘀、具有免疫抑制、抗炎作用的中药,如土茯苓、徐长卿、金雀根、苦参、白鲜皮、水牛角、羊蹄根、虎杖、当归、牡丹皮、赤芍、郁金、蒲黄、莪术等。

三、临床体会

1. 关于疾病

扁平苔藓好发于口腔,是免疫性口腔黏膜病,有不舒适、疼痛的感觉,皮肤扁平苔藓有瘙痒症状。

2. 关于病证

“紫癜风”一证古书中已有记载,宋代的描述似为重症银屑病,明代紫癜风的描述较符合扁平苔藓。

3. 关于治疗

中医辨证为风热血热,并有毒邪,治疗以清热解毒、祛风化瘀为主。

经验方红斑汤、抗敏汤。

四、西医治疗

内服以抗过敏药为主,对重症者使用皮质激素治疗,局部可使用外用药物。

五、医案医话

(一) 关于扁平苔藓

笔者门诊接诊的扁平苔藓都是近几年中经上海某三甲医院皮肤科活检诊断明确、并且是久治不愈的病情顽固的患者,尤其以口腔黏膜处病灶的患者较多。

患者在原用西药的基础上,加用中药后,病情会逐步稳定,然后可考虑西药减量。如果一下子停用西药,中药短期内尚未起效,病情就会出现反复。这种情况会被西医认为中医无效,是不可取的。

(二) 关于紫癜风

宋代许叔微《普济本事方・白虎历节篇》:“有一宗人,遍身紫癜风,身如墨。”“宿患风癣,遍身黑色,肌体如木,皮肤麄涩,及四肢麻痹。”宋代紫癜风描述的症状有癣、遍身黑色、皮肤粗涩，这似乎更符合重症银屑病有皮肤紫黑色表现的病情。

《外科正宗》有紫白癜风一证："紫白癜风乃一体二种，紫因血滞，白因气滞。总由热体风湿所侵，凝滞毛孔，气血不行所致。""胡麻丸，治癜风初起，皮肤作痒，后发癜风，渐生开大者。"明代紫癜风的症状有皮肤作痒、凝滞毛孔、逐渐增大的表现，与扁平苔藓有相似之处。陈实功将紫癜风和白癜风二病合在一起编写，但认识到有相同之处，也有不同之处。

六、病例介绍

叶××，女，38 岁，2008 年 2 月初诊。

四肢口腔患多发性扁平苔藓 4 年余，反复发作，在上海某三甲医院皮肤科活检明确诊断。四肢皮肤上的斑疹、瘙痒经西医治疗后基本好转，留有色素沉着。但口腔扁平苔藓一直未好转，咀嚼时有疼痛感。没有内服过皮质激素。

【诊断】口腔扁平苔藓。

【辨证】紫癜风(瘀滞热毒，风血相搏)。

【治则】清热化瘀，祛风解毒。

【方药】经验方红斑汤、抗敏汤加减。

生地 30 g，黄芩 30 g，土茯苓 30 g，白鲜皮 30 g，秦皮 30 g，羊蹄根 30 g，水牛角 30 g(先煎)，牡丹皮 12 g，赤芍 12 g，郁金 12 g，生蒲黄 15 g(包煎)，黄连 9 g，陈皮 6 g，佛手 6 g，甘草 3 g。

【加减药】大便干结加虎杖 30 g，仍干结再加郁李仁 30 g。

【治疗过程】患者服药 14 帖没有不良反应，服药 28 帖后咀嚼时疼痛减轻，服药 3 个月时，疼痛消除，半年后口腔内病灶略有缩小。治疗至 2008 年 8 月，病灶明显缩小。

第十二节　天疱疮和类天疱疮

天疱疮(pemphigus)是一种表皮内水疱形成的免疫性皮肤黏膜病，先有口腔黏膜溃疡糜烂，并可累及咽喉、食管、外阴、肛门，如损害直肠黏膜可引起腹泻。皮肤损害全身都可发生，有大小不一的浆液性水疱和大疱，疱壁薄，易破碎。破裂后大片表皮剥脱，渗液较多，轻压水疱，即有水液流出。周围正常皮肤一擦即破，愈合很慢，愈合后结痂，遗留色素沉着。血清天疱疮抗体 IgG 阳性。

尚有类天疱疮，与天疱疮相类似。

一、病名、病机与治则

病名：本病属于中医“天泡疮”“天疱疮”范畴。

病机：热郁瘀滞湿毒，损害全身皮肤。

治则：清热祛瘀，化湿解毒。

二、治疗思路与用药

（1）使用清热解毒、清热化湿、具有抗过敏、抗变态反应作用的中药，如生地、玄参、生石膏、黄芩、黄连、秦皮、地肤子、连翘、金银花、生薏苡仁、白芥子、甘草等。

（2）使用清热解毒、凉血化瘀、具有免疫抑制、抗炎作用的中药，如土茯苓、徐长卿、金雀根、苦参、白鲜皮、水牛角、羊蹄根、虎杖、当归、牡丹皮、赤芍、郁金、蒲黄、莪术等。

三、临床体会

1. 关于疾病

天疱疮是一种免疫性皮肤黏膜病，需做皮肤活检以明确诊断。

2. 关于病证

本病属于中医天泡疮范畴。泡与疱同音，泡是水泡，疱是疱疹，病症水泡又称水疱。泡与疱为通假字，古籍中天泡疮与天疱疮是通用的。病症之疱可借用生活之泡，但生活之泡不能借用病症之疱。

天泡疮最早见于朱丹溪的著作，以后在明代的《景岳全书》《外科正宗》中有对天泡疮的描述，其描述的症状与天疱疮的临床表现相类似。

中医尚有脓泡疮一证，有化脓性表现，是一种皮肤感染性疾病。

3. 关于治疗

天疱疮辨证为湿、热、毒、瘀。辨证重在湿是不够的，使用过多的化湿药会影响疗效。张景岳提出清热凉血的治法，陈实功提出凉血散风和渗湿为先的治法。

天疱疮为皮肤免疫病，有自身抗体，必须在清热解毒、化湿化瘀药物中选用具有抗炎、抗变态反应、免疫抑制作用的中药。

应用经验方红斑汤、抗敏汤加减治疗是有效的。

四、西医治疗

使用地塞米松、甲泼尼龙等皮质激素；使用硫唑嘌呤、环磷酰胺等免疫抑制剂。有继发感染者，及时用抗生素进行治疗。

五、医案医话

（一）关于天泡疮

中医有天泡疮一证，可相当于西医的天疱疮。

元代《丹溪治法心要》中有天泡疮的病名和治法，但没有对症状的描写，可能是本病最早的记载。

明代《景岳全书》："天泡疮形如水泡，皮薄而泽，或生头面，或生遍身，乃太阴阳明风热所致。故见于皮毛肌肉之间，宜清热凉血。"

《外科正宗》有"天泡"一证："天泡者，乃心火妄动，脾湿随之，有身体上下不同，寒热天时微异，上体者风热多于湿热，宜凉血散风。下体者湿热多于风热，宜渗湿为先……此不早治，变为顽风紫癜难痊。""天泡发及遍身。""天泡红肿发热，急胀疼痛。""天泡日久，作烂疼痛不已，脓水淋漓。"

张景岳、陈实功所描写的天泡疮病情，是全身性慢性病，症状有水泡、皮薄、糜烂、疼痛、渗出，如继发感染可有红肿、发热、化脓，顽固而难治。这些与天疱疮的临床表现是一致的。

明代的《本草纲目》"无名异附方"中有引朱棣《普济方》治疗"天泡疮"的记载。《本草纲目》和《外科正宗》都是明代万历年间的书籍。二者较《普济方》晚了 180 多年。张景岳所著《景岳全书》至康熙年间才出版，因而《普济方》是最早的记载。

《诸病源候论》《千金方》及宋代《普济本事方》《严氏济生方》均无记载。

（二）关于脓泡疮

中医还有脓泡疮一证，中医的脓泡疮是感染性皮肤病。

明代薛己《外科发挥》有"天泡疮"的记载:"焮痛发热,挑去毒水,以黄柏、滑石末敷之,更饮荆防败毒散二剂则愈。"该书所描述的天泡疮可能为感染性的脓疱疮。

天疱疮继发化脓性感染也是有的,但很少。

(三) 关于激素减量

笔者所终治的天疱疮病例,都是西医活检明确了诊断,由于病情较重,都服用过激素。皮质激素与免疫抑制剂能较快地控制病情的发展,但激素减量较难,这与系统性红斑狼疮有些相似。

激素只能在病情好转的基础上才能逐渐减量,绝不可以一下子停用,剂量减得越小的时候越难继续减量,病情也越容易反跳,因此减量越要谨慎。

印象较深的是黑龙江来的一位天疱疮女性患者,50多岁,每年来沪就诊一次,每次配3个月中药颗粒剂,方子复印了回当地继续配药服用。她说3年了每年病情都有好转,尤其是口腔、咽喉部好转较多,泼尼松已从30 mg/d减少到10 mg/d。

六、病例介绍

李××,女,36岁,2007年8月初诊(天疱疮激素减量)。

全身性天疱疮已有5年,胸背、四肢皮肤、口腔、咽喉、食管都有广泛性疱疹,渗出。上海某三甲医院皮肤科活检诊断明确,并一直在该院治疗,服用地塞米松10片/日(每片2.5 mg),口腔、咽喉、食管部病情基本控制,疱疹基本消除,唯舌边上有一片溃疡很顽固。皮肤上尚有少量水疱,渗出,结痂,色素沉着,由该医院皮肤科介绍过来就诊。

患者就诊的目的有二:其一是在服用激素的基础上通过中医治疗继续控制住病情,直至痊愈;其二是在病情有效控制的基础上进行激素减量。

【诊断】天疱疮。

【辨证】热郁瘀滞,湿毒浸染,损害全身皮肤。

【治则】清热祛瘀,化湿解毒。

【方药】经验方红斑汤、抗敏汤加减。

生地30 g,土茯苓30 g(先煎),黄芩30 g,金银花30 g,白鲜皮30 g,秦皮30 g,羊蹄根30 g,水牛角30 g(先煎),牡丹皮12 g,赤芍12 g,郁金12 g,黄连

9 g，陈皮 6 g，佛手 6 g，甘草 3 g。

【加减药】咽痛咽喉不舒加射干 15 g、山豆根 9 g。

服药后胃不舒，加入藿香 12 g、吴茱萸 3 g、白豆蔻 3 g(后下)。

【治疗过程】服药 3 个月左右，皮肤水疱有明显好转，开始激素减量，地塞米松改为 8 片/日，7 天后舌上溃疡增大，皮肤上原有的水疱似有复发的情况。患者问地塞米松是否仍增加至 10 片，笔者回答激素减量要下决心，病情出现波动是必然的，只要不是严重的反跳，坚持一下就过去了，否则一辈子也减不了，患者同意配合。

原方去羊蹄根，加入虎杖 30 g、苦参 30 g、生蒲黄 12 g。14 帖后，大便稀薄一些，舌边溃疡、皮肤水疱、都好转了。2 个月减至 6 片/日，再 3 个月减至 5 片/日。至 2008 年 4 月，地塞米松已减量至 4 片/日。6 月，减量至 3 片/日，并告诉患者 3 片/日是维持量，激素需在病情稳定半年以后才能继续减量，且减量前还必须去原来诊断的皮肤科专家那里再检查一次，以明确病情的演变好转情况。至 2009 年 4 月，地塞米松已减量至 2 片/日，病情稳定，无病灶。

第十三节　银屑病和银屑病关节炎

银屑病(psoriasis)又名牛皮癣，有皮肤红斑、丘疹，覆有银白色鳞屑及瘙痒等症。有的患者有水疱、脓疱。本病属于免疫性皮肤病范围。

银屑病关节炎又名牛皮癣关节炎，属于风湿病范围，有认为是银屑病的一个类型。银屑病关节炎与紫外线敏感性缺乏有关。

银屑病关节炎主要以损害远端指间关节为主，指甲受损，趾关节和其他关节也能受累，关节疼痛、肿胀、僵硬，现今骨和关节损毁已极少见。

本病红细胞沉降率可增速，α_2 微球蛋白可增高。

一、病名、病机与治则

病名：银屑病属于中医“白屑风”“白疮”范畴；银屑病关节炎属于“白屑痹”“历节风”范畴。

病机：癣毒随风湿入络，血热瘀滞。

治则：养阴清热，活血祛风。

银屑病可单用中药治疗；关节炎肿痛较重者，可中药与非甾体类抗炎药同用。

银屑病经验方有紫草去屑汤；银屑病关节炎可用经验方羌活三根汤治疗。

二、治疗思路与用药

（1）使用祛风化瘀、具有抗变态反应、抗炎镇痛作用的中药以治疗关节炎，如羌活、独活、忍冬藤、岗稔根、白附子、制川乌、姜黄、青风藤、海风藤、细辛、白鲜皮、地肤子、川芎、当归、蝉衣等。

（2）使用清热凉血、具有免疫抑制作用的中药以治疗银屑病，如生地、金雀根、虎杖、羊蹄根、徐长卿、土茯苓、黄芩、黄连、广郁金、牡丹皮、赤芍等。

（3）使用具有消肿化饮效用的中药以治疗关节肿胀积液，如白芥子、葶苈子、桂枝、桑白皮等。

（4）使用具有促进紫外线吸收的中药以增强治疗银屑病的疗效，如补骨脂、白鲜皮、虎杖、紫草、紫苏、独活、白芷、麻黄等。

（5）使用具有保护骨质作用的中药，如杜仲、川续断、接骨木、骨碎补等。

三、临床体会

1．关于疾病

银屑病与遗传、免疫等因素有关。银屑病关节炎是银屑病的一个类型。

银屑病关节炎部分患者 RF 阳性，与类风湿关节炎（RA）有时较难鉴别。部分患者有骶髂关节炎和脊柱炎，HLA－B27 阳性，与强直性脊柱炎（AS）较难鉴别。少数患者有尿酸升高史，足趾红肿疼痛与痛风发作相似，也较难鉴别。但这三者都没有银屑病皮肤表现。但为了明确诊断，必须检查抗 CCP 抗体、ANA、HLA－B27、尿酸等。

至于红细胞沉降率、C 反应蛋白为非特异性的指标，三者都可以增高。

2．关于证名

明代《外科正宗》有“白屑风”一证，清代《外科大成》有“白疕”一证，其描述的症状与银屑病都是一致的。因此，笔者认为银屑病以“白屑风”命名更为适合。

3．关于治疗

银屑病和银屑病关节炎在治疗上需考虑三个方面：自身免疫与变态反应；

关节肿痛;紫外线不敏感性。

笔者常用的中药为生地、黄芩、土茯苓、虎杖、金雀根、羌活、独活、忍冬藤、制川乌、白附子、姜黄、补骨脂、紫草等。

经验方有紫草去屑汤、羌活三根汤等。

四、西医治疗

(1) 关节炎可用非甾体类抗炎药。

(2) 泼尼松需用 30 mg/d 以上才能控制皮疹和关节炎,但对骨质不利,临床应严格使用。

(3) 免疫抑制药 MTX 等仅可用于重症关节炎病例。

五、医案医话

本病是可以完全使用中药进行治疗的,只要用药恰当,银屑病及其关节炎是可以缓解的,但尽量不要使用具有免疫增强作用的中药。

(一) 关于病证

1. 关于白屑风和白屑痹

白屑风记载于明代陈实功《外科正宗》:“初起微痒,白屑叠叠飞起,脱之又生。”其描述的症状与银屑病是一致的。

白疕记载于清代《外科大成》:“白疕,肤如疹疥,色白而痒,搔起白皮。”《医宗金鉴》记载:“白疕之形如疹疥,色白而痒,多不快,固由风邪克皮肤,亦有血燥难荣处。”但均未见描述关节痛的症状。

白屑风有关节痛症状者,笔者提出“白屑痹”的病名。

至于牛皮癣,《外科正宗》也有记载:“牛皮癣如牛项之皮顽硬且坚,抓之如朽木。”其描述的症状较符合神经性皮炎。

2. 关于厉风

宋代许叔微《普济本事方》有“风寒湿痹白虎历节走注诸病”一篇,其中有“厉风”一证,附在历节的条文下,厉风症状的描述为:“此病多胸膈生痰,久则赤肿,附着肢节,久而不衰,遂成厉风。”“厉风手指挛曲,节间疼不可忍,渐至断落。”“宿患风癣,遍身黑色,肌体如麻,皮肤皴涩,及四肢麻痹。”

患者全身有癣,关节疼痛,红肿,手指挛曲,渐至断落。这些症状与银屑病关节炎重症晚期是比较符合的，说明牛皮癣关节炎的临床表现在中医古籍中早已有记载。

笔者过去的印象中厉风相当于麻风病。厉风在《千金方》中有专篇论述。由于麻风病笔者没有看到过，缺少感性认识。《千金方》和许叔微医书中描写的是麻风病还是牛皮癣关节炎，笔者难以确定，故摘录下来以供同道参考。因此，笔者并不是将“厉风”作为牛皮癣关节炎的病名，而是提出采用“白屑痹”这一病名。

（二）银屑病的治疗体会

1. 自身免疫与变态反应

本病与自身免疫有关，与变态反应也有关。治疗宜使用具有免疫抑制、抗变态反应作用的中药。常用药为生地、黄芩、金雀根、羊蹄根、虎杖、土茯苓等，剂量为 30 g。不论是皮疹，还是关节炎，这些都是基本用药。

2. 关于关节肿痛的治疗

本病关节炎是很严重的，迅速缓解疼痛较治疗皮疹更为重要，这与类风湿关节炎的治疗基本上是一致的，宜选用作用强、效果好的中药，如制川乌、制草乌、白附子等。由于制川乌、制草乌有心毒性，为了安全，可先选用一味，并宜使用常规剂量；为了加强抗炎镇痛效果，可与白附子 9～18 g、羌活 30 g、忍冬藤 30 g、姜黄 30 g 同用。一般情况下制川乌 9 g 与白附子 18～30 g 同用，疼痛就可以缓解。

独活、细辛、青风藤的抗炎镇痛效果也是比较好的，但剂量大了有胃不适反应。青风藤有皮疹与瘙痒的过敏反应，增加了治疗银屑病皮疹瘙痒的复杂性。

本病关节肿痛经较长时间的治疗会慢慢减轻，治疗过程为 3～6 个月，重症者疗程会更长。本病为终身性疾病，即使完全缓解后仍需继续服药以巩固疗效，防止复发。

（三）关于紫外线的不敏感性

本病关节肿痛减轻后，皮疹、瘙痒、脱屑也必须同时继续进行治疗。促进紫外线吸收的中药和食物对于本病是有利的，应常用。

本病宜选用白鲜皮、虎杖为主。二药既具有免疫抑制与抗变态反应作用，又具有协助吸收紫外线的作用，可发挥多方面的治疗效果，可用 15～30 g，对皮疹、瘙痒、脱屑与关节炎都有效。白鲜皮有胃不舒反应，虎杖能滑肠，但均较轻，比较容易克服。

补骨脂的光敏作用较强，并有雌激素样作用，对于皮疹、关节炎都有效。

独活有光敏作用与抗炎镇痛作用，但剂量稍大有胃不舒反应，只宜使用常规剂量。

紫草具有免疫抑制作用与较强的光敏作用，对银屑病皮疹、瘙痒、脱屑是有效的，但对关节炎帮助不大，且有肾毒性，长期大剂量使用必须检查肾功能。

紫花地丁、紫苏有光敏作用，是银屑病皮疹的常用药。有光敏作用的中药还有麻黄、白芷、白蒺藜、紫浮萍等，可以加减选用。

食物中有光敏作用的有香菇、芹菜、草头(南苜蓿)。

促进紫外线吸收的中药对于系统性红斑狼疮(SLE)、皮肌炎(DM)、光敏性皮炎等有光敏感性的疾病是不可使用的。

(四)关于经验方紫草去屑汤

紫草去屑汤：紫草 30 g、土茯苓 30 g、虎杖 15 g、白鲜皮 30 g、黄芩 30 g、蝉衣 12 g、甘草 3 g。适用于银屑病。

本方清热解毒，祛风凉血，符合中医辨证论治。所选用的中药经药理研究证实具有免疫抑制、抗变态反应，以及促进紫外线吸收的作用，符合中西医治疗机制。因此，绝大多数患者在经过一段时期的治疗后，都能慢慢好转。

本方没有抗炎镇痛作用，如诊断为银屑病关节炎，可与羌活三根汤同用。

(五)经验方银关消肿汤

组成：生地、熟地、金雀根、虎杖、羌活、独活、补骨脂、白附子、制川乌、姜黄、白鲜皮、白芥子、葶苈子、桂枝、甘草等。

本方祛风镇痛，消肿解毒，清热凉血。由于使用了羌活、白附子、制川乌、白芥子、葶苈子、桂枝，镇痛消肿的效果显著增强。白鲜皮、补骨脂、独活三药针对银屑病起治疗作用。

(六)银屑病难治的原因

银屑病非常顽固而难治，中医难治的原因，并不在于患者全身皮疹的面积多少，而是与病程有关，以及与患者是否使用激素有关。病程越长中医越难治，激素服用剂量越大、服用时间越长，中医起效越慢。

（七）银屑病治疗体会

笔者治疗了20多例银屑病，大多数疗效显著。

笔者治疗的第一例银屑病，是在10多年前在上海某郊区冬季开膏方时，有一患者提出要求中医治疗，诉说全身性瘙痒脱屑已有4年多，中西药物久治不愈，外用过激素类霜剂，但没有服用过激素，笔者开了处方。第二年冬季笔者再去那里开膏方时，该患者前来就诊，说连续服用了4个多月，皮疹及脱屑每月减轻减少，后来至夏天完全消除了。最近又有少量发生，要求再进行治疗。第三年冬季笔者再去坐堂时，该患者说服用了一个多月，完全消除，至今未发。

曾治疗一例病史有10多年的银屑病患者，从颈部至足部全身有皮疹脱屑、瘙痒。处方给予生地、广郁金、牡丹皮、白鲜皮、地肤子、黄芩、土茯苓、羊蹄根、补骨脂等药，连续服用6个月，有明显好转。夏天停服3个月后，病情复发，遂再次就诊，继续服药3个月，皮疹全部消除。治疗过程中未用任何西药。

2007年曾接诊一患者，全身有广泛性皮疹及脱屑，全身皮肤发红，尤其是面红如枣，皮肤损害严重，外院皮肤科服用中药一年多未效，经人介绍前来就诊。曾外用地塞米松软膏，未内服过激素，给用经验方紫草去屑汤，3～5个月后脱屑明显减少，面红减淡。后来中断治疗，据说由于笔者的中药味苦难服，并常有胃不适反应就停止了治疗。其实笔者处方的中药剂量大，有胃不适反应是正常的。

（八）银屑病关节炎的治疗经验

银屑病关节炎治疗有10多例，大多数能较快控制病情。重症与难治的患者需要较长的时间才会有效，并且病情容易反复。

曾治疗一例较严重的银屑病关节炎，全身脱屑、瘙痒10多年，面部和全身发红；有关节炎，但肿痛较轻。由外院皮肤科诊断为银屑病关节炎后转来就诊。经3个月中药治疗后，关节肿痛缓解，皮肤脱屑减少，面红似有转淡的倾向。6个月治疗后，脱屑明显减少，面部和全身发红明显减淡，后来中断治疗。

2007年冬天曾治疗一例患者，女，50多岁，银屑病较轻，只有少量的皮疹脱屑，手指、腕、踝、膝、足跖诸关节均有较重的疼痛、肿胀。已经服用了两年多中药，以黄芪、当归等为主，未效。经人介绍前来就诊。换了经验方羌活地黄汤与三根汤加减，加入白鲜皮、补骨脂、独活等，14剂疼痛减轻，3个月基本不痛，肿胀明显减轻。

该病例由于没有服用过西药，因此效果较好。

（九）疼痛与瘙痒很难兼顾

2008 年的一例患者，双手、双腕、双足关节疼痛、肿胀，并有严重的银屑病，治疗了一个多月，关节疼痛明显减轻了，但皮疹脱屑没有效果。患者要求皮疹与关节炎同时治疗，紫草去屑汤与羌活三根汤同用，但方子过大，只能有所侧重，皮疹有所减轻，但关节痛又明显了。因此必须耐心继续治疗，在多数情况下，治皮疹易，治关节炎难。皮疹与关节炎二者需 2～3 年时间才会交替减轻。

2009 年初有一例患者患银屑病性关节炎已有 5～6 年，长期在某三甲医院皮肤科治疗，银屑病控制得较好，皮疹及脱屑明显减少，但关节炎越来越重。经人介绍前来诊治。银屑病仅在头皮上少量还有，瘙痒脱屑，手足中小关节肿胀疼痛，需服芬必得片才能睡觉，已配了 MTX 等西药，但没有服用。

笔者给服经验方紫草去屑汤合羌活三根汤加减，仅一个多月，关节肿胀疼痛较快减轻，服药半年左右，关节炎基本上完全缓解，银屑病略有好转。患者要求治疗银屑病为主，改了方子，减去了部分关节炎用药，加强了银屑病用药。不料事与愿违，一个多月下来，中小关节又隐隐作痛了，方子还得改回来。告诉患者银屑病与关节炎都很难治，疼痛与瘙痒二者很难兼顾，二者都需要花大力气治疗，而不是加用数味药就能解决的。只能看二者中哪个严重，哪个危害性更大就先治哪个。

六、病例介绍

陈××，男 52 岁（银屑病性关节炎）。

全身皮疹 10 多年，外院皮肤科诊断为银屑病。近几年有四肢关节疼痛，尤其是手指、足趾关节红肿疼痛，于 2001 年 12 月来本院就诊。患者从头皮、颈项至足全身皮疹、脱屑、瘙痒，双手肿僵明显。RF 阳性，红细胞沉降率 104 mm/h。

苔薄舌红，脉濡偏数。

【诊断】银屑病性关节炎。

【中医辨证】瘀热风湿，络脉痹阻。

【方药】经验方紫草去屑汤合羌活三根汤加减。

生地 30 g，紫草 30 g，土茯苓 30 g，忍冬藤 30 g，金雀根 30 g，五加皮 30 g，虎杖 15 g，白鲜皮 30 g，黄芩 30 g，制川乌 12 g，白附子 12 g，羌活 30 g、独活 12 g，白芥子 12 g，佛手 6 g，甘草 3 g。

【治疗过程】 在开始治疗的前 3 天有便稀次多反应，没有腹痛，没有停药。继续服用后胃肠道逐渐适应了，连续服用 6 个月，症状有明显好转，夏天停服 2 个月，又继续服用 3 个月后皮疹全部消除，关节肿痛僵硬明显减轻，1 年后完全缓解。在整个治疗过程中，未用任何西药。

第十四节　花粉病

在春季鲜花盛开的时候，有一些人会发生花粉过敏，有人表现是皮疹、荨麻疹，有人会诱发哮喘，统称为花粉病。

一、病名、病机与治则

病名：本病属于中医“瘾疹”“花疹”范畴。

病机：风血相搏，热毒瘀滞。

治则：清热化瘀，祛风解毒。

传统方：消风散。

经验方：抗敏汤。

方药：生地 30 g，黄芩 30 g，土茯苓 30 g，羊蹄根 30 g，白鲜皮 30 g，秦皮 30 g，郁金 12 g，牡丹皮 12 g，赤芍 12 g，陈皮 6 g，甘草 3 g。

加减：病情顽固的加黄连、苦参、虎杖；内火大加生石膏、知母。

二、西医治疗方法

一般采用抗过敏药治疗，重症者使用皮质激素治疗。

三、临床体会

(1) 多年前临床曾遇到一位花粉过敏女青年，春天不敢出门，不敢上学。一遇到花粉就发生过敏反应，全身皮疹瘙痒。血液检验 IgE 很高。诊断为花粉病。

近年来，由于城市的绿化面积越来越大，花粉病的发病率也在增加，患者主要是女性。

（2）依据花粉病的临床表现，属于中医瘾疹、风疹、丹疹范畴，但病名不够专一，因而笔者提出证名“花证”或“花病”。这是由于湿热、风热与血热相搏而成，并且还带有一些毒性。

花粉病与荨麻疹的辨证论治是一致的。经验方抗敏汤、红斑汤加减对本病有很好疗效。大便次数需增至2～3次，使病邪有出路。

祛风药蝉衣、麻黄、忍冬藤与活血药当归、赤芍、牡丹皮、徐长卿需辨证使用。

花类中草药，如菊花、金银花、辛夷花、旋覆花等含有花粉，绝不可使用。有的中医认为荆芥祛风，符合辨证就使用了，但患者往往用之无效。原因是他们不知道荆芥穗含有花粉，故不可使用。

四、食疗、康复、预后、预防与护理

春暖花开的季节花粉过敏的人应尽量做好防护。四五月份柳絮飘散，也应尽量做好防护。

对于已经发生花粉过敏的人，应及时治疗。抗过敏西药的即刻疗效及短期疗效是很好的，是中草药所不及的，但西药药性一过，病情就会复发，可以让患者同时服用中草药。中草药起效较慢，待起效并巩固后，再将西药慢慢减量，直到西药停用，但中草药还需要继续服用一段时期以巩固疗效，并逐渐减少中草药剂量，待情况稳定后，才可以停药。

对于过敏体质容易发生过敏性皮炎、荨麻疹，甚至发生哮喘的患者，平时可经常服用生地、地肤子、黄芩、羊蹄根、麻黄等其中1～5味药，煎汤代茶饮服，可减轻症状，减少和预防过敏的发作。虎杖的药力较羊蹄根强，也可使用，但容易滑肠，使用时需加以注意。

第十五节　中草药过敏

西药与中药都能引起过敏，西药过敏有时较为严重，临床表现主要有药疹和药物热，严重者还有过敏性肺炎、过敏性水肿、过敏性休克等，尤其以抗生素

过敏最为常见。本篇只谈中草药过敏引起的急性药疹和药物性发热。

有许多中药和中成药也会引起过敏，尤其是动物类中药、植物蛋白类中药与花卉类中药致人过敏的更多，一般是药疹，少数也会出现发热。药物中毒和中草药中毒是多方面的，系统性的，不是本篇讨论的内容。

药疹的表现多样而复杂。药物热有高热，可达40℃，并有畏寒，全身不适。

一、病名、病机与治则

病名：本病属于中医“药毒证”“药毒疹”范畴。

病机：真阴不足，药毒化风化火化瘀，郁于体内，发于肌肤。

治则：清火凉血，祛风化瘀。

二、治疗思路与用药

(1) 使用大清气营之热、具有降温退热作用的中药以治疗发热，如生石膏、寒水石、青蒿、黄芩、知母、生薏苡仁、牛黄、羚羊角等。

(2) 使用清热祛风、凉血化瘀、具有抗过敏作用的中药以治疗药疹，如生地、黄芩、黄连、秦皮、地肤子、白鲜皮、羊蹄根、虎杖、连翘、土茯苓、苦参、水牛角、当归、牡丹皮、赤芍、郁金、大黄、荆芥、甘草等。

三、临床体会

1. 关于疾病

西医皮肤病学有药物反应、药物性皮炎、药疹的病名，书中也涉及一些中成药过敏。不要认为中药是没有毒性的，是不会有过敏反应的。实际上中药发生皮肤过敏反应也是较多的，也称为药疹或中草药药疹、中草药皮炎。

2. 关于病证

本病可以称为药毒证、药毒疹。

3. 关于治疗

中药过敏出现皮疹、瘙痒，中医辨证为风热、血热，药毒与风血相搏。如出现发热，则为药毒化火。

笔者常用的治疗用药有生地、黄芩、黄连、秦皮、地肤子、白鲜皮、羊蹄根、土茯苓、生石膏、牡丹皮、赤芍、郁金、大黄、甘草等。

经验方有抗敏汤、石膏退热汤。

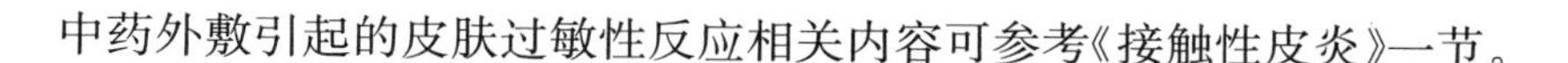

中药外敷引起的皮肤过敏性反应相关内容可参考《接触性皮炎》一节。

四、西医治疗

以服用抗过敏药为主，如氯雷他定、阿司咪唑等。对重症者使用激素治疗。

五、医案医话

（一）关于药毒

许多中草药有毒，并有过敏反应，中医药古籍中早有记载。

《素问·五常政大论》记载："病有久新，方有大小，有毒无毒，固宜常制矣。大毒治病，十去其六；常毒治病，十去其七；小毒治病，十去其八；无毒治病，十去其九。谷肉果菜，食养尽之，无使过之，伤其正也。"

《神农本草经》记载："若用毒药疗病，先起如黍粟。"毒药能引起黍粟样的疹子，就是一种皮肤过敏反应。

《金匮要略》和《诸病源候论》中都有一节专题论述食物和药物中毒及其解救方法。食药中毒的范围较广，包括了过敏反应。

《本草纲目·青风藤》记载："服后遍身发痒，不可当。"这显然是青风藤引起的皮肤过敏反应。这是具体中草药发生过敏反应的最早记载。

中医临床用的是复方汤剂，方式是水煎服，过敏反应通常比较少、比较轻，但还是有的。可致过敏反应的中药还是比较多的，尤其是动物类、虫类、花卉类中药。近年来，使用中药单体和中药注射液发生的过敏反应更是比较常见，包括过敏性皮炎、过敏性水肿、过敏性哮喘、过敏性休克。

（二）关于中草药过敏和药毒疹的病证名称

西医西药书中有药物性皮炎和药疹的病名，但没有单独的中草药过敏的病名。中医中药书有药毒证的记载，但药毒证大都是指吐泻不止，"唇口乍青乍赤，经百日便死"的药物中毒症。《本草纲目》虽然有青风藤"服后遍身发痒"的记载，但没有提出病名。

（三）关于引起过敏的中草药

1. 内服引起过敏的中药

天花粉、阿胶、鳖甲含胶原蛋白，对于高敏状态的人能引起过敏。青风藤、藁本、柽柳、杨柳枝、桂枝、血竭、白果仁、西洋参、远志、使君子等都有发生过敏反应的报道。

冬令进补服用膏滋药后经常有人发生过敏反应，有近期的，也有远期的。远期的可至次年夏天才发生皮疹、瘙痒，此种情况尚没有引起中医同行的认识和重视。

2. 虫类中药

昆虫类中药含异性蛋白，很容易引起过敏反应。蜂房、蜈蚣、全蝎、地龙、地鳖虫、壁虎、斑蝥、白花蛇、僵蚕、僵蛹、蜂蜜、蜂胶等都有过敏反应的报道。

地龙既含抗过敏的成分，又含有致敏的成分，故而也可发生药疹。地龙用于抗过敏治疗，应谨慎使用。

蚂蚁中药房无售，但民间有用来治病的，发生过敏反应还是比较多的。

3. 花粉类中药

花粉过敏比较常见。花粉类中药和食物引起过敏尚没有引起足够重视，以前认为是国外的时尚病，而且主要是在春暖花开的季节，接触了才会发生。

市场上花粉类保健品，主要是松花粉、紫云英花粉等，已发现有少数人发生过敏反应。这不只是接触性过敏，进食也能发生过敏反应。

蜂蜜是由蜜蜂采集花粉而酿制的，含花粉，临床上已经遇到少数人食用蜂蜜发生过敏的情况。

蒲黄是花粉，个别人也能引起过敏反应。

花类和带花的全草类中草药都含花粉，如菊花、金银花、旋覆花、荆芥穗、香薷、辛夷花、密蒙花、玫瑰花、代代花等。其中前 4 味药笔者在临床上已经遇到引起或加重过敏反应的病例。

过敏性皮炎辨证为风血相搏是宏观的，祛风药不全是抗过敏的，也有引发过敏的情况。后 5 味药临床上虽然尚未发现发生过敏反应的报道，但可能性还是有的。

4. 中药注射剂过敏

中草药传统是口服的，注射剂是现代所发展的新剂型。中草药成分非常复杂，要搞清楚中草药每一个单体的成分及其药理作用，目前还不可能做到。因此中药注射剂的不良反应也是普遍的，而且很多是煎药口服所没有发生过的。

柴胡注射液、瓜蒌注射液、丹参注射液、复方丹参注射液、双黄连注射液、茵栀黄注射液、鱼腥草注射液、灯盏花注射液、血塞通注射液、刺五加注射液、银杏达莫注射液、穿琥宁注射液、参麦注射液、迈清注射液，清开灵注射液等，

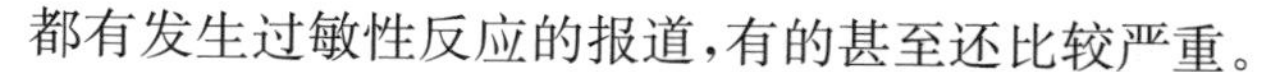

都有发生过敏性反应的报道，有的甚至还比较严重。

5. 中成药过敏

三七片、大黄片、牛黄解毒片、六神丸、天麻丸、安宫牛黄丸、黄氏响声丸、藿香正气水、消咳喘糖浆、蛇胆川贝液、花粉口服液、喉康散、健儿宝、藻酸双酯钠、毛发再生精等都有发生过敏性反应的报道。

即使是过去的传统外敷的膏药发生接触性皮炎也是比较多的，巴布剂外敷皮肤过敏更是比较常见。

6. 中药单体

正清风痛宁片能引起药疹，川芎嗪片能诱发重症哮喘，葛根素能引起药物热、喉头水肿等，这些都有报道。

（四）关于胃拒药与过敏反应

1. 关于药不对证则损正气

中医有两句传统名言，“有病则病受之，无病则胃拒药”“有病则病受之，无病则损正气”。病受之是指药证相符，药到病除。无病是指药不对证，胃拒绝接受该药，发生胃不舒、食欲减退、恶心等胃不舒反应。如果继续服药，就有可能损伤人体的正气，包括引起过敏反应和毒性反应。

临床上这种情况是常有的。苦参、莪术、生石膏等所谓的重药、猛药、虎狼药，笔者治疗免疫病常用，并且剂量较大，长期服用，无不良反应。一旦病情缓解，如仍然大剂量使用，就会出现胃不舒、食欲减退、恶心的反应，再继续使用还会出现更多的不良反应，包括过敏反应。

临床曾看到青风藤对于关节痛有较好的效果，但如果药不对证，就会出现胃不舒、胃痛反应。如果没有停药，接下来就会出现全身性的过敏反应，出现皮疹及瘙痒。

2. 胃拒药和过敏反应是一种自我保护性反应

笔者悟出了一个道理，胃拒药和过敏反应，是人体对于药不对证的一种自我保护性反应。因此，一旦出现胃拒药、胃不舒、胃痛、恶心反应就应停止继续使用该药方，如果不停就会发生更加严重的毒性反应。

（五）容易引起过敏反应的动物和植物类中药

食物蛋白质包含植物蛋白和动物蛋白，是人体所必需的营养素。目前共计有 6 大类 300 多种食物，是人类祖先世世代代长期进化所适应并遗传下来的。对于不是这些营养性食物的蛋白质，包括植物蛋白和动物蛋白，就总称为异性蛋白，尤其是动物蛋白很容易引起过敏，有些植物蛋白也会引起过敏。

动物中药临床上引起过敏的情况是常有的，可是并没有引起中医自身的足够重视，宣扬其疗效一面是应该的，但对它的不良反应也不能视而不见。将含有虫毒的中药，解释为“以毒攻毒”，是对于中医片面的理解。

蜈蚣：2～4 条煎服，常有皮疹瘙痒。研末吞服则更容易发生皮肤过敏，过去曾报道有多条蜈蚣煎服致人死亡的案例。

地鳖虫：9～12 g，常有皮肤过敏反应，严重者会发生剥脱性皮炎，而必须使用大剂量激素进行抢救。

蜂房：9～12 g，常有皮肤过敏反应。

壁虎：又名天龙，研末吞服，有皮肤过敏反应。

地龙：有抗过敏作用，同时其所含蛋白质及其腥臭的酵解挥发之物又会引起过敏反应。

阿胶：驴皮含胶原蛋白，为一种抗原。阿胶 9～12 g，水煎服，或制成膏滋药长期服用，可能会有近期的或远期的皮肤过敏反应。

鳖甲：含胶原蛋白，为一种抗原，9～12 g，少数人有皮肤过敏反应。

天花粉：含植物蛋白，为一种抗原，用量 15～30 g，少数人有皮肤过敏反应。注射剂能引起过敏性高热。

青风藤：青风藤含生物碱，可促使人体释放组胺而引起皮肤瘙痒和皮疹。《本草纲目》有相关记载。所提取的青藤碱片有三大不良反应：胃痛、皮疹和白细胞减少。笔者临床中还发现其有肝毒性，患者发生了黄疸和转氨酶升高。

（六）关于绿原酸

绿原酸为植物的一种成分，含有绿原酸的中药较多，如金银花、鱼腥草、茵陈、栀子等。绿原酸是测定中药质量的一个重要指标。

数十年前，动物实验已发现绿原酸注射剂有致敏作用，能引起动物过敏。这些都是常用药，即使大剂量使用并没有发现人体有过敏反应。这是为什么呢？据药理专家解释，绿原酸经口服后在人体的肠道内已被分解，转化为其他物质，因而失去了致敏活性。

由于研究尚不够深入，未能解释清楚是人体肠道内什么物质分解转化了绿原酸。如果患者的肠道分解转化功能不健全，是否有可能引起过敏，但未见相关报道。

中药的成分非常复杂，金银花引起过敏的成分不是绿原酸，而是花粉。忍冬藤的成分也含有绿原酸，但不含花粉，也未发现有过敏情况的发生。鱼腥草、茵陈、栀子也含有绿原酸成分，但没有发现有过敏反应的情况。对于已经处于高敏状态的患者，这些中药还是宜谨慎使用。

（七）关于祛风化湿

个别中药发生过敏反应，大多数患者在停药后都能自行消退。对于比较重的过敏反应可以服用中药来解除。由于中医辨证过去强调皮疹和瘙痒都是由风邪引起，因此，祛风常放在首位，化湿药放在次位。祛风药如麻黄、荆芥、防风、蝉衣、连翘、菊花等，化湿药如薏苡仁、防己、桑白皮、地肤子、蚕沙、茯苓等都是常用药，临床上都是有效的，但祛风化湿还远远不够。

（八）清热凉血较祛风化湿更为有效

笔者的体会，荨麻疹、过敏性皮炎、药疹，辨证是血热瘀滞更为重要，毒邪须有外出之路，必须采用祛邪外出的方法。清热凉血的治法是传统的，是陈实功《外科正宗》中提出来的。祛风化湿只能作为次要的、配伍的药物使用，不能作为主要的药物使用。过去有的中医强调祛风化湿，这是一家之言，有其正确的一面，但也是片面性的。

经验方抗敏汤，以清热解毒、凉血化瘀为主，集中了具有抗过敏作用的中药，如生地、黄芩、黄连、秦皮、白鲜皮、羊蹄根、虎杖、水牛角、当归、牡丹皮、赤芍、荆芥、甘草等，患者服用后大便多一些、稀一些，祛毒外出，会好得更快，患者汗多，不宜止汗。大便干燥者还可加用大黄。方中或者加用 1～3 味祛风化湿药，如地肤子、防风、蝉衣等，作为引经药使用，也可以不用。

发热患者使用石膏退热汤，生石膏为 60 g～120 g，先煎。

六、病例介绍

病例一　（西药过敏反应，药疹、高热）

10 年前，曾应邀至本院某病区会诊一例发热待查的病例。女，33 岁，发热 8 天，体温 38～39℃，正在进行检查，怀疑是结缔组织病，已经使用了退热药和抗生素等西药。

会诊当天患者突然全身皮肤发红，发出细小的疹子，如猩红热皮疹，发热升至40℃。显然这是西药引起的药疹反应，可能是抗生素所致。按中医急则治其标的原则，先治疗药疹反应，并提出先用中药观察，激素暂缓3天使用。

【诊断】(1)药疹反应；(2)原发病待查，SLE可能。

【辨证】药毒证(真阴不足，药毒化风化火化瘀，郁于体内，发于肌肤)。

【治则】清热解毒，凉血化瘀。

【方药】经验方石膏退热汤、抗敏汤加减。

生石膏90g(先煎)，水牛角30g(先煎)，生地60g，黄芩30g，青蒿30g，白鲜皮30g，牡丹皮12g，赤芍12g，黄连9g，甘草3g。

笔者提出由家属自己煎药。水牛角先煎3h，生石膏先煎半小时，然后全部中药再煎一小时。

【治疗过程】一帖药服后热度退下，第二天下午体温为38.5℃，药疹明显消退；第三天下午为37.5℃，第四天下午为36.7℃，药疹完全消退。检验报告显示：ANA阳性，抗ds-DNA阳性，诊断为SLE，转入风湿科病区继续进行治疗。

病例二 李××，男，35岁(中草药过敏)。

患类风湿关节炎前来就诊，笔者治以经验方羌活地黄汤加减，在处方中加入青风藤30g、海风藤30g，服了3帖后，来诊诉，发生全身性细小红色皮疹，瘙痒难忍。

【诊断】(1)中草药过敏(青风藤过敏)；(2)类风湿关节炎。

【辨证】药毒疹(药毒化风化瘀，发于肌肤)。

【治则】清热解毒，凉血祛风。

【方药】经验方抗敏汤加减。

生地30g，黄芩30g，羊蹄根30g，白鲜皮30g，地肤子30g，牡丹皮12g，赤芍12g，防风12g，黄连9g，甘草3g，7帖。

【治疗过程】立即停服原来的中药，并服用新的方药。患者诉说只服一帖药，皮疹瘙痒就有明显好转，3帖药后，皮疹瘙痒基本消退，7帖药全部服完，皮疹瘙痒完全消除。后接着继续治疗类风湿关节炎。

【按语】中草药过敏一般比较轻，皮疹瘙痒只需立即停药，不治疗自己也会消退，服用抗敏汤后可以促使药疹更快痊愈。

第五章
新提出的免疫性疾病

第一节　产后关节炎（沈氏关节炎）

本章所介绍的疾病，目前的西医书中尚未记载，但临床上确实是存在的，故笔者以沈氏产后关节炎或沈氏关节炎暂名之。

临床常见妇女生育后发生全身游走性关节痛，可数年不愈。经检查血常规、尿常规、红细胞沉降率、ASO、RF、抗 CCP、ANA、抗 ENA、抗 ds－DNA、ACA、ANCA、抗 TPO、HLA－B27、HLA－B7、AMA－M2 等，全部都在正常范围内，无其他临床表现，不能确定是什么性质的关节炎。笔者在《风湿病免疫病学术思想与临床》中，最先提出一个新的疾病名称，称为产后关节炎。

产后关节炎与《金匮要略》产后风不同。《金匮要略》所记载的产后风是指产后受到风寒而发热的病证，是上呼吸道感染之发热性疾病。《金匮要略》所记载的产后风没有记载有关节痛的症状。后世医籍上也没有记载过产后关节痛的病证名。

一、病名、病机与治则

病名：本病属于中医“行痹”范畴，可名产后痹。

病机：产后八脉空虚，风湿入络。

治则：调养八脉，活血通络，祛风化湿。

二、治疗思路与用药

（1）使用调养八脉、具有调节内分泌作用的中药，如生地黄、熟地黄、麦冬、炙龟甲、鹿角片、川续断、杜仲、巴戟天、淫羊藿、知母、制香附等。

（2）使用活血通络、具有扩张血管、改善血液循环作用的中药，如当归、川芎、赤芍、白芍、徐长卿、牡丹皮、丹参等。

(3) 使用祛风湿、具有抗变态反应、抗炎镇痛作用的中药，如羌活、忍冬藤、黄芩、白附子、姜黄、金雀根、岗稔根、菝葜、牛膝等以治疗关节疼痛。

三、临床体会

1. 关于疾病

西医书籍未查阅到有关产后发生关节炎的病证。

2. 关于产后风的记载

有的妇女产后关节痛，数年不愈，临床上是存在的。中医古籍已有记载，但未命名。

3. 关于治疗

产后四肢大小关节痛多年，患者要求治疗的是关节疼痛，这应是风湿入络。血常规是正常的，不是气血两亏，人也不消瘦，因而不需要大补气血。临床经常看到处方中重用黄芪、党参，这虽然没有错，但却是隔靴搔痒，于病无补，解决不了酸痛，也解决不了八脉空虚。

产后八脉空虚，八脉是指奇经八脉，主要是冲任二脉，与督脉也有关。治疗应以填补冲任二脉为主。八脉空虚之时最易受外邪侵袭，风湿入络。因而祛风化湿、活血通络需与调节八脉同时进行。可用经验方羌活地黄汤治疗关节痛，但还需要调节冲任，故创制新方，取名冲任白附子汤。组成为：羌活、生地黄、黄芩、忍冬藤、白附子、川续断、杜仲、淫羊藿、知母、当归、川芎、制香附、甘草。

四、西医治疗

使用非甾体类抗炎药治疗。

五、医案医话

(一) 关于沈氏关节炎

1. 由笔者提出病名，不同于行痹

国内的西医是跟着美欧国家的医学走的。据说美欧国家的妇女没有坐月子的习俗，不清楚她们是不是会发生产后关节痛的情况。可能美欧国家的妇

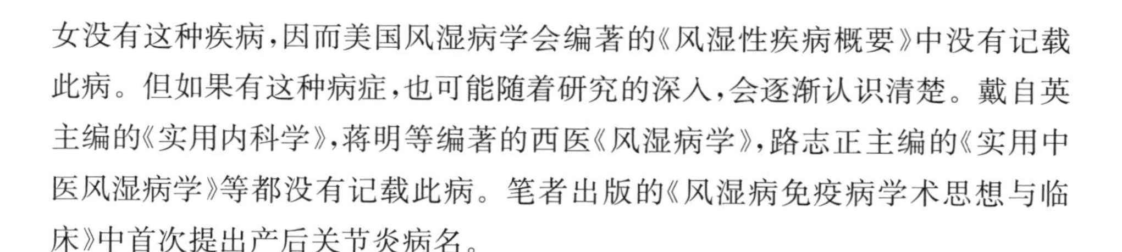
女没有这种疾病，因而美国风湿病学会编著的《风湿性疾病概要》中没有记载此病。但如果有这种病症，也可能随着研究的深入，会逐渐认识清楚。戴自英主编的《实用内科学》，蒋明等编著的西医《风湿病学》，路志正主编的《实用中医风湿病学》等都没有记载此病。笔者出版的《风湿病免疫病学术思想与临床》中首次提出产后关节炎病名。

此病客观存在。妇女生育后坐月子期间，在一年内，很容易患关节炎，排除了各种免疫性风湿病，也排除了退行性风湿病和痛风性关节炎等疾病以后，应该如何诊断？既然国外国内西医都没有提出病名，那笔者就命名其为产后关节炎。有人建议病名就称为沈氏关节炎或沈氏产后关节炎，本人接受此建议。

2. 英国德国对笔者的著作和论文都冠有沈氏

笔者编著的《现代中医免疫病学》国内出版是没有沈氏二字的。后被英国人翻译为英文，在伦敦出版。书名为 ShenPi'an：Shen'sTextbook on the Management of Autoimmune Diseases with Chinese Medicine. Donica Publishing，First Published，2012。

中文书名：沈丕安，《沈氏免疫病中医治疗学》。伦敦：英国杜尼卡出版社(Donica Publishing)，2012 年。

《沈氏免疫病中医治疗学》英文版的书名就是以作者 Shen Pi'an 的姓氏冠名。后于德国的杂志上发表笔者在慕尼黑讲稿之论文，德国杂志也冠有沈氏，为“沈氏中医卫气理论与免疫”。该刊 2019 年 10 月来信说又要登载笔者的一篇论文。这说明笔者在免疫病中医治疗方面的成就已得到国际上一些同行的认可。因而笔者提出，病名就称为沈氏关节炎、沈氏病。日本就有桥本甲状腺炎、木村病。

（二）关于产后风

1.《金匮要略》之产后风

《金匮要略・妇人产后病脉证治》中：“产后风，续之数十日不解，头微痛，恶寒，时时有热，心下闷，干呕汗出，虽久，阳旦证续在耳，可与阳旦汤，即桂枝汤。”这里的产后风显然是指产后受到风寒而发生的上呼吸道感染，有头痛、恶寒、发热症状。书中没有提到关节疼痛之记载，因而不是产后关节炎，故不宜将产后关节炎称为产后风。

2. 历代的记载

《诸病源候论》有产后腰痛候、产后中风候，此后，《千金方》《丹溪心法》《景岳全书》《临证指南医案》等都没有有关产后风、产后关节痛的记载。

明代楼英《医学纲目》中有“产后身痛”的记载，但没有提出病证名称。

3. 清代程钟龄的记载

程钟龄《医学心悟》有产后身痛一篇，“产后遍身疼痛，良由生产时百节开张，血脉空虚，不能荣养，或败血乘虚而注于经络，皆令作痛。”记载了产后百节开张、血脉空虚、遍身疼痛之病机和症状，但仍没有记载病证名称。此外遍身疼痛与关节肿痛也是有所区别的。例如上呼吸道感染也可见遍身疼痛。

4. 任意移用经典是不适宜的

笔者曾一度设想将《金匮要略》之“产后风”移用过来作为妇女产后关节痛的证名。但《金匮要略》被尊为中医经典著作，一般只宜阐释，不宜改动，也不宜移作他用。考虑再三，经典著作还是不宜任意移用借用，应当另提出病名为宜。

5. 提出什么病名为宜

笔者提出一个新的病证名称——产后关节炎。这是由本人第一个提出来的病名，有同行提议，按照国际惯例，可名沈氏关节炎、沈氏病。其临床表现为妇女生育后全身性游走性关节痛，数年不愈。经检查血常规、尿常规、ESR、ASO、RF、抗 CCP、ANA、抗 ENA、抗 ds-DNA、ANCA、ACA、抗 TPO、HLA-B27、AMA-M2 等无异常，也没有其他的临床表现，即排除了其他风湿病免疫病。

（三）产后八脉空虚，但气血未必亏损

1. 现代产妇没有亏损者多

我国民间产妇坐月子的习俗是世代相传的，至于从什么朝代开始，笔者没有考证过。

中医过去认为女子产后八脉空虚，气血两亏。现代社会与过去不同，过去产妇营养不良者多，气血两亏者多。现代食物充足，产妇营养过剩者多，体重增加者多，内火增大者多，气血没有亏损者多。

2. 现代产后八脉空虚仍然存在

产后风寒湿之邪最易侵入奇经而患痹痛，并且外邪入于奇经八脉深处，很

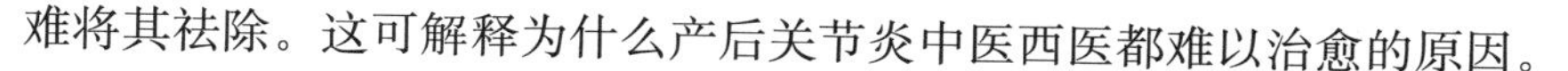

难将其祛除。这可解释为什么产后关节炎中医西医都难以治愈的原因。

（四）产后容易发病

1. 产后容易发生风湿病

产妇生产后一个月左右，原有的风湿病免疫病最容易发病，如 SLE、RA、AS 等。这与产妇的内分泌功能变化有关。

产妇内分泌功能有大起大落的变化，风寒湿热之邪会乘虚而入。尤其是夏天坐月子的产妇，特别畏热，空调降温或熟睡后吹电扇，或者是冷水洗澡，或者产房阴暗潮湿，很容易得病，出现关节酸痛、腰腿酸痛、头晕头痛、月经不调等症状。虽然算不了什么大病，但是非常顽固，不易治愈。

2. 必须检查排除免疫性风湿病

笔者近几年治疗了 20 多例产后关节炎。大多数不是免疫病，诊断为产后关节炎，只有少数患者查出 ANA 阳性或 HLA－B27 阳性，诊断为 uCTD，或轻症 SLE，或早期 SS，或 uSPA。虽然是少数，但必须排除免疫性风湿病。只有排除了免疫性风湿病和其他风湿病，如骨质增生症、骨质疏松症等退行性关节炎之后，才能诊断为本病。

（五）本病可能与产后内分泌功能紊乱有关

1. 内分泌功能已经恢复正常

女子产后八脉空虚，最容易得病。中国人非常重视坐月子，所谓八脉空虚，就是内分泌功能紊乱，免疫功能也紊乱，免疫力下降，因而加速内分泌功能、免疫功能的康复非常重要。

临床经常见到有患者患产后关节痛多年，经检验内分泌功能包括雌激素、雄激素、甲状腺素、皮质醇等都在正常范围，说明应该正经没有功能紊乱了。

这怎么解释？

这是因为生产后已经过了多年，内分泌功能、免疫功能早已经恢复正常，但当初坐月子时内分泌功能紊乱、免疫功能紊乱所得的关节炎仍然存在，没有随之而康复，留下的后遗症，这应与当初的免疫反应与变态反应有关。

2. 民间传说“再生育一胎关节痛可自行康复”的说法是不可靠的

民间传说产后关节痛久治不愈者，再生育一胎会自己康复，临床确实遇到这种情况。但临床上也曾遇到生育第二胎，甚至于生育第三胎后病情非但没有好转，反而加重的情况。这说明产后关节炎可能与当初患病时的内分泌功能紊乱有关。关节痛的原因很复杂,民间传说是不可靠的。

(六) 关节痛需要调节八脉,而不是大补气血

产后关节炎中医辨证是八脉空虚,风湿入络冲任失调,关节痛与八脉空虚、风湿侵入奇经是有关的,但与气血两亏不一定有关,而且绝大多数患者与气血两亏也是无关的。

本病关节炎的中医治疗除了要祛风化湿、活血通络以外,还必须考虑产妇的特殊性,疏通奇经,调节八脉,调节冲任,调节内分泌功能,而不是大补气血。

(七) 关于经验方冲任白附子汤

羌活地黄汤是笔者治疗类风湿关节炎的经验方,开始时将此方移用于治疗产后关节炎。在治疗过程中发现羌活发汗是不宜的,白附子的关节镇痛效果更强,不会发汗;并且还需要用药以调节冲任,故取名为冲任白附子汤。临床疗效很好。

冲任白附子汤组成:生地(或加熟地),白附子,黄芩,姜黄,金雀根,当归,白芍,川芎,川续断,杜仲,淫羊藿,巴戟天,香附,香橼,甘草等。

白附子性温,抗炎镇痛的效果超过青风藤,而且基本上无不良反应,是一味安全的中药。使用白附子治疗各种关节炎疼痛,包括类风湿关节炎和产后关节炎是笔者的经验和特色。常用剂量 9～18 g,疼痛重者可用至 30 g。

青风藤、海风藤是笔者过去常用的药,并且都是 30 g。后来发现青风藤有肝毒性和白细胞减少等不良反应,而海风藤药力较弱,后来基本上就不用了。

六、病例介绍

李××,女,28 岁,江西来沪。2006 年 9 月初诊。

三年前夏天在老家坐月子,吹空调受凉后症见四肢关节经常游走性疼痛,不僵,不肿。当地曾查血常规、尿常规、ESR、ASO、RF、肝肾功能等都在正常范围。服用了中西药物,疼痛未好转。

笔者给患者查了血常规、尿常规、红细胞沉降率、ASO、RF、抗 CCP、ANA、抗 ENA、抗 ds-DNA、HLA-B27、补体、免疫球蛋白、ANCA 等,结果全部正常,患者又在上海市某三甲医院检查更多的项目也都在正常范围。

【诊断】 产后关节炎。

【辨证】 产后风(产后八脉空虚,风湿入络)。

【治则】调养八脉，活血通络，祛风化湿。

【方药】经验方冲任白附子汤加减。

羌活 30 g，生地 15 g，熟地 15 g，川续断 12 g，杜仲 12 g，当归 12 g，川芎 12 g，白芍 12 g，金雀根 30 g，岗稔根 30 g，羊蹄根 30 g，巴戟天 12 g，淫羊藿 12 g，白附子 18 g，陈皮 6 g，佛手 6 g，生甘草 3 g。

【加药】有时加入姜黄 12 g，海风藤 30 g，独活 12 g。

【治疗过程】服药后没有不良反应，加入青风藤 30 g 后，疼痛有所减轻，出现皮肤瘙痒，伴少量皮疹，为青风藤过敏，随即去掉青风藤，改用海风藤 30 g。3 个月后疼痛明显减轻。回当地，继续服用半月以巩固疗效。

第二节　免疫性风湿病性肾炎

系统性红斑狼疮（SLE）、干燥综合征（SS）、类风湿关节炎（RA）等自身免疫病，都有肾脏损害，尿常规检查可见有蛋白尿、血尿等，肾穿刺可以证实肾脏有炎症，呈局灶性损害和弥漫性损害者等。狼疮性肾炎已在 SLE 一节中阐述，笔者将 SS 和 RA 之肾炎合并在一起，作为一个独立的疾病进行编写，总称为免疫性风湿病性肾炎。

一、病名、病机与治则

病名：本病属于中医“肾痹”范畴。

病机：真阴不足，风湿瘀滞，痹阻损肾。

治则：滋阴清热，活血化瘀。

二、治疗思路与用药

（1）使用清热化瘀、具有抗变态反应、免疫抑制作用的中药，如生地、黄芩、黄连、金银花、金雀根、羊蹄根、郁金、牡丹皮等。

（2）使用化痰散结、具有细胞毒作用的中药，如天南星、半夏、莪术、苦参、山豆根等，以及积雪草、扦扦活等。

（3）使用益肾利水可以改善症状的中药，如熟地、炙龟甲、川续断、杜仲、猪苓、泽泻等。

三、临床体会

1. 关于疾病

系统性红斑狼疮、干燥综合征、类风湿关节炎等自身免疫病都有肾脏损害。由于西医书籍只有狼疮性肾炎，而 RA 和 SS 并发肾炎没有记载。但笔者在临床上都曾见到并医治过，经过中草药治疗后尿蛋白都消除了。因此，笔者将干燥综合征性肾炎和类风湿关节炎性肾炎二者合在一起，总称为免疫性风湿病性肾炎。其他结缔组织病也可能会并发肾炎，如多肌炎性肾炎、硬皮病性肾炎等，以后遇到了再提出。慢性肾炎虽然也是免疫性疾病，但不属于风湿病范围。

2. 关于病证

中医是什么病证名称？应属于“肾痹”范畴。患者大多没有浮肿，因而不宜名为水肿病。

3. 关于治疗

本病可单用中药，用经验方红斑汤、羌活地黄汤、生芦润燥汤控制原发的免疫性风湿病，再合以清肾汤同时治疗肾炎蛋白尿。常用中药有生地、熟地、黄芩、忍冬藤、生石膏、金雀根、羊蹄根、水牛角、莪术、赤芍、牡丹皮、郁金、秦皮、山豆根、接骨木、积雪草、川续断、杜仲、狗脊、鹿角片、木香、枳壳、甘草等。

四、西医治疗

使用皮质激素、免疫抑制剂、雷公藤多苷片等治疗，可参考慢性肾炎、肾病综合征的西医治疗。

五、医案医话

关于免疫性风湿病性肾炎之疾病名称

1. 关于西医病名

临床诊断符合 RA 或 SS，实验室检查尿蛋白(++)～(+++)，24 h 尿蛋白可达 0.5～3 g，甚至更多，相关指标超过标准反复 3 次，说明并发了肾炎。应诊断为干燥综合征肾炎、类风湿关节炎肾炎。系统性硬化病、多肌炎等结缔组织病理论上也有可能会并发肾炎，因而可总称为免疫性风湿病性肾炎或简称为风湿病性肾炎。退行性关节炎则不可能并发肾炎，因这是两个不同种类、不同性质的疾病。个别退行性病变的人如果同时发生了蛋白尿，则是慢性肾炎与退行性关节炎两个诊断。后者症状如不重则可以暂不治疗。

2. 关于中医病证名称

中医传统是以临床表现命名，类风湿关节炎相当于“历节”，干燥综合征相当于“燥痹”。本病一般没有水肿，不宜名为水肿病。笔者提出“肾痹”的名称，虽然勉强，但还说得过去。

六、病例介绍

李××，女，30岁，患蛋白尿(++)～(+++)已3年多，先在肾病科以慢性肾炎医治，后经人介绍前来就诊。检验ANA 1∶1 000，阳性，抗SSA阳性，抗SSB阳性，抗Sm阴性，抗RNP阴性，抗ds-DNA阴性，AMA-M2阴性，ANCA阴性。血常规正常，24 h尿蛋白2.5 g/2 100 ml。

【诊断】干燥综合征性肾炎。

【中医辨证】肾精亏虚，痰瘀热毒损肾。

【治则】益肾化痰，清热化瘀。

经验方复方金雀根汤、清肾汤加减。

药用生地、熟地、金雀根、羊蹄根、南北沙参、莪术、秦皮、青葙子、山豆根、川续断、杜仲等，前九味均为12～30 g；川续断、杜仲为9～12 g。

【治疗过程】山豆根从9 g起，没有不良反应，渐加至18 g，再至27 g，再至30 g。并加入多味和胃药。28帖后蛋白尿开始下降，3个月左右下降为(++)～(+)～(±)～(－)。24 h尿蛋白逐渐下降为0.5～1.0 g以下。

第三节　ANCA血管炎综合征

ANCA的全名为抗中性粒细胞胞质抗体，是血管炎的自身抗体，是诊断血管炎的一个特异性指标。我院临床化验有五项，笔者临床上五型都曾见到，主要有两型：胞质型(cANCA)和核周型(pANCA)。SLE患者在检查各种抗体时，同时检查ANCA，而以pANCA阳性和PR3-cANCA阳性为最多。独立的ANCA综合征非常少见。

胞质型(cANCA)阳性,主要见于韦格纳肉芽肿病,其他还见于栓塞性坏死性血管炎、微小血管炎、结节性多动脉炎等。

蛋白酶-3(PR3-cANCA)阳性,主要见于韦格纳肉芽肿病、多动脉炎。

核周型(pANCA)阳性,与多发性微小血管炎相关,主要见于进行性肾小球血管炎性肾炎、多动脉炎、变应性肉芽肿血管炎、溃疡性结肠炎、自身免疫性肝炎等。

髓过氧化物酶(MPO-pANCA)阳性,主要见于坏死性肾小球肾炎等。

抗肾小球基底膜抗体(GMB)阳性,主要见于进行性肾小球肾炎、肺肾综合征,还可能与间质性肺炎有关。

一、病名、病机与治则

病名:本病属于中医"血痹""血脉痹"范畴。

病机:卫气内伐,血脉血络,瘀血阻滞,瘀热损伤脉络。

治则:清热凉血,化瘀通络。

二、治疗思路与用药

(1) 使用活血化瘀、疏通血络、具有抗凝抗栓塞、促进血液循环作用的中药以治疗弥漫性血管内微小血栓之栓塞,如莪术、郁金、赤芍、牡丹皮、徐长卿、蒲黄、川芎等。

(2) 使用调养八脉、活血通络、具有扩张血管、抗血管炎作用的中药以治疗血管内皮炎症,如水牛角、姜黄、鬼箭羽、泽兰、接骨木、积雪草等。

(3) 使用具有调节免疫作用的中药以抑制抗体、抑制血管内抗原抗体免疫复合物,如生地黄、黄芩、忍冬藤、金雀根、羊蹄根、虎杖、苦参、木瓜等。

经验方有牛角地黄汤与三黄苦参汤加减。发病初期有关节痛者,加用白附子;内火大和低热者,加用生石膏、青蒿。

三、临床体会

1. 关于疾病

ANCA 阳性,有栓塞性血管炎,西医应以什么病名为佳?相关资料有一些,有的名 ANCA 综合征,有的名 ANCA 相关血管炎,有的名 ANCA 血管炎综合征,ANCA 中文名抗中性粒细胞胞质抗体。本病类似于抗心磷脂抗体综合征、抗 Jo－1 综合征，可名为 ANCA 综合征。

临床上有极少数患者，平时身体健康，没有临床表现，突然发病，发病前一般可能会有关节痛和低热。在做系统性检查时才能发现，并排除了各种自身免疫性疾病，为独立的原发性 ANCA 阳性患者。这时已经发生了栓塞性血管炎，栓塞的血管部位还需要做进一步检查，如发生在重要部位，可能会有生命危险。

2. 关于病证

ANCA 阳性的患者可能会问，这是什么问题？回答这是血管炎抗体，如果没有发病，没有临床表现，就好像定时炸弹那样，具有潜在的危险性，不爆炸就不是问题，一旦爆炸就是严重的血管炎。中医传统是没有这个疾病的，发病前可能会有关节痛，当属于“痹病”“痹证”范畴，因而笔者提出属于“血痹”“血脉痹”范畴。

3. 关于治疗

中医辨证有瘀有热，卫气内伐，瘀热损伤血脉血络，卫气戕伐自身。本病不是因寒而瘀，而是因热而瘀。治疗方法主要是清热化瘀，以莪术、郁金、赤芍、牡丹皮为好。莪术虽然温性，但只要是整方偏于凉性即可。

本病瘀热为患，既有血脉血络的损伤，又有血脉血络内凝滞，因而护卫脉络、疏通脉络也是重要的治法，是凉血通络，而不是温通，以生地黄、水牛角、黄芩、忍冬藤为好。

本病是抗体亢进，不是抗体低下。中医辨证为卫气内伐，卫气不能发挥卫外功能，进入脉络，阻滞脉络，在体内戕伐自身。因而治疗不是增强卫气，而是疏通卫气，调节卫气。中药以金雀根、苦参、天南星、羊蹄根、虎杖、木瓜为好；莪术、生地也要重用。

四、西医治疗

ANCA 阳性者无特殊治疗，发病后必须卧床休息，使用激素冲击疗法，同时服用阿司匹林。

五、医话与临床经验

（一）关于 ANCA 阳性

SLE 是以系统性、弥漫性微小血管炎为病理基础，并以肢端、肺部之微小血管炎和肾小球血管炎为多；SS是外分泌腺微小血管炎；RA是关节滑膜微小血管炎，都是栓塞性微小血管炎，栓塞的物质为抗原抗体免疫复合物与血液成分团聚的微小颗粒。其中有少数患者ANCA阳性，是否与此有关？笔者临床观察发现虽然控制了抗ds-DNA、抗Sm、抗CCP等数值下降，相关部位的微小血管炎逐渐好转，病情也好转，但ANCA仍然阳性。说明这些疾病与ANCA阳性的关系不大，ANCA阳性者与ANCA阴性者，临床表现并没有什么不同。但临床发现SLE患者中ANCA呈阳性的怀孕妇女有可能会引起流产。临床也曾遇到ANCA阳性者发生脾梗死、肺梗死、脑梗死的情况，这些都是严重的并发症。因此，ANCA长期阳性的患者必须高度重视。

韦格纳肉芽肿病ANCA阳性率很高，但该病是罕见病，病死率很高，必须检验ANCA是否为阳性以明确诊断。如果有长期存活并缓解的、前来中医院就诊的ANCA阳性者，必须继续服药，以防再次发病。只有ANCA阴性者才可以暂停一段时期服药。但每年还需要复查，并且需要长期随访，以防再次阳性。

（二）SLE等免疫病ANCA阳性者

ANCA在我院临床检验已开展了多年。笔者临床上诊治的大量SLE、RA、SS等自身免疫性疾病患者，在检验相关抗体时，必然同时检验ANCA。少数患者ANCA五项中有1～3项阳性，尚未发现3项以上阳性者。在治疗原来免疫病的同时进行观察，大多数患者没有临床表现，部分患者有肺间质性改变。一旦发病则可发展为严重的栓塞性血管炎。间质性肺炎也有可能与ANCA阳性相关。

（三）关于ANCA阳性是否能够转阴

临床上有的免疫病患者ANCA起初阳性，长期服药治疗以后，无形之中复查为阴性了。ANCA没有假阳性，但这是真阴性还是假阴性，由于没有临床表现，过去都被忽略了。

笔者在治疗SLE、RA等时，为了降低抗ds-DNA、抗CCP抗体，使用了生地、莪术、金雀根、虎杖、羊蹄根、苦参、木瓜等药，能够促使这些抗体数值逐渐下降，甚至转阴。近年来，同时也观察到pANCA由阳性转为了阴性。说明中药是能够促使ANCA转阴的，今后是否还会再次转为阳性，笔者认为可能性是很大的。

对于2例原发性ANCA阳性血管炎患者，其中一例服药半年多，pANCA由阳性转为了弱阳性，再过半年转为了阴性。说明这是真的转为阴性，也说明ANCA是有可能会转阴的，中药效果虽是慢了一些，但本病本身就是慢性病，不能急，只要能够长期稳定，长期缓解，长期存活，不再发病，效果就是非常卓著了。

（四）微小中大血管炎都有发病

临床上有患者曾发生肾动脉血栓栓塞、股静脉血栓栓塞，发病后立即在当地医院进行抢救，当时检查ANCA阳性，诊断为ANCA栓塞性血管炎，出院后前来就诊。本院查一例为pANCA阳性、PR3-cANCA阳性；一例为MPO-ANCA阳性。说明ANCA阳性并不一定就是微小血管炎，而是中大血管炎、微小血管炎、动脉炎、静脉炎都有发生。

患者经历了重危阶段，对疾病非常重视。看中医的目的，一是希望栓塞进一步好转，二是希望ANCA转阴，三是希望激素减量停用。实际上大中小血管内的血栓只能机化缩小，这与SLE之微小血管炎、免疫复合物之弥漫性栓塞不同，不可能会溶化消除，对于单个血栓，待ANCA转阴，激素减量，病情稳定后可予以手术摘除。但大的血栓摘除后，微小血栓有可能会逐渐增大，因而选择做手术的患者极少。

（五）关于白细胞减少

SLE、SS等免疫病，白细胞减少是常见的临床表现，骨髓穿刺检验是正常的，或稍有增生，说明这不是骨髓造血功能问题，并排除了中毒性的可能。过去都是以由于存在抗白细胞抗体之破坏所引起来解释，但长期以来没有开展抗白细胞抗体的检验。

前几年开展了ANCA检验，免疫病之白细胞减少是否与此相关，临床长期观察，似乎与此关系不大。ANCA阳性的患者血常规检验，白细胞减少者很少。白细胞减少的患者检验ANCA阳性者也很少。个别的SS患者白细胞减少，同时pANCA阳性，二者是否相关，笔者考虑二者并不是直接相关，而是同时发生的可能性更大。

六、病例介绍

孙××，男，22岁。2016年8月开始腿麻腿肿发紫，血管超声波提示股静脉血栓栓塞，pANCA阳性，诊断为栓塞性股静脉炎。给服泼尼松12片/日，同时服阿司匹林。当地出院后，前来上海到笔者处就诊，当时泼尼松已减量至3片/日。本院检验pANCA阳性；ANA、抗ENA、抗ds-DNA、ACA均阴性。血常规、尿常规、肝肾功能均正常；RF 55 IU/ml，弱阳性；CRP 21 mg/L，ESR 65 mm/h，IgG 33 g/L。

【诊断】 ANCA综合征，股静脉炎栓塞后。

【辨证】 卫气内伐，血热瘀滞，损伤血脉血络。

【治法】 清热化瘀，凉血通络，疏通卫气。

【治疗方药】 经验方牛角地黄汤合三黄苦参汤加减。

生地黄30 g，水牛角30 g，莪术30 g，赤芍30 g，郁金12 g，牡丹皮12 g，黄芩30 g，忍冬藤30 g，金雀根30 g，羊蹄根30 g，黄连9 g，苦参30 g，香橼12 g，香附12 g，半夏12 g，陈皮6 g，甘草3 g。

【治疗过程】 上方服用14帖，没有不良反应，原方加生石膏30 g，14帖，感觉内火减轻。连续服用3个多月，检验血常规、尿常规、肝肾功能均在正常范围内。复查ANCA，pANCA阳性，RF 52 IU/ml，CRP 8 mg/L，ESR 22 mm/h，IgG 22 g/L，均有好转。继续服药3个多月，复查pANCA弱阳性，RF 20 IU/ml，CRP 8 mg/L，ESR 22 mm/h，IgG 22 g/L，均在正常范围。继续服药4个多月，复查pANCA阴性，其他均正常，说明病情基本上缓解，再稳定一段时期后，股静脉血栓可以考虑手术摘除。

第四节　乙型肝炎相关性肾小球肾炎

乙型病毒性肝炎简称乙肝，是一种传染病，在我国也是常见病。乙肝在各医院都由肝科诊断医治，并填写传染病报告单，转入传染病医院进行治疗。风湿科是很少接触本病的。风湿病兼有乙肝，检查清楚了就转去肝科。近年来发现乙肝患者可发生肾小球肾炎及蛋白尿，并可能会有关节痛。这是新发现的疾病，名称为乙肝相关性肾小球肾炎。那就需要由内科、肝科、肾科、风湿科会诊，既要治疗肝炎，又要治疗肾炎。

一、病名、病机与治则

病名：本病没有恰当的中医病名，属于中医“肝肾虚损证”范畴。

病机：外邪化毒伤肝损肾，瘀滞气阻，肝肾两虚。

治则：清热解毒，疏肝化瘀。

二、治疗思路与用药

（1）使用清热解毒、具有保肝降酶作用的中药以治疗肝炎，如柴胡、郁金、白芍、黄芩、黄连、胡黄连、虎杖、鸡骨草、败酱草、垂盆草、石见穿、大黄等。

（2）使用养阴益肾、具有保肾降低尿蛋白作用的中药，如女贞子、枸杞子、生地黄、山萸肉、山豆根、金雀根、商陆等。

（3）使用活血化瘀、疏肝理气、具有改善肝胆功能和降酶作用的中药，如姜黄、郁金、牡丹皮、赤芍、徐长卿、莪术、羊蹄根、虎杖等。

（4）使用具有调节胃肠功能作用的中药以改善肝区胀痛、胃肠胀气不舒症状，如木香、枳壳、枳实、香附、白豆蔻、陈皮、佛手、半夏、茯苓等。

经验方有降酶汤、清肾汤。

三、中药禁忌

（1）禁忌使用对肝肾功能有损害的中药，如川楝子、黄药子、茺蔚子、铁树叶、防己、木通等。

（2）不宜使用容易胀气、影响降酶效果的中药，如黄芪、人参、党参、灵芝、冬虫夏草、炙鳖甲等。这些中药虽不禁忌，但也尽量不要使用。

四、临床体会

1. 关于疾病

乙型肝炎为病毒性疾病，近年来发现乙肝可发生肾小球肾炎蛋白尿，这是新发现的疾病，名称为乙肝相关性肾小球肾炎，需由肝科或肾科医治，既要治疗肝炎，又要治疗肾炎。

2. 关于肝主疏泄，宜疏宜清不宜补

清代王旭高提出治肝十八法，最为全面，其中以疏肝泄肝、清肝养肝为主。疏肝当以柴胡、白芍为主；清肝当以黄芩、黄连为主；泄肝当以虎杖、大黄为主；泻肝当以龙胆草、芦荟为主；养肝当以女贞子、枸杞子为主。此外，还必须配伍活血理气药。治肝十八法中没有黄芪、人参、党参，王旭高将这些中药归入健脾益气法之中。

保肝降酶的中草药,以垂盆草、鸡骨草效果最为显著,剂量为各 30 g。其轻者用其中一味药即可下降,其重者二药同用,ALT、AST 都能下降,而且基本上没有不良反应。笔者曾医治 1 例患者 ALT 超过 1 000 IU/L,并有黄疸,二药同用,半个月左右 ALT、AST 与胆红素就都显著下降。当然还需要继续服药,以使肝功能继续下降至正常范围,并巩固疗效以免反复。

3. 笔者的经验

治疗肝炎中医传统使用疏肝清泄、化瘀解毒的方法,而不使用补法,尤其黄芪、鳖甲最不宜使用,这种治法必须传承。笔者治疗肝炎的常用药有柴胡、郁金、白芍、黄芩、黄连、胡黄连、虎杖、鸡骨草、垂盆草、石见穿、大黄等。

泻下药是必须使用的,以促使致病的邪气、毒气从大小便中排出体外。大便一般控制在 1～3 次,稍为稀薄一些。但不宜 2～3 天一次。否则粪便的酵解产物在肠道内重吸收,会刺激肝脏,并可加重肝脏的解毒负担。因而古方大柴胡汤、龙胆泻肝汤等都是使用疏肝清泄法,方中都使用大黄,而且都不使用补法。

4. 关于肾小球肾炎的治疗

本病肾炎蛋白尿还需要同时治疗,可能比治疗肝炎转氨酶的难度更大。笔者的经验方为清肾汤加减,常用药有生地黄、黄芩、接骨木、金雀根、积雪草、山豆根、商陆等。

生地黄、黄芩、接骨木、金雀根、积雪草等是笔者治疗蛋白尿的第一代用药,对于早期轻症肾炎蛋白尿是有效的,但对于慢性的、长期的、稍重一些的蛋白尿效果就差了。

5. 关于生半夏、生天南星

生半夏、生天南星是笔者治疗蛋白尿的第二代用药,常用剂量为 9～30 g。生半夏、生天南星近代归入有毒药一类。笔者临床长期使用并观察,发现用在汤药中没有不良反应,是饮片生药有毒。中医古方中绝大多数是汤剂,极少有用此二药制作丸散。笔者查阅了《伤寒论》《金匮要略》,使用半夏的方剂很多,全部是汤剂。

曾有上海专家做了动物实验,证实汤药的确没有毒性;但其药渣具有毒性。说明二药的有毒成分基本上不溶解于水。但临床中遇到有年老体弱的患者服用生半夏汤剂后有口麻的反应,说明有毒成分可能会有极少量溶解于水。就这么一点点微量成分所起的作用,临床才会有很好的效果。可能会有一些轻微的不良反应，但尚不至于会引起中毒。

6. 关于山豆根、商陆

山豆根、商陆是笔者治疗蛋白尿的第三代用药。10 多年前，在治疗上呼吸道感染、咽喉炎肿痛的患者时，使用了山豆根 9 g，复诊时发现不但咽喉不痛，而且尿蛋白也下降了，后来就观察了一批慢性狼疮性肾炎患者之尿蛋白，山豆根使用最大剂量 30 g，对许多患者降低尿蛋白都有效。其对肾脏病变的作用机制，除了免疫抑制外，则尚须做进一步研究。

服用山豆根部分患者有恶心呕吐、食欲减退、腹痛、腹泻等不良反应，一般是可以通过用药克服的。如二陈汤、藿香正气散、理中丸、左金丸、良附丸等。如果克服不了就只能减量或停用。

笔者也使用山豆根治疗慢性肾炎尿蛋白、IgA 肾炎尿蛋白，都有效果，但观察患者的人数较少。

有些患者使用了山豆根和第二代清肾汤，尿蛋白下降仍不明显，笔者就使用第三代清肾汤，方中再加入商陆 9～30 g。山豆根与商陆同用，能够增效，但并不增毒，大便可能会多一些、稀一些，这是正常的胃肠道反应，不是中毒。大便太多了可以用药克服，如使用炮姜、芡实、山药、石榴皮等，对于血常规、肝肾功能都没有影响。

第五节　痛风性肾炎

痛风属于代谢类疾病，不属于免疫性疾病，是现代常见病。痛风性关节炎是高尿酸血症的并发症。尿酸为蛋白代谢的终端产物，蛋白质→氨基酸→核酸→嘌呤→尿酸。尿酸 2/3 从小便中排泄，1/3 从大便中排泄。

西医痛风为一独立的疾病。专指高尿酸血症及其并发症，有痛风性关节炎、痛风性肾病、痛风性结石等。在慢性肾病、狼疮性肾炎，并发慢性肾功能衰竭的患者中可有继发性痛风发作。

一、病名、病机与治则

病名：本病属于中医“痛风”“疮毒”范畴。

病机：由于膏粱厚味，湿热瘀毒，脉络积滞，痹阻成疮。

治则:以清热解毒、利湿化瘀为主,祛邪外出,促使毒素从二便中排出体外。

二、治疗思路与用药

(1) 使用清热解毒、凉血化瘀的中药以消除红肿,如黄芩、黄连、秦皮、红藤、石打穿、生地、牡丹皮、赤芍、川芎、郁金等。

(2) 使用能增加二便的中药以增加尿酸的排泄,如虎杖、羊蹄根、大黄、马齿苋、车前子、车前草、泽泻、猪苓、桑白皮等。

(3) 使用通络止痛的中药以治疗关节炎,如伸筋草、络石藤、海风藤、忍冬藤、白附子等。

临床看到这些中药大剂量使用后,止痛效果并不明显,但1个月以后,尿酸会渐渐地下降。

(4) 使用消肿化饮的中药,如葶苈子、白芥子、桑白皮。

三、临床体会

1. 关于疾病

痛风有的患者有家族史,中青年时期已经开始发作,这可能与缺少一种酶导致嘌呤代谢障碍有关。老年人痛风大多与肾功能减退有关。现代由于营养过剩,痛风的发病率越来越高。

2. 关于病证

中医古代就有对痛风病证的记载。元《丹溪心法》上已经有了“痛风”这一病名,其描述的症状,与痛风性关节炎急性发作是很符合的。说明中医在900多年之前已经对此有了认识,这可能是世界上最早有关“痛风”的记载。朱丹溪是浙江人,浙江省沿海,民间喜吃海鲜,因而为痛风的高发地区。

中医古代的痛风大多指疼痛剧烈的风湿痹痛,包括类风湿关节炎、牛皮癣关节炎、痛风性关节炎等,都属于“痹证、痛痹”范畴,前辈有相关论述文章。他们认为中医的痛风是传统的病证,与西医的痛风是两个不同的概念。

笔者的著作都采用西医的病名诊断,并介绍西医的治疗方法。书中主要编写中医的证名辨证和治疗方法。中医的方药既需要符合中医的辨证,能改善症状;还需要能够治疗疾病,并能改善相关检查指标。同时尽可能地减少和消除不良反应。

3. 关于治疗

经验方有络石藤汤治疗急、慢性痛风，复方马齿苋汤治疗高尿酸血症。

中成药新癀片对止痛有效。金黄散软膏外敷、六神丸研末外敷对消退红肿有效，但中药外敷容易发生皮肤过敏。有的中医喜用青风藤。青风藤有较好的抗炎镇痛效果，但青风藤有细胞毒性、肝毒性，还可能有肾毒性，短期使用问题不大，长期使用会降低白细胞，还会损害肝脏、肾脏，因而笔者早已淘汰不用。

四、西医治疗

秋水仙碱片连续服用对于痛风急性发作有很好、很快的效果，但对于慢性痛风性关节炎红肿疼痛与高尿酸血症效果有限或无效，而且不良反应较多、较大。

高尿酸血症西药常用别嘌呤醇、苯溴马隆治疗。

抗炎镇痛剂需注意使用对肾脏没有影响的药物。局部肿痛可外用激素类霜剂。

五、医案医话

（一）关于痛风

《内经》记载的膏粱厚味，足生大疔，后人有多种解释。笔者认为膏粱厚味的意思为高营养、高能量饮食；足生大疔的意思为足上生大疔、大疮，红肿疼痛，最符合的疾病是痛风性关节炎急性发作。痛风急性发作是手足发生小血管炎而红肿热痛。可作为此病的最早记载。

《丹溪心法》中提出“痛风”之名：“四肢上或身上一处肿痛，或移动他处，色红不圆块，参差肿起，按之滚热，便是痛风。”这些症状的描述，症状上是比较符合痛风性关节炎急性发作的，可以认为这是对“痛风”最早的记载。说明朱丹溪是明确提出“痛风”疾病的第一人。

《景岳全书》论实痰提出：“或以肥甘过度，或以湿热盛行，……皆能骤生痰饮，但察其形气病气，俱属有余者，皆实痰也。”已经认识到营养过剩，能产生痰饮、痰湿、湿热、实痰，可作为脂肪肝、痛风等的辨证依据。

朱丹溪、张景岳都是浙江人，浙江沿海，民间普遍喜食海鲜，至今仍是我国痛风疾病的高发地区。

古代中医痛风的概念常与痹痛无法截然分清，如《景岳全书》“风痹一证，即今人所谓痛风也。”现代中医也有将痛风作为类风湿关节炎之病名者。这似乎是受古代某些观点的影响，概念上有些混淆不清。

（二）中医、西医治疗痛风各有所长

高尿酸血症是由于蛋白质代谢功能紊乱所致，可能与体内缺少蛋白质分解酶有关。尿酸产生过多，而又排泄不足，血液内尿酸过量，形成高尿酸血症。在某些因素刺激下，急性痛风发病。

对于初次发作的急性痛风患者，秋水仙碱等西药连续服用消退红肿疼痛的效果是非常好的，别嘌呤醇能降尿酸。但对于病程较长、反复发作的患者，西药的效果会越来越差，不良反应会越来越大。

高尿酸血症的患者不一定发作痛风。长期患有高尿酸血症，一旦有了诱发因素，就会急性发作。有的患者痛风发作过以后，尿酸已经降低，并且低于正常值很多，但足趾长期肿痛，反复发作，痛风性关节炎久治不愈。

这两种情况，患者必然会来寻找中医治疗。中医能降低尿酸吗？笔者的经验是能将肿痛消退。中医起效虽慢，但也能将大多数患者的尿酸降下来。

（三）中药降低尿酸的两条途径

血清尿酸升高的原因一是产生过多，二是排泄减少。因此可以通过减少产生和增加排泄两条途径降低血清尿酸的含量。控制高嘌呤饮食，同时使用中药来抑制肠道对营养的吸收；抑制肾脏对尿酸的重吸收，以及通过中药增加二便，促进尿酸的排泄。

中药改变不了遗传因素，中药的治疗机制，是否与抑制产生尿酸的相关转换酶有关尚不清楚。

中医中药的治疗效果虽然比较慢，但通过一段时期的治疗，血清尿酸的含量会逐渐降低。并且肌酐、尿素氮也会随之而下降。

（四）降低尿酸的中药

高尿酸血症和痛风中医辨证为热毒瘀滞，风湿痹阻。治疗为清热化湿，化瘀解毒，祛风利水。下面重点介绍一些可治疗痛风的中草药。

1. 伸筋草、络石藤

临床降低尿酸有效。对伸筋草的药理研究证实，其有效成分为石松碱，具有降低尿酸的作用。但剂量大了少数人有轻微胃不舒反应，能用和胃药克服。

笔者曾用单味大剂量络石藤 60 g 煎汤饮服，治疗急性痛风发作有效，而且没有不舒反应。

能够治疗关节肿痛的祛风通络药很多，每一味中药都有其适用范围。络石藤、伸筋草在治疗免疫病之关节炎时，即使大剂量使用，也看不出有消肿镇痛的效果。笔者一度曾怀疑这些都是象征性用药。但在临床实践中发现二药对于痛风有很好的消肿镇痛效果。辨证论治是宏观的，方向性的。在具有操作用药时还必须寻找有关的特效药。

2. 桑白皮、车前子、泽泻、秦皮

此四药临床降低尿酸有效，药理证实与增加肾脏排泄有关，可能是在排尿的同时代谢了尿酸。前三味是利水药，秦皮是清热解毒药，没有利尿作用，但秦皮对排泄尿酸、尿素有效，是通过增加肾脏的排泄，在尿量未增加的情况下，尿中尿酸、尿素含量增加了。如果再增加尿量，尿酸、尿素排泄增多，血液中含量就有可能会下降。临床观察也有血肌酐下降的病例。因而中医中药都是复方同用，这是为了能够既增效又减毒。

3. 虎杖、马齿苋、大黄

能滑肠或泻下，临床降低尿酸有效，现知都含蒽醌类衍生物，可能与通过抑制肠道对营养的吸收与增加大便排泄有关。

以上这些中药除大黄外，其剂量都要用到 30 g 或更大剂量才能有效。教科书上的常规剂量是安全的剂量，而且是传统的辨证论治剂量，现代针对的是检验指标，是治病需要，因而必须突破传统的剂量。但事先必须了解药性毒性，保证安全第一。

4. 临床经验

临床曾用单方络石藤 60 g；小复方秦皮 30 g，车前子 30 g，虎杖 30 g；使尿酸下降。运用经验方络石藤汤治疗尿酸大于 1 000 mmol/L 的患者，服药 3～12 个月后，尿酸逐渐下降至正常范围。笔者没有进行临床总结，大量病例的有效率大约有 80%。其下降尿酸机制尚不清楚。笔者曾将这些单方、验方介绍给西医使用，信息反馈说效果很好。

（五）关于红藤和三妙丸

红藤清热解毒，活血化瘀，通络止痛，理论上是很符合的，临床可以使用。笔者曾用于治疗急性痛风发作。观察下来，剂量小了效果不明显；剂量大了，有疗效，但味很苦，有胃不舒反应，并且较难克服。因此，后来就减少使用了。

有一患者，方中必须使用红藤 30 g，用后红肿疼痛很快缓解，去掉以后效果就差，而且没有胃不舒、不良反应。待红肿消退了，再服就有胃不舒反应。这就是古人所说的“有病则病受之，无病则胃受损”的一个例子。

三妙丸由苍术、黄柏、牛膝组成，有清热燥湿功效，与辨证论治是符合的，临床普遍在使用，但效果不明显。分析而治，苍术健脾燥湿，是治疗脾胃湿滞湿阻的主药，没有利水功效。痛风患者是湿热下注，但并不脾虚，药理不利尿故不能降尿酸。黄柏清热燥湿，药理不利尿不降尿酸，却有肾毒性，因此不宜常用。牛膝有祛风通络功效，慢性痛风可作为引经药，引药下行，但对于急性痛风即使大剂量使用，也看不出效果。因而三妙丸不论是中成药，还是三药合用，其效果都不好。

这正好说明笔者提出的中医的辨证论治是宏观的、方向性的，缺少具体的针对性的内容，有清热燥湿功效的方药很多，在治疗操作时，不能光凭大方向，还需要细化、具体化。因此，必须在临床实践中仔细的选择具有针对性的中药，逐渐积累中药的治疗经验。

（六）关于百合、山慈菇

百合和山慈菇含微量秋水仙碱，因此，引起了中医临床的注意。由于西药秋水仙碱片需要用到一定量才能有效。中药百合和山慈菇即使大剂量使用，连续使用几个月，秋水仙碱的含量还是达不到治疗的需要量，既消除不了肿痛，也降低不了尿酸。中医传统本来就不是治疗这方面疾病的。

这是由于有些中医在当前中医西医两门医学并存的情况下，产生的一种想法，引进中药现代药理知识，以之来提高疗效。这也反映当前中医现代化初级阶段所跨出的第一步，虽然尚不成熟，但总比保守不允许改变中医现状者有了进步。

（七）关于药物禁忌

影响肾功能的中药，只宜短期使用，不可长期使用，更不可大剂量使用，如黄柏、紫草、防己、木通、益母草等。含有马兜铃酸的祛风通络药不宜使用，如天仙藤、寻骨风等。

（八）关于饮食控制

痛风和高尿酸血症患者必须忌口，主要是忌高嘌呤饮食，尤其是啤酒、海鲜等食物。在急性发作时忌口应更严格。

饮食控制是非常重要的。临床上常看到两个极端，一是有些医生没有讲清楚，患者对于忌口将信将疑。有时忌口，有时忘了。尿酸就会长期降不下来。另一个极端，是有些医生告诉患者忌口要特别严格，一大批含有蛋白质的食物都不能进食。其结果是不仅给患者增加了麻烦，而且引起了营养不良。痛风的忌口清单是营养学从营养角度罗列出来的，理论上是正确的。有些医生严格要求，但有可能会脱离临床实际。

饮食控制是必须的，但要有个度。笔者的临床经验，将需要忌口的蛋白质食物分成四大类三个档次。第四类则不需要忌口。

(1) 第一类：嘌呤最为丰富，必须忌口。

啤酒、海鲜(金枪鱼、三文鱼最高)、内脏、骨髓、蛤蜊、螃蟹。

(2) 第二类：嘌呤比较丰富，平时适量忌口。

河鱼、河虾、各种水产品、豌豆、菠菜、草头，发作时必须忌口。

(3) 第三类：含有嘌呤，平时可食，但适量控制，急性发作时也需要忌口。

豆制品、毛豆、猪肉、牛肉、羊肉、鸡肉、鸭肉、酒类。

尿酸特别高的患者，急性发作时，上述三类食物都要忌口。米面等也需适量控制，但这只是短期的。白酒对血管有刺激性，必须忌口。

(4) 第四类：不含嘌呤食物，不需忌口。

大部分的蔬菜、水果、瓜果、牛奶、鸡蛋。

六、病例介绍

蔡××，男，66岁(慢性痛风急性发作)。

患者患高尿血酸症已有10余年，平时饮食稍有不慎即有足趾刺痛。2002年夏，右足背突然红肿疼痛，不能行走。介绍前来门诊就诊，查血尿酸(UA) 856 mmol/L，肌酐、尿素氮正常，ESR44 mm/h。舌苔黄腻，脉弦滑数。

【临床诊断】慢性痛风急性发作。

【中医辨证】湿热瘀毒，痹阻脉络。

【治则】清热凉血，化瘀通络。

【方药】经验方复方络石藤汤加减。

络石藤30 g，伸筋草30 g，红藤30 g，秦皮30 g，虎杖30 g，五加皮15 g，忍冬藤30 g，车前子30 g(包煎)，生甘草3 g，陈皮6 g，大枣12 g。

【加药】生地，海风藤，薏苡仁，泽泻，桑白皮，川牛膝。

如滑肠便稀次多，加石榴皮、黄连、芡实、炮姜。

【减药】虎杖，五加皮。

【治疗过程】服用上方一剂后，红肿疼痛立即明显减轻，3天后红肿疼痛消除。患者平时大便偏干，服药后，大便每日一次，有时2次，较软。嘱咐多饮茶水，小便颜色由短黄渐渐变淡变清变长。服用1个月左右，复查UA下降为635 mmol/L，服用3个月左右，UA继续下降为504 mmol/L，服用半年左右，UA为354 mmol/L，已正常，暂停服药。嘱咐以后发作了再看，并嘱咐必须重视饮食忌口。2年后来复查，诉说饮食有时不注意时，足背有轻微的一过性刺痛，肌酐、尿素氮、尿酸均在正常范围。

【按语】(1) 痛风中医、西医均归属于风湿病范畴。急性发作时，大多数患者是先看西医的。这是患者长期形成的观念，急病看西医，慢病看中医；西医是治病的，中医是调理的。调理的意思就是保健、康复、调养。

(2) 痛风能否只用中药，急性发作红肿热痛能不用秋水仙碱吗？高尿酸血症能不用别嘌呤醇吗？笔者的经验是肯定能行。中药的效果不比西药慢，不比西药差。问题是能否创新。传统是二妙丸、三妙丸，清热燥湿，解毒通络，治疗的方向是正确的，但用药是远远不够的。

(3) 中药能否迅速控制关节炎，消退红肿热痛。西药秋水仙碱片通过引起不断地腹泻而止痛消肿，其机制尚不清楚，反复使用效果会越来越差。中药虎杖也有相似的效果，通过引起不断地腹泻而止痛消肿，其机制是虎杖具有抗关节炎作用。虎杖腹泻时没有腹痛反应。虎杖腹泻的作用不是很强，可以通过控制剂量调整腹泻的强度，如与五加皮同用，则腹泻次数能明显增多。这还需与患者说清楚，取得配合。如果夜间关节疼痛剧烈，临时服用消炎止痛片也是可以的。

(4) 西药别嘌呤醇具有抑制嘌呤代谢，减少尿酸产生的作用。其效果是有限的，而且有肝毒性。中医有没有降低尿酸的中药？降低尿酸的途径除了抑制嘌呤代谢外，还有没有其他途径？回答是当然有，抑制肾小管对尿酸的重吸收，增加尿酸排泄。这是另外两条重要的途径。这3条途径有没有合适的中草药？可以寻找，可以研究。笔者临床发现虎杖、秦皮、红藤、车前子就有这种作用。临床观察，络石藤、伸筋草、海风藤可能也有这种作用。这些药的剂量必须增大，一般为30 g。

(5) 二妙丸、三妙丸从辨证论治来说是正确的，但临床效果并不理想，对消退红肿热痛有弱的、慢的效果，但降低不了尿酸。为什么？因为辨证论治理论是宏观的、方向性的。具体疾病还需细化、具体化、个性化。二妙丸、三妙丸以及苍术、白术、茯苓、薏苡仁、川牛膝等方药，燥湿化湿通络是对的，但没有凉血化瘀的功效，也没有降低尿酸这方面的作用。而黄柏有胃不适反应，并且药理报道有肾毒性，不宜长期使用，也不宜大剂量使用。因此，治疗必须升级换代。

(6) 该病例是成功治愈的。这是偶然的吗？能重复吗？10 多年中前来就诊的痛风患者使用中药有近百例之多，绝大多数患者使用中药的治疗效果是好的、显著的，许多患者的尿酸都降到了正常范围。

其中有的患者更重更难。有的尿酸超过 1 000 mmol/L，肌酐、尿素氮也增高；有的患者四肢患有大大小小 30～40 个痛风结石；有的是狼疮性肾炎、慢性肾衰并发痛风。这些都需要长期服用中药，经 2～3 年治疗，病情都会慢慢控制并好转的，并且也能将西药慢慢减量或停用。但也有许多患者难以治愈。

要让患者长期服用中药，尤其是苦寒的中草药，通常会损伤脾胃，也就是影响胃肠道功能。因此，药物必须进行选择，①尽量不苦；②没有胃肠道反应；③没有肝肾功能毒性反应；④保护脾胃，适当调味，以便适合患者的口味。

第六节　乳糜尿性肾炎

乳糜尿过去多由丝虫病所引起。丝虫病于 20 世纪 50～60 年代我国开展防治寄生虫病以后已经被消灭了，但乳糜尿仍有发病，都为炎症性乳糜尿。

诊断方法：尿常规有蛋白；尿乳糜试验阳性。

辨证：本病相当于中医五淋中之膏淋。

治疗方药：知柏地黄丸和金樱子散加减。

一、病名与病机

病名：本病小便混浊，属于“膏淋”。

病机：为痰瘀内郁，久而化热损肾，肾虚不摄，脂膏精华流失。

二、治疗思路与用药

(1) 使用益肾固摄之方药，如生地、熟地、山萸肉、怀山药、金樱子、覆盆子、煨益智仁、沙苑子、煅牡蛎、煅龙骨等。

(2) 使用清热解毒之方药，如知母、黄柏、黄连、秦皮、金银花、连翘等。

(3) 使用治疗肾炎有效之方药，如接骨木、积雪草、山豆根、商陆等。

三、临床体会

1. 关于疾病

本病因乳糜管炎性肿胀而堵塞，也有患者因肿瘤压迫而堵塞。其中有少数炎症性乳糜尿患者并发了蛋白尿，说明损害了肾脏，引起了肾炎，称为乳糜尿性肾炎。丝虫病在我国早已被消灭，因而不需考虑是由丝虫病所引起。至于国外回来的华人、华侨因丝虫病引起，则可先去专业医院治疗丝虫病，然后再治疗肾炎及乳糜尿。

2. 关于病证

本病相当于中医“五淋”中之“膏淋”。

四、西医治疗

本病西医无特殊治疗方法。

五、医话与临床经验

(1)《金匮要略》有淋病篇。“淋之为病，小便如粟状，小腹弦急，痛引脐中。趺阳脉数，胃中有热，即消谷引食，大便必坚，小便即数。”文中说淋病的表现有小便淋沥，尿浑浊如粟状，并有小腹急痛的症状，淋病属于泌尿系统之疾病，淋为淋漓不尽之意。

《诸病源候论》提出淋病有七淋，为石淋、气淋、膏淋、劳淋、热淋、血淋、寒淋。朱丹溪分为五淋，为石淋、热淋、血淋、膏淋、气淋。后世都宗朱丹溪五淋分类，其中膏淋“精结散者为膏”。尿中精华结聚并弥散成为膏状之证者称为膏淋，其意思为一是精华结聚，二是精华弥散，三是弥散而成乳膏状，结聚但并不结块。脂膏尿的小便相当于乳糜尿的病情，而泡沫尿大多是气泡，由排尿力弱所引起，这不是疾病。但泡沫尿也有由蛋白尿所引起者，这是疾病，并且顽固而难治。蛋白尿也多为泡沫状小便，也是排尿力弱所引起。因而辨证为肾虚，并有湿热。

《丹溪心法·淋》:“淋有五，皆属于热。”“大凡小肠有气则小便胀，小肠有血则小便涩，小肠有热则小便痛。痛者为血淋，不痛者为尿血，败精结者为沙，精结散者为膏，金石结者为石，小便涩常有余沥者为气……执剂之法，并用流行滞气，疏利小便，清解邪热，其于调平心火，又三者之纲领焉。”

(2) 现代理解，石淋为尿路结石；热淋为急性尿路感染；血淋为血尿；膏淋为乳糜尿；气淋为尿路感染后功能失调，成为尿路综合征。因此，中医之淋病泛指从肾脏、肾盂、输尿管、膀胱至尿道口整个泌尿系统之疾病。西医性病之淋球菌感染的淋病，也可属于中医之热淋范畴，但这是性病，与由杆菌感染之热淋，二者不可混为一谈。

(3) 本病应为炎症性乳糜尿，乳糜管很细，很容易因炎性肿胀而堵塞，消除了炎症，病情就能好转治愈，因而这病是可逆的。部分患者炎症后乳糜管粘连而引起堵塞，或为肿瘤压迫而堵塞，这些就难治了。

(4) 丝虫病在我国绝大多数地区已经被消灭，没有新发病例了。丝虫病有特效药治疗，但其并发症，如象皮腿、下肢静脉曲张等仍有少量发病，当然也会有少量乳糜尿性肾炎发病。

(5) 乳糜尿的成分为脂肪。有少数炎症性乳糜尿患者并发了蛋白尿，说明炎症损害了肾脏，引起了肾炎，称为乳糜尿性肾炎。尿中既有脂肪又有蛋白质，每天大量漏出，长期下去，会造成营养不良。

(6) 我院程越明老中医诊治乳糜尿性肾炎经验丰富。他说是从外地来的患者，上海的西医诊断后，没有好的治疗方法，因而介绍患者前来找他医治。他也是第一次遇到，原先尿蛋白(＋＋)，但服药后很快就转阴了。我问他用了什么方药？他说就是笔者以前介绍的治疗肾炎的经验，用地黄、接骨木、积雪草、山豆根、金樱子一类中草药清除湿热，用龙骨、牡蛎以固涩，再加上和胃药。14 帖就有效了，服用了 1 个月就转阴了，带回家 30 帖中草药以巩固疗效。

本病辨证为肾虚湿热，不宜辨证为脾虚，不宜使用黄芪、党参。至于太子参、白术、山药、茯苓一类健脾益气药，是可用可不用的药。有的中医习惯使用，使用了有助于保护脾胃，但对于肾炎蛋白尿是不会有效的。

第七节　中草药性肾炎

中药包含植物类药、动物类药、矿物类药等。少数中药有肝毒性、肾毒性和过敏性等不良反应，引起肝功能损害、肾功能损害和过敏性损害。停药和治疗后大多数患者能够较快地康复，因而并不构成疾病，也不引起重视。但其中有少数患者导致慢性肾功能损害，出现了蛋白尿，属于中毒性肾炎或过敏性肾炎范围，笔者取名为中药性肾炎。植物类药、动物类药、矿物类药都有可能会发生中药性肾炎。对于原有过敏和肾病的患者就有可能会诱发和加重病情。

诊断方法：在尿常规化验中发现有蛋白尿或蛋白血尿。必须详细询问病史，了解引起的原因。病程稍长者，尿素氮、肌酐、尿酸也可能会不正常。

辨证：药毒聚积，久而损肾。

一、病名与病机

病名中医无恰当病名，为肾脏药毒证，病机为药毒损肾。

二、治疗思路与用药

（1）使用保护肾功能的中草药，如生地、熟地、山萸肉、秦皮、伸筋草等。

（2）使用增加排泄的中草药，如猪苓、泽泻、车前子、虎杖、羊蹄根、大黄等。

（3）使用具有抗过敏作用的中草药，如生地黄、黄芩、秦皮、土茯苓、牡丹皮、赤芍、广郁金等。

（4）使用具有抑制尿蛋白的中草药，如地黄、接骨木、积雪草、山豆根、金樱子、覆盆子等。

（5）使用具有解除药毒作用的中草药，如骨碎补、绿豆衣、黑大豆、赤小豆、生甘草等。

（6）使用保护脾胃的中草药，如半夏、陈皮、佛手、茯苓、木香、枳壳、藿香、白豆蔻等。

三、过敏反应疾病临床体会

1. 中药的不良反应

临床常用的中药有三四百多味，部分中医能使用到600多味。但即使如此，其数量也仅为《本草纲目》所载之1/3左右。中药过敏反应已作为一节编写了，少数中药尚有各种不良反应。少数中药引起白细胞减少属于骨髓抑制反应。少数中药引起肝损害，是由于损伤了肝细胞，属于肝毒性反应。少数中药能引起肾损害，包含植物药、动物药、矿物药，矿物药、动物药引起肝肾功能损害者较多。这些都属于中药的毒性反应问题，与免疫关系不大。

笔者过去曾出版《中药不良反应与临床》，系统性地阐述了中药的不良反应及其防治方法。

2. 关于中草药等的肾损害

少数中草药可直接损伤肾小球，属于肾毒性作用；也有可能因引起了过敏反应而发生了肾炎蛋白血尿，属于肾脏变态反应性病变。笔者将此称之为中药性肾炎，但要证实就难了。

3. 关于检验 IgE

是否为过敏反应，常检验血清 IgE，只有部分患者 IgE 增高，即使是增高了，或者是不增高的患者，这也不能说明就一定是或者一定不是过敏性反应和变态反应性问题。诊断还是要依据临床表现。但该患者的肾损害是否就是与中草药有关，还必须进行一一排除。

血清 IgE 增高提示患者可能会是过敏反应，但要检验过敏原，其报告有数十种之多，结果常常是不尽如人意，只能仅供参考而已。

4. 关于 ASO

血清抗链 O(ASO)增高说明曾经有过链球菌感染，关节炎和肾炎可能与 ASO 增高及变态反应有关，但中草药肾炎与 ASO 无关。

5. 关于中草药肾毒性

具有肾毒性的中草药有关木通、防己、马兜铃、寻骨风、青木香、天仙藤、朱砂莲等。其有毒成分为马兜铃酸，可直接损伤肾小球。因而这些中草药基本上都已经被淘汰了。

防己地黄汤为一治疗水肿的经方、名方，有个别中医认为木防己有肾毒性，汉防己是可以使用的。但其实木防己和汉防己二药都含有马兜铃酸和防己碱，都有肾毒性，而且胃肠道反应也较大，二药都需要被淘汰。

茺蔚子也有肾毒性，目前临床仍在使用。调理月经一般都是短期的，尚不至于发生肾毒性反应。如使用时间稍长，则宜谨慎，必须检验肾功能。过去一度用于治疗肾病，这是一个误区。肾病患者绝不可以使用。

益母草为调理月经的主药，其剂量为 12～30 g。益母草的肾毒性较小，调经一般是短期使用，问题不大。过去曾一度用于治疗肾病，但效果并不很好。

肾病最好还是不要使用，更不宜大剂量长期使用。

6. 中草药抗药毒

中草药抗药毒最佳的是骨碎补，骨碎补具有益肾解毒功效。其次是甘草、黑大豆、绿豆衣、赤小豆。豆类药必须是煎汤服用，不是吃豆，可能是与其所含之大豆黄酮类成分具有激素样作用有关。

骨碎补传统常用于治疗骨折。骨碎补具有促进骨髓质增生作用，因而可用于治疗骨质疏松症。骨碎补并非是促进骨皮质增生，因而骨碎补不会促进骨质增生。

骨碎补具有解除药毒作用，常用于治疗耳鸣症和药物性耳鸣耳聋症。药毒解除后，耳鸣也就好转了，耳聋也同时会得到改善。耳鸣耳聋常会同时发生头晕，治疗可用骨碎补 30 g，与天麻 9 g、蔓荆子 30 g 同用。神经性耳鸣耳聋症治疗起来没有那么容易，效果要差，但也是使用这个方子，治疗时间需要长一些。

骨碎补为蕨类植物，南方山上遍地生长。其嫩头可当蔬菜食用，有益而无害。在使用一些可能会有肝肾毒性的中草药时，笔者会在复方中加入骨碎补 30 g，黑大豆 30 g，甘草 9 g 以解毒。中药解毒作用虽弱，但对于中草药弱的肝肾毒性反应是可以起到防治效果的。

骨碎补等药对于肾炎蛋白尿虽然没有直接的治疗效用，但其益肾解毒功效对于蛋白尿的治疗是有帮助的。尤其是在复方中使用一些有毒性的中草药时，加入骨碎补 30 g 等，其安全性会更大一些。

7. 经验方三代清肾汤

主要中药为地黄、黄芩、金雀根、接骨木等，用以治疗肾炎蛋白尿。但其解毒功效尚不够，必须加入骨碎补、黑大豆等，并还需要促进排泄，增加大便与小便次数。

生地黄、黄芩、金雀根、接骨木是笔者最早用以治疗蛋白尿的中药，有一定的效果。其剂量都是 30 g，这是第一代清肾汤。

第二代清肾汤则加入北豆根，其降低尿蛋白的效果较为显著。大多数患者没有不良反应。少数患者胃肠道反应较大，有人会恶心，有会人腹泻，甚至会发生呕吐水泻。但这些反应对于大多数患者是可以用药防治和克服的。如半夏、陈皮、苏梗、藿香、白豆蔻、丁香、柿蒂、刀豆子、生姜、炮姜等。实在克服不了只能停药，但这也仅是个别患者才会发生。

第三代清肾汤加入北豆根，再加入商陆9～30 g。商陆教科书上归入毒药一类。笔者查阅了古籍，有的说是有毒，有的说是小毒。过去上海郊县有种植，农民称作土人参，农忙后乏力服用可以恢复力气。笔者从9 g到18 g再到30 g逐渐试用，逐渐加量，发现没有什么不良反应。少数患者有胃肠道反应，出现恶心腹泻，但这是可以用药克服的。有机构做了动物实验，验证商陆30～60 g水煎服用后没有发现毒性，是安全的；90 g以上才有全身性毒性反应；120 g以上可能会引起动物死亡。因而商陆9～30 g的剂量，水煎服是安全的。个别反应较大的患者可随时停止服用。

商陆含有两类成分，所含的糖蛋白具有抗原性，具有增强免疫作用和诱生干扰素的作用，但不具有促进肾上腺皮质功能作用，因而有人参样的补益效果。商陆还含商陆毒素，能引起吐泻，严重者则能导致昏迷。但对于肝肾功能和骨髓功能则无不良反应。因而商陆12 g以下，对于多数患者来说还是比较安全的。

附录

附录一：本书附方

1. 二仙汤(《方剂学》)：仙茅、淫羊藿、巴戟天、当归、知母、黄柏，主治肾阴、肾阳不足，虚火上炎，头晕、烦躁、升火。

2. 二至丸(《证治准绳》)：女贞子、旱莲草，主治肝肾阴虚，头晕目眩。

3. 九味羌活汤(《素问病机气宜保命集》)：羌活、防风、细辛、川芎、地黄、黄芩、苍术、白芷、生姜、葱白、甘草，主治感冒发热，骨节酸痛。

4. 三子养亲汤(《韩氏医通》)：白芥子、紫苏子、莱菔子，主治咳嗽气喘，痰多白沫。

5. 三黄石膏汤(《伤寒六书》)：生石膏、黄连、黄柏、麻黄、黄芩、栀子、豆豉、生姜、大枣、茶叶，主治热病、高热、无汗、烦躁、出血、发斑。

6. 大羌活汤(《素问病机气宜保命集》)：羌活、独活、防风、防己、细辛、黄芩、黄连、甘草，主治外感风寒，发热痹痛。

7. 大补阴丸(《丹溪心法》)：熟地、龟甲、知母、黄柏、猪脊髓，主治肾虚火旺，腰膝酸软。

8. 大秦艽汤(《素问病机气宜保命集》)：秦艽、生地、熟地、生石膏、黄芩、当归、芍药、川芎、白术、茯苓、羌活、独活、细辛、白芷、防风、甘草，主治发热，风湿痹痛。

9. 大柴胡汤(《伤寒论》)：柴胡、黄芩、白芍、大黄、枳实、生姜、大枣，主治肝胆郁热，发热，胁胀便秘。

10. 小青龙汤(《伤寒论》)：麻黄、桂枝、白芍、干姜、细辛、五味子、半夏、甘草，主治痰饮病，咳嗽，气喘，痰多。

11. 小活络丸(《太平惠民和剂局方》):制川乌、制草乌、乳香、没药、天南星、地龙,主治风湿日久,筋脉疼痛,不可屈伸。

12. 小柴胡汤(《伤寒论》):柴胡、黄芩、党参、半夏、生姜、甘草、大枣,主治肝胆郁热,发热,胁胀呕逆。

13. 天王补心丹(《摄生秘制》):生地、天冬、麦冬、玄参、五味子、酸枣仁、柏子仁、丹参、远志、桔梗、当归、茯苓,主治虚烦心悸、不寐。

14. 天麻钩藤饮(《杂病证治新义》):天麻、钩藤、黄芩、生石决、炒山栀、杜仲、益母草、桑寄生、夜交藤、茯苓、川牛膝,主治肝风上扰,头晕目眩,舌强手麻。

15. 五加皮酒(《外科大成》):五加皮、当归、牛膝,浸酒,主治风湿痹痛,鹤膝风。

16. 五皮散(《中藏经》):桑白皮、茯苓皮、生姜皮、陈皮、大腹皮,主治一身悉肿、腹胀。

17. 牛黄解毒片(《中药制剂手册》):牛黄、黄芩、大黄、生石膏、雄黄、桔梗、冰片、甘草,主治咽喉肿痛,口舌生疮,目赤牙痛,大便秘结。

18. 化斑汤(《温病条辨》):犀角(改用水牛角)、生石膏、玄参、知母、粳米,主治发热、斑疹。

19. 乌头汤(《金匮要略》):制川乌、麻黄、芍药、黄芪、甘草,主治历节疼痛,不可屈伸。

20. 六味地黄丸(《小儿药证直诀》):熟地、山萸肉、山药、牡丹皮、茯苓、泽泻,主治肾精不足,腰膝酸软。

21. 玉女煎(《景岳全书》):知母、黄柏、熟地、生石膏、麦冬、知母、牛膝,主治肾虚低热内热,烦渴。

22. 左归丸(《景岳全书》):熟地、山萸肉、山药、枸杞子、菟丝子、鹿角胶、龟甲胶,主治肾阴不足,头晕目眩,腰膝酸软。

23. 四妙勇安汤(《方剂学》):金银花、玄参、当归、甘草,主治脱疽。

24. 四逆散(《伤寒论》):柴胡、芍药、枳壳、甘草,主治肝气郁结,胁肋胀痛,四肢逆冷。

25. 生脉散(《内外伤辨惑论》):人参、麦冬、五味子,主治气短、心悸。

26. 白虎汤(《伤寒论》):生石膏、知母、粳米、甘草,主治热病、高热、汗出、烦渴、脉洪数。

27. 白鲜皮散(《圣济总录》):白鲜皮、黄芩、知母、人参、沙参、防风,主治风热毒气,皮肤瘙痒。

28. 地骨皮汤(《圣济总录》):地骨皮、银柴胡、鳖甲、知母、秦艽、贝母、当归,主治虚劳咳嗽,骨蒸潮热。

29. 朱砂安神丸(《兰室秘藏》):朱砂、生地、黄连、当归、甘草,主治烦躁、心悸。

30. 竹叶石膏汤(《伤寒论》):生石膏、竹叶、党参、麦冬、半夏、粳米、甘草,主治低热未清,乏力,口渴。

31. 阳和汤(《外科全生集》):熟地、鹿角胶、肉桂、麻黄、炮姜、白芥子,主治鹤膝风、阴疽、流注等。

32. 防己地黄汤(《金匮要略》):防己、地黄、防风、桂枝、甘草,主治风湿发热,历节疼痛。

33. 龟鹿二仙胶(《摄生秘制》):龟甲、鹿角、人参、枸杞子,熬膏,主治肾虚损极。头晕目眩,腰膝酸软。

34. 羌活胜湿汤(《内外伤辨惑论》):羌活、独活、藁本、川芎、蔓荆子、防风、甘草,主治风湿在表,一身尽痛。

35. 沙参麦冬汤(《温病条辨》):沙参、麦冬、玉竹、桑叶、天花粉、生扁豆、甘草,主治津液亏损,口渴。

36. 青娥丸(《太平惠民和剂局方》):杜仲、补骨脂、胡桃仁、大蒜,主治腰膝酸痛。

37. 青蒿鳖甲汤(《温病条辨》):青蒿、鳖甲、知母、生地、牡丹皮,主治湿热虚热,骨蒸潮热。

38. 青藤膏(《本草纲目》):青风藤,熬膏,主治一切风湿之症。

39. 苓桂术甘汤(《金匮要略》):茯苓、桂枝、白术、甘草,主治痰饮病。

40. 肾气丸(《金匮要略》):桂枝、附子、熟地、山萸肉、山药、牡丹皮、茯苓、泽泻,主治肾气不足,痰饮病。

41. 知柏地黄丸(《医方集解》):熟地、山萸肉、山药、牡丹皮、茯苓、泽泻,主治虚热,咽干齿痛。

42. 泻心汤(《金匮要略》):黄连、黄芩、大黄,主治三焦湿热,吐血,便秘,口舌生疮。

43. 泻白散(《小儿药证直诀》):桑白皮、地骨皮、粳米、甘草,主治肺热咳嗽，痰多。

44. 独活寄生汤(《备急千金方》)：独活、桑寄生、细辛、秦艽、当归、芍药、川芎、地黄、人参、杜仲、肉桂、防风、茯苓、川牛膝、甘草，主治肝肾两亏，风湿痹痛，屈伸不利。

45. 养阴清肺汤(《重楼玉钥》)：生地、麦冬、玄参、贝母、白芍、牡丹皮、薄荷、甘草，主治发热，咽痛，咳嗽。

46. 济生肾气丸(《济生方》)：熟地、山萸肉、山药、牡丹皮、茯苓、泽泻、附子、桂枝、车前子、牛膝，主治肾虚腰酸，小便不利。

47. 桂枝芍药知母汤(《金匮要略》)：桂枝、芍药、知母、麻黄、附子、白术、防风、生姜、甘草，主治历节，关节肿大，疼痛。

48. 逍遥散(《太平惠民和剂局方》)：柴胡、当归、白芍、白术、茯苓、甘草、生姜、薄荷，主治肝郁血虚，胁痛乳胀，头晕乏力，月经不调。

49. 理中丸(《伤寒论》)：党参、白术、干姜、甘草，主治脾胃虚寒，大便溏泄。

50. 黄芩汤(《伤寒论》)：黄芩、白芍、甘草、大枣，主治湿热痢疾。

51. 黄芩泻肺汤(《张氏医通》)：黄芩、连翘、山栀、大黄、杏仁、枳壳、薄荷、桔梗、甘草，主治肺热咳嗽。

52. 黄连上清丸(《方剂学》)：黄连、黄芩、黄柏、山栀、大黄、玄参、天花粉、菊花、连翘、桔梗、当归、薄荷、葛根、川芎、姜黄，丸剂，主治上焦湿热，咽痛，口舌生疮。

53. 黄连解毒汤(《外台秘要》)：黄连、黄芩、黄柏、山栀。主治三焦湿热，发热，烦躁，发斑。

54. 麻杏石甘汤(《伤寒论》)：麻黄、杏仁、石膏、甘草，主治外感发热，咳嗽、气喘。

55. 羚羊钩藤汤(《通俗伤寒论》)：羚羊角、钩藤、生地、桑叶、菊花、川贝母、白芍、茯苓、竹茹，主治发热，烦躁，神昏，抽搐。

56. 清骨散(《证治准绳》)：地骨皮、银柴胡、青蒿、鳖甲、知母、秦艽、胡黄连、甘草，主治骨蒸劳热。

57. 葶苈大枣泻肺汤(《金匮要略》)：葶苈子、大枣，主治肺痈，喘不得卧。

58. 紫草消毒饮(《张氏医通》)：紫草、连翘、牛蒡子、山豆根、荆芥、甘草，主治痘疹，血热咽痛。

59. 紫草膏(《本草纲目》):紫草、黄连、黄柏、漏芦、赤小豆、绿豆粉,熬膏,外敷,主治热疮。

60. 犀角地黄汤(《千金方》):犀角、地黄、牡丹皮、赤芍,主治高热、出血、紫癜、红斑、皮疹。

61. 蒿芩清胆汤(《通俗伤寒论》):青蒿、黄芩、枳壳、陈皮、半夏、碧玉散、茯苓,主治湿热胆火,发热,胁痛呕逆。

62. 增液汤(《温病条辨》):生地、玄参、麦冬,主治温病津液不足,口渴、便秘。

附录二：作者经验方

1. 红斑汤：生石膏、忍冬藤、黄芩、苦参、陈皮、佛手、生甘草、大枣。

2. 紫斑汤：生地、水牛角、莪术、郁金、牡丹皮、秦皮、金雀根、羊蹄根。

3. 石膏退热汤：生地、生石膏、寒水石、金银花、黄芩、青蒿、生甘草。

4. 清肾汤：生地、黄芩、接骨木、积雪草、山豆根、川续断、杜仲、炙龟甲、郁金、牡丹皮、生甘草。

5. 清肾化瘀汤：生地、黄芩、莪术、天南星、半夏、山豆根、商陆。

6. 肾衰汤：生地、川续断、杜仲、莪术、虎杖、秦皮、车前子、伸筋草、陈皮、生甘草。

7. 地黄生血汤：生地、熟地、山萸肉、炙龟甲、鹿角片、水牛角、羊蹄根、莪术、苦参、商陆、甘草。

8. 生芦润燥汤：生地、生石膏、黄芩、芦根、北沙参、天门冬、郁金、牡丹皮、生甘草。

9. 芩连土茯苓汤：黄芩、黄连、土茯苓、生地、徐长卿、金雀根、秦皮、蒲黄、生甘草。

10. 三黄苦参汤：生地黄、黄芩、黄连、苦参、莪术、金雀根、羊蹄根、生甘草。

附录三：本书常用的实验室检查正常值

1. 血常规

白细胞计数(WBC)：成人$(4\sim10)\times10^9$/L，儿童$(5\sim12)\times10^9$/L。

血小板计数(PLT)：$(100\sim300)\times10^9$/L。

红细胞计数(RBC)：男$(4\sim5.5)\times10^{12}$/L，女$(3.5\sim5)\times10^{12}$/L；血红蛋白(HB)男 120～160 g/L，女 110～150 g/L。

2. 网织红细胞计数：0.005～0.015。

3. 嗜酸性粒细胞：0.5%～5%，绝对值$(0.05\sim0.5)\times10^9$/L。

4. 尿常规：(－)，尿蛋白(－)，24 小时尿蛋白 24～141 mg/24 h。

5. 红细胞沉降率(ESR)：0～20 mm/h

6. 类风湿因子(RF)：0～30 IU/ml。

7. C 反应蛋白(CRP)：0～8 mg/L。

8. 抗链球菌溶血素 O(ASO)：0～116 IU/ml。

9. 免疫球蛋白 G(IgG)、免疫球蛋白 A(IgA)、免疫球蛋白 M(IgM)、免疫球蛋白 E(IgE)：0.1～200 IU/ml。

10. 补体 C3：0.79～1.52 g/L；C4：0.16～0.38 g/L。

11. 抗环瓜氨酸肽抗体(抗 CCP 抗体)：0～5 RU/ml。

12. 抗核抗体(ANA)，荧光法：阴性。

13. 抗 ENA 七项，印迹法：阴性。

14. 抗双链 DNA 抗体(抗 ds－DNA)：荧光法 10～100 IU/ml。放免法 0～7.0 IU/ml。

15. 抗心磷脂抗体 IgG、IgM(ACA，ACL)：0～20，阴性。

16. 抗线粒体抗体(AMA)：阴性。

17. 肝功能：总蛋白(TP)：64～83 g/L；白蛋白(ALB)：35～50 g/L；总胆红素(TBIL)：3～20 μmol/L；直接胆红素(DBIL)：0～3 μmol/L；间接胆红素(IBIL)：2～17 μmol/L。

丙氨酸转氨酶(ALT)：10～60 IU/L；天冬氨酸转氨酶(AST)：10～42 IU/L，碱性磷酸酶(ALP)：32～92 U/L；γ－谷氨酸转肽酶(γ－GT)：1～40 IU/L。

18. 乙型肝炎病毒(HBV－DNA):＜10^3。

19. 心肌酶谱:肌酸激酶(CK)38～174 U/L;肌酸激酶同工酶(CK－MB)2.3～9.5 U/L;乳酸脱氢酶(LDH):91～180 IU/L。

20. 肾功能:肌酐(Cr):53～115 μmol/L;尿素氮(BUN):2.5～6.4 mmol/L;尿酸(UA):156～428 μmol/L。

21. 血脂:总胆固醇(Tch):3.0～5.2 mmol/L;甘油三酯(TG):0.4～1.7 mmol/L;高密度脂蛋白:0.9～1.8 mmol/L;低密度脂蛋白:2.84～4.10 mmol/L。

22. 血清淀粉酶:25～125 U/L。

23. 电解质:钾(K)3.6～5.0 mmol/L;钠(Na)136～145 mmol/L;氯化物(Cl)98～107 mmol/L;钙(Ca)2.1～2.55 mmol/L;无机磷(P)0.83～1.48 mmol/L;血清铁 8.1～32.6 μmol/L。

24. 甲状腺五项:游离三碘甲状腺原氨酸(FT_3):1.45～3.48 pg/ml;游离甲状腺素(FT_4):0.71～1.85 ng/dl;超敏促甲状腺素(S－TSH)0.47～4.64 IU/ml;抗甲状腺球蛋白抗体(TG):＜34.0 IU/ml;甲状腺过氧化物酶(TPO):＜12.0 IU/ml。

25. 皮质醇(8:30 Am):171～536 nmol/L;皮质醇(4:00 Pm):64～340 nmol/L。

26. 钙系列:甲状旁腺素:15～65 pg/ml; β-胶原特殊系列:30%～40%;骨钙素 4～10 ng/ml(RIA 法)。

27. 抗人体球蛋白试验(Coombs):阴性。

28. 铁蛋白(FeP):11.0～306.8 ng/ml。

附录四：作者介绍

沈丕安，1937年12月生，江苏省苏州市吴江人。1956年江苏省苏州中学毕业，1962年上海中医学院毕业。1962年起在上海市中医医院工作至今。主任中医师。曾任内科主任、肿瘤科主任、风湿科主任，年轻时一度在针灸科、骨伤科工作。当时提倡一专多能，传承学习老一代中医人的治病经验，因此打下了坚实的中医各科的临床诊疗基础。20世纪80年代初，医院成立风湿科，开始从事系统性红斑狼疮、类风湿关节炎等风湿病、免疫病的中医中药治疗。

在长达60年的中医临床中，取得了丰硕的成果，主要有：

一、创建免疫病中医治疗学

《红斑狼疮中医临床研究》一书是国内最早的相关著作，1997年由人民卫生出版社出版，后在台湾出版繁体字版。

《现代中医免疫病学》2003年由人民卫生出版社出版，获2005年中华中医药学会优秀著作奖，后被英国人马辛组织翻译成英文在伦敦出版。

ShenPi'an: Shen'sTextbook on the Management of Autoimmune Diseases with Chinese Medicine. Donica Publishing. First Published 2012.

中文书名：沈丕安主编《免疫病中医治疗学》，英国杜尼卡出版社(Donica Publishing)2012年出版。

二、阐释《黄帝内经》等经典著作

第一册8章，第二册20章，计有28章，1 000多个观点。笔者将陆续出版对中医四大经典著作的阐释书籍。

三、出版《中药药理与临床运用》

将《本草纲目》的传统记载、现代药理研究与本人的临床运用三者相结合编写。2019年1月获上海中医药科技奖著作奖一等奖，中华中医药学会著作奖三等奖。出版10多年来，一直非常畅销。2019年12月出版了第二版。

四、录制《中医中药科普新说》

合计 108 集，在全国 100 多家电视台反复播放，长达 3 年，并被翻译成英语，在国外 30 多家电视台播放。2019 年出版了配套纸质版图书。为中医中药的现代化、科学化、普及化作出了贡献，同时为扩大中医中药在世界范围内的影响作出了贡献。

五、产品研制及临床研究

20 世纪 80 年代最早开发了保健茶——宁红减肥茶，获国家科委（现国家科学技术部）新产品金奖。后开发了上海健茶，获外经贸部（现对外贸易经济合作部）新产品成果一等奖，为保健茶、减肥茶领域的首批发明人。

开发了舒肝脂胶囊，与上海一家民营企业合作生产，产品获上海市新产品成果一等奖。

风湿病辨证论治系列方药的临床及开发研究为全国合作科研攻关项目，获中华中医药学会科学技术二等奖（2007 年）。

六、荣誉

1. 1996 年起享受国务院政府特殊津贴。

2. 2004 年获“上海市名中医”称号。

3. 1999 年赴美国旧金山与斯坦福大学讲学会诊，任美国旧金山中医学院客座教授。

4. 1999 年获美国旧金山市政府授予的“荣誉市民”称号，以表彰笔者在风湿病、免疫病中医临床研究方面所取得的成就。

5. 2013 年和 2017 年，先后被邀请去英国伦敦，德国慕尼黑讲学，讲授中医卫气营血理论与红斑狼疮、类风湿关节炎等疾病的中医治疗。2018 年，有两位德国高年资西医专家前来上海本院跟师抄方，学习免疫病的中医治疗。

七、科研及其成果

（一）获奖的科研成果

1. 宁红减肥茶的研究，获 1990 年国家科委新产品金奖。

2. 上海健茶的研究，获 1992 年外经贸部新产品成果一等奖（证书号：0930043）。

3. 风湿病辨证论治系列方药的临床及开发研究，获 2007 年中华中医药学会科学技术二等奖（证书号：200702-07 LC-41-R-04）。

4. 舒肝祛脂胶囊治疗脂肪肝的研究，获国家科技部技术创新奖（国科发计字[2000]167 号）。

5. 舒肝祛脂胶囊治疗脂肪肝的研究，2001 年 11 月、2004 年 12 月先后获上海市高新技术成果 A 级奖、百佳奖。

6.《实用中医风湿病学》获 2003 年国家中医药管理局基础研究成果三等奖（证书号：98 国中医药 J-3-12）。

7.《现代中医免疫病学》获 2005 年中华中医药学会优秀著作奖。

（二）已鉴定验收的课题

1. 养阴清热法治疗 SLE 的临床研究，上海市卫生局 1991 年。

2. 红斑汤治疗 SLE 的临床研究，上海市卫生局 2004 年。

3. 养阴清热法治疗狼疮性肾炎的临床研究，上海市卫生局 2004 年。

4. 舒肝祛脂胶囊治疗脂肪肝的研究，上海市科委，1998 年。

5. 沈氏复方地黄颗粒治疗 SLE 的研究，上海市科委，2008 年。

八、著作

（一）个人编著的著作

1.《虚弱的药补与食补》，人民卫生出版社，1996。

2.《红斑狼疮中医临床研究》，人民卫生出版社，1997。

3.《红斑狼疮中医临床研究》（中文繁体字版），知音出版社（台北），2005。

4.《中药药理与临床运用》，人民卫生出版社，2006。

5.《家庭常用人参事典》，上海文化出版社，2006。

6.《中药不良反应与临床》，第二军医大学出版社，2007。

7.《补益中药的临床运用》，第二军医大学出版社，2008。

8.《免疫病中医治疗学》，杜尼卡出版社（英国），2012。

9.《〈黄帝内经〉学术思想阐释》（第一册），第二军医大学出版社，2015。

10.《风湿病免疫病学术思想与临床》，上海辞书出版社，2018。

11.《〈黄帝内经〉学术思想阐释》(第二册),上海辞书出版社,2018。

12.《灵验小药方·科普新说之一》,上海科学普及出版社,2018。

13.《说本草·科普新说之二》,上海科学普及出版社,2018。

14.《养生药膳·科普新说之三》,上海科学普及出版社,2018。

15.《中医新思想》,今日出版社(中国香港),2018 年。

16.《沈丕安免疫病风湿病学术思想经验集》,人民卫生出版社,2019。

17.《中药药理与临床运用》(第二版),长春,吉林科学技术出版社,2020。

(二) 主编与副主编著作

1.《实用中医风湿病学》(副主编),人民卫生出版社,1996。

2.《现代中医免疫病学》(主编),人民卫生出版社,2003。

3.《实用中医风湿病学(第二版)》(主编),人民卫生出版社,2009。

4.《免疫病中医治疗手册》(主编),人民军医出版社,2009。

References

参考文献

1. 沈丕安.红斑狼疮中医临床研究[M].北京:人民卫生出版社,1997.
2. 沈丕安.现代中医免疫病学[M].北京:人民卫生出版社,2003.
3. 沈丕安.红斑狼疮中医临床研究[M].台北:知音出版社,2005.
4. 沈丕安.中药药理与临床运用[M].北京:人民卫生出版社,2006.
5. 沈丕安.中药不良反应与临床[M].上海:第二军医大学出版社,2007.
6. 沈丕安.家庭常用人参事典[M].上海:上海文化出版社,2006.
7. 沈丕安.虚弱的药补与食补[M].北京:人民卫生出版社,1996.
8. 沈丕安.补益中药的临床运用[M].上海:第二军医大学出版社,2008.
9. 沈丕安.风湿病中医诊治手册[M].北京:人民军医出版社,2009.
10. 沈丕安.风湿病免疫病学术思想与临床[M].上海:上海辞书出版社,2018.
11. 王承德、沈丕安、胡荫奇.实用中医风湿病学[M].2版.北京:人民卫生出版社,2009.
12. 徐佩英、沈丕安.跟名医做临床・内科难病[M].北京:中国中医药出版社,2009.
13. 美国关节炎基金会.风湿性疾病概要[R].8版.北京:中华医学会,1988.
14. 路志正.痹病论治学[M].北京:人民卫生出版社,1989.
15. 王为兰.中医治疗强直性脊柱炎[M].北京:人民卫生出版社,1999.
16. 娄玉钤.中国痹病大全[M].北京:中国科学技术出版社,1993.
17. 蒋明.风湿病学[M].北京:科学出版社,1996.
18. 戴自英.实用内科学[M].北京:人民卫生出版社,1993.
19. 路志正、焦树德.实用中医风湿病学[M].北京:人民卫生出版社,1996.
20. 江绍基.临床胃肠病学[M].上海:上海科学技术出版社,1981.
21. 杨国亮.皮肤病学[M].上海:上海医科大学出版社,1992.

Afterword

后记

中医传统属于“痹证”范畴的疾病，现临床属于骨伤类的风湿病，包括骨性关节炎、骨质疏松症、肩关节周围炎、腰椎间盘突出症、创伤性关节炎、骨坏死、腕管综合征、跟腱炎、腱鞘炎、腱鞘囊肿、网球肘、扳机指、髋关节滑囊炎、膝关节滑囊炎、椎管狭窄症、耻骨炎、阔筋膜炎、腘窝囊肿、跖筋膜炎、跟腱骨质增生症、扁平足等。这些疾病属于风湿病范围，但不属于免疫性疾病，在笔者已经出版的《风湿病免疫病学术思想与临床》一书中都有阐述。这些疾病大多数在中医医院中属于骨伤科、针灸科、推拿科、康复科、理疗科等的诊疗范畴，不是内科、风湿科内服药物之所长。这些科室的治疗方法比内科、风湿科服用中药的效果可能更好、更快一些。但也有部分患者会到内科、风湿科治疗，而不愿意去针伤推拿科治疗，这是患者选择的权利。因此，本书选择其中对服用中药效果较好的少数几个疾病进行了编写。但考虑再三，前书中已经编写，而且不属于免疫病范围的部分疾病本书还是不再收录，特此说明。

本书从酝酿到编著完成，历经多年。我的弟子吴伟主治医师在书稿的编写过程中做了大量的工作，谨致谢意！

沈丕安

2022 年 12 月